MAUSS À SAMOA

Le holisme sociologique
et l'esprit du don polynésien

MAUSS À SAMOA

Le holisme sociologique
et l'esprit du don polynésien

Serge Tcherkézoff

pacific-credo **Publications**

À Aiono Dr Fanaafi Le Tagaloa
qui a bien voulu déployer pour moi les nattes fines de la coutume

À Fonomalii Rokeni Fuimaono
qui, à Samoa, fut le premier à me donner et à accepter que je lui donne

À Daniel de Coppet
qui fut mon premier guide dans la lecture de Marcel Mauss

Avant-Propos
La façon de donner

« L'histoire des étrennes est à la fois simple et compliquée… Pour comprendre la persistance et la généralisation des étrennes, il faut sans doute, au-delà de la petite histoire, atteindre le sens profond de l'institution. « *La façon de donner vaut mieux que ce que l'on donne* », dit-on en français et toutes les sociétés… semblent être pénétrées de la conviction qu'il vaut mieux acquérir par autrui que pour soi et par soi, comme si une valeur supplémentaire était ajoutée à l'objet, du seul fait qu'on l'a reçu — ou offert — en cadeau. Les indigènes maoris de la Nouvelle-Zélande avaient fondé toute une théorie sur cette constatation : selon eux, une forme magique, qu'ils appelaient *hau*, s'introduisait dans le cadeau et liait à jamais le donataire et le donateur. À l'autre bout du monde, la légende romaine des étrennes paraît inspirée d'une idée très voisine. Les premières étrennes auraient été celles offertes, sous forme de rameaux verts, au roi sabin Tatius, qui partageait la souveraineté avec Romulus. Ces branchages avaient été coupés dans le bois sacré de la déesse Strenia, d'où le nom latin des étrennes : *strenae*. Or Strenia était la déesse de la force. Pour les Latins comme pour les Maoris, les cadeaux sont donc des objets qui tiennent de leur nature de cadeau une force particulière. D'où vient-elle donc ?

En s'obligeant, à certaine période de l'année, à recevoir d'autrui des biens dont la valeur est souvent symbolique, les membres du groupe social rendent manifeste à leurs yeux l'essence même de la vie collective qui consiste, comme dans l'échange des cadeaux, dans une interdépendance librement consentie. N'ironisons donc pas sur cette grande foire annuelle où les fleurs, les bonbons, les cravates et les cartons illustrés ne font guère que changer de main ; car, à cette occasion et par ces humbles moyens, la société tout entière prend conscience de sa nature : la mutualité. »

Claude Lévi-Strauss, 1955[1]

« ST — Je crois que vous dites « *sau* » à propos des cadeaux importants que vous faites ? T — Tu veux savoir sur le *sau* ? C'est un cadeau qu'il fait particulièrement plaisir de donner. Par exemple le cadeau au Pasteur du village, *o le sau o le Faafeagaiga*. Tu as aussi les cadeaux faits au grand chef, bon en fait toutes sortes de cadeaux. Ou par exemple tu as fait un nouveau jardin, tu te sens très heureux de ton jardin, très heureux de ce qu'il a produit. Alors, tu te sens très heureux, et tout de suite tu veux donner au chef… »

Taulapapa (communication personnelle, Samoa, 1987).

---

1. *Courrier de l'Unesco*, août-septembre 1955 (republié dans « Comprendre Claude Lévi-Strauss », *Sciences Humaines*, hors-série spécial n° 8, novembre-décembre 2008, p. 23-25).

Remerciements

Le présent ouvrage a été écrit par intermittence au cours des trente dernières années, d'abord à partir des cours que j'ai donnés à l'École des Hautes Études en Sciences Sociales sur l'œuvre de Marcel Mauss au début des années 1980. La première partie a été achevée en 1993-1995 et n'a connu depuis que quelques élargissements, et des adaptations une fois prise la décision de lui adjoindre l'ethnographie du cas samoan. Elle faisait partie d'un projet initial de relecture de Mauss, Lévi-Strauss et Dumont. Le résultat fut hors de proportion pour constituer un seul livre et fut limité à relire Mauss et Lévi-Strauss sur le don. J'ai grandement bénéficié de mon insertion dans l'équipe ÉRASME, dirigée par Louis Dumont puis Daniel de Coppet, puis au Laboratoire d'Anthropologie Sociale dirigé par Françoise Héritier. La deuxième partie a été mise en œuvre ensuite, au cours de mes analyses de la société samoane, et elle fut remodelée plusieurs fois au cours de ces dix dernières années. Je voudrais remercier particulièrement mon laboratoire, le CREDO, constitué à partir de 1995, mais aussi le Gender Relations Centre de l'Australian National University et sa directrice, Prof. Margaret Jolly, et le Macmillan Brown Centre for Pacific Studies de University of Canterbury (Christchurch) et ses directeurs successifs (Dr Ueantabo Mackenzie, Prof. Karen Nero, Dr Malakai Koloamatagi) qui m'ont permis de trouver à de nombreuses reprises un espace propice, loin de mes charges administratives, et la documentation nécessaire pour l'ethnographie samoane. Merci aussi à Simonne Pauwels qui fut une relectrice attentive au CREDO.

L'étude porte en partie sur le Samoa historique. Mais elle est nourrie, comme on le verra, par l'enseignement acquis sur place durant les années 1980. Mes amis et maîtres samoans qui ont tant compté sont mentionnés en détail dans l'introduction de la monographie qui porte sur le Samoa contemporain (Tcherkézoff 2003) et je ne reprendrai pas ici ces pages. Encore merci à eux : Faafetai ! Faafetai, Aiono Dr Fanaafi, Le Tagaloa Leota Pita, Koke Aiono, Fuimaono Manulua and Faanenefu, Fonomalii Rokeni, Faasavili Siliga, Vaaiga Matua, et tant d'autres.

Mais tout a commencé il y a plus longtemps encore, avec l'enthousiasme que Daniel de Coppet et Louis Dumont avaient su insuffler au sein du groupement temporaire de recherche du CNRS qu'ils animaient dans les années 1970 (avant de constituer l'équipe ÉRASME) et dans lequel ils m'avaient accueilli en 1976. Tout a commencé avec leur fidélité à Mauss qu'ils citaient si souvent et aussi grâce à leur aide morale et matérielle pour mon premier départ dans l'archipel des Samoa, en 1981, quand j'étais déjà membre de l'EHESS. D. de Coppet avait fait de ce « terrain » la priorité des opérations du groupement pour cette année, et L. Dumont avait obtenu pour moi, du Président de l'EHESS, François Furet, l'autorisation exceptionnelle de partir une année et demi, alors que j'avais intégré cette institution à peine deux ans plus tôt, en 1979. Ce sont des dons qui orientent toute une vie.

INTRODUCTION

Ce livre a pris forme quand deux questions qui pouvaient paraître bien éloignées l'une de l'autre ont paru réclamer une même réponse. Quel est, au fond, le modèle central de toute la théorie sociologique de Marcel Mauss ? Pour quelle raison l'exemple de Samoa est-il le premier dossier traité dans l'*Essai sur le don* ?

1. Mauss et Samoa

L'un des textes les plus célèbres et le plus souvent commentés de toutes les sciences sociales françaises suscite cependant une question qui n'a pas été examinée. Pour quelle raison, en 1925, Marcel Mauss avait-il choisi d'ouvrir son *Essai sur le don* [2] par l'exemple polynésien des « nattes blasonnées de Samoa » (archipel de Polynésie occidentale) ? Les commentateurs de l'*Essai* n'ont retenu que l'autre exemple polynésien qui apparaît quelques pages plus loin et qui concerne le cas maori (Aotearoa-Nouvelle-Zélande), devenu identifié à la fameuse formule de « l'esprit de la chose donnée ». Le don ferait circuler une part de la personne sociale du donateur ; les Maoris appelleraient ce lien mystique le *hau* ; Lévi-Strauss écrivit : « une forme magique s'introduisait dans le cadeau et liait à jamais le donataire et le donateur » [3]. Mais pourquoi Samoa ?

La réponse à cette question nous place au centre de toute la socio-anthropologie maussienne. Notre hypothèse est que, avec l'exemple samoan, Mauss a voulu présenter d'emblée à son lecteur la catégorie très particulière des dons qui constituent une « prestation totale » : l'objet de don réfère à un groupe social *entier* et non à un individu. L'intérêt du cas samoan est de présenter deux types de dons, mais où l'un des deux seulement constitue une prestation totale aux yeux de Mauss. En attirant l'attention sur cette deuxième catégorie de dons samoans, Mauss pouvait conduire son lecteur à s'intéresser à ce fait social où l'on est, dans le langage de Durkheim et Mauss, au niveau du « sacré ». Cette notion fut redéfinie, vers 1908, pour devenir l'ensemble des symboles de la collectivité et l'ensemble des actes qui affirment l'existence et la pérennité de cette collectivité. Elle débouche sur une catégorie centrale de circulation (ou « *circulus* »), laquelle donne à voir la manière dont l'individu appartient au groupe. Mauss, plus encore que Durkheim, a unifié ces notions dans un modèle souvent non

---

2. Ce texte parut dans une revue, sous forme d'un très long article – un « essai » – et son intitulé devrait être cité entre guillemets. Mais il a pris rang de livre fondateur et le titre peut être cité en italiques. Nous dirons, pour faire bref : l'*Essai* (voir ci-dessous, à la fin de cette Introduction, le système que nous adoptons pour les références bibliographiques des œuvres de Mauss).

3. Voir ci-dessus Avant-Propos, la citation de Claude Lévi-Strauss.

nommé (sinon par des expressions comme « la force du sacré »), parfois désigné comme « le *circulus* », mais élaboré explicitement en référence à une notion océanienne, le *mana* : disons, pour faire bref, la circulation du sacré qui produit le lien social. Ce modèle, déjà présent dans l'étude maussienne sur la « magie » en 1904, est au cœur de l'*Essai* en 1925. Lévi-Strauss, dans son « Introduction à l'œuvre de Marcel Mauss » en 1950, a voulu dire que l'évocation du *mana* océanien, même si elle est présente dans l'*Essai*, appartenait au passé de Mauss et que l'*Essai* construisait une nouvelle théorie. Il nous semble que, si l'on suit cette proposition, on ne peut pas comprendre l'analyse maussienne du fameux *hau* maori, et pas davantage la présence de l'exemple de Samoa.

Cette catégorie de dons sacrés constitue l'objet principal de l'*Essai*. En effet, l'intitulé que Mauss donne à l'examen du cas samoan, premier sous-titre dans le premier chapitre, commence par ces mots : « Prestation totale ». Répondre à la question — pourquoi Samoa ? — conduit donc à retrouver les notions fondatrices de la sociologie et de l'anthropologie françaises issues de l'œuvre maussienne : les notions de « totalité » et de « sacré ». On s'interrogera sur la belle expression, utilisée souvent à tort et à travers aujourd'hui, de « fait social total ». La réponse nous conduira aussi à relire attentivement l'interprétation lévi-straussienne des idées de Mauss. Celle-ci a mis l'accent sur la notion d'échange en général, la « mutualité » comme « nature » même du social [4], au détriment d'une interrogation sur le sacré, en tirant la notion de « totalité » vers l'idée d'un « individu total ». N'était-ce pas entraîner l'œuvre de Mauss un peu trop loin de ses origines ?

On s'interrogera aussi sur la vision comparative que Mauss appliquait à l'évolution de l'humanité et à la typologie des sociétés. En effet, son étude sur le don intègre de vastes hypothèses, d'une part sur l'histoire universelle de la « monnaie » et, d'autre part, sur la succession des formes de don que l'humanité aurait connue, soulevant la question ambiguë de certaines distinctions (reproduites ensuite par Louis Dumont dans les années 1960) entre des sociétés « archaïques », des « civilisations » (mais situées encore « avant la monnaie proprement dite ») et l'« Occident » moderne, celui du « contrat et de la vente ».

Comme il le dit lui-même dans le premier chapitre de l'*Essai*, Mauss s'est intéressé à une catégorie « malayo-polynésienne » d'objets qui seraient à la fois des objets de « propriété » et des « talismans », inscrivant ainsi la sociologie économique et la sociologie religieuse dans une même socio-anthrolopologie générale. Le don de ces objets tiendrait une place particulière dans cette immense aire culturelle de l'Asie du sud-est et de l'Océanie. Le cas des nattes samoanes, finement tressées (à partir de

---

4. Voir ci-dessus Avant-Propos.

lanières découpées dans des feuilles charnues) et données dans de très nombreuses cérémonies, lui parut exemplaire. Il en fit le premier exemple de l'*Essai*.

À l'époque, Mauss ne disposait que des données très restreintes qu'il trouvait dans la littérature missionnaire, et il n'a pu consacrer que trois pages à ce cas samoan. Pourtant, c'est là que l'*Essai* prend racine et que la notion de « fait social total » (« prestation totale ») est inventée. Aujourd'hui, on dispose d'un dossier ethnographique plus épais. En étudiant ces données, depuis le XIXe siècle jusqu'à aujourd'hui, nous verrons que l'intuition maussienne sur le caractère « total » des dons de nattes samoanes était pertinente.

Cependant, en plus de l'analyse du « sacré » et de la « totalité », Mauss avait ajouté, sur le cas samoan, la problématique de la différence des sexes. Il lut, dans l'ethnographie allemande de la fin du XIXe siècle, que les nattes fines samoanes sont classées avec divers biens féminins (classification en fait due entièrement à la surinterprétation de ces ethnographes). Il remarqua aussi dans les écrits missionnaires que ces nattes extraordinaires étaient données par le groupe de la fiancée dans les mariages et ne figuraient pas au nombre des cadeaux apportés par le groupe du fiancé. Il intégra cette notion dans le sous-titre qu'il donna à la section consacrée à son exemple samoan : « Prestation totale, biens utérins contre biens masculins (Samoa) ». Mais, dans le texte, son propos glissa aussi vers une expression résumée : « biens féminins » et « biens masculins ». Cette simplification fut lourde de conséquences : bien plus tard, Annette Weiner reprendra l'idée et la généralisera à tort. Sur ce point, à la différence de toutes les autres hypothèses de l'*Essai*, Mauss n'a pas fourni un exemple à suivre. On ne se doutait pas, à l'époque, que la différence des sexes comme caractéristique quintessentielle de l'individu, comme attribut des personnes, notion qui semble universelle et qu'on s'attend donc à retrouver au cœur de l'organisation sociale, quelle que soit la société, est en réalité une catégorie très particulière de la pensée occidentale, qui conduit à des erreurs si on lui accorde un rendement universel (Théry 2007, Tcherkézoff 2011). De fait, la division binaire de sexe social ou « genre » (l'anglais *gender* : catégorisation du monde en masculin/féminin) est loin de recouvrir tout le champ des faits sociaux samoans. En tout cas, nous verrons que, au sens samoan, les nattes fines ne sont ni « féminines », ni « masculines ».

En revanche, nous découvrirons que la natte fine symbolise et transmet les pouvoirs de fécondité qui sont attribués au sang des jeunes femmes dites *tamaitai*. Ce sont les femmes qui n'ont pas encore enfanté et qui ont conservé toute la sacralité qui les élève au rang d'intermédiaires entre le monde des dieux et celui des hommes, entre le principe éternel de la vie et la fragilité de la reproduction humaine. Elles portent alors une lourde « responsabilité », dit-on d'un mot qui évoque à la fois une immense sacralité et le risque de la mort (*tausala*). Le « don » du corps de ces jeunes femmes, dans des circonstances qui pouvaient être dramatiques selon les légendes et devenir un véritable sacrifice, et le don des nattes avaient tous deux l'efficacité d'un « don-de-vie ». Les

Samoans disaient et disent encore à l'occasion : un « paiement de la vie ». Alors même qu'il n'avait pas eu accès à cette ethnographie samoane, Mauss citait Rivers qui parlait de « don de vie » (« *life givers* ») à propos des monnaies de coquillages qui circulent dans d'autres archipels océaniens, et il cherchait dans cette direction, afin de mieux comprendre comment des objets-« talismans » ont pu devenir des « monnaies ».

Les idées de Mauss et l'exemple de Samoa, hier et aujourd'hui : tel est l'objet de ce livre. Plus précisément, nous verrons comment la socio-anthropologie générale proposée par Mauss permet de rendre compte du lien social particulier que crée le don des nattes aux Îles Samoa. La première partie constitue une relecture des notions maussiennes présentées dans l'*Essai*, mais aussi dans des textes remontant plus de vingt années auparavant, avec quelques éclairages sur la poursuite de certaines de ces idées par Louis Dumont, trente ans plus tard, et une discussion plus approfondie des commentaires lévi-straussiens sur l'*Essai*, publiés en 1950. La deuxième partie emmène le lecteur en Polynésie, dans l'archipel des Samoa, pour y observer les dons des « nattes blasonnées », comme disait Mauss.

Le développement de la première partie va au-delà de ce qui serait nécessaire à la seule discussion du don en Polynésie, car il s'agit, pour retrouver la logique qui a prévalu à la rédaction de l'*Essai*, de constituer ici le dossier le plus complet possible des idées maussiennes, depuis les premières années du siècle jusqu'aux années 1930, concernant trois domaines : (i) le « sacré », bref l'idée même de « société » défendue par cette nouvelle école française de sociologie, (ii) le fait social « total » quand le don est défini en opposition aux « contrats individuels », bref la question du rapport « société/individu », et (iii) la typologie des sociétés (« archaïques »/« civilisées »/« modernes »). Il s'agit aussi de rassembler pour demain les concepts fondateurs d'une socio-anthropologie capable d'appréhender le fait de l'appartenance sociale (voir ci-dessous section 6), capable donc d'être « holiste » au sens de Louis Dumont.

2. La question du don et la « jeune école dite sociologique »

Le français et bien d'autres langues ont un mot particulier pour désigner l'objet que l'on donne : « cadeau », *gift* en anglais, etc. À Samoa, en Polynésie, ce n'est pas le cas. Pour annoncer que l'on fait un cadeau, on parle d'« une chose [qui indique] la relation d'amour-sympathie entre personnes », *mea alofa*. Ce n'est pas une figure de style poétique, c'est la seule expression disponible et son usage est constant. Le mot *alofa* désigne une relation de grande affection (mais n'impliquant jamais la sexualité), et ce mot n'a de sens que pour indiquer un rapport entre personnes : parents, voisins, chefs et subordonnés. Il s'agit d'une communion de sentiments, une « compassion » mutuelle, une sym-pathie au sens étymologique.

Ainsi, la langue samoane ne sépare pas l'objet de don et la relation entre les personnes impliquées. Un cadeau est une « chose-*alofa* », une chose-relation au service d'un lien d'amour-sympathie entre des personnes. Le lien existe entre des personnes seulement. Ce n'est pas une relation entre des personnes et des choses. D'ailleurs, il est linguistiquement impossible de dire avec le mot *alofa* qu'« Un Tel aime cette chose ». Le mot ne peut s'appliquer dans le rapport aux choses. D'autre part, ce sentiment *alofa*, réservé aux rapports entre personnes, ne relève pas du libre-arbitre. Il s'impose aux personnes en vertu de leur position mutuelle (parenté, statut dans l'échelle sociale, rapport religieux). On ne décide pas d'éprouver de l'*alofa*, on « doit » l'éprouver pour le parent, pour le voisin, pour le chef, pour le subordonné, et on doit le montrer en donnant des « choses-*alofa* ».

Bref, le cadeau n'est que relation et cette relation est obligatoire parce que sociale. C'est précisément ce que Marcel Mauss avait cherché à dire dans tout son *Essai*, en comparant des exemples de dons et de contre-dons dans le Pacifique oriental (la Polynésie), dans le Pacifique occidental, appelé souvent « Mélanésie »[5], puis chez les Indiens d'Amérique du Nord, et ailleurs. Mais Mauss ne fut guère compris. Du moins, on n'a pas apprécié la place attribuée par Mauss à cette notion d'obligation. Soit on l'a enfermée dans une reconstruction ethnographique de théories indigènes spiritualistes, soit on l'a élevée au rang d'une fonction symbolique universelle.

Dans les deux cas, on s'éloignait du projet maussien. L'étude sur le don publiée par Mauss en 1925 marquait l'apogée d'une école amorcée par Durkheim et développée par Mauss, pour laquelle l'ensemble du comportement humain devait s'expliquer par les rapports sociaux. Aux anthropologues de la religion qui cherchaient à deviner quelle confusion s'était produite dans l'esprit de l'homme « primitif » pour le faire croire aux âmes errantes des ancêtres, aux spécialistes des « sciences religieuses » qui recherchaient la source « naturelle » du sentiment religieux, aux psychologues qui tenaient la conscience pour une machine autonome, aux juristes qui s'interrogeaient sur l'évolution du droit naturel, aux économistes qui voulaient analyser les transactions dans les sociétés pré-monétaires comme un troc répondant à des besoins matériels, la nouvelle école qui se proclamait « sociologique » prétendait apporter à chaque fois la même réponse : tout est « social » au sens où tout s'explique par les rapports *obligatoires* qui émergent nécessairement de la vie en *groupe*. Tout, y compris ce qui paraît le plus

---

5. Sur l'histoire de la nomenclature que les Européens ont imposée à l'Océanie, y compris au moyen de notions raciales au XIXᵉ siècle (« Méla-nésie » : la région des « îles » où la population est « noire » de peau), voir Tcherkézoff (2008a). Nous ne conserverons pas les guillemets, pour ne pas alourdir le texte chaque fois que nous mentionnerons cette région (Mauss y fait souvent référence), mais elles devraient accompagner cette appellation en toutes circonstances, puisqu'elle résulte d'une invention malheureuse de quelques théoriciens des « races » au XIXᵉ siècle.

individuel et le moins systématique, comme le don dans la vie économique (ou la magie dans la vie religieuse). Dans son *Essai sur le don*, Mauss soulignait ainsi que la relation posée par le don — un acte dont la gratuité est proclamée — fait partie de ces choses sociales qui sont constamment nécessaires à la vie en groupe, au même titre que la religion ou le droit. Le don, un acte gratuit, est obligatoire : telle est l'énigme du don. La réponse à l'énigme tient dans l'équivalence, découverte et soulignée par Mauss, entre trois notions : le fait « social », le fait « total », le fait « sacré ».

L'*Essai* s'inscrivait pleinement dans le programme de cette « jeune école dite sociologique » — selon les termes de ceux qui ne comprenaient pas cette approche. Les propos de Jean Réville sont un bon exemple (Fournier 1994 : 285). Avec son père, Jean Réville joua un rôle de premier plan à la Ve section de l'École Pratique des Hautes Études (section des « sciences religieuses », créée en 1886) et dirigea la *Revue de l'histoire des religions*. Les Réville, représentatifs du protestantisme libéral et intellectuel, concevaient leur travail comme une démonstration du caractère naturel de la religion et du besoin inné de ce sentiment chez l'*individu* (Fournier 1994 : 87-104). S'ils admettaient la dimension sociale, ils reprochaient à Hubert et à Mauss de lui donner une place exagérée et de perdre de vue les « individualités » (*ibid.* : 285). Mauss au contraire ne recherchait que la dimension sociale.

La création de cette V^e section marqua le début du déclin des facultés de théologie et entraîna la reconnaissance de la religion comme un objet d'études qu'on pouvait placer à côté des mathématiques, de la physique-chimie, de l'histoire naturelle et physiologie, de l'histoire et philologie (les quatre autres sections de l'École). Les chaires de la Ve section couvraient la chrétienté, l'antiquité gréco-romaine, les peuples sémites, l'Égypte, l'Inde et l'Extrême-Orient. À la fin du XIXe siècle, une chaire concernant le reste du monde fut créée pour Léon Marillier et fut intitulée : « les religions des peuples non civilisés ». Mauss succéda à Marillier en 1901.

Mais il déclara, dans sa leçon d'ouverture, qu'« il n'existe pas de peuples non civilisés », car il n'existe pas de peuples qui auraient vécu sans former une « société ». La civilisation humaine implique la vie en société, même si Mauss admettait la distinction entre les « grandes civilisations » et les « sociétés plus simples » ou « archaïques » qui étaient l'objet de cette chaire. Marillier, de formation philosophique et médicale, délivrait un enseignement sur des questions générales : le sacrifice, le totémisme, les théories de l'âme, etc.[6]. Mauss fut le premier à donner une chair anthropologique aux peuples dont il parlait, bénéficiant évidemment du progrès des récits ethnographiques depuis la fin du XIXe siècle. La rupture principale tenait au caractère sociologique.

---

6. On peut en avoir une bonne idée en lisant les critiques contenues dans l'ouvrage de Durkheim : *Les formes élémentaires de la vie religieuse* (Durkheim 1968 [1912]).

Marillier conservait l'idée d'une « émotion religieuse » propre à la nature humaine. Durkheim et Mauss, quant à eux, envisagèrent la religion comme une construction entièrement sociale.

3. L'universel de l'échange et la particularité des dons sacrés polynésiens

L'*Essai sur le don* devint une lecture commune à toutes les sciences sociales lorsque Claude Lévi-Strauss, dans une longue introduction à divers écrits de Mauss rassemblés en 1950 quelques mois après la mort de ce dernier, en fit un commentaire à la fois enthousiaste et très personnel (Lévi-Strauss 1973 [1950]). Il fit alors de cet « essai » spécialisé, publié dans une revue académique, un livre universel, à la fois par la portée théorique qu'il lui prêtait, et par le retentissement qu'allait prendre cette introduction à l'œuvre de Mauss, qui était en réalité la présentation flamboyante d'un nouveau programme pour l'ensemble des sciences sociales, que d'autres allaient appeler ensuite le « structuralisme ». Tout en parlant du « don », Mauss aurait posé les fondations d'une théorie universelle de l'échange social. Ses analyses convergeraient vers un implicite : la réciprocité serait une exigence symbolique fondamentale, une structure permanente de l'esprit humain à toutes les époques et dans toutes les sociétés. La « mutualité » est la « nature » même de la société et n'a pas à être expliquée par un autre contexte.

En écrivant ce commentaire, Lévi-Strauss pensait au livre qu'il venait de publier sur les règles de mariage et sur l'interdit de l'inceste, *Les Structures élémentaires de la parenté* (Lévi-Strauss 1967 [1949]). La forme positive de cet interdit est l'universelle obligation de l'échange : chaque groupe doit échanger un des leurs, un consanguin, pour un autre venu d'ailleurs et transformé en conjoint. Derrière l'immense variété des formulations indiquant, pour chaque société, les conjoints possibles, Lévi-Strauss trouvait une logique de l'échange. Puisqu'il faut épouser ailleurs que chez soi, chaque clan qui donne à d'autres une personne qui devient là-bas une épouse (ou un époux) en prend une (ou un) ailleurs. Au bout du compte, c'est un échange, immédiat ou différé, organisé s'il unit des clans qui répètent leur alliance, statistique s'il concerne un grand nombre de clans qui prennent ailleurs qu'ils ne donnent. Quand le don anime des relations entre unités sociales pertinentes, il serait toujours, au bout du compte, un échange. La logique du don est celle de la réciprocité (*ibid.* : 61-79). En ce sens, pour Lévi-Strauss, il n'y avait pas lieu de s'étonner que le don fût un acte social obligatoire.

Mais, en exprimant son enthousiasme pour un Mauss précurseur d'une théorie universelle de l'échange, Lévi-Strauss demandait aussi à son lecteur d'oublier les passages où Mauss s'était intéressé aux représentations indigènes comme le *mana* et les diverses formes « spirituelles » contenues dans les choses données. Le lien « magique » dans le cadeau maori ne serait que le commentaire autochtone posé sur une réalité « inconsciente » universelle. L'*Essai sur le don* devint ainsi très célèbre en même temps qu'il devenait soumis à une interprétation très particulière.

La relecture que nous proposons est différente. Le point de vue qui l'oriente n'est pas l'universalité de la réciprocité, telle que l'illustre la présence universelle de l'interdit de l'inceste et de règles matrimoniales, entre autres exemples, mais la pratique suivie aux îles Samoa et dans bien d'autres archipels polynésiens de *distinguer, parmi les différents dons, ceux qui sont sacrés*, au sens où ils représentent par eux-mêmes *toute la relation d'échange* entre des partenaires qui sont eux-mêmes des *groupes entiers*. Dans le vocabulaire samoan, ce sont les dons qui ont la capacité de « recouvrir » l'échange et, ainsi, de l'exprimer tout entier. Ils créent la relation sociale et en garantissent la solidité. Il s'agit bien de dons sacrés, et pas seulement d'objets sacrés. Le don permet alors d'intégrer le partenaire en l'« enveloppant », au propre et au figuré. Dans toute la Polynésie, les tissus cérémoniels sont la richesse par excellence, l'objet du don le plus valorisé, et ils sont donnés par un donateur enveloppé dans ces tissus, qui les défait et les utilise pour envelopper le donataire (par le geste ou, parfois, seulement par les mots qui accompagnent le don d'une pile de tissus). Qu'il y ait l'institution du don dans toutes les sociétés relève sans doute des raisons universelles que Lévi-Strauss pointait. Mais certains dons sont une « prestation totale », disait Mauss, et d'autres ne le sont pas. Comment le comprendre ?

La Polynésie, Samoa… Le point de vue n'est-il pas trop particulier ? Mais il faut bien suivre Mauss qui commence son étude par l'exemple de Samoa ; c'est lui qui donne à cet exemple une place introductrice dans la démonstration d'ensemble. L'étude de l'argumentation suivie par Mauss dans son *Essai* montre que l'exemple polynésien, auquel le premier chapitre est consacré, commande tous les autres exemples. Or, l'argumentation du chapitre polynésien est elle-même commandée par le premier exemple de ce chapitre, celui de « Samoa ».

Du chapitre dédié à la Polynésie, on n'a retenu que l'exemple des faits maoris, parce que c'est là que Mauss trouve la présence d'un « esprit » dans « la chose donnée » et semble ainsi avancer une explication générale de l'obligation du don dans les termes des théories locales. L'esprit dans la chose appartiendrait au donateur (il serait par exemple une partie de son âme). Le donateur donne toujours quelque chose de soi. Conserver cet esprit serait dangereux ; il faut le rendre ou le remplacer en effectuant un contre-don. Envisagée de façon globale, cette relation est la partie d'un échange constant. Tout don est déjà un contre-don pour un don antérieur. L'énigme du don — le caractère obligatoire du don — serait résolue. En même temps que l'on prêtait à Mauss ce raisonnement simpliste, parce qu'on n'avait pas compris ce que

Mauss plaçait dans cette notion d'« esprit », on fut désappointé. Une explication du don en général par un « esprit » dans les choses parut naïve. Dans ces pages, Mauss se serait contenté de reproduire l'énoncé de théories locales, bref la pensée savante d'experts en magie, dira Lévi-Strauss (1973 [1950] : xxxviii). Et l'on préféra oublier le détail ethnographique pour ne discuter que des théories possibles de la réciprocité sociale universelle[7].

Mais, dans la démonstration que le texte de Mauss présente, l'exemple maori est commandé par celui de Samoa. Or l'exemple samoan n'est pas du tout convoqué par Mauss pour dire quelque chose au sujet d'un « esprit » dans le don : la notion n'est même pas évoquée. Il s'agit de présenter deux types de dons (les « tonga » et les « oloa » selon le vocabulaire samoan que Mauss relève) et de mettre en valeur l'un d'eux (les « tonga ») qui appartiendrait à une classe particulière de dons : ceux où l'objet symbolise l'appartenance de chacun à un groupe, cette qualification faisant défaut à l'autre type de dons (les « oloa »). Ce lien d'appartenance, Mauss choisit de le désigner comme un exemple de *mana* en empruntant la notion à l'ethnographie de ce qu'on appelait alors la Mélanésie. Nous sommes alors déjà dans ce que nous appellerons le modèle « *mana* ». Le type de dons que Mauss cherchait à étudier est celui où l'objet est une « chose à *mana* » et même un « véhicule de *mana* », comme il l'écrivit dans les mêmes pages.

Mauss utilisa (avec Durkheim) le terme *mana* pour construire un concept sociologique à partir d'une notion océanienne existante, signalée par l'ethnographie de l'époque : le *mana*. Il faut prêter attention à cette distinction, sur laquelle nous reviendrons : le *mana* océanien et le « *mana* » maussien. En parlant du *mana*, en élaborant des notions comme les « choses à *mana* » et les objets de don comme « véhicules de *mana* » (et parfois, dans ces expressions, le mot « *mana* » n'est plus en italique et devient écrit entre guillemets), Mauss ne se contentait pas de reprendre une notion des experts locaux en magie. Le texte de Mauss inclut ces expressions dès les premières lignes de l'analyse

---

7. Cependant, quelques spécialistes de l'œuvre de Mauss et certains spécialistes de l'aire océanienne écriront des commentaires qui interrogent les données ethnographiques. On a recherché plus avant dans l'ethnographie maorie (pouvoir économique, pouvoir magique, sorcellerie, rite de chasse, etc.), bien au-delà des données utilisées par Mauss, et on a analysé, en revenant au texte original, les propos du sage maori cités par Mauss. Mais ces discussions n'ont pas intégré le cas samoan. On peut citer : Anspach 1984, 1987 ; Babadzan 1993, 1998 – qui ouvrit cependant la comparaison avec Tahiti – ; Berthoud 1993, 1995, 1998 ; Caillé 2000, 2005 ; Casajus 1984 ; Godbout et Caillé 1992 ; Godelier 1996 ; Johansen 1954 ; Kilani 1990 ; Racine 1991, 1994 ; Sahlins 1976 ; Taieb 1984. Quelques-uns ont regardé du côté de l'ethnographie de la « Mélanésie » : Barraud *et al.* 1984 ; Carrier 1992, 1998 ; Dalton 1984 ; Godelier 1969, 1996 ; Gregory 1980, 1982, 1997 ; Juillerat 1997 ; Schwimmer 1995 ; Strathern M. 1988 (merci à Sabine Kradolfer Morales et à Viviane Cretton, respectivement auteures d'une thèse sur le don dans les communautés mapuche en Argentine et dans les cérémonies de pardon à Fidji liées au coup d'État de 2000 [Université de Lausanne, Institut de Sociologie et d'Anthropologie], pour m'avoir rappelé ou indiqué certaines références).

concernant les faits maoris, tout de suite après le commentaire sur les faits samoans, comme un *a priori* théorique et non comme une déduction ethnographique (*Essai* : 157).

En somme, l'*Essai* ne porte pas tant sur le don en général et la réciprocité universelle — même si Mauss se laisse aller à plusieurs développements dans cette direction — que sur le don sacré. Ce sont ces idées de « sacré » qui commandent l'importance accordée par Mauss à la présence d'un « esprit » dans la chose donnée : non une théorie locale des « âmes », mais les manifestations visibles de la circulation générale du sacré. En effet, l'idée de « sacré » n'est pas, dans cette école sociologique, l'ensemble des croyances au surnaturel, mais l'ensemble des symboles de collectivité émergents de la réunion des consciences qui « ressentent » l'appartenance au groupe (la « cohésion » du groupe). Les termes d'« esprit » ou d'« âme » qu'on rencontre souvent dans les textes du groupe durkheimien ne sont qu'un moyen commode pour évoquer de façon concrète la forme totalisante du lien social. Ils servent à illustrer le rapport social d'appartenance à un groupe. L'âme individuelle est une « portion » de l'« âme totale », disent Durkheim, Hubert et Mauss ; cette dernière notion qui paraît bien idéaliste exprime simplement chez Durkheim la cohésion du groupe et, plus précisément, la représentation commune résultant du « sentiment ressenti » par chacun d'appartenir au même groupe, bref le partage des représentations de l'appartenance (les « représentations collectives » dans le vocabulaire de cette École de sociologie).

4. Le contexte historique de l'interprétation lévi-straussienne

Soulignons dans cette introduction, pour ne plus y revenir, que l'intervention de Lévi-Strauss fut indispensable en son temps. Il fallait affirmer haut et fort la visée universaliste, à une époque — nous sommes alors à la fin des années 1940 — qui avait révélé de la pire manière ce qu'un mépris de l'unité humaine pouvait engendrer. D'autre part, même parmi ceux qui n'adhéraient pas au racisme et à la négation de l'autre, il était courant d'affirmer qu'une forme différente de pensée était à l'œuvre dans les sociétés dites « primitives ». On parlait de pensée « mythique, non-rationnelle, pré-logique ». Tout l'effort de Lévi-Strauss, sur les faits de parenté comme sur le reste (classifications, rites, mythes), fut à chaque fois de montrer la récurrence des mêmes grands schémas de la pensée dans toutes les cultures.

Pour mener à bien cette entreprise universaliste, il lui fallait écarter les deux aspects où Mauss pouvait prêter le flanc à une accusation de primitivisme : (1) quand Mauss semblait attribuer à ces sociétés la croyance en un « esprit » dans les choses, et (2), plus généralement, quand Mauss prêtait à ces sociétés une logique des rapports sociaux qui serait si étrangère à la pensée occidentale que seul un mot océanien — intraduisible — pouvait la désigner : le *mana* ethnographique devenu un concept sociologique de « *mana* ».

Pour Lévi-Strauss, il fallait souligner au contraire la manière dont Mauss, derrière l'idée de totalité, promouvait un individu totalement universel. Nous verrons comment, dans la poursuite de cet objectif, Lévi-Strauss fit évoluer la notion de « fait social total » vers celle d'« individu total ». Il est hors de doute que, dans ces années-là, cette démarche lévi-straussienne fut salvatrice.

Mais aujourd'hui, fort heureusement, et malgré un horizon qui souvent se voile à nouveau de slogans où l'identité nationale-ethnique veut détruire la primauté de l'universalisme, on peut dire que l'objectif est atteint. Dans les sciences sociales en tout cas, aucune hypothèse contredisant l'unité mentale de l'homme dans la diversité des cultures existantes n'est plus évoquée. Il est donc légitime de revenir aujourd'hui au Mauss des années 1920. Fort de cette assurance d'universel, nous pouvons centrer l'analyse sur l'objet principal de la perspective maussienne : le sacré comme opérateur principal de la constitution et de la reproduction des identités culturelles spécifiques. L'échange de dons n'est pas seulement comme l'échange de mots. Il réclame davantage que la logique « inconsciente » d'un rapport universel entre « moi et autrui » (Lévi-Strauss 1973 [1950] : xxix-xxxi). Il implique un jeu de pouvoir qui repose lui-même sur un certain fonds de croyances partagées, tout cela engendrant l'obligation du don — devenue une énigme pour notre univers de pensée occidentale-moderne.

Les questions se bousculent. Pour quelles raisons, aux îles Samoa, le don des nattes est-il demeuré une pratique utilisée par tous, malgré cent cinquante ans de christianisme, malgré une appartenance du pays et de ses habitants à la « zone dollar » où tout peut se payer en dollar (U.S., australien, néo-zélandais), même si on dispose, comme c'est le cas dans l'État de Samoa (partie occidentale de l'archipel), d'une monnaie nationale ? Pour quelles raisons ces monnaies nouvelles sont-elles entrées dans le circuit des échanges cérémoniels en prenant une place au côté des nattes ? Pourquoi avec les nattes (les « tonga ») plutôt qu'avec les nourritures, elles aussi objet de dons (mais le terme « tonga » ne s'applique plus) ? Et pourquoi, malgré cette présence nouvelle et massive, les nattes continuent-elles d'être fabriquées et données ? La problématique du sacré est un chapitre nécessaire dans l'étude des dynamiques culturelles contemporaines[8]. Elle inclut l'énigme du don : cette obligation apparemment impérieuse. Le rapport n'est qu'entre hommes, et jamais un rapport aux choses, il est apparemment gratuit, mais il est imposé par la relation sociale.

---

8. Un ouvrage collectif consacré à ces dynamiques contemporaines dans les sociétés du bassin Pacifique illustre abondamment cette nécessité, particulièrement pour certaines sociétés situées en Papouasie-Nouvelle-Guinée et en Polynésie occidentale (Tcherkézoff et Douaire-Marsaudon, eds, 1997).

5. L'énigme du don et l'*Énigme du don*

Il faut distinguer cette énigme, au cœur du propos maussien, d'une autre « énigme ». Notre appel à entrer dans l'énigme maussienne, dans les pages consacrées par Mauss à l'exemple polynésien, pour recueillir l'héritage de l'*Essai sur le don* concernant le « sacré », pourrait faire croire que nous rejoignons la proposition récente de Maurice Godelier (1996). Dans cet ouvrage intitulé *L'Énigme du don*, l'auteur convoque, entre autres exemples, des sociétés d'Océanie. Cependant, d'une part, il s'agit surtout du Pacifique occidental non polynésien. D'autre part, ces exemples sont convoqués pour montrer à quel point les objets sacrés sont, certes, distingués du reste — ce qui sera bien notre propos aussi —, mais de quelle manière ces objets matérialisent une grande valeur surtout quand eux-mêmes ne circulent pas (du moins selon les informations de la littérature ethnographique). Autre énigme donc : non plus le don gratuit mais imposé, mais le don immobile.

En même temps, Godelier s'est intéressé à un « Mauss oublié », dit-il, un Mauss qui, parmi les différents rapports entre le don et le sacré, s'interrogeait dans d'autres pages de l'*Essai* sur les dons des hommes aux dieux ; bref, il s'agit des offrandes (Godelier 1996 : 31, 44 *ff*). C'est une « quatrième obligation », comme le dit Mauss, en plus des trois obligations du don entre hommes que sont le fait de donner, de recevoir et de rendre. C'est là que la notion d'un don non-circulatoire devient logique : l'offrande donnée une fois pour toutes. Mais il faut se méfier de ne pas emporter cette idée trop loin pour la replacer au sein des dons entre hommes. Notre recherche qui demeure à l'intérieur de l'obligation du don entre hommes, ne rencontre pas cet « inalié-nable ». Bien entendu, nous suivrons le chemin des notions magico-religieuses où Mauss entraîne son lecteur quand il parle de l'idée d'âme-esprit dans les choses données, mais nous le suivrons seulement pour les dons entre hommes.

La discussion de Godelier mêle parfois trop rapidement la question générale sur le caractère inaliénable du sacré et le rapport du sacré au don. Sa grande source d'inspi-ration est l'œuvre d'Annette Weiner, particulièrement le livre *Inalienable Possessions* (Weiner 1992). Cependant, nous verrons que l'exemple samoan fut déformé par Weiner. Les données samoanes nous conduisent aujourd'hui à revenir sur des conclusions établies par Weiner et reprises trop rapidement par Godelier, sur les dons que l'on ne donne jamais et sur l'inaliénable du sacré. Nous verrons dans nos exemples que l'objet sacré n'est pas immobile ; il doit être donné dans tous les cas, afin de « recouvrir » la relation d'échange. La difficulté est la suivante : Annette Weiner, si elle a élaboré ses données sur la société des Trobriand, dans le Pacifique occidental, a fait connaître sa théorie du don inaliénable à partir du moment où elle a généralisé avec le don polyné-sien des Îles Samoa. Or son interprétation du cas samoan est fautive, et l'erreur se perpétue chez Godelier qui a repris à son compte les conclusions comparatives de Weiner pour les appliquer de façon encore plus générale.

Autre problème : pour Godelier, comme déjà auparavant pour Lévi-Strauss, Mauss aurait accordé trop d'importance aux conceptions sur un « esprit » dans la chose, au lieu de tout fonder sur la réalité sociale que cette conception exprime :

> Mauss met l'accent surtout sur cette présence spirituelle et non sur le fait que le donateur originaire continue à exercer en permanence des droits sur la chose qu'il a donnée. […] dans ces sociétés les donateurs continuent à être les propriétaires de ce qu'ils donnent (Godelier 1996 : 20 ; voir aussi 26-27, 65-68, 86-87, 103).

De là, Godelier emmène son lecteur vers la question des objets sacrés inaliénables, donnés sans l'être vraiment car « les donateurs continuent à être les propriétaires », et vers la question de l'obligation fondatrice du rapport aux dieux, ouvrant alors une analyse évidemment très différence de celle de Lévi-Strauss qui, pour sa part, voulait tourner le dos à la « présence spirituelle » pour retrouver les règles de la Réciprocité universelle.

Mais l'exemple samoan nous contraint à faire face à la question des symboles d'un principe spirituel dans certaines choses données. À Samoa, la natte blasonnée peut être explicitement un contenant de ce genre, en particulier quand il s'agit d'un parent mort au loin. On étale la natte sur le sol. Le premier insecte qui saute dessus est prestement enveloppé et l'on peut alors faire les funérailles, bien que le corps du défunt soit manquant. Ce n'est pas l'âme du mort, par une quelconque transmutation magique, mais un symbole de l'âme du mort. Ou encore, la natte peut « recouvrir » un coupable, au sens propre comme au sens figuré, et ainsi lui « sauver la vie » en le rendant intouchable. Elle possède cette efficacité parce qu'elle symbolise la continuité des générations et le rapport à l'origine du clan du coupable. Passer outre cette protection, en frappant malgré tout le coupable ainsi recouvert, ce serait symboliquement frapper toute une série de morts devenus ancêtres : nul ne s'y risquerait.

L'analyse que nous proposerons restera donc pleinement maussienne, sans emprunter le chemin tracé par Weiner et prolongé par Godelier, sans suivre non plus Lévi-Strauss dans son appel à oublier le « *mana* » présent dans la théorie de Mauss. Nous verrons que, bien au contraire, toute la conception maussienne du « *mana* » est indispensable à l'analyse de l'exemple polynésien.

Mais l'affaire nous contraint alors à élargir considérablement. En effet, restaurer la cohérence sociologique du modèle maussien de « *mana* » demande de prendre au sérieux l'unité de toute l'œuvre de Mauss, en tout cas à partir de 1904, quand Mauss utilisa la notion océanienne de *mana* pour affirmer le caractère social de la magie.

Contrairement à ce que Lévi-Strauss avait suggéré en 1950, l'intérêt de Mauss pour l'« esprit du don » maori (le *hau*) et autres formes « spirituelles » dans les choses données — ces « choses à *mana* » — ne fut pas une faiblesse passagère dans sa rédaction de l'*Essai*, un oubli d'une saine sociologie pour s'abandonner à une paraphrase de croyances indigènes. D'autre part, il faut nuancer fortement l'idée lévi-straussienne que, sur la notion d'échange, l'*Essai* fut une innovation et une rupture dans le parcours que Mauss a suivi pour élaborer sa méthode socio-anthropologique, depuis ses débuts en 1895. Au contraire, il nous semble que L'*Essai* découle directement des notions posées par Mauss déjà en 1904 et 1908.

6. L'anthropologie française holiste : holisme et structuralisme, société et individu

Au-delà des réflexions sur le don, dans l'œuvre de Mauss et dans l'ethnographie polynésienne, notre relecture des concepts maussiens est une analyse de la première étape constitutive de cette anthropologie française qu'on peut qualifier de *holiste*. Le modèle de base devient la relation sacré/profane envisagée de cette manière particulière où *le rapport société/individu devient un rapport tout/partie*; et l'objet d'étude privilégié devient le fait de l'appartenance sociale, une appartenance qu'il nous faut toujours appréhender comme une série de rapports tout/partie[9]. Nous présenterons quelques points forts de l'ouvrage de Durkheim *Les Formes élémentaires de la vie religieuse* (1968 [1912]). Nous prendrons des chemins de traverse dans divers textes de Mauss : l'étude sur la magie de 1904, l'étude sur l'origine de la monnaie de 1914, l'étude sur les classifications, l'interrogation sur les rapports entre l'anthropologie et la psychologie, etc. En chemin, nous nous interrogerons sur les liens qui unissent la pensée de Mauss et celle de Dumont, et sur les divergences entre la relecture dumontienne et la relecture lévi-straussienne de Mauss, afin de contribuer à prendre une vue globale du développement de cette anthropologie holiste française.

Notre lecture vise à exprimer des schémas maussiens qui sont souvent implicites dans les textes. L'œuvre de Mauss est très particulière, on le sait. À la fois l'ambition est démesurée — tout doit s'expliquer par le social — et les modèles demeurent inexprimés, ou sous-jacents à des expressions qui peuvent paraître obscures car jamais définies précisément: « choses à *mana* », ou même prestations « totales ». Pourtant ils sont bien là, car sans eux l'ambition sociologique elle-même n'aurait eu aucun sens dans l'esprit de Mauss. En traversant la question du don, un bilan de ces modèles sera

---

9. Et ceci oriente l'ensemble de l'analyse monographique d'une société, quelle qu'elle soit (Tcherkézoff 2003 : Conclusion).

tiré. Il insistera sur le caractère holiste de la tendance implicite, mais profonde, qui caractérise l'œuvre de Mauss après 1904 et qu'on retrouve en partie en 1912 dans le dernier livre de Durkheim sur l'universalité du fait religieux, sans nul doute en raison de l'intense dialogue entre l'oncle et le neveu qui présida à la rédaction de ce dernier monument de l'entreprise durkheimienne.

Il est vrai que l'école durkheimienne est souvent citée sur un autre plan. On retient trop souvent que Durkheim, Mauss, Hubert, Hertz et les autres ont voulu tout comprendre par une dichotomie entre ce qui est « sacré » et ce qui est « profane », comme s'il s'agissait d'une opposition simplement distinctive : deux boîtes, chacune réservée à un type de fait social, la seule relation étant que la somme des deux contenants constitue le tout de la société. Trop souvent, c'est ce que l'anthropologie sociale britannique a retenu de Durkheim. Mais cette école française, à partir des années où Mauss et Hubert jouent un rôle prépondérant, visait plutôt à comprendre la manière dont un pôle (le sacré) inclut toujours l'autre (le profane) dans un rapport tout/partie, bref comment il l'« englobe » (ce qui inclut la possibilité qu'à des niveaux inférieurs en valeur un élément partiel, qui était « englobé », puisse devenir dominant dans un rapport inégalitaire — mais il n'y a plus d'englobement).

Le débat n'est pas négligeable, car il touche directement au choix de la méthode nécessaire pour analyser le rapport d'efficacité entre le profane et le sacré — il s'agit alors de comprendre la logique du rituel (Tcherkézoff 1986a, 1989) — ainsi que les rapports entre le pouvoir et le sacré (roi/prêtre, chef/roi sacré, gouvernement/chef d'État, etc.). Selon que l'on adopte le modèle des deux boîtes ou celui de l'englobement tout/partie, le résultat est entièrement différent. Faut-il rechercher une complémentarité symbolique relevant d'une logique universelle (classifications « main droite/main gauche » par exemple) pour observer, localement, l'utilisation fonctionnelle de l'une des entités par l'autre (le « politique » et le « religieux »), ou bien faut-il se tourner vers une autre logique qui privilégie le degré de « totalisation » de telle ou telle forme d'autorité par rapport à une autre [10] ?

L'idée de « totalité » est essentielle à la théorie anthropologique. Notre relecture de Mauss voudrait aussi contribuer à le montrer. C'est elle aussi qui est à l'origine de l'idée de « hiérarchie » chez Louis Dumont — et c'est pourquoi l'outil sociologique de « hiérarchie » au sens dumontien (les rapports tout/partie) n'a rien à voir avec l'outil

---

10. Nous l'avions déjà suggéré pour le travail de Robert Hertz concernant la logique des classifications sociales de type dualiste (orientations [droite/gauche], couleurs, numérotation, catégories sexuées, etc.), dans leur rapport au dualisme sacré/profane (voir Hertz 1970 [1909], Tcherkézoff 1983) et dans une très brève relecture de Durkheim (Tcherkézoff 1995). Pour le traitement « hiérarchique » de systèmes de classifications, et la discussion des modèles opposés de Rodney Needham et Louis Dumont, voir aussi Tcherkézoff (1985a, 1992, 1993a, 1994a, 1994b, 1996).

qui domine l'appareillage sociologique utilisé pour l'étude des stratifications sociales (les « hiérarchies sociales » au sens commun), bref l'« inégalité » (Tcherkézoff 2003 : chap. 5-6 ; 2005 ; 2008b). Durkheim, Mauss et Dumont se sont interrogés en une manière profondément *holiste* sur le rapport entre l'idée de « société » et celle d'« individu ». Lévi-Strauss s'est posé la même question, mais en donnant à l'idée d'individu une tout autre signification. La comparaison point par point entre les deux approches, holiste d'une part et structuraliste de l'autre, que nous proposons ci-dessous, au milieu et à la fin de la Iʳᵉ Partie (chap. 5 et chap. 10), complétera cette relecture de Mauss. Au-delà même de l'*Essai sur le don*, notre relecture rejoint un appel à recentrer l'anthropologie sociale sur la relation tout/partie [11] et à y ancrer la spécificité de la discipline : le holisme sociologique [12].

Conventions pour les références des citations tirées des textes de Mauss

Les citations de Mauss occupant une place importante dans le présent ouvrage, nous avons adopté une convention simplifiée pour les références des textes les plus couramment cités. Ces textes seront nommés de façon abrégée. Voici la liste de ces intitulés :
- 1903 : « *Classifications* »
- 1904 : « *Magie* »
- 1908 : « *Programme sociologique* »
- 1914 : « *Monnaie* »
- 1924 : « *Psychologie-sociologie* »
- 1925 : « *Essai* »

Les pages que nous indiquons après la mention de cet intitulé abrégé renvoient aux textes publiés dans les deux éditions suivantes :
- *La Magie, Psychologie-sociologie* et l'*Essai sur le don* se trouvent dans le recueil des textes les plus célèbres de Mauss, publié à sa mort et pour lequel Lévi-Strauss écrivit sa fameuse préface : Marcel Mauss, *Sociologie et anthropologie*, Paris, Presses Universitaires de France, 1973 (« Sociologie d'aujourd'hui ») (1ʳᵉ éd. 1950).

---

11. Voir en particulier l'activité des deux séminaires EHESS qui représentent aujourd'hui à l'EHESS la socio-anthropologie holiste française, le séminaire « la partie et le tout » (Vincent Descombes, Alain Ehrenberg, Bruno Karsenti, André Orléan, Irène Théry, etc.) et le séminaire « Atelier d'anthropologie sociale comparative » (Cécile Barraud, Jean-Claude Galey, André Itéanu, etc.) créé déjà à l'époque de l'équipe ÉRASME autour de Daniel de Coppet et Louis Dumont (les membres du second séminaire participent aussi au premier).

12. Il est d'autant plus nécessaire de s'interroger sur la spécificité de l'anthropologie que certains responsables dans l'administration de la recherche française n'hésitent pas, à l'occasion, à contester l'utilité de cette discipline (et même de toutes les sciences sociales ; on se souviendra que, quand les départements CNRS furent rassemblés en Instituts, la création d'un Institut des SHS manqua de peu de passer à la trappe). Relire Mauss c'est aujourd'hui construire l'avenir autant sinon plus qu'être fidèle au passé.

- Les autres se trouvent dans les trois volumes des Œuvres complètes : Marcel Mauss, *Oeuvres*, Paris, Éditions de Minuit, 1968 (regroupées et présentées par Victor Karady).

Quelques autres textes sont cités à l'occasion. Souvent, il s'agira de courtes citations extraites de l'étude publiée par Marcel Fournier : *Marcel Mauss*, Paris, Fayard, 1994. Dans ce cas, nous mentionnerons le titre et/ou seulement : « cité dans Fournier 1994 : etc. » [13]. Les références complètes pour tous ces textes sont présentées dans la bibliographie générale.

Conventions pour la graphie des termes samoans

Dans les ouvrages académiques, les mots samoans sont écrits le plus souvent avec deux signes diacritiques, l'apostrophe pour indiquer une occlusion vocale et le macron pour indiquer une voyelle longue. La graphie officielle dans le pays, codifiée dès les années 1960, a délibérément rejeté cet usage. Nous nous conformerons à cet usage officiel qui a le mérite de la simplicité, revenant en note aux signes diacritiques s'il faut éviter une confusion possible entre deux mots.

---

13. Le *Marcel Mauss* de Marcel Fournier (1994) fut pour nous une lecture déterminante. Publiant une lettre de Hubert à Mauss (voir ci-dessous chap. 1), la revue *Durkheimian Studies* signalait déjà en 1991 que Marcel Fournier, du département de sociologie à l'Université de Montréal, Christine Delangle des Archives du Collège de France et Philippe Besnard du CNRS faisaient l'inventaire du Fonds Henri Hubert-Marcel Mauss déposé au Collège, afin de préparer une « biographie intellectuelle de Mauss », la publication des écrits politiques de Mauss et la publication de la correspondance Durkheim-Mauss. Ces ouvrages sont parus (Fournier 1996, 1998). Le *Mauss* de Fournier, monumental (plus de 800 pages) et qui se lit pourtant comme un roman, allie avec une grande sensibilité le regard du biographe et celui du sociologue, restituant à la fois la continuité conceptuelle dans l'œuvre de Mauss, l'engagement politique de Mauss, son rôle d'enseignant, ainsi que tout le climat intellectuel de l'époque. Pour certains textes rares ou des précisions chronologiques, l'ouvrage est une source des plus précieuses : plusieurs indications historiques que nous utiliserons, nécessaires à toute analyse approfondie des modèles maussiens, auraient fait défaut sans la somme de connaissances réunies par Fournier.

Première partie

L'anthropologie de Marcel Mauss

I.1 Le fait social total

La première étape de l'anthropologie holiste française

CHAPITRE 1

Le « fait social total »

Le sacré, le rapport groupe/individu et le modèle de l'« âme » ; première interrogation sur l'« esprit » dans le don

Le « fait social total » ! Voilà une expression flamboyante, tant de fois utilisée depuis que Marcel Mauss l'inventa en 1925 pour caractériser l'échange de dons obligatoires dans son *Essai sur le don*. C'est la formule que tout adepte des sciences sociales connaît, même s'il n'a pas lu une ligne des travaux de Mauss. Pourtant, si l'on demande à l'admirateur enthousiaste d'expliquer son engouement, les choses deviennent soudainement très vagues.

En général, l'explication fournie en réponse à cette question tourne autour d'une idée de réunion : un même fait rassemblerait les dimensions que l'analyse sociologique et anthropologique a tendance à séparer. Le fait « total » est à la fois économique, politique, religieux, etc. En effet, on n'a pas grand mal à trouver chez Mauss une citation adéquate pour étayer cette interprétation.

Mais, si les choses étaient si simples, comment expliquer que le collègue le plus proche de Mauss, après avoir lu le manuscrit de l'*Essai*, avouait son incompréhension ? Henri Hubert, l'ami fidèle, avec lequel Mauss écrivit tant de pages sur le sacrifice ou sur la magie [14], le compagnon de route dans le groupe durkheimien, félicité par Mauss pour sa manière clairvoyante de définir les objectifs de leur école sociologique commune [15], Hubert donc, quand il acheva la lecture du manuscrit que Mauss lui avait envoyé, écrivit à son ami que la notion de prestation totale lui paraissait pour le moins « brumeuse » :

[…] je ne comprends pas encore très bien l'expression *prestations totales* ; je ne la crois pas heureuse et elle me gêne. Il me semble que, même là où ton commentaire paraît convenir à l'expression, il y a toujours quelque chose qui échappe à la totalité de la prestation. D'ailleurs si satisfaisante que soit toute cette première partie [16], ne te dissimule pas qu'elle n'est

---

14. Hubert et Mauss [1899] « Essai sur la nature et la fonction du sacrifice » (voir Mauss, *Œuvres I*, p. 193-307) ; pour le texte sur la magie, voir Mauss, *Magie*.

15. Pour ces textes où Hubert formule ces objectifs en 1904 et où Mauss fait immédiatement un commentaire élogieux, voir Hubert (1904), Mauss (1904, 1905) et Fournier (1994 : 246, 283). Nous revenons sur ces textes dans les sections suivantes.

16. Le début de la lettre indique qu'il s'agit des chapitres I et II de l'*Essai*.

pas facile à lire ; il y a dans le commentaire des faits un flux de paroles qui ne tiennent lieu ni de généralisation formelle, ni de définitions plus précises. C'est souvent assez brumeux [17].

En effet, la difficulté vient du fait que Mauss surcharge l'idée de « totalité » avec l'ensemble des notions qui lui tiennent à cœur dans la définition du travail sociologique.

Voyons cela de plus près, dans l'*Essai*, mais aussi en revenant au début de la réflexion, quand Mauss et Hubert écrivirent ensemble leur étude sur la magie, en 1904, puis quand Mauss, toujours en compagnie de Hubert, présenta en 1908 le programme sociologique qu'il entendait mener, enfin quand Durkheim, nourri de discussions avec Mauss sur ce sujet, présenta en 1912 l'idée de société comme totalité dans son livre sur les *Formes élémentaires de la vie religieuse*.

Au début de l'*Essai*, Mauss parle des « prestations totales ». En conclusion, il parle du « fait social total » et nous commencerons par là. Ce concept d'apparence plus globale doit logiquement nous amener ensuite à comprendre l'idée plus restreinte de la prestation totale.

1. La totalité : une réunion de points de vue discontinus

La notion maussienne de « totalité » dans l'*Essai* a donc été comprise comme une idée de collection ou de réunion : le fait total conjoint des aspects que nous aurions tendance à distinguer comme relevant respectivement de l'économique, du religieux, du politique, etc. Bien entendu, certains passages conclusifs de l'*Essai*, cités par tout un chacun, abondent dans ce sens :

> Les faits que nous avons étudiés sont tous, qu'on nous permette l'expression, des faits sociaux *totaux* […] Tous ces phénomènes sont à la fois juridiques, économiques, religieux et même esthétiques, morphologiques, etc.

---

17. Souligné par l'auteur. La lettre, datée du 21 décembre 1925, a été publiée dans *Études durkheimiennes — Durkheim Studies*, Fall 1991, p. 9-10, où j'en avais pris connaissance, puis dans Fournier (1994 : 524). S'adressant affectueusement (« Mon cher vieux »), Hubert dit s'intéresser surtout à une question qui prolongerait l'*Essai* : « je me demande comment se transforme en une économie plus proche de la nôtre le magma que tu t'attaches à débrouiller » (Mauss s'y intéresse aussi ; voir ci-dessous notre chap. 3 sur l'évolutionnisme et le comparatisme chez Mauss). En d'autres circonstances également, Hubert tentait de convaincre Mauss de privilégier la « clarté et la logique » à l'attrait de la « complétude ». C'était dans une lettre de 1898 (citée également dans la revue), quand l'un et l'autre préparaient ensemble l'étude sur le sacrifice (1899, voir ci-dessus). À l'inverse, Mauss reprochait à Hubert, en 1905, son « raisonnement serré, trop serré » (cité dans Fournier 1994 : 283). À n'en pas douter, Hubert tenait à la clarté des modèles que leur groupe avait à proposer, alors que Mauss privilégiait l'exposition de tous les faits possibles, même si cela conduisait à un fouillis inextricable. Mais la conséquence est bénéfique : les textes de Mauss demeurent une source d'inspiration pratiquement inépuisable. (Merci à Xavier Blaisel qui nous avait signalé en 1993 ce numéro des *Études durkheimiennes*).

Après cette phrase, Mauss détaille sur une page entière la manière dont chacun de ces qualificatifs peut s'appliquer (*Essai* : 274).

Nous retrouvons également ce thème à propos du « potlatch », forme d'échange où les clans du nord-ouest américain rivalisent de générosité ostentatoire :

> Car le potlatch est bien plus qu'un phénomène juridique : il est un de ceux que nous proposons d'appeler « totaux ». Il est religieux [...] puisque les chefs qui s'y engagent y représentent, y incarnent les ancêtres et les dieux [...]. Il est économique [...]. Le potlatch est aussi un phénomène de morphologie sociale [...]. Nous passons sur les phénomènes esthétiques qui sont extrêmement nombreux. Enfin, même au point de vue juridique [...] (*Essai* : 205).

En apparence, ce thème de la totalité inclut également les prestations elles-mêmes. Quand Mauss propose l'expression de « prestations totales », il précise qu'on y trouve bien plus que des biens économiques :

> [...] ce qu'ils échangent, ce n'est pas exclusivement des biens et des richesses [...], des choses utiles économiquement. Ce sont avant tout des politesses, des festins, des rites, des services militaires, des femmes, des enfants, des danses, des fêtes, des foires dont le marché n'est qu'un des moments et où la circulation des richesses n'est qu'un des termes d'un contrat beaucoup plus général et beaucoup plus permanent (*Essai* : 151).

Mais on remarque aussitôt que Mauss vise plus qu'une simple énumération. Aux biens économiques il oppose tout le reste : rites, idées-valeurs, personnes physiques, en précisant que cet autre ensemble relève d'un contrat « général » et « permanent ». Il a donc en vue un autre niveau de réalité sociale, celui de la *permanence*, celui des valeurs, celui où se tiennent les « qualifications » qui confèrent à un fait la qualité de fait social (voir ci-dessous pour ce terme).

Nous allons voir que l'idée de totalité est davantage qu'une idée de réunion. C'est un niveau particulier de l'observation sociologique.

2. La totalité : un synonyme de l'idée de « société » chez Mauss

2.1. L'*Essai* (1925) : le « groupe » social

En effet, cette réunion, dont nous devons tenir compte dans l'observation et dans la traduction, est elle-même perceptible parce que les pratiques en question se passent au niveau du tout : celui de la société globale (« tribu », etc.) ou du sous-groupe qui constitue l'unité d'appartenance pour l'individu (« clan », « famille »[18]). Mauss indique que ce « tout » est plus précis qu'une simple collection :

> Ce sont donc plus que des thèmes, plus que des éléments d'institutions, plus que des institutions complexes, plus même que des systèmes d'institutions divisés par exemple en religion, droit, économie. Ce sont des « touts », des systèmes sociaux entiers.

Mauss ajoute immédiatement qu'étudier ces touts, c'est étudier la réalité humaine en acte dans des groupes : « des hommes, des groupes et leurs comportements ». Le sociologue doit se garder de l'« abstraction » qui le pousse à séparer les divers éléments, comme le religieux ou le juridique, etc. :

> [...] le donné c'est Rome, c'est Athènes, c'est le Français moyen, c'est le Mélanésien de telle ou telle île, et non pas la prière ou le droit en soi. [...] Le principe et la fin de la sociologie, c'est d'apercevoir le groupe entier et son comportement tout entier (*Essai* : 275-276).

Ainsi, nous voyons bien que le premier sens de « total », qui semblait réduit à la réunion des aspects discontinus, conduit immédiatement au second : « le groupe entier ».

Quand Mauss propose son expression de « fait social total », il ajoute une précision (nous n'avions donné ci-dessus que le début de la phrase) :

> [...] les faits que nous avons étudiés sont tous, qu'on nous permette l'expression, des faits sociaux totaux ou, si l'on veut – mais nous aimons moins le mot – généraux [...] (*Essai* : 274).

Ce qui est en jeu est donc plus et autre chose qu'une simple « généralité » par rapport à nos catégories, puisque le terme paraît à Mauss moins approprié que celui de « totalité ». Les deux pages suivantes de la conclusion précisent un premier aspect de ce supplément conceptuel apporté par l'idée de « total ». Dire que l'institution étudiée est « complexe », qu'elle ne se divise pas en religion, droit et économie, c'est dire qu'elle fonctionne *au niveau du tout* du système social :

> Ce sont donc plus que des thèmes, [...] Ce sont des « touts », des systèmes sociaux entiers (*Essai* : 275).

---

18. Nous verrons ci-dessous l'emploi par Mauss de ce vocabulaire.

2.2. L'*Essai* : l'individu comme « être total »

Un deuxième aspect concerne l'individu, même si l'association peut sembler paradoxale. Les individus participant à ces institutions sont eux-mêmes, dans ces moments, dans ces contextes, des « êtres totaux et non divisés en facultés ». Et la sociologie, dit Mauss, doit étudier les individus dans leur manière de constituer des « êtres complets et complexes » dont les « corps et les réactions de ces corps » engendrent et expriment les « sentiments, idées, volitions » du groupe (*Essai* : 276).

L'« être total » est complet et complexe par l'unité particulière qui se constitue dans ces moments. C'est la conjonction d'éléments aussi différents par nature que ses représentations, ses sentiments, ses gestes et ses postures corporelles. Bref, l'investissement personnel dans l'échange est un tout insécable, parce que l'échange est lui-même un fait dont les représentations et la pratique sont entièrement au niveau du groupe. Chacun, quand il participe, est entièrement surdéterminé par le groupe ; même le corps ne peut y échapper (*ibid.*).

2.3. La *Magie* (1904) : les faits qui « qualifient » le groupe

Reportons-nous une vingtaine d'années auparavant, quand Mauss et Hubert étudient la magie. En analysant les faits qu'on appelle « magiques », Mauss veut persuader son lecteur que les magiciens, devins, guérisseurs, etc., et leurs codes étranges, aussi individuels qu'ils paraissent, semblant ainsi tourner le dos au caractère « collectif » de la religion et des valeurs admises par tout le groupe, sont mus eux aussi par des « représentations collectives ». Celles-ci prennent l'aspect d'une « force ». Mauss indique le gain déjà obtenu dans les développements précédents : il a montré que « les divers éléments de la magie sont créés et qualifiés par la collectivité ». Maintenant, il montre que le magicien lui-même est ainsi « qualifié » :

> C'est un deuxième gain qu'il nous faut enregistrer. Le magicien est qualifié souvent par la société magique dont il fait partie, et, toujours, par la société en général (*Magie* : 81).

Mauss annonce alors la suite de son analyse de la magie. Il ne restera plus qu'à voir « comment ces forces collectives se sont produites » et l'on tiendra la conclusion recherchée : les magiciens « n'ont fait que s'approprier des forces collectives ». Cette production et cette appropriation sont toute l'affaire du « *mana* », où Mauss fera de l'exemple qu'il appelle « mélanésien » un cas-type, un modèle avec lequel il expliquera également des notions amérindiennes comme le *wakan* ou le *manitou*, etc. Mauss emprunte à la Mélanésie ce terme de *mana* pour décrire l'aspect dynamique des représentations collectives où l'individu voit son appartenance au groupe comme le maillon d'un réseau tendu et animé par une « force » extérieure à sa volonté. Nous reviendrons largement sur ce concept et son origine. Or, à propos de cette circulation du *mana*, Mauss dit que « l'unité du tout est encore plus réelle que chacune de ses parties », comme la circulation du *mana* est plus réelle, pour l'analyse sociologique, que la nature intrinsèque des objets ainsi investis par le sacré (c'est ce que pensait Durkheim, comme nous le verrons) (*Magie* : 80, 83).

Bref, dire que le système en question est un « tout », avec l'idée que ce « tout » est plus qu'une simple réunion, c'est une façon de résumer une observation fondamentale : *les éléments de ce système sont qualifiés par la collectivité*, par la société. Ils font sens au niveau du tout.

2.4. Le *Programme sociologique* (1908) : « tout ce qui qualifie la société », le « phénomène central », « l'identité du sacré et du social »

Quatre années après l'étude sur la magie, Mauss réunit en un texte tout un programme de travail ainsi qu'une redéfinition de diverses notions. En particulier, il dit modifier la notion de « sacré ». Il ne veut plus y voir simplement l'un des termes d'une grande dichotomie séparant le profane et le sacré, ce qu'on peut toucher et ce qui est déclaré « séparé », donc interdit. Sortant de ce dualisme équilibré, il fait du sacré l'intitulé de tout ce qui « qualifie » la société — et nous retrouvons ce vocable déjà utilisé dans la *Magie* :

> Qu'est-ce donc que le sacré ? Avec Robertson Smith, nous l'avons conçu sous la forme du séparé, de l'interdit […] nous allons maintenant plus loin. À notre avis est conçu comme sacré tout ce qui, pour le groupe et ses membres, qualifie la société (*Programme sociologique* : 16).

Il faut savoir que ces mots indiquent une rupture fondamentale avec les premiers travaux de Mauss. Auparavant, l'étude du fait religieux se contentait de repérer des distinctions (profane ou sacré ? Permis ou interdit ?). Maintenant, la logique du modèle devient totalisante, si l'on peut dire : rapport au tout, inclusion, relations tout/partie.

Mais notons simplement que le sacré est le niveau où se tiennent les « qualifications » sociales. En rapprochant ceci des propos tenus peu auparavant dans l'étude sur la magie, on comprend que l'expression employée ici est bien moins innocente qu'elle n'y paraît. « Tout ce qui qualifie la société » ? Ce sont toutes les valeurs qui donnent à une réunion d'êtres humains sa « qualification » de « société », tout ce qui est « qualifié » par la « collectivité », tout ce qui en porte le sceau. Dans ce même passage, Mauss conclut sur le sacré ainsi redéfini :

Cette notion, plus riche, plus générale [...] phénomène central parmi tous les phénomènes religieux. Nous nous sommes proposés pour tâche de la comprendre et de vérifier ce que nous avions dit sur l'identité du sacré et du social (*Programme sociologique*: 17).

Il nous reste à citer Durkheim qui, peu après, en 1912, réaffirme explicitement cette « identité du sacré et du social ».

3. La totalité durkheimienne : un synonyme de « société » ; la notion de « circulation » [19]

En 1925, quand Mauss publie l'*Essai*, il considère acquis ce qui figure dans les *Formes élémentaires de la vie religieuse*. On sait que ce dernier livre de Durkheim, publié en 1912, est le résultat d'une collaboration entre l'oncle et le neveu [20]. Nous résumerons par conséquent ce qui paraît indispensable à la lecture de l'*Essai* : l'identité du sacré et du social et le caractère circulant des forces du sacré ou « *mana* ».

3.1. Totalité-société-divinité

Le concept de totalité n'est que la forme abstraite du concept de société : elle est le tout qui comprend toutes choses, la classe suprême qui enferme toutes les autres classes... [Durkheim ajoute en note :] au fond, concept de totalité, concept de société, concept de divinité ne sont vraisemblablement que des aspects différents d'une seule et même notion (Durkheim 1968 [1912] : 630).

On ne saurait être plus clair.

3.2. La singularité du sacré, une logique totalisante : « la partie vaut le tout »

Les choses sacrées se repèrent à des propriétés spécifiques qui les différencient fortement des choses profanes : elles forment « un tout ». Elles « soutiennent les unes

---

19. Ce qui suit sur Durkheim est tiré de notre étude, publiée dans un recueil dirigé par Marcel Fournier et Luc Racine, où nous nous interrogions sur l'actualité de Durkheim et de Mauss (Tcherkézoff 1995). Notre étude montrait deux aspects particuliers de la totalité sociologique durkheimienne. D'une part, cette totalité inclut sur un mode tout/partie et non comme une simple collection-réunion d'objets disparates. D'autre part, l'inclusion peut aller jusqu'à la contradiction (inclusion-du-contraire ou « englobement ») : il s'agit alors de tous les propos où le profane est décrit *à la fois comme contredisant le sacré et comme étant malgré tout envahi par lui, dans certaines circonstances.* Ici, dans ce chapitre et dans les autres, nous nous en tenons au premier volet du modèle : l'inclusion tout/partie. Le deuxième volet, constitué par le modèle de l'englobement, n'émerge que timidement dans les travaux des durkheimiens ; il devient fondamental pour l'étape suivante de l'histoire des modèles holistes, avec les travaux de Louis Dumont (1979 [1966]) ; voir références ci-dessus Introduction, note 10.

20. Comme le rappellent Leenhardt dans son « Marcel Mauss » (cité dans Fournier 1994 : 334) et Lévi-Strauss dans son « Introduction à l'œuvre de Marcel Mauss » (1973 [1950] : xli).

avec les autres des rapports de coordination et de subordination », ce qui constitue un « système », repérable aussi par le fait « qu'il ne rentre lui-même dans aucun autre système du même genre ». En outre, les croyances et les pratiques à leur propos « unissent [les personnes] en une même communauté morale », à savoir l'« Église » (Durkheim 1968 [1912] : 52, 62, 65).

Enfin — et ceci nous concerne de près —, une chose sacrée est « totale » car, même physiquement subdivisée, elle reste entière et entièrement efficace (goutte de sang d'une victime consacrée, morceau même ténu d'un objet de culte) :

> l'être sacré reste tout entier égal à lui-même dans chacune de ses parties. […] la partie vaut le tout ; elle a les mêmes pouvoirs, la même efficacité. Un débris de relique a les mêmes vertus que la relique intégrale (*ibid.*: 328).

Une application immédiate concerne l'explication sociologique de l'idée d'« âme » (à la fois l'origine et le rôle social) — et nous verrons que cet aspect est central pour notre enquête. Significativement, Durkheim invente à ce propos l'expression d'« âme totale » : « chacune de ces âmes partielles équivaut à l'âme totale (*ibid.*) »[21].

3.3. La contagion du sacré : une circulation

Ce caractère total des choses sacrées se manifeste aussi par le fait que le domaine du sacré n'est qu'une circulation (des forces du sacré). Aussi les propriétés des objets sacrés n'ont-elles rien à voir avec les propriétés intrinsèques de ces objets considérés isolément. L'auteur insiste souvent sur ce point, renvoyant ainsi au rebut toutes les hypothèses du XIXe siècle qui tentaient de comprendre les cultes « primitifs » en imaginant ce qui, dans les qualités de l'objet, avait pu frapper la conscience des peuples « primitifs »[22].

Un aspect très visible de cette circulation est la « contagion » du sacré. Durkheim s'y intéresse de près. Par exemple, à propos de la notion de *wakan* chez les Sioux, qu'il compare au *mana* océanien : on trouve une circulation qui est extérieure aux personnes, donc « impersonnelle ». Comment décrire l'agitation des « forces du sacré » ? L'individu, une fois touché… « en reçoit un choc que l'on a pu comparer à l'effet d'une décharge électrique » ; ces forces sont conçues…

---

21. Plus tard, d'autres études montreront ces propriétés dans les panthéons eux-mêmes, en Afrique et en Polynésie, dans les dieux « singulier-pluriel », uniques et se manifestant séparément dans telle ou telle de leurs qualités, dans les dédoublements asymétriques, etc. (Augé 1982 : 107-144, Valeri 1985).

22. Mauss a également critiqué sévèrement cette école où il voit un « intellectualisme » tout à l'opposé de la démarche sociologique (voir ci-dessous chap. 4).

parfois… comme des sortes de fluides qui s'échappent par les pointes. […] [Cette] vie mystérieuse […] circule à travers toutes choses […] [représentée parfois] sous la forme du vent, comme un souffle qui a son siège aux quatre points cardinaux et qui meut tout (Durkheim 1968 [1912] : 271, 275).

Cette force est « extérieure » aux personnes et aux objets dans lesquels elle se matérialise, puisqu'elle est une représentation créée par l'effet (produit sur les consciences) de vivre en groupe :

le clan, par la manière dont il agit sur ses membres, éveille chez eux l'idée de forces extérieures ; […] ce qui les constitue [ces forces] ce sont les impressions de réconfort et de dépendance, que l'action de la société provoque dans les consciences ;

Cette force est « extérieure » et rien n'« attache » la force à l'objet investi. Par conséquent…

il n'y a rien d'irreprésentable à ce qu'elle puisse s'en échapper. C'est ainsi que la chaleur ou l'électricité […].

L'esprit conçoit aisément que l'électricité circule, puisqu'elle est extérieure à l'objet électrifié ; de la même façon, ajoute Durkheim, l'homme a fait des représentations du sacré des phénomènes de circulation : « elles font tache d'huile […], elles pénètrent et contaminent » (*ibid.* : 314, 461-463).

Cette circulation globale est « impersonnelle », puisqu'elle est extérieure aux personnes. Elle est objectivée, mais seulement comme « hypostase », dit-il encore. C'est-à-dire que la réalité vécue en pratique (les objets sacrés) dépend d'une idée : les projections de l'effet de groupe ; or, si cette idée est abstraite, elle est néanmoins plus réelle, sociologiquement parlant, que les pouvoirs attribués à l'objet lui-même. Ainsi, le « dieu totémique » est conçu comme immanent à une espèce animale déterminée ; il ne réside pas dans un sujet en particulier, « il est dans tous à la fois ». Chez les Sioux, chaque dieu même n'est que la manifestation particulière du « Pouvoir » (le *wakan*), chacun d'eux « est ce pouvoir vu sous l'un de ses multiples aspects » (*ibid.* : 273).

Bref, c'est un « commun principe de vie » qui peut pénétrer toutes choses et qui est continu. De même le *mana* océanien que Durkheim cite souvent « n'est situé nulle part d'une manière définie et il est partout » (*ibid.* : 273-279). C'est pourquoi cette expression locale de la force du sacré — le *mana* — est apparu comme l'exemple parfait. Mauss et Durkheim en font donc un concept, le « *mana* ». Comme nous le verrons, c'est Mauss qui pose d'abord cette conceptualisation en 1904, dans la *Magie*.

Ces caractéristiques (« être partout », etc.) font évidemment que « le monde sacré est comme enclin, par sa nature même, à se répandre », et donc « à se répandre dans ce même monde profane qu'il exclut par ailleurs ». Durkheim ne peut que noter ce caractère « combiné » de ce qui définit la religion :

> à la base […] c'est l'antagonisme du sacré et du profane, combiné avec la remarquable aptitude du premier à contagionner [*sic*] le second.

Du côté du sacré, la logique est donc de toujours chercher à s'étendre : « contagion » et « circulation » (Durkheim 1968 [1912] : 454, 458). En conséquence, le sacré possède par définition la capacité *d'inclure le reste*. La combinaison est plus précisément une inclusion (et même un englobement ; voir ci-dessus note). L'image parfaite de cette inclusion est le rapport de l'individu au groupe par un lien d'« âme ». Voyons cela de plus près. Contrairement aux apparences, les propos de Durkheim sur l'âme ne concernent pas seulement un type de croyance ; ils expriment la manière dont les durkheimiens concevaient la logique sociale de l'appartenance.

4. La totalité durkheimienne : l'inclusion tout/partie et l'exemple de l'âme

4.1. Âme collective ou totale ou *mana*/âme individuelle ou « *mana* individualisé »

La notion d'âme, dit Durkheim, a toujours eu un caractère religieux car elle n'est qu'une « application particulière des croyances relatives aux êtres sacrés ». Ainsi elle a toujours été considérée comme sacrée ; « à ce titre, elle s'oppose au corps qui, par lui-même, est profane ». Bref, nous sommes dans la logique « de deux parties distinctes qui s'opposent l'une à l'autre comme le profane au sacré » (*ibid.* : 375-376).

Mais, dans cette dualité fondée apparemment sur la simple distinction (« sens divergents et presque contraires »), l'un des deux pôles « exerce sur l'autre une véritable prééminence » — et nous retrouvons le modèle évoqué à l'instant, celui où « la partie vaut le tout », et où « chacune de ces âmes partielles équivaut à l'âme totale ». En effet, si l'âme est le côté sacré :

> L'âme individuelle n'est donc qu'une portion de l'âme collective du groupe ; c'est la force anonyme qui est à la base du culte, mais incarnée dans un individu dont elle épouse la personnalité ; c'est du *mana* individualisé (*ibid.* : 378).

Comme tous les objets sacrés, l'âme est un objet « total » — ce qui signifie que la partie (la « portion ») vaut le tout. Comme le morceau de calebasse par rapport à toute la calebasse consacrée, comme la goutte de sang par rapport à l'animal consacré, l'individu entretient, sur le plan de l'âme, un rapport d'appartenance au groupe : il est une individuation du « *mana* ». La prise en compte de l'individu est ainsi nécessaire à toute étude sur la société, bien évidemment. L'idée de « collectivité » n'est pas seulement une vision imaginaire du sociologue :

> les forces impersonnelles [le « *mana* »] qui se dégagent de la collectivité ne peuvent se constituer sans s'incarner dans des consciences individuelles où elles s'individualisent elles-mêmes (*ibid.*: 380, 382).

Ainsi, l'âme (la croyance à l'âme) est un dérivé du « *mana* », mais un dérivé nécessaire, inévitable, car ces représentations collectives de l'unité du groupe (le « *mana* », le caractère « total » du groupe précisément) doivent bien être logées dans les consciences de chaque individu pour être des forces morales (dont l'individu prend conscience en observant le partage chez tout un chacun de ces représentations). Or, cette indivi-duation nécessaire entraîne immédiatement une conséquence :

> Mais d'un autre côté, pour qu'il y ait des personnalités séparées, il faut qu'un facteur intervienne qui fragmente ce principe [le principe « *mana* »] et qui le différencie ; en d'autres termes, il faut un facteur d'individuation. C'est le corps qui joue ce rôle (*ibid.*: 386).

En conséquence, l'idée d'âme collective se fragmente dans chaque corps. Mais elle reste totale, donc sans perdre le rapport d'équivalence entre partie et tout. Chaque âme individuelle, logée dans le corps individuel, demeure représentée (par chacun, quand il évoque ses propres représentations et celles des autres membres du groupe) comme une « individuation » d'une âme collective.

4.2. Une croyance animiste ou une conception sociologique ?

Ici comme ailleurs, Durkheim semble nous raconter un mythe, ou tomber dans l'idéa-lisme. Résumons, en forçant même le trait. Le Groupe existe, car ses membres pensent et ressentent leur appartenance, et projettent ainsi leur état d'être-ensemble : « le clan, par la manière dont il agit sur ses membres, éveille en eux l'idée de forces extérieures ». Cette manière d'agir est la suivante : « les impressions de réconfort et de dépendance que l'action de la société provoque dans les consciences ». Nous avons cité ces mots. Mais, inversement, ce Groupe (représenté et donc agi : les pratiques sociales) ne peut vivre sans se concrétiser en un groupe d'éléments. Ce sont les individus. L'identification s'établit. Chacun est consubstantiel au groupe (mais la substance est du « *mana* »), chacun est une partie qui vaut le tout, et chacun dira désormais qu'il a une « âme », laissant ainsi parler l'Autre en lui, le « *mana* » de tous, « l'âme collective ».

Dans ce modèle du lien social, il peut paraître difficile de démêler ce que sont les processus psychologiques (le sentiment de « réconfort »), puis la conscience sociale des rapports de force (le rapport social de « dépendance »), enfin les processus inconscients (au sens lévi-straussien) qui permettent l'édification chez tous d'un système symbolique commun. Ce système symbolique opère à deux niveaux. D'une part, il est une représentation « collective » : en chacun, les mêmes sentiments de réconfort et dépendance produisent la même représentation de « forces extérieures » religieuses etc. D'autre part et en conséquence directe, il est une « individuation » de cette représentation collective dans tout individu : chacun construit l'idée qu'il a une âme et se représente cette âme comme une partie de l'ensemble constitué par ces forces extérieures.

Devant ce qui parut être une belle confusion, Lévi-Strauss préféra jeter au panier l'ensemble de ce modèle de la « représentation collective », des « forces du sacré » et du « *mana* » [23]. Nous verrons cela de plus près dans d'autres chapitres.

Pourtant, derrière la confusion apparente, ce récit d'allure mythique évoque une image de l'appartenance sociale. C'est elle qui nous est utile pour mieux comprendre la pensée de Durkheim et, par suite, celle de Mauss [24].

5. Le fait social total, de Durkheim à Mauss. Première interrogation sur « l'esprit dans la chose donnée »

5.1. Une conception sociologique : « faire partie » d'un groupe

Il paraît clair que Mauss partageait entièrement cette conception. Hubert utilise déjà cette idée sur l'âme en 1904, dans son introduction à un livre sur l'histoire des religions (Hubert 1904), et Mauss exprime son plein accord quand il fait le compte rendu de ce livre (Mauss 1904, 1905). Il écrit que les idées exprimées par Hubert dans l'introduction « nous sont tellement communes et dans une forme qui m'est si profondément familière [...] » et il souligne qu'il adhère entièrement à cette conception de l'âme individuelle :

---

23. Déjà avant d'écrire en 1950 son « Introduction à l'œuvre de Marcel Mauss », il posa cette critique dans le chapitre que Gurvitch lui confia pour faire le point sur « La sociologie française » dans le volumineux ouvrage sur *La Sociologie au xxᵉ siècle* (Gurvitch éd. 1947, Lévi-Strauss 1947).

24. En outre, à condition de préciser avec les outils modernes le processus de la représentation, ce modèle demeure intéressant pour s'interroger sur la formation des conceptions de la personne, présentes dans chaque culture, où se mêlent toujours des éléments matériels du type « corps » et d'autres, immatériels, du type « âme » (« ombre », « souffle », etc.), que l'on attribue trop rapidement à un mysticisme « primitif » ou du moins « archaïque » alors que, sous une forme ou sous une autre, ces éléments immatériels traduisent l'universel de la représentation de l'appartenance sociale.

[c'est] la notion religieuse de l'âme individuelle, dont il [Hubert] analyse les causes sociales et indique qu'elle se réduit à la sensation obscure de la position que l'individu occupe dans la société religieuse ([1905] *Œuvres*: I, 46).

La « position de l'individu dans la société » : sa place hiérarchique donc, au sens holiste ; nous sommes bien dans un modèle de l'appartenance sociale et non dans l'examen de croyances illusoires. En nous reportant au texte de Hubert, on en trouve la pleine confirmation. Il s'agit bien du « faire partie d'un groupe » :

Ce qui paraît avoir été donné d'abord à la pensée, ce n'est pas la notion de personne individuelle, mais le sentiment de faire partie d'un groupe. L'individu n'a pris conscience de soi qu'en relation avec ses semblables. Ce n'est pas lui qui projette son âme dans la société, c'est de la société dont il reçoit son âme (Hubert 1904 : xxxv, cité par Fournier 1994 : 284).

En 1908, dans le *Programme sociologique*, à la fin de la phrase que nous connaissons, où Mauss précise que le sacré constitue le « phénomène central », Mauss fait une note renvoyant le lecteur à ce même texte de Hubert. Dans un autre compte rendu que Mauss fait encore du texte de Hubert, il se réjouit que le travail sociologique porte sur cela, à savoir « démontrer l'ordre logique des phénomènes religieux » (Mauss 1904 : 177, cité dans Fournier 1994 : 283) [25]. Le « phénomène central » (*Programme sociologique*: 17) est bien pour Mauss le lien de l'individu au groupe : non pas une quelconque croyance animiste, mais simplement la notion de « faire partie », l'appartenance, le discours du « nous sommes… » [26].

Et c'est encore et toujours de cela dont il sera question avec le « *mana* » dans l'*Essai* : une représentation dynamique de ce lien d'appartenance, générée par ce « sentiment de faire partie d'un groupe ». Retenons donc, en pensant aux propos sur l'« esprit » dans le don, que l'idée de l'âme individuelle provenant « de la société » est simplement une métaphore exprimant le lien d'appartenance sociale (« faire partie »). Hubert l'emploie en 1904 dans une introduction ; Mauss et Hubert l'emploient ensemble

25. Mauss fait le compte rendu du livre de Chantepie (1904), ouvrage dont l'« Introduction » est signée par Hubert (1904), mais il parle davantage de cette « Introduction » que du livre lui-même.

26 Nous avons étudié la manière dont les Samoans, hier et aujourd'hui, expriment et mettent en acte cette appartenance, qu'ils nomment « FaaSamoa » : « à la manière de Samoa », « ce qui fait que Samoa est Samoa », etc. (Tcherkézoff 2003) ; loin d'être une construction idéaliste sans rapport avec la réalité, ces propos de Durkheim, Hubert et Mauss donnent des outils pour étudier concrètement sur le « terrain » une socio-anthropologie de l'appartenance. On peut dire la même chose pour le modèle dumontien de la « hiérarchie », qui traite bien plus de l'aspect systémique de l'appartenance sociale que des formes de l'inégalité sociale : Tcherkézoff 2005).

quand ils écrivent l'étude sur la *Magie*, la même année ; et Durkheim l'emploie en 1912 dans ses *Formes élémentaires de la vie religieuse*. C'est cette logique et non une autre que Mauss reprendra dans l'*Essai* en 1925. Loin de vouloir recueillir ce qui serait la croyance maorie en une magie quelconque de certains objets, Mauss présentera tout simplement un exemple de plus de ce lien d'appartenance. La seule nouveauté sera le type de public auquel il s'adressera : des juristes et des économistes.

5.2. Le modèle de Leibnitz et l'« âme » chez Durkheim et Mauss

En conclusion de son développement sur l'âme, Durkheim renvoie son lecteur à une pensée philosophique, celle de Leibniz. La personne sociale est comme la monade de Leibniz. D'une part, celle-ci est « avant tout un être personnel et autonome ». D'autre part :

> Et cependant, pour Leibniz, le contenu de toutes les monades est identique. Toutes en effet sont des consciences qui expriment un seul et même objet, le monde ; et comme le monde lui-même n'est qu'un système de représentations, chaque conscience particulière n'est, en somme, qu'un reflet de la conscience universelle. Seulement chacune l'exprime de son point de vue et à sa manière (Durkheim 1968 [1912] : 387).

Le premier aspect correspond à ceci : dans la théorie de la personne (âme + corps), Durkheim voit que le corps est conçu comme autonome. Le second aspect correspond aux propos durkheimiens sur l'âme individuelle conçue comme une partie de l'âme collective : « du *mana* individualisé ».

Retenons cette illustration, car elle est parlante, mais sans lui attribuer davantage que Durkheim et Mauss ne le faisaient. C'est à la fois une explication de l'origine des croyances à une idée d'âme dans le corps (on sait que le débat sur les origines des idées religieuses battait son plein à cette époque) et c'est une métaphore utilisée par les durkheimiens dans l'expression de leurs modèles. Cette métaphore leur permet d'évoquer de façon concrète la forme *totalisante* du lien social. Les représentations du « corps » expriment l'individualité de chacun, mais les représentations de l'« âme » (et autres composantes immatérielles de la personne) expriment l'appartenance sociale. C'est déjà le modèle « *mana* ».

Ce modèle où Durkheim emprunte à Leibniz est fondamental pour notre enquête sur la logique de l'*Essai sur le don*. Chaque individu appartient au groupe de la même façon que l'idée d'âme est insécable : son âme est « de l'âme », comme dira Mauss dans l'*Essai* : « mélange de liens spirituels entre les choses qui sont à quelque degré de l'âme et les individus et les groupes qui se traitent à quelque degré comme des choses » (*Essai* : 163) ; cette formule — « de l'âme » — est certainement volontaire et ne doit donc pas être considérée comme une maladresse de langage. C'est une partie non sécable de cette « âme collective » dont parle Durkheim. Cette « âme totale » est pour Mauss le « *mana* ». Et « l'esprit dans la chose donnée », comme le *hau* maori, est une manifestation de cette « âme totale ». Un objet de don sacré est « de l'âme » et non le contenant d'*une* « âme », car cet objet représente non un individu isolé mais un « groupe entier ». D'où l'obligation de donner et de rendre, etc. Les dons constituent une circulation pour les mêmes raisons que ce que Durkheim indique à propos de la religion en général : la « contagion » du sacré.

5.3. Conclusion sur le « fait social total »

Le « fait social total » n'est donc pas seulement un fait suffisamment central dans la culture étudiée pour qu'il nous oblige à conjoindre des catégories analytiques que nous séparons habituellement. Il est « total » s'il est situé à un niveau sociologique où « le groupe entier » est le sujet de la pratique locale. La notion maussienne de « totalité » comportait une nouveauté conceptuelle qui peut s'énoncer de deux manières équivalentes. Dans un « tout », l'unité est plus et autre chose qu'une addition de toutes les parties. Dans un « tout », les relations sont une inclusion où chaque élément est la partie d'un tout. Mais cette nouveauté ne datait pas de la publication de l'*Essai*. Vingt ans plus tôt (en 1904) dans l'introduction rédigée par Hubert au *Manuel d'histoire des religions* et dans l'étude sur la magie publiée la même année par Hubert et Mauss, dix ans plus tôt dans l'ouvrage de Durkheim sur les « formes élémentaires » de la religion, Hubert, Mauss et Durkheim avaient déjà mis au travail ce concept de « totalité », en l'appliquant à la notion de société et même en inventant l'expression d'« âme totale ». En étudiant maintenant l'idée de « prestation totale » qui apparaît dans l'*Essai*, il faudra garder à l'esprit que la « totalité » dont il y est question pourrait bien être la suite directe de ces réflexions antérieures.

C H A P I T R E 2

La prestation totale et la fondation de l'« anthropologie »

Première conclusion sur l'énigme du don (l'obligation)

Mauss développe surtout l'idée du fait social total en conclusion de son travail. Mais, pour annoncer le thème de l'*Essai*, il utilise la notion de « prestation totale » et il définit un « système des prestations totales ».

1. Prestation totale : prestation de groupe

1.1. Le groupe total

L'idée de totalité désigne le niveau analytique où les faits observés laissent voir leur caractère « social ». Une fois ceci admis, il devient logique de trouver sous la plume de Mauss, dans l'*Essai*, l'expression de « prestation totale ». C'est une prestation qui n'est pas individuelle, mais le fait d'un groupe. Le mot devient simplement synonyme de : prestation faite par un « clan », une « famille », donnée collectivement ou par un individu qui représente à ce moment-là tout le groupe :

> Il y a prestation totale en ce sens que c'est bien tout le clan qui contracte pour tous, pour tout ce qu'il possède et pour tout ce qu'il fait, par l'intermédiaire de son chef.

Ou encore, à propos des échanges où l'on rivalise de générosité (« potlatch ») :

> ce principe de l'échange-don a dû être celui des sociétés qui ont dépassé la phase de la « prestation totale » (de clan à clan, et de famille à famille) et qui cependant ne sont pas encore parvenues au contrat individuel pur, au marché où roule l'argent, à la vente proprement dite [...] (*Essai* : 152, 227)[27].

---

27. À propos de ce passage, Maurice Godelier aussi s'est interrogé sur le sens donné par Mauss à l'expression « prestation totale ». Il note que Mauss emploie à la fois l'idée d'une combinaison d'aspects différents et le fait que les partenaires sont des groupes. Sur ce deuxième aspect, Godelier cite les mêmes mots de l'*Essai*

Dans *Psychologie-sociologie*, texte écrit en 1924, juste avant l'*Essai*, Mauss discute des représentations collectives ; il dit de ces sentiments qu'ils traduisent le groupe, c'est-à-dire un tout :

> Car « participations » de M. Lévy-Bruhl, d'une part, contrastes et tabous de mélange, « oppositions » dirions-nous, d'autre part, — tout aussi importants que les participations et confusions — sont des manifestations de « totalité ». Les uns et les autres expriment ces agglomérations […] d'idées […] formées et renforcées précisément par la présence du groupe. […] Au fond ils traduisent le groupe, c'est-à-dire un tout […] (*Psychologie-sociologie* : 302).

Le fait social total est d'abord le fait du groupe. Il s'oppose à l'acte dont la motivation n'est qu'individuelle (comme le « contrat individuel pur »). Cette opposition est une grille analytique que Mauss conserve dans toute son œuvre (ci-dessous chap. 3).

1.2. L'individu comme un « tout » et la fondation de l'« anthropologie »

Mais pourquoi ce terme de « total », alors que celui de « groupe » aurait suffi ? C'est que Mauss y voit le moyen de dire un peu plus, comme il le précise dans le même passage :

> [Les] phénomènes de *totalité* [sont ceux] où prend part non seulement le groupe mais encore, par lui, toutes les personnalités, tous les individus dans leur intégrité morale, sociale, mentale, et, surtout, corporelle ou matérielle.

Tous les individus participent, et chacun le fait à la manière d'un tout, avec tous les aspects de sa personnalité :

> […] le groupe, c'est-à-dire un tout, un composé d'individus… mais ceux-ci sont eux-mêmes des « touts », et qui pensent et agissent comme tels (*Psychologie-sociologie* : 302-303).

---

et il trouve dans les notes de Mauss rassemblées par ses élèves et publiées (*Le Manuel d'ethnographie* 1947) des citations auxquelles on pourra se reporter (Godelier 1996 : 56-7) ; elles corroborent pleinement celles que nous tirons de l'*Essai*. Godelier note que le sens utile de la notion de totalité est de désigner le niveau des pratiques qui permet « à la société de se représenter et de se reproduire comme un tout », mais il ajoute que « Mauss utilise rarement le concept de "totalité" en ce sens » (*ibid.* : 58). Nous avons vu dans le chapitre précédent et nous voyons ici que c'est bien autour de cette idée que Mauss tournait, du moins pour ce qui est de la « représentation » comme un tout. En revanche – et c'est l'aspect principal que vise Godelier à travers tout son livre – il est vrai que Mauss a négligé de s'interroger sur le rôle de l'échange dans la *reproduction* des unités sociales.

Nous retrouvons dans ce texte de 1924 l'idée qui sera exprimée l'année suivante dans l'*Essai* : l'« être total », celui dont l'esprit et le corps sont entièrement mus par la pression du groupe (voir ci-dessus chap. 1 § 2). Cette idée n'est donc pas due à une décision unique et sans lendemain visant à étendre un peu le thème de la « prestation totale ». Elle est fondamentale pour Mauss [28]. En somme, la prestation totale est le fait du groupe, mais un fait porté par chaque individu, sans exceptions, avec la contribution en chacun de tous les aspects de la personnalité.

D'une part, il n'y a pas de rupture épistémologique derrière cette formule paradoxale où les individus sont des « touts ». Il s'agit des « instincts », « volitions », « idées », « agglomérations formées et renforcées précisément par la présence du groupe » (*Psychologie-sociologie* : 296, 302). L'individu est un « tout » quand il agit dans le contexte d'un fait social total : ses actes représentent le groupe. Nous sommes dans la continuité de la pensée maussienne.

Un aspect est nouveau, cependant. La conférence de 1924 est l'occasion, pour Mauss, d'insister sur une plus grande généralité. Non seulement les idées mais toute la psychologie *et même la physiologie* de l'individu se ressentent de cette surdétermination par le groupe. Alors, l'idée de « totalité » retrouve aussi celle de la réunion, la réunion des aspects que l'on a tendance à analyser séparément. L'étude de « l'homme total », comme dit encore Mauss, c'est celle du « complexus psycho-physiologique total » (*Psychologie-sociologie* : 304-305).

Mauss rappelle quelques lignes plus loin l'exemple des classifications droite/gauche, étudié par Hertz en 1909. Ce sont des circonstances, dit Mauss, où sont concernés à la fois « le corps, l'esprit et la société ». C'est là aussi que Mauss trouve approprié de parler d'« anthropologie ».

Pour les raisons indiquées, il considère que « la distinction du droit et du gauche » est un :

> problème psychologique et physiologique, — *spécifiquement anthropologique cette fois* — et spécifiquement social aussi, par conséquent (*Psychologie-sociologie* : 303, souligné par l'auteur).

Ce sont « tous ces faits » qu'il propose « d'appeler des phénomènes de *totalité* » (*ibid.*, souligné par l'auteur) ; des phénomènes où, à travers le groupe, l'individu participe intégralement.

---

28. Les trois points sont de l'auteur qui aménage ainsi l'effet de surprise ; on voit aussi que Mauss emploie des guillemets pour cette extension inattendue de l'idée de « tout ».

On connaît le sujet des classifications droite/gauche étudié par Robert Hertz au début du siècle. L'asymétrie des mains est naturelle chez l'homme, dit-on aujourd'hui dans les sociétés « modernes ». Mais ailleurs, qu'en est-il ? En fait, la société non-moderne s'empare de cette observation, la renforce et la charge de significations multiples. L'individu en ressort plus asymétrique qu'il ne l'était. Par exemple, la collectivité attribue des connotations néfastes à sa main gauche ; puis, elle étend cette notion et fait la même attribution au côté gauche du ciel ou au côté gauche du corps de la victime animale sacrifiée dans une séance de divination, etc. La gaucherie corporelle fait alors sens.

Pour l'homme-en-société, l'attitude *corporelle* révèle des idées qui viennent en fait de la pression du *groupe*. Le corps, l'esprit et la société : voilà l'objet de la nouvelle « anthropologie ». Telle est la définition maussienne de la discipline à laquelle nous appartenons aujourd'hui, depuis ces années 1920.

2. Trois caractéristiques de la prestation totale : le groupe, le niveau du tout, l'obligation

Nous pouvons mieux comprendre maintenant certains des sous-entendus dans la définition liminaire de la « prestation totale ». Mauss annonce, en introduction de l'*Essai*, que les prestations qui seront étudiées relèvent d'un « système des prestations totales ». Il donne cette formulation après avoir résumé les trois caractéristiques des prestations qui feront l'objet de l'*Essai*. Citons chacune de ces trois caractéristiques.

2.1. Le groupe

D'abord ce ne sont pas des individus, ce sont des collectivités qui s'obligent mutuellement, échangent et contractent ; les personnes présentes au contrat sont des personnes morales : clans, tribus, familles, qui s'affrontent et s'opposent soit en groupes se faisant face sur le terrain même, soit par l'intermédiaire de leurs chefs, soit de ces deux façons à la fois (*Essai* : 150).

La première caractéristique est annoncée clairement : ce ne sont pas des individus mais des collectivités.

2.2. Le niveau du tout

La phrase suivante énonce la seconde caractéristique :

De plus, ce qu'ils échangent, ce n'est pas exclusivement des biens [...] des choses utiles économiquement. Ce sont avant tout des politesses, des festins, des rites [...] un contrat beaucoup plus général et beaucoup plus permanent.

On peut croire qu'il s'agit seulement de l'aspect que nous avons appelé « réunion ». En vérité, Mauss oppose d'une part ce qui est au niveau des « choses utiles économiquement » — utiles pour l'individu (« le contrat individuel pur ») — et d'autre part ce qui est au niveau du tout. L'idée de « permanence » renvoie à celle de sacré : ce qui « qualifie » la société ou le groupe (*Essai* : 151)[29].

2.3. L'obligation

La phrase qui suit immédiatement formule la troisième caractéristique :

> Enfin ces prestations et contre-prestations s'engagent sous une forme plutôt volontaire, par des présents, des cadeaux, bien qu'elles soient au fond rigoureusement obligatoires, à peine de guerre privée ou publique (*Essai* : 151).

Mauss n'en dit pas plus. Sur cette troisième caractéristique encore plus que sur la seconde, le rapport avec l'idée de « totalité » n'est pas évident *a priori*. Mais il le devient dès qu'on fait le lien avec les deux premières caractéristiques. Un don « total » est un don de groupe, envisagé au niveau où les choses sont directement le résultat des représentations collectives. Or, cela fait longtemps que Mauss répète le postulat suivant : un acte défini à ce niveau est obligatoire par nature. Voyons cela de plus près.

3. L'obligation du don : un présupposé de l'*Essai* plutôt qu'une conclusion

Évidemment, Mauss ne veut pas en dire davantage dans cette introduction de l'*Essai*. L'énigme de l'obligation du don doit accrocher l'attention du lecteur, et elle annonce tous les chapitres suivants, particulièrement le chapitre 1 dédié aux exemples polynésiens. Mais le fait que Mauss place cette phrase explicitement parmi les caractéristiques de ce qui compose un « système de prestations totales » dévoile déjà sa pensée — à condition d'avoir en mémoire ses écrits antérieurs comme l'étude sur la magie de 1904. En effet, évoquant dans cette étude le caractère collectif de la religion, il écrivait :

> Nous continuons, en effet, à postuler que la religion est un phénomène essentiellement collectif dans toutes ses parties. Tout y est fait par le groupe ou sous la pression du groupe. Les croyances et les pratiques y sont par nature obligatoires (*Magie* : 83).

---

29. Voir la citation complète ci-dessus chap. 1 § 1 3e citation ; pour « le contrat individuel », voir ci-dessus § 1, 2e citation ; pour la « qualification », voir chap. 1 § 2.

Et dans l'*Essai*, dans l'introduction, Mauss annonce à son lecteur que la raison de l'obligation du don est « la raison morale et religieuse » (*Essai*: 153)[30].

Autrement dit, la réponse à l'énigme du don, formulée comme l'une des questions centrales de l'*Essai* — pourquoi l'obligation ? — est donnée d'avance. Si le don est « total », donc fait par un groupe, il est obligatoire « par nature ». Ou plutôt, *ceci est le présupposé général*, déjà acquis. Car la question que l'*Essai* entend étudier, celle que Mauss indique dans le « Programme » annoncé au début de l'introduction de l'*Essai* et dont il souligne les mots, cette question-là est plus précise :

> Quelle est la règle de droit et d'intérêt qui […] fait que le présent reçu est obligatoirement rendu ? Quelle force y a-t-il dans la chose qu'on donne qui fait que le propriétaire la rend ? (*Essai*: 148 ; souligné par l'auteur).

Mauss entend étudier « la règle de droit et d'intérêt ». Il s'aventure sur le terrain des économistes et veut fournir une réponse en termes juridiques et économiques (droit et intérêt). Il annonce par la deuxième phrase qu'il obtiendra sa réponse dans un contexte encore plus particulier, celui des théories indigènes sur « la force dans les choses ». Mais ces théories seront, pour Mauss, *l'expression locale d'une vérité sociologique* qu'il connaît bien et qu'il conceptualise depuis vingt ans par le modèle du « *mana* ». Nous l'avons vu avec Durkheim (1912 : âme totale/*mana* individualisé ; contagion du sacré) et avec Mauss (1908 : l'identité du sacré et du social).

C'est à ce niveau de généralité, dans ce modèle de la totalité telle que Durkheim en parle, que se situe l'idée qui sous-tend tout le reste : si une pratique est faite « par le groupe ou sous la pression du groupe », elle est « obligatoire par nature ». L'*Essai* ne fera qu'illustrer cette théorie et la confirmer sur le plan précis des échanges de dons : si la prestation est « totale », elle est *obligatoire*. Ainsi, l'explication de l'obligation de rendre qui repose sur les théories locales d'un « esprit » dans les choses (l'exemple maori) est plutôt une *confirmation*, pour Mauss, que ces prestations sont totales. L'obligation de donner et rendre révèle ou confirme que nous sommes dans une pratique faite « par le groupe ». C'est pourquoi la conclusion finale de l'*Essai*, la troisième et dernière partie, intitulée « conclusion de sociologie générale et de morale » ne porte pas sur l'esprit dans les choses, mais bien sur la notion de « fait social total » et d'« être total »[31].

---

30. Mauss parle à ce moment de l'obligation de rendre. Nous verrons au chapitre IV qu'elle constitue pour Mauss la clé de toutes les obligations du don (donner, recevoir, rendre).

31. Pour cette partie de la conclusion, voir *Essai*: 274-276. La partie « morale » de cette troisième conclusion concerne l'idée que l'échange-don succède à la guerre et arrête cette dernière. La partie principale du message « moral » de Mauss se trouve dans la première conclusion, intitulée simplement « conclusions de morale » (*Essai*: 258 et *ff*) ; Mauss appelle à remplacer l'économie du profit individuel par une économie du don et du partage (nous en citerons un extrait dans le chapitre suivant).

Cette théorie où l'idée d'obligation est une conséquence de la nature « totale » du fait observé est une *généralisation préalable*[32]. Elle nous renvoie aux postulats de base sur « l'identité du sacré et du social », sur le caractère *a priori* circulatoire du sacré (la « contagion »), etc. Elle n'est pas démontrée, mais simplement illustrée au fur et à mesure, quand l'étude de tel ou tel secteur de l'activité sociale révèle la présence de cette logique. Mauss et Hubert ont formulé cette théorie pour la magie en 1904 ; Mauss l'a suggérée encore en étudiant l'origine de la monnaie, en 1914 (voir *Monnaie*) et nous verrons que Mauss est alors déjà très proche du thème de l'*Essai* ; il veut le montrer maintenant, en 1925, pour les dons obligatoires.

Dans l'expression de « prestation totale », nous avons retrouvé l'idée sociologique principale : c'est le fait d'un « groupe », la société entière ou, en l'occurrence, les sous-groupes que sont les clans ou familles. Nous avons vu ensuite que, dire cela, c'est déjà tenir la réponse à l'énigme de l'obligation du don, du moins dans la pensée maussienne. La réponse que l'ethnographie polynésienne nous fournira sera une autre discussion.

Mais l'utilisation par Mauss de cette belle formule de la « prestation totale » nous entraîne aussi sur un autre terrain. Mauss utilise cette expression pour identifier des étapes historiques dans les formes d'échanges. Nous rencontrons alors le problème de l'évolutionnisme et du comparatisme dans la pensée de Mauss. Il faut clarifier ce problème avant de continuer la lecture de l'*Essai*.

Cette discussion nous amènera également à clarifier la manière dont Mauss relie entre elles les différentes obligations qu'il observe : celle de donner, celle de recevoir, celle de rendre. En effet, par moments, celle de donner semble expliquée par le « potlatch », lequel est pour Mauss une étape ultérieure. Comment obtenir alors une cohérence avec l'obligation de rendre ?

---

32. Nous étudierons cette notion au chapitre 6.

Chapitre 3

La prestation totale élémentaire, le potlatch et la comparaison des sociétés

Les « archaïques » et les « modernes » chez Mauss et Dumont

1. Prestations totale-élémentaire et totale-agonistique (« potlatch ») ; le problème des « formes intermédiaires »

Parfois, Mauss utilise l'expression de « prestation totale » en distinguant une évolution dans les types de dons-échanges. Plus exactement, il opère une typologie avec, par moments, comme une idée d'évolution. L'idée de totalité dans sa forme « élémentaire » ou « pure » serait le début de l'histoire. Nous ne pouvons donc éluder la question du rapport entre la notion maussienne de totalité et l'évolutionnisme.

1.1. La prestation totale-agonistique (« potlatch »)

Rappelons l'une des phrases déjà citées :

> ce principe de l'échange-don a dû être celui des sociétés qui ont *dépassé la phase* de la « prestation totale » (de clan à clan, et de famille à famille) et qui cependant *ne sont pas encore parvenues* au contrat individuel pur (*Essai* : 227 ; souligné par nous).

Mauss parle ici du « potlatch » ; il s'agit d'une forme d'échange avec une forte rivalité dans la générosité. Mauss indique que, dans certains cas du Nord-ouest américain et de la Mélanésie, « une forme typique certes, mais évoluée et relativement rare de ces prestations totales » serait ce que « nous avons proposé d'appeler *potlatch* ». Mauss précise qu'il prend le mot au vocabulaire des Européens locaux qui l'ont pris eux-mêmes à la langue chinook. Il ajoute qu'on pourrait dire, si l'on ne craignait pas la longueur : « prestations totales de type agonistique ». Ce qui est remarquable, continue Mauss, est que la prestation revêt un aspect « agonistique […] usuraire et somptuaire et l'on assiste avant tout à une lutte des nobles pour assurer entre eux une hiérarchie dont ultérieurement profite leur clan ». Cette « rivalité exaspérée » va même jusqu'à « la destruction de richesses » (*Essai* : 151-153).

1.2. La prestation totale « élémentaire » ou « archaïque » ou « pure »

Ce serait une nouveauté, une évolution. Partout ailleurs :

> le fondement des échanges entre clans et familles nous semblait *rester du type plus élémentaire* de la prestation totale (*Essai* : 153, 151 ; souligné par nous).

Également, après avoir défini « le système des prestations totales » avec ses trois caractéristiques, Mauss dit aussitôt que « le type le plus *pur* de ces institutions » lui paraît être représenté par le système des moitiés, en Australie ou en Amérique du nord. Il précise que la « tribu » se divise en deux et organise la parenté, le droit, le rituel et la guerre selon cette complémentarité (*ibid.*).

Mauss précise que cette nouveauté n'est qu'une extension et non une modification. Elle continue d'inclure « la forme *archaïque* de l'échange : celui des dons présentés et rendus » (*Essai* : 227 ; souligné par nous).

1.3. Les formes intermédiaires : le cas des sociétés polynésiennes

Cependant, les sociétés polynésiennes posent problème. Elles « ne semblaient pas dépasser le système des « prestations totales » […] » (de clan à clan). Aujourd'hui, elles paraissent à Mauss relever de « formes intermédiaires », situées entre la prestation totale-élémentaire et le potlatch, entre les échanges à « émulation plus modérée » et ceux à « rivalité exaspérée » (*Essai* : 153-154).

2. Une autre distinction dans l'*Essai* : prestation totale / « nos sociétés »

En conclusion de l'*Essai*, cependant, Mauss fait une opposition plus large entre :

- l'économie relativement amorphe et désintéressée, à l'intérieur des sous-groupes, qui règle la vie des clans australiens ou américains du Nord (Est et Prairie) [il s'agit donc plutôt de la prestation totale élémentaire, et non du potlatch du Nord-ouest].
- et l'économie individuelle et du pur[33] intérêt que nos sociétés ont connu au moins en partie, dès qu'elle fut trouvée par les populations sémitiques et grecques (*Essai* : 271).

---

33. On remarque que Mauss emploie le qualificatif de « pur » comme synonyme de « seul » (voir ci-dessous pour le même vocabulaire chez Louis Dumont). De même la prestation totale « pure » ou « élémentaire » est simplement celle où il n'y a *que* l'obligation de donner et de rendre (*Essai* : 227) sans ajouts tels que la rivalité. Il ne faudrait donc pas voir dans le choix du qualificatif une forme de primitivisme, une quelconque connotation sur la pureté de tout ce qui serait « archaïque » – même si, par ailleurs, du point de vue « moral », Mauss dit préférer une économie du don à celle « individuelle et du pur intérêt » (voir ci-dessous à propos de la société idéale que Mauss appelle de ses vœux).

Et c'est entre ces deux « types » que « s'est étagée toute une série » (*ibid.*). Par conséquent, Mauss nous laisse penser que cette série inclurait le « potlatch ».

Quelle est donc l'étendue du champ défini par le sous-titre de l'*Essai* : « forme et raison de l'échange dans les sociétés archaïques » ? Quels sont les types sociaux ou les étapes dans l'évolution du don qui sont mentionnés par le « Programme » que Mauss donne en introduction de l'*Essai* ? Il dit vouloir étudier « les sociétés dites primitives et aussi celles que nous pourrions dire archaïques » (*Essai* : 147).

Ce flou artistique sur les bornes de l'espace examiné et sur le caractère typologique ou évolutionniste du champ considéré est caractéristique de l'ensemble des écrits de Mauss. Sans entrer dans les détails, on peut sérier les problèmes, afin de replacer les propos de l'*Essai* concernant les types d'échange dans une tendance plus générale de la pensée maussienne. Par moments, Mauss distingue des étapes selon un mode ternaire, mais ce qui l'intéresse surtout est le rapport dualiste et contrasté à l'économie moderne, une économie dont il voit les effets « individualistes » autour de lui. D'autre part, s'il distingue parfois de façon ternaire les « primitifs », les « civilisations » et « nos sociétés d'Occident » (voir ci-dessous pour ce vocabulaire), il n'oublie jamais que l'horizon de sa recherche est l'universel sociologique.

3. L'universalisme de Mauss et l'usage du terme « primitif »

En effet, l'évolutionnisme qu'on voit poindre souvent dans certaines introductions des textes de Mauss ne remet aucunement en cause l'universalisme qui l'anime et qui animait toute l'école sociologique durkheimienne — et qu'on retrouve toujours dans les conclusions des mêmes textes. La recherche de faits appartenant à des sociétés « archaïques », etc., est, pour Durkheim et Mauss, le moyen d'apercevoir le modèle plus facilement, parce que les faits étaient moins nombreux, moins polysémiques. Mais le modèle envisagé est toujours une généralisation à valeur universelle sur la rationalité du fait social et son fonctionnement. À toutes les époques, le rapport de l'individu au groupe a existé et a généré ces représentations « collectives » — le « sacré » — qui constituent pour Mauss le « phénomène central » et donc l'objet premier de la sociologie.

Les distinctions énoncées par Mauss étaient aussi le moyen d'adopter les étiquettes qui avaient cours dans « l'anthropologie des religions » anglo-saxonne et non durkheimienne (Smith, Tylor, Lang, Frazer, Jevons), ainsi que dans la *Völkerpsychologie* allemande d'alors[34], pour amener ensuite ces collègues défiants à admettre une explication du

---

34. La « psychologie des peuples » ; voir les critiques qu'en fit Mauss en 1898 et en 1908 (*Œuvres* : I, 37-38, 110), et ci-dessous chapitre 4.

phénomène (magie, notion d'âme, totémisme, etc.) en termes « sociologiques » (au sens durkheimien bien entendu : la force des représentations collectives issues du sentiment d'appartenance à un groupe).

Sans doute trouve-t-on sous la plume de Mauss le qualificatif de « primitif » dès les premiers travaux. Le titre de l'essai écrit avec Durkheim en 1903 sur la logique sociale des classifications est « De quelques formes primitives de classification », et l'exemple privilégié est celui des Australiens, car leurs classifications sont « très primitives » (*Classifications* : 19). Dans la *Magie*, publiée l'année suivante, Mauss admet que, « surtout dans les sociétés primitives », les magiciens furent les premiers à s'intéresser à des explications de type scientifique, même si, dès les premières pages, il réfute avec force l'idée frazérienne que toute la magie ne serait qu'une science avortée (*Magie* : 4 *ff*, 136).

Mais, dans l'*Essai*, en 1925 donc, Mauss prend une certaine distance et attribue ces termes à une tradition savante (« les sociétés dites… »), plutôt qu'il ne les prend à son compte. Il entend étudier « les sociétés dites primitives et aussi celles que nous pourrions dire archaïques ». Critiquant l'idée de l'économie « naturelle », il dit qu'elle n'a jamais existé, ni récemment « ni dans les sociétés qu'on confond fort mal sous le nom de primitives ou inférieures » (*Essai* : 147).

On peut apprécier la manière dont Mauss, en 1923 — donc à la même époque — exprime un reproche à Lévy-Bruhl. Il intervient à la suite d'une communication de Lévy-Bruhl sur « La mentalité primitive » devant la Société française de philosophie, et indique qu'il est vain de chercher

une différence entre l'esprit humain primitif et le nôtre. En fait il existe des ressemblances beaucoup plus profondes (*Œuvres* : II, 126-128).

Cette critique correspond au refus profond chez Mauss de considérer une séparation irréductible entre les cultures autres et les modernes. Il peut y avoir des « échelles », mais non des différences en « nature ». Ainsi, en 1902 déjà, Mauss déclarait dans sa leçon d'ouverture, intitulée « l'enseignement de l'histoire des religions des peuples non civilisés à l'École pratique des hautes études » (voir ci-dessus notre introduction) :

Il n'existe pas de peuples non civilisés. Il n'existe que des peuples de civilisations différentes. L'hypothèse de « l'homme naturel » est définitivement abandonnée.

Dans le même texte, il maintient cependant l'idée d'une « échelle » et du « rang très bas » de ces peuples. Mais ce dernier jugement n'est en rien un jugement de valeur. Mauss veut dire, comme il l'explicite quelques lignes plus loin, que les systèmes juridique, économique, religieux de ces peuples sont « suffisamment élémentaires » — suffisamment pour que leur étude puisse nous apprendre quelque chose, à charge pour le sociologue de généraliser ensuite à un niveau universel (*Œuvres*: II, 229-230, cité dans Fournier 1994: 190).

4. Des étapes historiques, des étiquettes classificatoires ou des stades dans un schéma ternaire de l'évolution ?

4.1. L'Histoire

Dans ce même passage de son intervention de 1923 contre Lévy-Bruhl, Mauss maintient un schéma sur les différences. Mais celui-ci relèverait de l'« histoire », dit-il. Les Australiens contemporains nous donneraient un témoignage du « paléolithique »; Amérindiens et Polynésiens « sont à l'âge néolithique et sont agricoles »; les « sociétés africaines et asiatiques ont déjà dépassé l'âge de pierre et sont agricoles… » (*Œuvres*: II, 126-128). Ailleurs, il va jusqu'à employer le terme d'« évolués », mais sans préciser ce qu'il admet de l'évolutionnisme. En 1937, il considère les Polynésiens comme « une grande civilisation », tout « le monde malayo-polynésien d'avant la séparation des Polynésiens d'avec les Malais » comme « extrêmement évolué », et il indique qu'on ne peut en parler « comme des primitifs » (*Œuvres*: 157, cité dans Fournier 1994: 699)[35].

4.2. L'idée de civilisation

Dans la leçon d'ouverture de 1902, déjà évoquée, Mauss refuse l'idée de « non-civilisé » dans la mesure où elle évoque l'idée d'homme « naturel » ou *Naturvölker*, l'idée d'une « primitive et libre humanité », comme il dit encore — idée qu'il veut éliminer. Puis, une fois admis que tous les hommes sont des êtres uniquement « sociaux », l'étiquette de « non-civilisé » devient utilisable avec celle d'« élémentaire »; mais, le plus souvent, Mauss préfère le terme d'« archaïque » :

> Entendons fort simplement par « peuples non civilisés » des peuples qui ont, dans l'échelle des sociétés connues, un rang très bas. Ce sont de petits groupes sociaux, peu denses, à langages, à techniques peu perfectionnés, à système juridique, familial, religieux, économique, suffisamment élémentaires.

---

35. Il reste que, même sous forme de simplicité-complexité des modèles autant ou plus que par adhésion à un évolutionnisme, Mauss entérine une classification des peuples océaniens où les Australiens sont toujours en bas de l'échelle et les Polynésiens en haut (plus simples/plus complexes). Cette classification était enracinée dans la pensée savante européenne depuis le XVIIe siècle, avant même de prendre une forme relevant du racisme moderne (Tcherkézoff 2008a).

Mauss précise ensuite les aires géographiques. En Europe, il n'y a pas de peuples de ce type. En Asie, un très petit nombre, dit-il, « qui ont suffisamment échappé aux civilisations hindoues, mongoles, chinoises, russes ». Mais, en Afrique et en Amérique, il s'agit de presque tous les peuples. Pour l'Amérique,

> peut-être serait-il raisonnable de considérer comme « civilisés », comme « barbares » tout au moins, les Indiens Pueblos [... à cause de leurs habitations]. Mais toutes les autres populations pourront faire l'objet de nos travaux [...].

Mauss raffine par rapport à l'étiquette de sa conférence. Pour le Pacifique, ce sont « des degrés insensibles » qui font passer des Australiens du sud, dit-il, aux « Mélanésiens » et, « de ces derniers aux Micronésiens d'une part, aux Polynésiens et Malais d'autre part ». Mais Mauss dit qu'il conserve « toutes les sociétés océaniennes » dans le champ qui sera l'objet de son cours (*Œuvres*: II, 231-232).

Mauss se bat sur l'essentiel, sur la critique de la coupure entre l'homme naturel et l'homme social-civilisé — de ce point de vue il n'existe pas de non-civilisés — , mais il reste prisonnier des étiquettes de son temps quant aux distinctions secondaires. Spontanément, dans son vocabulaire, il parle des peuples qui « ont échappé aux civilisations hindoues, chinoises », où l'on trouvera donc de l'« élémentaire ». Les peuples qui seront l'objet de son cours ne sont donc ni ceux de l'Europe, ancienne ou moderne, ni les « civilisations »[36].

4.3. Un schéma ternaire?

Il est clair que Mauss n'échappe pas à l'idée, commune à toutes les sciences de l'homme à la fin du XIXe siècle, qu'il y a une histoire des cultures et qu'on trouve des différences dans le rythme des changements. Il n'échappe même pas à la tendance commune de penser l'histoire de l'humanité selon un mode ternaire, centré évidemment sur l'Occident, avec une notion vague de trois types, toujours avec une ambiguïté entre ce qui serait seulement une distinction dans la clarté (« simplicité ») des modèles et une distinction dans les faits sociaux entièrement produite par l'évolution humaine. En effet, il y aurait les cultures non-civilisées, puis les civilisations (donc déjà « évoluées ») mais non occidentales, et enfin « nos sociétés d'Occident » (*Essai*: 271).

Mauss raffinera sur le premier bloc. L'étiquette de « non-civilisé » lui est plus ou moins imposée à cette époque, mais il ne l'utilisera guère dans les textes postérieurs.

---

36. Lesquelles sont plus ou moins, parmi les sociétés non-occidentales, les sociétés à écriture. Connaissant l'écriture, elles ont une littérature et donnent l'impression d'avoir une histoire, donc un rythme différent de changements.

Il parlera davantage des sociétés « archaïques », comme il le dit dans le sous-titre de l'*Essai*. Cependant, dans ce bloc, les Australiens lui donnent l'impression d'être plus élémentaires, comme il le dit dans sa leçon de 1902, en mentionnant les différences par « degrés insensibles » entre Australiens, Mélanésiens, Polynésiens. D'un bout à l'autre, ce terme d'« élémentaire » conserve son ambiguïté : une culture qui est encore le témoin de l'origine de l'évolution et/ou une culture qui a des caractéristiques morphologiques plus réduites (« petits groupes sociaux, peu denses, à habitat restreint », comme il dit aussi) et qui permet donc une modélisation plus explicite du niveau « total » ?

Cette tendance à la vue ternaire se retrouve évidemment dans l'hypothèse, davantage évoquée que vraiment élaborée, où le « potlatch » serait un intermédiaire entre 1) la prestation totale-élémentaire ou « pure », effectuée de clan à clan, où l'obligation du don est mue seulement par l'obligation de circulation des forces du sacré, et 2) les contrats individuels caractérisant la modernité.

L'affaire devient encore plus confuse. Car ce « potlatch » est repéré par Mauss dans des sociétés qui ne relèvent pas du bloc des grandes civilisations à écriture qu'il distingue en 1902, mais qui relèvent bien du premier bloc comprenant les peuples qui sont l'objet de son cours. Et c'est à l'intérieur de ce bloc que Mauss reprend une opposition de deuxième rang entre ce qui serait plus élémentaire et ce qui serait plus civilisé, comme le montre le vocabulaire appliqué aux Polynésiens dans l'*Essai*, puis en 1937 quand les Polynésiens sont même devenus, sous la plume de Mauss, « une grande civilisation ».

Mais ces idées sur l'histoire et/ou l'évolution se mêlent étroitement à un point de vue méthodologique. Nous allons voir maintenant que la division est plus souvent, ou plus nettement, à deux termes et devient une méthode comparative entre les sociétés non-occidentales et les sociétés occidentales. Cette tendance est encore accusée dans l'*Essai* où la distinction passe entre les sociétés d'avant « la monnaie proprement dite » et celles occidentales, anciennes (l'Antiquité) ou modernes (la révolution industrielle), disposant d'une monnaie.

5. Le thème majeur : « eux »/« nous »

5.1. Archaïque/moderne – « Ethnographie »/« Occident »

« Eux/nous » ? La formule n'est pas de Mauss, mais aurait pu l'être. Dans l'*Essai*, le vocabulaire est le suivant. Le pôle « nous » est : « nos sociétés d'Occident », c'est-à-dire les faits « modernes », mais aussi les « droits anciens » du monde gréco-romain. Pour le thème de l'*Essai*, la division est fondée sur l'apparition de « la monnaie proprement dite » (*Essai* : 148, 271, chap. 3 *passim*). Qui sont les autres ? Ce sont ceux dont l'étude se nomme alors « l'Ethnographie », comme le rappelle Mauss tout en prenant ses distances (« ce domaine qu'on appelle l'Ethnographie ») (*Essai* : 228). Quels sont ceux qui sont « dits » être « primitifs » ? Ce sont les Australiens ou encore les sociétés à système dualiste d'Amérique du nord.

Dans l'*Essai*, ce vocable est pris avec distance, comme nous l'avons vu précédemment. Mauss dit simplement que ces exemples témoignent de l'état le plus ancien dans l'histoire-évolution des types d'échange. Sa préférence terminologique va au terme « archaïque » qu'il met dans le sous-titre et qui lui sert d'étiquette, tantôt pour l'ensemble, tantôt pour tous les faits « mélanésiens et polynésiens » (*Essai* : 194). C'est l'opposition principale : eux/nous, archaïques/modernes (et anciens).

Cependant, le schéma ternaire n'est pas entièrement absent. En effet, le terme « archaïque » recouvre les sociétés qui ont dépassé le stade de la prestation totale-élémentaire et qui en sont au « potlatch » et à des « formes intermédiaires » (comme « la Polynésie »). Or, ce sont ces sociétés-là qui sont l'objet de l'*Essai*. Mauss dit explicitement ne pas avoir d'exemple qui relèverait absolument de la prestation totale-élémentaire (*Essai* : 199). Les « archaïques » ne sont donc pas tous les autres — ils ne le sont que dans l'*Essai* où ne sont en présence que les « archaïques » et l'« Occident » — et le schéma ternaire n'est donc pas entièrement absent de la pensée de Mauss : les sociétés à prestation totale pure → les archaïques qui en sont plus loin → les modernes.

Mais retenons les derniers mots du « Programme » annoncé dans l'Introduction de l'*Essai*. Ils indiquent clairement que l'opposition est entre deux modèles (le don comme fait total/le contrat, la vente) et non entre divers stades — même si la métaphore est celle des strates « archéologiques » :

> nous arriverons à des conclusions en quelque sorte archéologiques sur la nature des transactions humaines dans les sociétés qui nous entourent ou nous ont immédiatement précédés. Nous décrirons [...] ces sociétés [...] [où l'on voit] le marché avant l'institution des marchands et avant leur principale invention, la monnaie proprement dite ; comment il fonctionnait avant qu'eussent été trouvées les formes, on peut dire modernes (sémitique, hellénique, hellénistique et romaine) du contrat et de la vente [...].

Et dans la conclusion de l'*Essai*, Mauss oppose le don obligatoire à

> l'économie individuelle et du pur intérêt que nos sociétés ont connu au moins en partie [...] Ce sont nos sociétés d'Occident qui ont, très récemment, fait de l'homme un « animal économique » (*Essai* : 148).

5.2. « Eux/nous » dans les années 1900

Dans la *Magie* (1904), ce qui intéresse Mauss en conclusion est de comprendre la nature des « représentations collectives qui sont devenues depuis [c'est-à-dire aujourd'hui] les fondements de l'entendement individuel ». Dans ses modèles des années 1900, dominait déjà une opposition à deux pôles, entre (1) les sociétés où le système magique existe car, à certains moments, dans la fête rituelle, « tout le corps social [...] [n'est plus] qu'un seul corps et qu'une seule âme, [...] alors seulement [...] le corps social est véritable-ment réalisé », et (2) « nos sociétés » où « de pareilles conditions [...] *ne sont plus* réalisées » (*Magie*: 126, 137, souligné par nous).

On note que, pour Mauss, si « nos sociétés » sont différentes, cette différence tiendrait en partie au fait que l'autre forme « n'est plus » réalisée. On trouve à nouveau une ambiguïté entre la comparaison purement méthodologique des formes sociales et l'hypothèse d'une transformation historique qui aurait produit la modernité. Certes, il ne s'agit plus de l'évolutionnisme tel qu'il s'exprimait au XIXᵉ siècle, mais Mauss ne clarifie jamais la manière dont il conçoit les causes et le trajet qui ont abouti à la modernité.

Dans les *Classifications* (1903), le titre est bien « De quelque formes primitives de classification », et l'exemple privilégié est celui des Australiens car leurs classifications sont « très primitives ». Mais l'étude vise, comme l'indique le sous-titre, à être une « contribution à l'étude des représentations collectives », ce caractère collectif étant un phénomène général puisque définissant l'idée même de « société » (*Classifications*: 19).

En 1908, Mauss (avec Hubert) formule son *Programme sociologique*. Il rappelle que, pour lui, la conclusion de l'étude sur les classifications de 1903 visait une chose essen-tielle : montrer que la notion qui nous sert à classer les choses, « genre » (espèce, etc.), provient de la notion sociale de « famille ». L'idée et la possibilité de classer des objets et des entités viennent du fait que les hommes vivent en « classes sociales ». L'objet de l'étude est donc : « la façon dont la vie en société a servi à la formation de la pensée rationnelle » (*Programme sociologique*: 29).

C'est bien ce qu'on trouve dans la conclusion des *Classifications*. Il faut comprendre, nous disent Mauss et Durkheim, la façon dont

> la pression exercée par le groupe social sur chacun de ses membres [quant à la logique des classifications] s'est progressivement affaibli[e], laissant de plus en plus la place libre à la pensée réfléchie des individus (*Classifications*: 88).

Les auteurs insistent sur cette transformation dont ils détaillent les étapes. D'abord, dans les sociétés « primitives », un certain nombre de notions que peut exprimer une conscience individuelle sont « élaborées par la société » et, parce qu'elles sont ainsi

« sacrées », elles ne sont pas soumises à la « pensée réfléchie ». Puis, au fur et à mesure que « cet élément d'affectivité sociale » s'affaiblit, « place libre » est faite à la « pensée réfléchie ». Alors, on sort d'une logique à deux niveaux où « De même que, pour le réaliste, l'idée générale domine l'individu, de même le totem du clan domine celui des sous-clans et, plus encore, le totem personnel des individus » (*Classifications* : 85-88). Avec cette sortie, on entre dans une logique où tout se vaut sur un seul plan. C'est l'« individualisme », comme le dit Mauss en 1925, en conclusion de l'*Essai* : « l'égoïsme de nos contemporains et l'individualisme de nos lois » (*Essai* : 263)[37].

À la fin du XIXᵉ siècle, toutes ces notions contemporaines comme la « rationalité », mais aussi la « religion », « l'économie », le « droit » etc., avaient chacune leurs spécialistes qui prospéraient à l'abri de leur discipline cloisonnée. On sait comment le groupe durkheimien eut l'audace de dire que tous ces domaines d'étude sur l'homme ne pouvaient s'expliquer qu'à partir du social et devenaient un objet d'étude pour eux, la nouvelle école sociologique (Fournier 1994 : 347 et tout le chapitre). Quant aux arguments, ils étaient obtenus sur des données de type « ethnographique », comme Mauss nous l'a dit[38]. D'où, constamment, un discours où l'on tire des faits sociaux des « autres » une leçon pour « nous ». Même en utilisant les étiquettes de l'époque comme « primitifs » etc., Mauss concluait toujours à un rapport entre « eux » et « nous » plutôt qu'à un simple exposé sur les divers stades de l'humanité. Globalement, si ce sont les « autres » qui ont toujours fourni ses exemples à Mauss pour construire une nouvelle sociologie, c'est avec l'espoir d'y voir de façon plus nette l'action du social pour toutes les sociétés. C'est ce que Mauss dit explicitement dans l'*Essai*, comme nous le verrons en conclusion de ce développement.

6. De Marcel Mauss à Louis Dumont

Faisons une parenthèse pour relever à quel point la méthode comparative de Louis Dumont répétera celle de Mauss. On trouve chez Dumont la même oscillation entre la comparaison ternaire et la comparaison binaire, et, dans les deux options, la même hésitation entre une vision de l'évolution et une typologie purement méthodologique. Louis Dumont conserve dans les mêmes termes la distinction maussienne entre les sociétés « simples »[39], les « civilisations » (comme l'Inde) et l'« Occident », avant de

---

37. Sur le rapport évident entre la prégnance idéologique de l'« individualisme » social et la domination d'une logique scientifique contraignant les analyses à se placer sur un seul plan de considération, voir Tcherkézoff (1983 : conclusion, pour la question les classifications ; l'histoire des mathématiques serait un autre exemple intéressant).

38. Mauss utilisait « l'Ethnographie », mais lui reprochait de manquer à élaborer une « sociologie ».

39. Cela explique l'intérêt qu'il développa dans les années 1970, au contact de Daniel de Coppet et de quelques

se centrer sur l'opposition à deux termes entre les « non-modernes » et les « modernes » (voir les citations dans Tcherkézoff 1993b). Pour comprendre les différentes facettes de la pensée de Louis Dumont sur ces questions de comparaisons des sociétés, il faut constamment se souvenir que Dumont fut l'élève de Mauss (en tant que lecteur et même auditeur des dernières années) et qu'il a beaucoup emprunté à son maître, reproduisant ainsi les ambiguïtés du discours maussien. La conséquence fut que de nombreux lecteurs prirent Dumont seulement pour le tenant d'un grand partage culturaliste (« les sociétés holistes » *versus* les autres), alors qu'on peut trouver en lui aussi une inspiration pour un holisme méthodologique renouvelé applicable à toute monographie (Tcherkézoff 2003 : 448-454, 457, 491-494 ; 2005).

Les sociétés modernes sont-elles intrinsèquement différentes car elles ont *perdu* ce qui constituait la forme originale du social (le holisme) ? Ou bien le seul changement est-il un ajout : l'apparition d'une pensée savante universaliste, qui devint petit à petit l'idéologie commune, du moins pour le niveau principal des représentations ? Ainsi, cette idéologie qui a présidé à la création des sciences sociales, étant universaliste et donc méthodologiquement individualiste, est aveugle dès le premier instant devant l'objet d'étude qu'elle vient de conceptualiser — l'idée universaliste de « société » ; elle ne peut analyser un groupe en tant que tel, car elle n'y voit que des individus ; elle doit donc se mettre en perspective comparative pour se dégager de sa particularité. (D'où, dirions-nous, le holisme méthodologique s'impose comme la seule voie possible à la sociologie-anthropologie : pour se déprendre de son individualisme méthodologique spontané, elle ne peut que se tourner vers son contraire). Dumont était persuadé de la fécondité méthodologique de la manière maussienne qui consiste à mettre l'individualisme occidental en perspective comparative et, comme Mauss sans doute, il était persuadé que la mise en œuvre de cette fécondité n'exigeait pas de résoudre les divers aspects du débat concernant l'évolutionnisme.

Il ne se retenait donc pas de tenir un discours sur les trois types/étapes des sociétés, en reproduisant parfois mot à mot les termes de Mauss, en particulier sur la question de la place tenue par l'Inde. Il distinguait un état ancien où le religieux et le pouvoir étaient unis, un état intermédiaire du type « Inde », où la « sécularisation du pouvoir » a commencé, et la modernité. Sur tout ce qui touche à cette comparaison, à « l'individualisme » (voir ci-dessous pour Mauss), et à l'Inde comme stade intermédiaire, la continuité entre Mauss et Dumont est frappante. Avec l'Inde et la notion d'*artha*, dont l'exemple apparaît dans l'*Essai*, c'est la question générale de « l'intérêt » économique

---

autres, pour l'ethnographie de régions comme le Pacifique insulaire et les Moluques (et le Rif oriental : le travail de Raymond Jamous 1981), au point d'accepter de diriger un groupement CNRS composé de chercheurs dont aucun n'était indianiste.

qui est posée, précise Mauss. Cet « intérêt » est individuel chez nous « par la victoire du rationalisme et du mercantilisme », dit Mauss ; il n'apparaît pas dans « les morales anciennes » (vue simpliste qu'on doit rattacher aux conclusions utopistes de Mauss sur la morale du don dans les sociétés pré-modernes ; voir ci-dessous) ; et, entre les deux, dit encore Mauss, on trouve par exemple l'*artha* indien, distingué mais attaché encore à l'institution sociale comme « intérêt politique et donc non individualisé » (*Essai* : 271). C'est exactement ce que Dumont écrira au sujet de « La conception de la royauté dans l'Inde ancienne », sur l'*artha* comme « intérêt » et sur les trois types/stades (Dumont 1979 [1966] : 356 4e §, 366 2e §).

On retrouve aussi chez Dumont la même ambivalence entre les étapes sociales et la comparaison méthodologique : « on peut dire *comparativement* » que « le roi *a perdu* dans l'Inde ses prérogatives religieuses » (« la sécularisation *réalisée* dans l'Inde ») sans omettre de « reconnaître » les « limites » de cette modification, car, « si les notions d'intérêt et de force légitime rappellent les spéculations occidentales », elles sont « une négation du *dharma* dans une société qui *continue* [néanmoins] à être sous l'empire du *dharma* » [nous soulignons] (c'est toute l'affaire du caractère « englobé » de ces traits, alors qu'ils s'autonomisent dans l'Occident moderne). Donc, tout se passe *comme si* nous avions trois étapes ; mais, d'un point de vue « comparatif » (l'axe de comparaison étant holisme/individualisme), ce sont seulement trois types de société. Mais ces deux termes de l'axe comparatif sont-ils eux-mêmes des produits de l'histoire ? Oui pour le second, tend à dire Dumont, pas forcément pour le premier. Mais alors ce dernier est-il synonyme de nature humaine ?

Le renvoi en miroir des questions-réponses est sans fin. Au début des années 1990, nous avions étudié en détail ces ambiguïtés dans le discours théorique de Dumont sur la comparaison (voir références ci-dessus). Il nous apparaît clairement aujourd'hui qu'elles ne font que reproduire les indécisions de Mauss, ce qui est logique puisque Mauss (et tout le groupe durkheimien) fut le premier à introduire une dimension comparative-typologique dans une réflexion dominée jusque-là par les schémas évolutionnistes : une introduction seulement de cette nouveauté, non une évacuation radicale des schémas précédents. Depuis, l'ambiguïté est demeurée.

Cette ambiguïté, peut-être indépassable dès qu'on entre dans la discussion de l'axe holisme/individualisme, fut aussi la raison qui poussa Lévi-Strauss à vouloir « tout renverser » pour situer l'universel dans un domaine échappant définitivement et entièrement à l'évolutionnisme. En effet, dans sa critique de Durkheim en 1947 (voir ci-dessous chap. 10), il écrivit : « que conclure ? Tout d'abord, sans doute, que la sociologie devrait renoncer à tout effort pour découvrir des origines et des lois d'évolution. C'est la leçon qui se dégage de la partie de son œuvre où Durkheim a échoué » (Lévi-Strauss 1947 : 544).

7. Pourquoi « eux » ?
L'archaïque-élémentaire chez Mauss et la critique sociale

Revenons au texte de Mauss. Pourquoi penser trouver plus de netteté dans les faits sociaux des « autres » ? Car les sociétés occidentales occultent l'action du social par la prédominance donnée à la réflexion individuelle (la « pensée réfléchie des individus »), alors que les sociétés autres ont souvent un système social plus « élémentaire ». Toujours la même ambiguïté : est-ce simplement parce qu'« il s'agit de petits groupes sociaux, peu denses » comme le dit Mauss dans sa leçon de 1902, ou bien est-ce parce qu'ils sont plus proches des origines de l'humanité, ou bien parce que, en dehors de tout évolutionnisme généralisé, il se trouve que l'Occident a pris une voie particulière et créé une nouveauté radicale : « l'individualisme » ? Celui-ci aurait obscurci le fait social total parce qu'il a rempli l'espace d'une socialité nouvelle et unique, celle du « marché » et du « contrat individuel ».

Mauss rend pratiquement synonyme l'idée d'« archaïque » et celle d'« élémentaire » : dans ces sociétés autres, les éléments fondamentaux du social se laissent mieux voir. Lorsque, dans une des conclusions « morales » de l'*Essai*, Mauss déplore l'individualisme moderne et appelle à revenir à la générosité des systèmes de prestations totales, il dit aussi :

> on peut et on doit revenir à de l'archaïque, à des éléments ; on retrouvera [… cette générosité] (*Essai* : 263).

Voilà une manière très particulière d'employer le terme « archaïque », en le rendant synonyme d'« éléments ». Mais souvenons-nous. Le livre de Durkheim s'appelait *Les formes élémentaires de la vie religieuse*. Le sous-titre de l'*Essai* est : « Forme et raison de l'échange dans les sociétés archaïques ». Pour Mauss, on trouve dans les sociétés « archaïques » des « éléments » de la vie sociale qui se laissent voir à nu. Ils sont éternels — ce sont des éléments de système et non des étapes à jamais révolues — mais, dans « nos sociétés », ces éléments sont recouverts par l'« individualisme » moderne (on a vu que Mauss emploie le mot au sens de la valeur sociale, puisqu'il parle de « l'individualisme de nos lois ») (*Essai* : 263). À propos de ce recouvrement par la modernité, nous verrons, dans la dernière citation du présent chapitre, que, pour Mauss, les idées-valeurs anciennes continuent d'opérer dans la modernité, mais de manière « sous-jacente ». *En définitive, Mauss adhère plutôt à un projet méthodologique sans évolutionnisme généralisé, mais considère qu'un fait historique radical s'est produit avec la modernité, qui change toute la donne sociale dès que cette modernité s'impose.* On peut tirer la même conclusion pour ce que fut l'orientation principale de la pensée anthropologique de Louis Dumont.

Ajoutons enfin l'argument personnel, qui existe toujours sous une forme ou une autre chez celui qui étudie la logique du fait social dans des sociétés situées très loin de la sienne. Il faut avoir un regard déjà désabusé ou du moins critique sur sa propre société pour ressentir la curiosité nécessaire à la recherche d'autres modèles du social. Chez Mauss, même s'il n'a guère quitté physiquement son cabinet de travail, cet aspect est très net (chez Durkheim aussi). Son engagement socialiste, sa critique d'une morale individualiste et d'une économie tournée vers le seul profit individuel, etc., étaient des composantes essentielles de sa personnalité, comme on peut le voir amplement dans sa conclusion de l'*Essai* et dans d'autres textes (Fournier 1994 : II, chap. 2, 4 ; III, chap. 1 ; IV, chap. 3). En effet, si l'on se reporte à la « Conclusion » de l'*Essai*, on trouve une première partie intitulée « conclusions de morale » où Mauss laisse libre cours à son utopie :

> Il faut revenir à des mœurs de « dépense noble », […] que […] les riches reviennent – librement et aussi forcément – à se considérer comme des sortes de trésoriers de leurs concitoyens.

Mauss rêve d'un juste milieu : il faut éviter aussi bien « le communisme » que « l'égoïsme de nos contemporains et l'individualisme de nos lois », et construire un avenir qui parviendrait à retrouver certaines valeurs du don « archaïque » :

> on peut et on doit revenir à de l'archaïque, à des éléments ; on retrouvera […] la joie à donner en public ; le plaisir de la dépense artistique généreuse. […] Il est même possible de concevoir ce que serait une société où régneraient de pareils principes […] L'honneur, le désintéressement, la solidarité corporative n'y sont pas un vain mot, ni ne sont contraires aux nécessités du travail. Humanisons […] Ce sera un grand progrès fait, que Durkheim a souvent préconisé (*Essai* : 262-263).

8. L'opposition dualiste qui guide la pensée maussienne : individuel/collectif et l'universel sociologique

8.1. Individu/société

Au-delà de toutes les ambiguïtés de la comparaison maussienne, une opposition à deux termes domine dans la pensée de Mauss : la modernité individualiste *versus* les sociétés plus ou moins pratiquantes du fait social total. Mauss avait commencé ses travaux par l'opposition entre l'individuel et le collectif — c'est en tout cas ce qu'il dit de lui-même dès 1908 — , et il n'a jamais perdu de vue ce guide analytique :

Nous nous proposions au début de nos études surtout de comprendre des institutions, c'est-à-dire des règles publiques d'action et de pensée. Dans le sacrifice [...]. La magie [...]. Il importait avant tout de savoir dans quelle mesure et comment ces faits étaient sociaux. Autrement dit : quelle est l'attitude de l'individu dans le phénomène social ? Quelle est la part de la société dans la conscience de l'individu ?

Dans les mêmes pages, Mauss oppose « le sentiment individuel » et le « sentiment collectif » ; ou encore : « la logique qui règne dans la pensée collective est plus exigeante que celle qui gouverne la pensée de l'homme isolé » (*Programme sociologique* : 25, 27).

8.2. Conscience individuelle/collective

Vingt ans plus tard, le vocabulaire est plus spécialisé, mais le fond n'a guère changé. En 1924, dans *Psychologie-sociologie* (1924), Mauss expose sa conception des rapports entre ces deux disciplines :

Les progrès de nos deux sciences [...] nos sciences sont devenues des phénoménologies. Nous savons qu'il existe deux règnes spéciaux : le règne de la conscience d'une part, et le règne de la conscience collective et de la collectivité d'autre part. Et ceci est déjà quelque chose. Car ceci nous permet de travailler depuis un quart de siècle, chacun de notre côté, les uns à l'histoire naturelle de l'homme vivant en société et les autres à la théorie des phénomènes de conscience individuelle (*Psychologie-sociologie* : 284).

Dans tout cela, il y a aussi chez Mauss une préoccupation : opposer l'explication « sociologique » qui passe par l'étude de la pression du groupe sur l'individu, et l'explication « intellectualiste » qui ne s'occupe que de l'individu. Ce sont toutes les critiques que Mauss adresse aux psychologues (la *Völkerpsychologie*) et aux théoriciens de l'âme ou de la magie (Tylor, Frazer, etc.), qui veulent expliquer le comportement comme si l'esprit humain formait ses idées par un raisonnement solitaire, et qui omettent d'élaborer un concept de représentations collectives [40].

8.3 Vers un universel sociologique : le « temple » du social

La visée d'un universel sociologique prime déjà en 1908. Quand Mauss compare la manière dont les valeurs changent entre les sociétés autres et celles occidentales-

---

40. On trouve cette critique sous la plume de Hubert et Mauss dans le début de la *Magie*, chez Durkheim dans tout le « Livre I » des *Formes élémentaires de la vie religieuse*, chez Mauss dans le *Programme sociologique* (p. 37-38), etc.

modernes, il conserve bien un modèle sociologique invariable, celui du « temple » des valeurs de la conscience collective, bref le « sacré ». Ce qui a changé dans l'Occident de la modernité est que, désormais, le sacré est « la personne humaine » en lieu et place des dieux. Mais, s'il y a société, un temple est toujours là. Reprenons une citation déjà rencontrée en la prolongeant :

> À notre avis est conçu comme sacré tout ce qui, pour le groupe et ses membres, qualifie la société. Si les dieux chacun à leur heure sortent du temple et deviennent profanes [avec l'évolution moderne], nous voyons par contre des choses humaines, mais sociales, la patrie, la propriété, le travail, la personne humaine y entrer l'une après l'autre (*Programme sociologique* : 17).

Auparavant les dieux, maintenant la personne humaine. Mais le « temple » est un modèle universel du social, indépendant de tout évolutionnisme : le lieu des valeurs ultimes d'une société. Quand, du fait de l'histoire moderne, l'individu devient la valeur, il faut prendre en compte cette nouveauté radicale, mais l'analyser comme un ensemble de représentations de la « personne » et non comme une conscience individuelle indépendante de la pression exercée par le groupe.

Vingt ans plus tard, pour l'*Essai*, le point de vue ne change pas. Dans les mêmes lignes où Mauss explique l'opposition entre deux types de sociétés et d'économies, sur laquelle il appuie sa démarche pour parler du don, il souligne l'universel. De même que ces sociétés non-modernes

> sont non pas privées de marchés économiques comme on l'a prétendu — car le marché est *un phénomène humain qui* selon nous *n'est étranger à aucune société* connue — mais dont le régime d'échange […] est le marché avant l'institution des marchands […]

de même

> Comme nous constaterons que cette morale et cette économie [du don obligatoire] fonctionnent encore dans nos sociétés de façon constante et pour ainsi dire sous-jacente[41], comme nous croyons avoir ici trouvé un des *rocs humains* sur lesquels sont bâties nos sociétés, nous pourrons en déduire quelques conclusions morales […] (*Essai* : 271, souligné par nous).

Nous avons déjà cité ce que furent pour Mauss les conclusions « morales » à tirer de l'étude du don.

---

41. À nouveau, une hypothèse maussienne non explicitée. Et là encore, comment ne pas penser à Dumont ? Il reprendra cette hypothèse d'une époque moderne qui posséderait toujours les fondations universelles, mais qui ne les apercevrait plus. Et il cherchera à trouver en Inde la forme « pure » de la hiérarchie, comme il dit, alors que cette forme serait « sous-jacente », « cachée » ou « honteuse » chez nous (Dumont 1979 [1966]).

L'observation des « autres » est bien au service de l'universel sociologique. Certes, l'observation des sociétés non-modernes ou « archaïques » est pour Mauss une « archéologie » (*Essai*: 148; nous connaissons déjà la citation). Mais cette archéologie met au jour les « rocs » de la fondation permanente du social. C'est en ce sens que « l'archaïque » révèle de « l'élémentaire ». L'époque moderne n'y échappe pas, même si, dans son cas, la présence de ces rocs est « sous-jacente ».

La distinction de Mauss entre deux types de dons-échanges, la prestation totale « élémentaire » ou (« pure ») et le « potlatch », touche à un vaste problème sur la typologie, l'évolution et la comparaison des sociétés. Nous avons tenté de retrouver les divers points de vue maussiens qui se superposent sur cette question de la comparaison. Mais la distinction entre deux dons touche aussi à une autre ambiguïté. Dans le « potlatch », il faut donner pour ne pas perdre son honneur. Par ailleurs, qu'il y ait « potlatch » ou pas, l'obligation de rendre semble liée à des considérations sur le sacré. Faudrait-il donc scinder l'analyse du don en deux sous-ensembles disjoints? Ce n'est pas le choix de Mauss. Comment comprendre alors le rapport entre les obligations de donner et de rendre? Nous allons voir maintenant que, dans ce domaine comme dans celui de la comparaison des sociétés, Mauss n'échappe pas à une certaine confusion.

Chapitre 4

Conséquences sur le rapport entre les obligations (donner, recevoir, rendre)

Remarque générale sur la pédagogie maussienne

1. Mauss n'étudie pas le début de l'histoire

Avec sa distinction entre la prestation totale-élémentaire et le potlatch, Mauss entraîne son lecteur dans des interrogations sur l'histoire et la comparaison des sociétés. Nous avons tenté de le suivre sur ce chemin. Mais cette distinction entre deux étapes/formes du don est-elle utile à Mauss dans son élaboration du thème de l'*Essai*, c'est-à-dire l'obligation du don qui se présente comme une énigme?

En bonne logique, il faudrait penser qu'elle ne lui est pas utile, car Mauss passe sous silence l'ethnographie de la première sorte de don. Après avoir intrigué son lecteur avec l'énoncé de cette distinction, Mauss l'informe qu'il *n'a pas d'exemple* à présenter de cette prestation totale-élémentaire (« pure ») qui serait la forme ancienne et le début de l'histoire :

> le don, phénomène complexe, surtout dans sa forme la plus ancienne, celle de la prestation totale que nous n'étudions pas dans ce mémoire (*Essai*: 199).

L'expression pourrait même laisser croire que toute la discussion sur la « prestation totale » en général est hors sujet! Mais il faut comprendre que c'est seulement « la prestation totale-élémentaire » dont Mauss déclare qu'elle ne sera pas étudiée, puisque d'autres passages déjà cités, à commencer par le titre de l'exemple samoan, nous ont montré que Mauss utilise bien l'idée de « prestation totale » pour les formes « inter-médiaires » comme le don polynésien ou le potlatch.

Faut-il conclure que l'*Essai* présenterait uniquement l'étape suivante? Dans ce cas, l'étude du potlatch devrait y tenir une place centrale. Cependant, Mauss ne fait pratique-ment rien de la caractéristique que le potlatch apporte, à savoir la « rivalité exaspérée ». En effet, tout ce qui l'intéresse dans les exemples convoqués est de retrouver les prin-cipes « fondamentaux » du don obligatoire, ceux qui expliquent en fait la prestation totale-élémentaire dont le potlatch ne serait qu'une extension. Mais il faut quelque temps au lecteur pour comprendre que ce grand voyage entre la prestation totale pure et élémentaire et la prestation totale agonistique et évoluée ramène au point de départ.

Sortons un instant du texte. On comprend que Hubert ressentit un aspect de « magma » en lisant le manuscrit de son ami et trouva plutôt « brumeux » l'appel à la notion de totalité. Hubert était plus « durkheimien » que Mauss : il faut étudier le simple avant de comprendre les combinaisons de faits simples qui donnent le complexe. C'est ce bon sens méthodologique qui, par exemple, conduit Durkheim à un modèle par moments simpliste du sacré devenu le regroupement complexe d'idées individuelles simples (les sentiments d'appartenance), modèle que Lévi-Strauss a trouvé inacceptable. Mauss fait plutôt le contraire. Pour lui, le « total » est le donné social *a priori*. Le travail du chercheur est de fragmenter analytiquement ce « complexus », comme il le dit ailleurs (*Psychologie-sociologie* : 304-305). En ce sens, c'est Mauss plus que Durkheim qui est l'initiateur d'une approche holiste en sociologie-anthropologie.

Revenons à notre lecture. Une conséquence de ce mouvement circulaire du raisonnement de Mauss concerne la hiérarchie des explications concernant le rôle des obligations. L'obligation de donner, que Mauss semble expliquer par le jeu du « prestige » dans le potlatch, est en réalité, dans l'ensemble de l'*Essai*, une conséquence de l'obligation de rendre. Or, Mauss explique cette dernière par les principes fondamentaux de la prestation totale-élémentaire. C'est donc que l'obligation de rendre fait partie de ces faits « élémentaires » qui donnent la clé de l'ensemble. De fait, on s'aperçoit à la lecture que l'obligation dont Mauss suppose qu'elle est liée à la nature de la prestation totale-élémentaire prend une part explicative beaucoup plus grande que tous les aspects qui paraissent liés à la singularité du potlatch. C'est elle en définitive qui explique la « circulation » globale. Le potlatch serait simplement un ajout à une forme initiale qui était « totale » depuis le début. En définitive, c'est *la raison de l'obligation de rendre* qui demeure *la question unique de l'énigme du don*, comme nous allons le voir en opérant une lecture rapide de l'ensemble de l'*Essai*.

2. L'introduction de l'*Essai* et l'obligation de rendre

2.1. Le thème général

Le titre du chapitre introductif est déjà explicite : « Introduction. Du don et en particulier de l'obligation à rendre les présents ». Dans cette Introduction, le « Programme » indique « le sujet » : « les échanges et les contrats se font sous la forme de cadeaux, en théorie volontaire, en réalité obligatoirement faits et rendus ». Dans la même page, après avoir dit que ce sujet concerne aussi bien le juridique, le religieux, la morale, etc., Mauss précise qu'il n'entend considérer « qu'un des traits, profond mais isolé : le caractère volontaire, pour ainsi dire, apparemment libre et gratuit, et cependant contraint et intéressé de ces prestations ». La « forme » est celle du cadeau ; mais « au fond » il y a « obligation et intérêt économique ». À l'intérieur de ce « trait », « divers principes » sont à l'œuvre, mais

> nous n'en étudions à fond qu'un. Quelle est la règle [...] qui [...] fait que le présent reçu est obligatoirement rendu ? (*Essai* : 145, 147-148).

Il est donc clair dès le début que cette obligation-là doit éclairer l'ensemble du don obligatoire. Mauss le réaffirme quelques pages plus loin, à propos du potlatch :

> Divers thèmes — règles et idées — sont contenus dans ce type de droit et d'économie. Le plus important, parmi ces mécanismes spirituels, est évidemment celui qui oblige à rendre le présent reçu (*Essai* : 153).

Cette annonce est quelque peu brutale. Nous sommes toujours dans l'Introduction. Mauss n'a pas encore dit un seul mot à son lecteur sur une dimension « spirituelle » quelconque, et le voilà qui fait comme si l'affaire était entendue par avance : « parmi ces mécanismes spirituels ». Tout au plus a-t-il mentionné dans la page précédente que, dans le potlatch, il est aussi question de sociétés secrètes, d'initiations, de shamanisme, de culte des grands dieux, des ancêtres et des totems de clans. Mais c'était pour conclure provisoirement sur un aspect totalisant : « tout se mêle en un inextricable lacis de rites, de prestations juridiques et économiques, de fixations de rangs politiques [...] ». Emporté par son élan, pressé de dire que le plus important des principes est celui de rendre, il donne déjà la réponse en passant : l'ensemble est une affaire de mécanismes spirituels. Il est vrai qu'il a fait de même dans la formulation des questions centrales, dans le « Programme » annoncé de l'*Essai*, comme nous l'avons vu en nous interrogeant une première fois sur l'obligation (ci-dessus chap. 2 § 3). Aussitôt après la question sur la « règle » qui dit que le présent reçu est obligatoirement rendu, vient la question sur la « force » dans la chose donnée, une force qui oblige à rendre (*Essai* : 148, 152) ; or la « force », c'est pour Mauss le « *mana* » au sens d'un concept, la force du sacré.

Bref, avec le potlatch, Mauss ne modifie ni l'énoncé du thème central, ni même la manière implicite de l'énoncer. L'obligation du don en général sera expliquée ou plutôt illustrée par l'obligation de rendre ; celle-ci est un mécanisme spirituel tenant à la force dans les choses données.

Ayant dit cela, Mauss ajoute, immédiatement après la phrase indiquant que le plus important des mécanismes spirituels est celui qui oblige à rendre, qu'il faut se pencher sur le cas polynésien :

Or, nulle part la raison morale et religieuse de cette contrainte n'est plus apparente qu'en Polynésie. Étudions-la particulièrement, nous verrons clairement quelle force pousse à rendre une chose reçue, et en général à exécuter les contrats réels.

Sur ces mots, l'Introduction se termine et le chapitre polynésien peut commencer, premier chapitre de l'enquête maussienne sur le don. Il faudra s'en souvenir. La Polynésie est censée nous montrer et nous expliquer l'obligation de rendre. Au travers de cette obligation, elle doit nous expliquer le phénomène « en général » de l'obligation, parce que le mécanisme qu'elle va nous montrer est « le plus important » de tout le thème (*Essai* : 153).

2.2. Deux niveaux d'explication : l'obligation de rendre et le contexte spirituel

Bref, dans l'Introduction, sur le sujet de l'énigme de l'obligation, tout est fondé sur l'obligation de rendre, et le thème du potlatch n'y change rien. L'énigme de l'obligation est une question unique, comme l'indiquent le titre de l'Introduction et le début du « Programme ».

Par ailleurs, on retiendra comment Mauss indique *par avance* à la fois la nature du contexte de l'obligation (ce sont des « mécanismes spirituels ») et la raison de cette obligation (elle est « morale et religieuse »). Nous avons déjà suggéré que ce contexte est en fait bien plus qu'un contexte, pour un auteur qui écrivait en 1904 que, en matière de « religion », « tout y est fait par le groupe ou sous la pression du groupe » et donc « les pratiques y sont par nature obligatoires » (*Magie* : 83). Ce contexte détient *la véritable réponse*. L'exposé de l'obligation de rendre ne fera qu'illustrer, confirmer — et expliquer le don aux yeux des économistes et des juristes, à qui il ne suffit pas de dire « spirituel » ou « religieux » pour les convaincre.

Nous verrons tout cela aux chapitres 6 et suivants. Pour le moment, notre interrogation se limite à faire apparaître l'ordre explicatif entre les obligations, à l'intérieur de ce contexte. Poursuivons donc notre lecture cursive.

3. Le chapitre polynésien : Samoa et Maori

3.1. Le potlatch en Polynésie ? L'embarras de Mauss

Mauss répète tout d'abord sa position sur la question du potlatch. La Polynésie lui paraissait auparavant typique du stade premier, celui de la prestation totale-élémentaire. Mais il voit maintenant que l'échange des nattes entre chefs, comme à Samoa, est partiellement comparable à l'échange des cuivres dans le potlatch amérindien (*Essai* : 154).

Inutile de commenter, car Mauss ne donne pas d'arguments. Il ne cite pas une ethnographie qui serait démonstrative sur ce point. Si l'on cherche bien, on trouve tout au plus, une quinzaine de pages plus loin, une note renvoyant à un ethnographe allemand sur une coutume samoane appelée « *ifoga* ». Mauss ne décrit rien et se contente de dire : « Pour des destructions de richesses de type mélanésien ou américain à Samoa, voir Krämer, *Samoa Inseln*, t. I., p. 375. V. Index s.v. *ifoga* » (*Essai* : 171, note 1, 2ᵉ partie). Hélas, on peut se demander si Mauss a lu de près les pages auxquelles il renvoie, car Krämer (1902) ne signale aucune destruction du don. En effet, le *ifoga* (que nous étudierons en détail dans la IIᵉ partie) est en réalité le paiement en nattes pour avoir commis une faute, et, à Samoa, ni dans le *ifoga* ni dans une autre circonstance, on ne procède à une destruction quelconque de nattes ; ce qui peut être détruit sont les biens du coupable, sa maison et son jardin.

Cette note de Mauss a pour origine un passage dans le texte principal qui est pour le moins surprenant. Mauss est dans la conclusion du chapitre polynésien, après l'exposé de toutes les obligations. Il dit que la Polynésie possède « les éléments fondamentaux du potlatch » (nous allons voir de quoi il s'agit), « même si l'institution complète ne s'y trouve pas ». Une note explicite ce dernier commentaire. Mauss déclare que deux hypothèses sont concevables. Le potlatch complet, donc avec rivalité exaspérée et destructions ostentatoires de dons, a peut-être existé dans les populations que les Polynésiens auraient submergées en arrivant ; ou bien il a existé dans la culture protopolynésienne, avant les migrations. La perte de la forme complète s'expliquerait par le développement d'un système social « où les clans sont définitivement hiérarchisés » ; alors que, dit Mauss, la rivalité du potlatch s'exerce lorsque la hiérarchie sociale est instable, la fonction de cette rivalité dans le don étant précisément de fixer la hiérarchie, même si elle ne parvient à le faire que pour un moment, en attendant le prochain défi (*Essai* : 171, note 1, 1ʳᵉ partie).

Visiblement, Mauss est prisonnier de ses propres classifications : des points de vue qui sont chacun nécessaires à la démonstration, mais dont la réunion devient contradictoire. Mauss a besoin de la Polynésie, puisqu'il a décidé d'expliquer l'énigme du don par le lien d'âmes ; or c'est le cas maori qui montre le mieux ce lien. Par ailleurs, depuis longtemps, la Polynésie lui apparaît intermédiaire entre le type de la société primitive-élémentaire et celui des grandes « civilisations ». Il ne peut donc faire de la Polynésie une illustration de la prestation totale-élémentaire. En outre, sa volonté d'opposer en fin de compte « une économie du don » et une économie moderne « de la vente » lui impose de choisir des exemples qui ne seraient pas rejetés d'avance par ses lecteurs comme incomparables, car trop éloignés de l'idée même d'économie (comme les échanges rituels ou matrimoniaux entre moitiés australiennes, que Mauss évoque mais dont il dit qu'il ne les étudiera pas ; *Essai* : 151, 199).

Tout cela n'est donc que rhétorique, pour faire en sorte que l'exemple polynésien demeure central sur le fond de l'affaire — l'obligation de rendre et les mécanismes spirituels — tout en étant représentatif de sociétés « évoluées ». Or, Mauss a décidé qu'un signe du don « qui a dépassé la phase de la prestation totale [-élémentaire] » serait la pratique du potlatch. Donc les Polynésiens devraient pratiquer le potlatch. Mais les aspects caractéristiques du potlatch ne se voient guère en Polynésie. Qu'importe ! On supposera que la Polynésie *a connu* le potlatch en d'autres époques. Et même tant mieux ! La Polynésie demeure ainsi dans le bloc des sociétés à la fois non-modernes et non-élémentaires, en même temps que l'analyse peut oublier les nouveautés que le potlatch apporte, et demeurer avec la seule question utile qui constitue le fond de l'affaire depuis l'aube des temps : le lien « spirituel » dans la prestation « totale ».

Maladresse de l'auteur ou suprême habileté ? Toujours, en tout cas, la même obsession. Qu'il faille faire appel à une histoire hypothétique des migrations ou à une vue ternaire des types de sociétés dans l'histoire de l'humanité, tout doit s'expliquer par le social ; ici, ce serait l'oscillation entre rivalité et hiérarchie [42].

3.2. Le potlatch et l'obligation de rendre en Polynésie

Certes, par moments, Mauss accorde une attention à la nouveauté qu'est la rivalité dans le potlatch. Il crée alors pour son lecteur une confusion supplémentaire sur la hiérarchie des obligations. Dans l'échange des nattes à Samoa, Mauss dit apercevoir « deux éléments essentiels du potlatch ». L'un est « celui de l'honneur, du prestige, du 'mana' que confère la richesse ». L'autre est, bien entendu, « l'obligation absolue de rendre ». Le deuxième élément est attendu, puisque le potlatch, tout « potlatch » qu'il est, doit nous montrer le fond de l'affaire de la prestation totale en général, c'est-à-dire l'obligation du don, laquelle doit être démontrée par l'obligation de rendre. Mais Mauss ajoute de façon surprenante que ce deuxième élément est :

> l'obligation absolue de rendre ces dons sous peine de perdre ce « mana », cette autorité, ce talisman et cette source de richesse qu'est l'autorité elle-même (*Essai* : 155 ; les guillemets sont dans le texte, le mot n'est pas en italique).

Et voilà que l'obligation de rendre est, apparemment, une conséquence d'un élément d'honneur-prestige-« mana » qui, lui, est une caractéristique nouvelle, une caractéristique de ce que le potlatch vient ajouter à la prestation totale-élémentaire !

---

42. Lévi-Strauss (1944) reprendra ce thème, sur le plan de la logique des classifications, dans un article intitulé « Reciprocity and hierarchy ».

Une autre confusion vient encore s'ajouter. Jusque-là, Mauss avait fait du *mana* mélanésien un concept — le « *mana* » — en le rattachant à tout ce que Durkheim et lui disaient de la circulation du sacré ; nous avons vu déjà en partie de quoi il retourne. Maintenant, ce « *mana* » ou « *mana* » est une forme d'« honneur » ; il s'agit de ne pas perdre la « face », comme dit Mauss dans ce même passage. Il le dit dans une note, précisant qu'il emprunte cette expression aux Chinois pour illustrer l'idée de prestige (*Essai* : 155, note 5). En fait, nous devons faire pratiquement comme si ce passage n'existait pas. Car, dès la page suivante, Mauss explique qu'il met dans cette notion de « *mana* » les idées de « talisman » et de « force magique » (*Essai* : 157) ; or, ce sont bien les idées qui définissent le « *mana* » évoqué dans les textes antérieurs, comme la *Magie*, là où ce terme ethnographique devient un concept.

Ainsi, il nous faut comprendre que le *mana*-prestige et la « face » qu'il ne faut pas perdre, sont eux-mêmes des aspects, si l'on veut politiques, d'une notion qui est et qui demeure l'ensemble des forces du sacré. Si Mauss dit ici, sans développer, que l'obligation de rendre est une conséquence de la volonté de ne pas perdre la face, il ne change pas pour autant son fusil d'épaule. Cette « face » qu'il ne faut pas perdre n'est pas seulement ce que l'expression française en a conservé : l'honneur immanent. C'est pourquoi Mauss fait une référence non à l'usage français mais à celui de la Chine. La rivalité en question est le signe politique d'une transcendance. Telle est bien la vision de Mauss, puisqu'il place tout de suite après ces remarques le cas maori de « l'esprit de la chose donnée », dont la conclusion sera :

> le lien de droit, lien par les choses est un lien d'âmes, car la chose elle-même a une âme, est de l'âme. D'où il suit que présenter quelque chose à quelqu'un c'est présenter quelque chose de soi. Ensuite on se rend mieux compte ainsi de *la nature même* de l'échange par dons, de *tout ce que* nous appelons prestations totales, et, parmi celles-ci, « potlatch » (*Essai* : 160-161, souligné par nous).

4. Le chapitre polynésien : quatre obligations

4.1. « III. Autres thèmes : l'obligation de donner, l'obligation de recevoir »

Ayant ainsi commenté l'obligation de rendre, Mauss, tout en restant dans le chapitre 1 « Les dons échangés et l'obligation de les rendre (Polynésie) », fait une troisième partie, consacrée aux deux autres obligations qui sont, dit-il, « complémentaires » de celle de rendre : donner et recevoir. Et ce sera « le complexus » des trois obligations, dit-il, qui donnera « l'explication fondamentale satisfaisante de cette forme de contrat entre clans polynésiens » (*Essai* : 161).

Sur l'obligation de recevoir, avec laquelle Mauss commence, nous n'apprenons rien. Mauss cite seulement quelques exemples de l'aire malayo-polynésienne montrant qu'on ne peut refuser des cadeaux, de la nourriture, etc. Tout de suite il généralise : « Refuser de donner, négliger d'inviter, comme refuser de prendre, équivaut à la guerre ». Cette phrase, qui généralise l'obligation de recevoir sans l'expliquer, est déjà la première du paragraphe où Mauss explique l'obligation de donner ! « Ensuite », dit-il, l'obligation de donner s'explique aussi :

> parce que le donataire a une sorte de droit de propriété sur tout ce qui appartient au donateur. Cette propriété s'exprime et se conçoit comme un lien spirituel.

Mauss semble jouer avec son lecteur. L'obligation de recevoir s'explique par l'obligation de donner. Et l'obligation de donner s'explique comme une obligation motivant le *donataire* : celui qui, après avoir reçu, détient des choses qui appartiennent au *donateur*. Mauss nous décrit donc en fait l'obligation de rendre. Bien entendu, Mauss nous dit ensuite que celle-ci s'explique par le « lien spirituel » : la chose reçue est encore reliée, au plan « de l'âme », à son propriétaire, le donateur (*Essai* : 160-163). Et la conclusion sur le complexus des trois obligations souligne donc, sans surprise, le lien d'âme : « Tout va-et-vient comme s'il y avait échange constant d'une matière spirituelle […] » (*Essai* : 164).

4.2. La quatrième obligation : le don-sacrifice

À la fin de ce chapitre, Mauss place une quatrième partie présentée comme une remarque annexe. Elle n'est pas le sujet principal, comme Mauss le dit explicitement dans les dernières lignes. Au début, Mauss indique que les données dont il dispose sont trop limitées et qu'il n'a pu faire ressortir l'importance de ce thème autant qu'il aurait fallu (*Essai* : 164, 170).

Il s'agit, après le commentaire sur les trois obligations, d'« un quatrième thème qui joue dans cette économie et cette morale des présents, c'est celui du cadeau fait aux hommes en vue des dieux et de la nature ». Les échanges de cadeaux entre hommes peuvent inciter les dieux, les ancêtres, les animaux à être généreux envers les hommes. Mauss souligne le commentaire recueilli par les ethnographes : « l'échange de cadeaux produit l'abondance de richesses » (*Essai* : 164-165).

C'est effectivement la meilleure formule, mais Mauss y a vu trop de choses — ou pas assez. La logique serait celle du sacrifice, dit-il. Certains groupes dans les échanges de dons sont là « en tant que représentants des esprits », et le don qui leur est fait constitue alors comme une offrande faite à ces puissances. Mauss n'hésite pas à reconstruire l'histoire humaine : « l'évolution était naturelle », dit-il. Le premier groupe avec lequel les hommes se sont sentis contraints de « contracter » était les esprits des morts et les dieux, puisque ces derniers sont toujours conçus comme « les véritables propriétaires des choses ». Avec eux, l'échange-potlatch était « facile » : une destruction sacrificielle a pour but « d'être une donation qui soit nécessairement rendue ». C'est la logique sacrificielle du *do ut des*, à ceci près qu'au début le *do* du don est une destruction. Mauss semble admettre comme une évidence que les dieux ne peuvent résister à cette contrainte, mais il n'explique pas davantage. De façon concomitante — une fois de plus, Mauss ne nous dira pas s'il pense en termes de variations structurales ou en termes d'« évolution » au sens propre — l'idée s'est imposée qu'il faut « acheter » les choses aux dieux, puisque tout leur appartient. On aurait là quelques éléments, dit Mauss, pour « amorcer ici une théorie et une histoire du sacrifice contrat », dont la logique est inscrite dans la formule latine, qu'on trouve à la fois dans les contrats et dans les textes religieux : *do ut des* (« je te donne afin que tu me donnes ») (*Essai* : 166-168).

Mauss ne fera rien de ces quelques remarques, qui sont demeurées une sorte de parenthèse dans l'*Essai*. Godelier (1996) y a trouvé au contraire une source d'inspiration, pour la question particulière des biens « inaliénables »[43]. Pour quelle raison Mauss a-t-il donc ajouté cette quatrième partie à peine amorcée ?

Nous insistons dans tous les chapitres sur la manière dont l'*Essai* développe des idées que Mauss a promues au début des années 1900, après qu'il ait révisé la manière dont il envisageait l'idée de sacré dans son travail antérieur sur le sacrifice paru en 1899. Il voyait d'abord une opposition simple, une dichotomie récurrente entre le sacré et le profane, comme entre les dieux (ancêtres, esprits, etc.) et les hommes. Ensuite, avec l'étude sur la magie, l'étude sur la monnaie cérémonielle, puis l'étude sur le don, et dans le dialogue avec Durkheim sur la religion, il a développé un modèle (« *mana* ») où une circulation globale, unifiant les choses, les hommes et les puissances surhumaines, permet la reproduction du groupe. On peut donc penser que, au moment de l'*Essai*, Mauss fut tenté par l'idée de réécrire l'étude sur le sacrifice et d'intégrer ce fait social dans la nouvelle dimension générale ouverte depuis 1904 et élargie par son enquête sur le don : un même ensemble de « mécanismes spirituels », lequel rendrait compte de tous les rites, sacrificiels ou échangistes, avec ou sans rivalité, avec ou sans destruction. Il dut se limiter à suggérer cette piste, faute de matériaux.

On peut regretter cette brièveté, car cette généralisation eut été un prolongement théorique à la fois fidèle à l'ensemble de l'œuvre et utile pour l'explication du fait social.

---

43. Maurice Godelier critique lui aussi l'idée maussienne selon laquelle les dieux peuvent être contraints de façon quasi automatique et souligne que le véritable thème utile est celui que Mauss cite en passant : la dette que les hommes ont par nature envers les dieux. Il en tire un lien pour aborder le thème des objets sacrés inaliénables (Godelier 1996 : 44, 48 ff.).

Mauss avait raison. Certaines sociétés montrent à quel point le vocabulaire et la matière du sacrifice d'une part et de l'échange d'autre part peuvent devenir un seul et même système (ou l'avoir été depuis les premières formes d'échange) [44]. Mais cette généralisation possible se laisse apercevoir si on oublie l'intérêt de Mauss pour une réciprocité simple de type *do ut des* et si on revient au thème central de l'*Essai* et de toute l'œuvre maussienne.

5. Après le chapitre polynésien : la Mélanésie et le Nord-ouest américain

5.1. Le potlatch et l'obligation de donner

Ayant aperçu la manière dont Mauss avance dans le chapitre polynésien, on ne sera donc pas étonné de savoir que Mauss traite tous les autres exemples de don de cette manière. Le potlatch est un prétexte, et la conclusion continue de porter sur un lien d'« âmes ». Nous pouvons survoler.

Chez les Andamans, la rivalité du potlatch est la règle, « tous, hommes et femmes, tâchent de se surpasser les uns les autres en générosité ». Mauss conclut néanmoins : « Au fond, ce sont des mélanges. On mêle les âmes […] on mêle les vies » (*Essai* : 173).

En Mélanésie, maintenant, un grand circuit d'échanges est appelé *kula* ; « [c']est une sorte de grand potlatch […] On recherche en tout ceci à montrer de la libéralité […] de l'autonomie, en même temps que de la grandeur ». Mais la conclusion ne change pas, et c'est Mauss lui-même qui souligne le contraste, en disant « Et pourtant... » :

On recherche […] de la grandeur. Et pourtant, au fond, ce sont des mécanismes d'obligation, et même d'obligation par les choses, qui jouent. […] Non seulement les bracelets et les colliers mais même tous les biens […] tout ce qui appartient au propriétaire est tellement animé, de sentiment tout au moins, sinon d'âme personnelle, qu'ils prennent part eux-mêmes au contrat.

Quelques pages plus loin, Mauss conclut sur la *kula* en reprenant le thème du « mélange » entre hommes et choses, et, pour préciser ce qu'il pense, il invite le lecteur à comparer avec le cas maori — celui qui a montré la présence d'un esprit dans la chose donnée. Puis, citant rapidement d'autres cas mélanésiens, il invite à nouveau à comparer

---

44. Nous l'avions montré pour une population africaine, en comparant l'ensemble des rites de consécration et de sacrifice d'une part et l'ensemble des échanges avec paiement de bétail d'autre part (prix de la fiancée, prix du meurtre, prix de la vengeance, prix pour la naissance de jumeaux, etc.). Ces paiements sont effectués en reprenant le vocabulaire des sacrifices, parlant de « sortie » (du sang) et d'« avalement » (de la viande) ; voir Tcherkézoff (1980, 1981, 1985b, 1986b, 1991, 1993c).

avec ce qu'il a dit « du mot *taonga*, à Samoa et en Nouvelle-Zélande » : les nattes samoanes et les objets maoris dans lesquels il y a « de l'âme » (*Essai* : 160, 76-77, 181, 184, 192).

Enfin, il en vient au potlatch proprement dit, chez ceux à qui le mot fut emprunté. Il est « si typique » dit Mauss, et pourtant il « n'est pas autre chose que le système des dons échangés ». Sur quelques points, il met certaines choses « mieux en évidence » : « c'est la notion de crédit, de terme, et c'est aussi la notion d'honneur » (*Essai* : 197-198). Ces paroles confirment notre analyse initiale : au fond, le potlatch ne sert à Mauss qu'à rendre plus évidentes certaines caractéristiques générales de la prestation totale.

Cependant, quand Mauss rassemble un peu plus loin les trois obligations telles que le potlatch amérindien les montre, il semble annuler la cohérence de tout son développement précédent. C'est l'obligation de donner qui, soudain, est mise au premier plan :

> *L'obligation de donner est l'essence du potlatch.* Un chef doit donner des *potlatch* pour lui-même, pour son fils, son gendre ou sa fille, pour ses morts (*Essai* : 205 ; l'auteur souligne).

L'idée importe à Mauss puisqu'il souligne la première phrase. Faut-il tout reconsidérer et donner la priorité à cette « *obligation de donner* » ? En reliant celle-ci non plus au fond éternel de la prestation totale, mais à la spécificité du potlatch ? Le souci de ne pas perdre la face et la volonté de fixer un instant la hiérarchie des clans à son profit, voilà ce qui expliquerait l'obligation de donner ?

5.2. Le potlatch et l'obligation de rendre

Mais, après avoir commenté cette obligation de donner (et celle de recevoir que Mauss explique pareillement), Mauss en vient à l'obligation de rendre et nous dit dès la première phrase :

> *L'obligation de rendre est tout le potlatch*, dans la mesure où il ne consiste pas en pures destructions (*ibid.* ; l'auteur souligne).

Mauss souligne à nouveau sa définition de l'obligation ; mais cette fois il ne s'agit plus de « donner » mais de « rendre ».

Le lecteur a de quoi être intrigué et même perdu. Ou bien Mauss le soumet-il à l'épreuve ? Si le lecteur se souvient des propos introductifs sur la prestation « totale », doit-il comprendre ici qu'une obligation qui est « tout » le potlatch (rendre) est plus explicative qu'une obligation qui en est « l'essence » (donner) ? Oui, lui répond Mauss deux pages plus loin, en tirant la conclusion de sa réflexion sur le potlatch amérindien, conclusion qu'il intitule « LA FORCE DANS LES CHOSES ». On se souvient de la deuxième question dans le « Programme » de l'*Essai* : « *Quelle force y a-t-il dans la chose qu'on donne qui fait que le donataire la rend ?* ». Ces choses, dit Mauss, sont « comme aux Trobriand » (les îles du circuit *kula*). Si Mauss évoque d'abord l'aspect de « richesses », il termine par un exposé sur le fait que « les cuivres blasonnés [qui], biens fondamentaux du potlatch, sont l'objet de croyances importantes et même d'un culte » ; dans ce contexte, évidemment, Mauss repère son thème favori :

> Ils [les cuivres] sont « les choses plates divines » de la maison. [...] Souvent le mythe les identifie tous, les esprits donateurs des cuivres, les propriétaires des cuivres et les cuivres eux-mêmes. Il est impossible de discerner ce qui fait la force de l'un de l'esprit et de la richesse de l'autre (*Essai* : 212, 214, 218, 221-222, 225).

Mauss ajoute (*ibid.*) que le cuivre est un « talisman » qui attire les autres cuivres — et nous remarquons ici le mot « talisman », vocable-clé de l'analyse que Mauss applique aux exemples polynésiens, comme nous le verrons.

Mauss peut donc conclure, dans la même page :

> Titres, talismans, cuivres et esprits des chefs sont homologues et synonymes [...] La circulation des biens suit celles des hommes [...] Au fond elle est la même. Si on donne les choses et les rend, c'est parce qu'on *se* donne et *se* rend « des respects » — nous disons encore « des politesses ». Mais aussi c'est qu'on *se* donne en donnant, et, si on *se* donne, c'est qu'on *se* doit — soi et son bien — aux autres (souligné par l'auteur).

Bref, dans le potlatch amérindien comme dans les exemples précédents, l'obligation de donner est en fin de compte celle de rendre : on donne, on se donne, et si on se donne c'est qu'on se *doit* aux autres. Le fondement est la « circulation ». Et le signe révélateur du phénomène est la conjonction entre les hommes, les objets de dons, et les choses « spirituelles ». Pour Mauss, le principe de cette conjonction a été suggéré par les exemples polynésiens qui ont précédé l'exposé des faits mélanésiens puis amérindiens.

Ensuite, Mauss analyse les « survivances » de l'échange-don dans les « droits anciens » du monde européen, et en arrive à la conclusion générale de l'*Essai*, que nous connaissons déjà. Les conclusions « morales » portent sur l'opposition entre la générosité de l'échange-don et l'individualisme moderne, ainsi que sur l'échange comme alternative à la guerre. Les conclusions « sociologiques » portent quant à elles sur « le fait social total ».

Nous savons maintenant que le cœur de l'argumentation poursuivie par Mauss dans tout l'*Essai* se trouve (1) dans la manière dont *les exemples polynésiens* déterminent le reste et (2) dans la manière dont ces exemples polynésiens montrent *l'obligation de rendre*. C'est donc à ce chapitre 1 de l'*Essai* et dans cette perspective que nous consacrerons toute la deuxième moitié de notre relecture de l'*Essai* (ci-dessous chap. 6-10).

6. Remarque générale sur la pédagogie maussienne

Auparavant, on posera brièvement une question sur la méthode de Mauss. Nous venons de voir sur deux chapitres entiers comment elle laisse le lecteur pour le moins surpris et même souvent perdu. Maladresse ou volonté de noyer son lecteur pour mieux lui faire sentir l'importance des quelques passages à gué où les mêmes formules salvatrices sont affichées plutôt que démontrées ? Plus simplement, peut-être, il y avait chez Mauss le refus constant d'ordonner les faits dans un moule théorique qui les figerait une fois pour toutes. C'est en tout cas ce qu'il disait de sa méthode en général.

L'auteur n'a pas fui la contradiction, c'est le moins que l'on puisse dire. Son ami Hubert le lui reprocha à plusieurs reprises, et nous en avons vu un exemple à propos de l'*Essai* précisément. Mais Mauss ne se voulait pas théoricien (nous avons vu qu'il reprochait en retour à Hubert de vouloir des raisonnements « trop serrés ») — et pourtant il l'était. Il nous faut comprendre cette attitude, car nous la retrouverons encore lorsque nous analyserons les passages de Mauss sur le *mana* mélanésien, le *hau* maori et le « *mana* » comme concept sociologique.

Mauss ne fut jamais préoccupé d'écrire un traité sur la méthode. Il croulait sous les faits, avec sa mémoire peu commune (Dumont y faisait souvent allusion) et ses lectures incessantes des voyageurs et ethnographes (il suffit de voir ses notes de bas de pages et le nombre de ses comptes rendus). Il voulait donner à ses étudiants et à ses lecteurs des faits, toujours des faits qui les obligeraient à penser et, donc, à remettre en cause les préjugés courants de l'époque. Fournier et ses collègues qui ont exploré le Fonds Hubert-Mauss ont retrouvé à ce sujet une petite perle : deux questions d'examen formulées par Mauss, à la fin des années vingt ou au début des années trente. Elles demandaient aux étudiants un exposé sur un type de rite et de croyance bien ciblé, dans une aire géographique bien précisée. Mais la mise en garde que Mauss avait ajoutée à l'énoncé de ces questions précises est révélatrice :

> Dans les deux cas, exposer en ordre le plus de faits possibles et ne discuter les théories sociologiques que le moins possible (Fournier 1994 : 598)[45].

---

45. Voir dans la même page du livre de Marcel Fournier et dans la suivante les souvenirs des élèves, comme

En même temps, Mauss avait visiblement un mode d'organisation rhétorique qui était profondément holiste — tout comme les modèles sociologiques qui lui étaient chers. On trouve toujours des commentaires de plus grande généralité que d'autres, qui indiquent implicitement l'ordre à retenir et le niveau auquel il convient de se hisser, à chaque fois que l'exposé ethnographique donne l'impression de rencontrer un fait ou une explication de plus grande portée.

On a l'impression que, souvent, Mauss théorisait en écrivant[46] ; donc il ne reprenait pas les propos antérieurs, même si sa pensée changeait de niveau explicatif. L'étape préparatoire n'était qu'un paquet de fiches ethnographiques, et l'ordre théorique se trouvait tracé au gré du caractère plus ou moins total de l'exemple ethnographique considéré. Même si, pour les grandes constructions (le sacrifice, la magie, le don, qui sont des textes longs, avec de nombreux chapitres), Mauss prévoyait en partie un ordre d'exposition — il nous semble que, par exemple, le choix de Samoa pour ouvrir l'*Essai* était motivé —, les raisons qu'il avait ne sont pas explicitées et laissent le lecteur dans le doute. Son obsession presque naïve de toujours partir des faits — due certainement à son dégoût profond pour l'approche « intellectualiste » qui dominait la scène savante de l'époque[47] — a fait que la théorie n'apparaît jamais autrement que par morceaux épars dans les textes.

Mais par ailleurs, comme le montrent toute notre enquête et celle de Fournier, Mauss, comme Durkheim, était animé d'une foi sociologique qui ne voulait rien laisser au hasard. Il y avait donc bien un modèle, très ambitieux même : tout expliquer par « la pression du groupe » ; tout, y compris la religion et même la magie, ou encore le droit et l'économie comme dans l'*Essai*. Cette ambition démesurée réclamait tout un corps de postulats. Ils ne furent jamais exprimés de façon systématique, car Mauss ne croyait pas à la vertu pédagogique d'un modèle bien rond, comme le montre son conseil aux étudiants pour les questions d'examen.

Pour lui, il s'agissait de foi (sociologique) plutôt que de théorie. Le *credo* de Mauss peut s'énoncer en quelques phrases, qu'il a prononcées dans ses cours et qui ont été recueillies par ses élèves dans le *Manuel d'ethnographie*[48]. L'essentiel a été judicieusement rassemblé et cité par Fournier en quelques pages (1994 : 599-602). Un extrait nous suffira. Mauss disait :

Denise Paulme ou André-Georges Haudricourt. Eux-mêmes étaient perdus sous l'avalanche de faits exposés dans les cours de Mauss.

46. Et en donnant son cours, comme le laissait entendre Jacques Soustelle (Fournier 1994 : 591).

47. Une approche qui cherche à comprendre les structures de la pensée indépendamment du contexte sociologique. Nous verrons au chapitre 7 les propos de Mauss sur l'« anthropologie des religions » et sur l'« intellectualisme ».

48. On sait que l'ouvrage consiste en notes prises pendant les cours de Mauss avant la Guerre et rassemblées principalement par Denise Paulme. Le livre fut publié en 1947 sous le nom de Marcel Mauss (*Manuel d'ethnographie*). Mais, à ce moment, la santé de Mauss est déjà très mauvaise (Fournier 1994 : 758), trop sans doute pour que le maître ait eu la possibilité de participer à une quelconque mise en ordre pour ce recueil.

Tout objet doit être étudié : 1) en lui-même ; 2) par rapport aux gens qui s'en servent ; 3) par rapport à la totalité du système observé.

Le vocabulaire de la troisième recommandation et l'ordre prôné pour l'analyse auraient pu servir d'intitulé aux quatre chapitres que nous venons de consacrer à la notion maussienne de « totalité ». On trouve également :

L'étude des rapports entre l'individuel et le collectif retiendra longuement l'attention de l'observateur.

Nous avons déjà vu que tel est le guide analytique de Mauss depuis le début, comme il l'a explicité en 1908.

Souvent, c'est seulement la récurrence d'un certain vocabulaire qui maintient le lecteur sur la piste. Un vocabulaire innocent à première vue, comme l'idée de « qualification », mais qui, pour Mauss, avait apparemment une résonance particulière. N'oublions pas aussi que nous sommes à une époque où le vocabulaire conceptuel n'existe pratiquement pas, puisque cette école sociologique est très nouvelle. D'où l'emploi de mots courants mais vagues : collectif, impersonnel, total ; conscience, force, qualification. Des mots trop courants pour perdre leur polysémie, même dans le contexte du discours maussien, et autour desquels Mauss se gardait d'élever des palissades trop nombreuses pour en limiter la signification. Car il voulait toucher un large public qu'il devait amener ensuite au cœur de cette nouvelle sociologie. Mais aussi pour être toujours prêt, devant des faits nouveaux, à élargir encore davantage la portée de ces notions.

Mauss était conscient de sa manière impressionniste d'expliquer le fait social, mais il revendiquait aussi les quelques « généralisations valables » tentées dans ses écrits et l'unité d'un « domaine » étudié. Il l'a dit dans un entretien de 1934 qui a suivi de peu la période où son dossier de candidature au Collège de France, en 1930[49], lui avait imposé pour la première fois de dresser un bilan de ses travaux :

Je ne suis pas intéressé à développer des théories systématiques. Je travaille simplement sur mes matériaux et si, ici ou là une généralisation valable apparaît, je l'établis et je passe à autre chose. Ma préoccupation majeure n'est pas d'établir un grand projet théo-

---

49. Ce mémoire pour sa candidature de 1929-1930 a été publié en 1979 et republié dans les actes du colloque sur Mauss rassemblés par Berthoud et Busino (eds 1996) ; voir Mauss (1996 [1930] : 225-236). Mauss s'est présenté une première fois en 1929 et emporta la décision en 1930. Il était âgé de 58 ans. Il enseigna au Collège jusqu'au déclenchement de la Guerre.

rique général qui couvre la totalité du domaine (une tâche impossible), mais de montrer seulement quelque peu les dimensions du domaine dont nous n'avons touché jusqu'ici que les marges[50].

Pas de modèle unifié certes, mais la certitude de l'existence d'un « domaine » particulier à propos duquel de nombreuses « généralisations » partielles sont utiles. C'est exactement en suivant cette ambition et dans les limites de cette ambition que nous pouvons repérer les élaborations maussiennes sur la « totalité » et sur le « sacré », comme nous venons de le voir, ainsi que sur le « *mana* » comme nous allons le voir dans la deuxième moitié de notre relecture.

Refermons cette parenthèse sur la pédagogie maussienne et revenons à notre enquête sur l'idée de totalité, qui touche à sa fin.

En somme, la notion de « fait social total » n'apportait pas une révolution dans la pensée de Mauss par rapport à ses positions antérieures. Elle renforçait et désignait plus directement le postulat fondateur de la sociologie à laquelle Mauss adhérait. Comme cette idée de totalité se réfère à tous les fondements de cette sociologie, comme elle contient l'ensemble du *credo* maussien, elle ne peut que paraître confuse chaque fois que Mauss l'utilise; et même le collaborateur le plus proche de Mauss, Hubert, lui reprochait cette confusion.

Pourtant, la formule est devenue l'une des plus célèbres de notre discipline. Comment l'expliquer? La raison ne tient pas à Mauss, en vérité, mais à Claude Lévi-Strauss. Nous allons suivre maintenant le commentaire de Lévi-Strauss sur cette notion maussienne, délivré en hommage à Mauss, l'année de sa mort, en 1950. Avec cette incursion rapide, nous achèverons notre relecture consacrée à la notion de « totalité ».

---

50. Berthoud (1996 : 17) cite cet entretien qui eut lieu avec un sociologue américain en 1934 (Murray 1989 : 163-168).

CHAPITRE 5

La vue lévi-straussienne du fait social total

La question de l'individu et de la conscience

Claude Lévi-Strauss ne fut pas à proprement parler l'élève de Mauss. Les rapports entre eux furent surtout épistolaires (depuis le milieu des années trente jusqu'à la fin de la Guerre)[51]. Lévi-Strauss demandait conseil à Mauss; le maître suivait les travaux de cette nouvelle génération, mais Lévi-Strauss était en Amérique.

Un détail chronologique concerne directement notre discussion. Lévi-Strauss écrivit à Mauss en 1944 pour lui dire que « L'Essai sur le don » était pour lui un point de départ et une inspiration pour son étude des systèmes de parenté[52] (cette étude était déjà avancée, même si l'ouvrage intitulé *Les Structures élémentaires de la parenté* ne parut qu'en 1949). En effet, certains passages célèbres de l'*Essai* auraient pu servir d'introduction à l'étude lévi-straussienne des échanges matrimoniaux, comme le passage où Mauss compare la circulation des talismans polynésiens, celle des cuivres blasonnés du potlatch américain et celle des « femmes dans le mariage, les « privilèges » au gendre, les noms et les grades aux enfants et aux gendres » (*Essai*: 216). Ce sentiment filial spécifique explique la manière avec laquelle Lévi-Strauss, après avoir publié son ouvrage (1949), cherchera à dire qu'une théorie universelle de la réciprocité — conclusion de son propre travail — était déjà suggérée par l'auteur de l'*Essai*. C'est l'un des thèmes majeurs de la grande Introduction que Lévi-Strauss écrivit en 1950 pour le recueil posthume des œuvres de Mauss.

---

51. Voir Fournier (1994: *sv. Index* « Lévi-Strauss »). Deux ans après la parution de cette biographie de Mauss, Fournier est encore plus précis dans un article intitulé « Si je devais réécrire la biographie de Marcel Mauss... » : « Pour sa part, Claude Lévi-Strauss m'a, dès notre première rencontre, clairement laissé entendre qu'il ne pouvait ou ne voulait pas être considéré comme un informateur-clé : « Je n'ai pas été l'élève de Mauss, je ne l'ai pas connu » » (Fournier 1996 : 34). Dans les lignes suivantes, Fournier précise que Lévi-Strauss avait écrit une dizaine de lettres à Mauss entre 1936 et 1944, soit de Rio soit de New York – Fournier précise que Lévi-Strauss n'a pas donné son autorisation pour publier ou citer des extraits de ces lettres. Fournier rompt juste le silence à ce sujet pour dire qu'une lettre datée du 2 octobre 1944 « offre un grand intérêt puisque Lévi-Strauss y présentait le fruit de ses recherches sur le système de parenté, se demandant quel pourrait être le titre de son ouvrage : « Prohibition de l'inceste », « L'Alliance et la Parenté » ou « Introduction à la théorie générale des systèmes de parenté » ? ». On sait que, peu après, Lévi-Strauss choisira pour titre « Les structures élémentaires de la parenté » (1967 [1949]).

52. Il s'agit de la même lettre citée note ci-dessus. Le fait est mentionné dans Fournier (1994 : 735, note 3) de la manière suivante : « [...] les systèmes de parenté. Parlant de cette dernière étude, Lévi-Strauss reconnaît que l'« Essai sur le don » a été son point de départ et son inspiration (Lettre de [...]) ». Pour les raisons indiquées ci-dessus, le contenu exact de la lettre n'est pas cité.

1. L'intervention de Lévi-Strauss

1.1. Le fait « total » : une célébrité posthume

On sait que Mauss ne publia aucun livre, hormis, en 1909, avec Hubert, les *Mélanges d'histoire des religions* (Hubert et Mauss 1909) qui ne contiennent comme textes importants que l'essai sur le sacrifice et l'introduction à l'étude des faits religieux (le texte que nous désignons comme le *Programme sociologique*) [53]. L'*Essai sur le don* et d'autres textes de Mauss devinrent une lecture pour un large public seulement après leur regroupement en forme de livre posthume.

Tout de suite après la mort de Mauss, survenue au début de 1950, Gurvitch réunit divers textes, jusque-là accessibles seulement dans des revues spécialisées. Lévi-Strauss, qui venait de publier les *Structures élémentaires de la parenté* (1949) écrivit une longue introduction (Lévi-Strauss 1973 [1950]) où, en plus de commenter l'œuvre maussienne, il établit une base théorique pour une nouvelle approche, qu'il préféra nommer « anthropologie » plutôt que « sociologie » (*ibid.*: xxv), puisqu'il avait adressé de fortes critiques à cette dernière en général et à Durkheim en particulier (Lévi-Strauss 1947 ; voir ci-dessus chap. 3 § 6 et ci-dessous chap. 10).

Nous avons vu comment Mauss présente habituellement ses idées, avec un vocabulaire fluctuant et des concepts plus souvent illustrés par des exemples variés que définis rigoureusement. C'était même ce qu'il demandait à ses étudiants ! Au contraire, Lévi-Strauss propose dans son « introduction à l'œuvre de Marcel Mauss » une vision cohérente et globale du fait social. Le résultat fut que certaines notions maussiennes se répandirent à travers le filtre de cette introduction.

1.2. Le fait social « total »

Lévi-Strauss reprend avec insistance la formule du fait social « total » — c'est pourquoi elle devient alors célèbre —, mais pour la transporter sur un autre terrain. Il n'a pas de peine à voir que le sens le plus apparent, celui de la réunion des aspects différents, économique, juridique, religieux, etc., ne suffit pas. Mais, au lieu de citer les passages où le terme « total » signifie « de groupe », comme lorsque Mauss parle des prestations, au lieu de revenir aux équivalences durkheimiennes entre « totalité », « société » et

---

53. Et encore ce *Programme sociologique*, intitulé et présenté comme une « introduction à l'analyse de quelques phénomènes religieux », ne devient crucial que pour une analyse rétrospective des concepts maussiens, comme celle que nous proposons ici. À l'époque, hormis le petit cercle des durkheimiens et quelques adversaires, les arguments théoriques demeuraient inconnus du grand public éclairé ; ce dernier voulait la réponse à des questions classiques, comme le « sacrifice », précisément. Les *Mélanges* se limitent donc pratiquement à l'essai sur le sacrifice, essai qui, sur bien des points, relève du premier Mauss, avant la rupture théorique des années 1904-1908 qui voient l'élargissement de la notion de « sacré » dans celle de « *mana* » (ci-dessous chap. 7).

« sacré », Lévi-Strauss repère que Mauss peut aussi qualifier de « total » l'individu lui-même et il tire l'ensemble vers cette expression :

> le fait total ne réussit pas à être tel par simple réintégration des aspects discontinus [...].
> Il faut aussi qu'il s'incarne dans une expérience individuelle [...] (Lévi-Strauss 1973 :
> xxv).

Lévi-Strauss précise immédiatement que cette mention de l'« expérience individuelle » implique chez lui deux points de vue. Le premier est la notion d'« histoire individuelle » (vocabulaire de Lévi-Strauss) telle qu'elle permette d'« observer le comportement d'être totaux et non divisés en facultés » (Lévi-Strauss citant Mauss). Le second est l'idée d'une « anthropologie », constituée « en retrouvant le sens archaïque » de ce terme, dit Lévi-Strauss : une interprétation qui rende compte simultanément « des aspects physique, physiologique, psychique et sociologique de toutes les conduites » (*ibid.*). Ce second point de vue rejoint le thème maussien de la réunion de tous les aspects, non seulement juridiques, économiques, mais aussi esthétiques, etc. Cependant, le premier point de vue emporte la notion maussienne sur un chemin bien différent de celui que Mauss suivait en écrivant l'*Essai*.

1.3. Quel « individu » ?

1.3.1. *Le point de vue de Mauss*

Rappelons d'abord ce que dit exactement Mauss dans ce passage auquel Lévi-Strauss emprunte la formule de l'homme comme être total (« êtres totaux »). Mauss fait un long paragraphe où il rappelle d'abord la mise en garde : le sociologue doit se garder de l'« abstraction » qui le pousse à séparer les divers éléments, comme le juridique, l'économique, le religieux. Ce reproche que fait parfois l'historien au sociologue est fondé :

> Il faut faire comme eux [les historiens] : observer ce qui est donné. Or, le donné, c'est
> Rome, c'est Athènes, c'est le Français moyen, c'est le Mélanésien de telle ou telle île, et
> non pas la prière ou le droit en soi. Après avoir forcément un peu trop divisé et abstrait,
> il faut que les sociologues s'efforcent de recomposer le tout. [...] Tous [les psychologues]
> étudient ou devraient observer le comportement d'être totaux et non divisés en facultés.
> Il faut les imiter. [...] Nous aussi nous décrivons ce qu'ils [les hommes] sont dans leurs
> organismes et leurs *psychai*, en même temps que nous décrivons ce comportement de
> cette masse et les psychoses qui y correspondent : sentiments, idées, volitions de la foule
> ou des sociétés organisées et de leurs sous-groupes. Nous aussi nous voyons des corps
> et les réactions de ces corps, dont idées et sentiments sont d'ordinaire les interprétations

et, plus rarement, les motifs. Le principe et la fin de la sociologie, c'est d'apercevoir *le groupe entier* et son comportement tout entier (*Essai* : 276 ; souligné par nous).

Les premières phrases sont souvent citées, mais on oublie la fin du paragraphe et son thème principal : apercevoir le groupe, donc analyser les choses au niveau du groupe. Le contraire de la méthode qui divise abstraitement (droit, religion, etc.) est celle qui étudie l'individu « total », *c'est-à-dire la manière dont l'individu est entièrement qualifié par le groupe*.

1.3.2. Le point de vue de Lévi-Strauss

Or, quelle est l'intention de Lévi-Strauss lorsqu'il insiste sur le fait social total qui s'incarne dans une expérience individuelle, de sorte que cette expérience permette à l'observateur d'apercevoir un être total ? Dans le paragraphe qui suit cet énoncé, Lévi-Strauss précise :

Le fait social total se présente donc avec un caractère tri-dimensionnel. Il doit faire coïncider la dimension proprement sociologique [...], la dimension historique [...] ; et enfin la dimension physio-psychologique. Or, c'est seulement chez des individus que ce triple rapprochement peut prendre place.

Et de citer à nouveau Mauss :

on doit nécessairement s'apercevoir que « ce qui est vrai, ce n'est pas la prière ou le droit, mais le Mélanésien de telle ou telle île, Rome, Athènes » [...] (Lévi-Strauss 1973 : xxvi).

Présentées dans cet enchaînement d'arguments, les phrases de Mauss paraissent venir conforter l'idée d'« individu », alors que, nous l'avons vu, Mauss concluait le paragraphe en question sur la nécessité de placer l'aperception sociologique au niveau du groupe.

Lévi-Strauss continue vers sa conclusion. Par conséquent, dit-il, le fait social total nous montre que sont reliés à la fois « le social et l'individuel » et « le physique et le psychique ». Là encore, Lévi-Strauss prend les termes de « social » et d'« individuel » d'une autre façon que Mauss. Certes, Mauss oppose lui aussi ces termes quand il contraste l'échange « total » et la forme « individuelle » des contrats dans cette économie moderne qui lui paraît si « individualiste », nous l'avions vu. Mais, de façon radicalement contraire à cette référence à l'individu moderne « individualiste », Mauss parle ici de l'individu comme un homme déjà social (« le Mélanésien de telle ou telle île ») et donc comme un « être total », pour placer celui-ci du côté du « social » et non pour l'y opposer. Même si l'individu est seul à donner, il donne au nom du groupe, l'exemple-type cité par Mauss étant le « chef ». Mauss n'emploie pas du tout ici la notion d'« individu » universel qui, chez lui, est entièrement placée du côté de la modernité et demeure en opposition au fait social total[54] — et donc en opposition à la notion d'« être total ».

1. 4. Au-delà de Mauss : l'« inconscient » comme point d'arrivée du projet lévi-straussien

Mais cette lecture de l'expression maussienne du « Mélanésien de telle ou telle île » permet à Lévi-Strauss d'arriver au lieu qu'il vise. Après avoir dit ainsi ce que le fait social total réunit, il peut affirmer que la relation est donnée dans les deux sens :

> […] Tout cela est bien, en un sens, social, puisque c'est seulement sous forme de fait social que ces éléments de nature si diverse peuvent acquérir une signification globale et devenir une totalité. Mais *l'inverse est également vrai* : car la seule garantie que nous puissions avoir qu'un fait total corresponde à la réalité […] est qu'il soit saisissable dans une expérience concrète : d'abord d'une société localisée dans l'espace ou le temps, « Rome, Athènes » ; mais aussi d'un *individu quelconque* de l'une quelconque de ces sociétés (Lévi-Strauss 1973 : xxv ; souligné par nous).

Il reste un petit pas à franchir. Les lignes qui suivent immédiatement opèrent ce passage :

> Donc il est bien vrai qu'en un sens, tout phénomène psychologique est un phénomène sociologique, que le mental s'identifie avec le social. Mais, dans un autre sens, *tout se renverse* : la preuve du social, elle, ne peut être que mentale ; autrement dit, nous ne pouvons jamais être sûrs d'avoir atteint le sens et la fonction d'une institution, si nous ne sommes pas en mesure de revivre son incidence sur une conscience individuelle (*ibid.* ; souligné par nous).

Mauss, pourtant, n'a de cesse d'opposer le niveau de représentations qu'il appelle la « conscience individuelle » et l'autre qu'il appelle la « conscience collective ». Comme on le sait, Lévi-Strauss rejette cette deuxième notion, car elle n'a pour lui aucun sens. Seule la première est observable et peut donc être un objet anthropologique. C'est donc à travers elle qu'il faudra apercevoir la « totalité » du fait social. On connaît la

---

54. Voir notre discussion au chapitre 3 sur les problèmes du comparatisme dans l'œuvre de Mauss.

voie que Lévi-Strauss proposera, dans ces mêmes pages et d'autres textes [55] de ces années : la preuve du social révélée par le « mental » sera au niveau de l'« inconscient », celui qui produit chez l'homme le langage et toutes les autres formes d'échange (*ibid.* : xxxix, xlvii) : échanges de mots, de valeurs (les dons obligatoires), de conjoints (les systèmes matrimoniaux), etc.

Dans les trois pages suivantes, Lévi-Strauss fait encore jouer à l'idée de « totalité » un rôle rhétorique, en prolongeant le thème de l'adéquation entre le social et l'individuel. Appréhender totalement un fait social, c'est l'appréhender du dehors, comme une chose sociale, *et* de l'intérieur, comme si, en tant qu'individu, « nous vivions le fait comme indigène » (*ibid.* : xxviii). Comment surmonter cette opposition entre subjectivités différentes, « entre moi et autrui » ? Où peuvent se rencontrer « l'objectif » de l'appréhension sociologique et le « subjectif » de l'expérience vécue : dans « l'inconscient », répond-il (*ibid.* : xxx). Ensuite, Lévi-Strauss abandonne Mauss pour se référer à la linguistique :

> [elle] nous a familiarisé depuis lors avec l'idée que les phénomènes fondamentaux de la vie de l'esprit, ceux qui la conditionnent et déterminent ses formes les plus générales, se situent à l'étage de la pensée inconsciente (*ibid.* : xxxi) [56].

Les développements structuralistes à partir de ce postulat ne concernent plus notre discussion. Mais on retiendra que, à la base du rôle rhétorique que Lévi-Strauss fait endosser au concept maussien de totalité, se trouve un déplacement considérable entre la notion d'« être total » et celle d'« individu ». Mauss parle des personnes qui agissent en tant que membres d'un groupe, mues par la « pression exercée par le groupe ». Lévi-Strauss en fait l'opposition entre le social et l'individuel, laquelle est transformée à son tour entre l'appréhension externe et l'appréhension interne du social, puis entre « autrui » et « moi », afin d'aboutir à une notion nouvelle qui transcenderait d'un seul coup toutes ces oppositions : l'« inconscient ».

2. La « conscience » et le « groupe » chez Mauss

2.1. La notion maussienne de « conscience »

Mauss pour sa part entend étudier les dons obligatoires au niveau de « la conscience des sociétés elles-mêmes », comme il le dit dans l'introduction de l'*Essai* en présentant

---

55. Voir *Les structures élémentaires de la parenté* (Lévi-Strauss 1949) et les premiers chapitres d'*Anthropologie structurale* (Lévi-Strauss 1958) qui regroupent divers textes écrits entre 1945 et 1950.

56. Cette position théorique de Lévi-Strauss date, au moins de 1945, comme on peut le voir dans son « l'analyse structurale en linguistique et en anthropologie » (1958 : chap. 2 ; repris de *Word – Journal of the Linguistic Circle of New York*, vol. 1, n° 2).

la « méthode » qu'il entend suivre : observer ces lieux de totalité où la « conscience collective » et la « conscience individuelle » se rencontrent, mais où la première est « plus exigeante » que la seconde (*Essai* : 149 ; *Programme sociologique* : 27).

Pour Lévi-Strauss, le lieu « total » de la rencontre et de l'analyse est celui d'une contradiction : la rencontre entre moi et autrui, entre l'objectif et le subjectif. Il faut donc transcender, se placer à un méta-niveau (l'« inconscient »). Mais, pour Mauss, le lieu « total » est celui où la conscience individuelle devient mue par la pression de la conscience collective (la première « provient » de la seconde), ce qui n'est pas du tout la même chose :

> Or, nous autres sociologues […] nous avons affaire […] à des hommes totaux composés d'un corps, d'une conscience individuelle, et de cette partie de la conscience qui provient de la conscience collective ou, si l'on veut, qui correspond à l'existence de la collectivité [57].

Rappelons une citation déjà rencontrée. Les « phénomènes de *totalité* » (Mauss souligne) sont ceux :

> où prend part non seulement le groupe, mais encore, par lui, toutes les personnalités, tous les individus dans leur intégrité morale, sociale, mentale, et, surtout, corporelle ou matérielle (*Psychologie-sociologie* : 303).

Pour Mauss, c'est un rapport tout/partie. Il n'y voit aucune contradiction qui demanderait la définition d'un méta-niveau. La manière dont la conscience collective agit sur les consciences individuelles est un simple fait d'accumulations d'identique. Les « états mentaux individuels » ne permettent pas la « communication ». Il faut des « symboles » : des « signes communs » et « permanents ». Ceux-ci deviennent une « vérité » qui donne alors l'impression de s'imposer à l'individu comme une force extérieure, par le fait que le « cri » ou le « geste » que fait l'individu correspond à celui que fait son voisin. Dans ces échanges, la « pression de la conscience des uns sur la conscience des autres, ces communications d'idées, ce langage » créent en chacun l'impression d'une vérité extérieure qui s'impose à lui (*ibid.* : 286, 294).

Il est bien clair que cette vue implique de rendre équivalentes la « psychologie collective » et la « sociologie », ce que Mauss admet explicitement (*ibid.* : 288). Il est tout aussi clair que, pour Lévi-Strauss, cette équivalence est absurde. Placer la « commu-

---

57. Il s'agit d'une allocution devant la Société de psychologie en 1923, donc aussi à l'époque de l'*Essai*, un an avant le texte *Psychologie-sociologie* de 1924 (cité dans Fournier 1994 : 523).

nication », donc le « langage » comme le dit Mauss lui-même, au niveau de la « conscience » dont parle Mauss, placer tout cela au niveau de la psychologie, donc des « sentiments » et des « instincts » d'appartenance au groupe (Mauss emploie le terme dans ces mêmes pages, après Durkheim) est une aberration. Et, dans ce débat, rares seraient ceux qui prendraient le parti de Mauss aujourd'hui. Mais le texte de Mauss n'en reste pas là.

2.2. L'« esprit du groupe » mais aussi le « groupe »

Notons d'abord que, pour l'étude des phénomènes « collectifs », Mauss ne s'arrête pas à la « conscience collective ». Dans la conférence adressée aux psychologues, que nous venons de citer, Mauss admet que la psychologie peut aider à l'analyse de la conscience collective. Mais la sociologie demeure nécessaire car « derrière l'esprit du groupe, en un mot, il y a le groupe », c'est-à-dire, comme il l'explique longuement, les données de l'histoire, également celles de la sociologie quantitative, etc., les classes d'âge et de sexe, la répartition géographique et tout ce que le sociologue observe en plus du discours qu'il recueille. Mauss distingue explicitement. Une observation qui ne considère « que des phénomènes de conscience », même avec « les représentations collectives », une telle science « ne serait pas très utile » (*ibid.*: 287-290).

Dans ces mêmes pages, Mauss rappelle : les représentations collectives naissent de « la multiplication des faits de conscience par la pression des consciences les unes sur les autres » : la pression « du groupe » bien entendu. La formule de la « multiplication… » est très précisément celle que Durkheim emploie déjà en 1912 dans *Les Formes élémentaires…* ainsi que Mauss dans ses textes des années 1900, quand l'un et l'autre font valoir l'existence de ces représentations collectives. Vingt ans plus tard, la théorie de la formation des représentations collectives n'a pas changé chez Mauss. Ce qui a changé est que, en 1924-25, l'objet d'étude est défini comme le fait « total » et l'homme « total » ; désormais, cette totalité aussi comprend tout ce qui est dans la *matérialité* de la pratique sociale et qui est *à l'origine* des représentations collectives. Dans les mêmes pages de cette conférence, Mauss développe ses idées sur l'homme « total », dont tous les composants, jusqu'aux plus physiologiques, participent ; nous l'avons vu amplement dans les chapitres précédents. C'est pourquoi, dans l'opposition entre les deux disciplines, psychologie et sociologie, énoncée par Mauss en introduction de son allocution, on trouve d'un côté « la conscience individuelle » et de l'autre « la conscience collective *et* la collectivité » (nous soulignons), bref « l'esprit du groupe » *et* le fait basique qu'il y a toujours un « groupe ».

Cette nuance est importante pour la lecture de l'*Essai*. Même si Mauss trouve avec « l'esprit dans la chose donnée » une explication du don, il ne faut pas croire qu'il se contente de cette donnée au sens où elle relèverait des « représentations collectives » (les forces du sacré) et délivrerait ainsi le point final de l'analyse. Il y mêle, inextricablement, les motivations de la vie de groupe — et c'est pourquoi il parle tant du potlatch, de l'honneur, du prestige, de la hiérarchie entre clans qu'on met en jeu, etc. Ce niveau de réalité paraît secondaire quand on s'interroge sur les réponses que Mauss donne à ses questions principales concernant l'obligation du don ; et, dans les chapitres suivants consacrés au « *mana* », nous ne parlerons pas du tout de cet aspect. Mais il serait injuste de l'oublier. À l'époque de l'*Essai*, la sociologie de Mauss veut appréhender l'idéel et le matériel, les idées et les pratiques, les idées en chacun émergeant de la conscience d'être en groupe *et* les pratiques où chaque individu donne à voir qu'il est membre d'un groupe — et qu'il est ainsi un homme « total ».

Nous avons terminé notre relecture de la notion maussienne de « totalité » et nous pouvons nous tourner vers le concept maussien de « *mana* ». Sur ce point également, Lévi-Strauss fit une lecture très particulière de Mauss, en opposant le « symbolique » au « *mana* » de Mauss, comme il opposait l'« inconscient » à l'idée abusive, selon lui, d'une « conscience collective ». Avec le « *mana* » de Mauss, nous entrons de plain-pied dans le thème de l'*Essai* concernant la dimension « spirituelle » du don.

I.2. LE « *MANA* »

Pourquoi Samoa ?
Les « choses à *mana* »

CHAPITRE 6

La généralisation préalable dans la méthode anthropologique en général, et son usage dans l'*Essai*

Avant d'entrer dans le modèle du « *mana* », une discussion de méthode est utile. Pour la lecture de l'exemple polynésien dans l'*Essai*, notre fil conducteur sera la notion de comparaison par la *généralisation préalable*. La question se pose : comment Mauss généralise-t-il sur le don obligatoire en comparant divers exemples empruntés à la Polynésie ?

Sur la question de la généralisation, le modèle lévi-straussien sera cette fois notre guide. Là, en effet, Mauss fut structuraliste avant la lettre. Curieusement, Lévi-Strauss n'en dit rien alors qu'il s'agit peut-être de la continuité la plus nette qu'on puisse trouver entre le fondateur de l'anthropologie française et son successeur le plus célèbre et le plus indépendant.

La démarche anthropologique repose sur un paradoxe que Claude Lévi-Strauss fut le premier à expliciter : la généralisation doit précéder la comparaison. Marcel Mauss eut la même approche, quand il généralisa au préalable sur une notion de « propriété-talisman », avec le cas samoan, avant d'aborder les autres exemples, comme le cas maori, dans cet esprit comparatif.

Cela dit, Mauss tombe à l'occasion dans le travers de la généralisation *a posteriori*, et c'est encore l'exemple samoan qui nous le montrera, à propos du caractère sexué que Mauss a voulu déceler, à tort, dans la logique des deux types de dons pratiqués à Samoa. Nous y reviendrons au chapitre 9.

1. La généralisation dans la méthode comparative

Lévi-Strauss a posé les principes de la généralisation. Cela dit, l'utilisation qu'il en a faite était, si l'on peut le dire ainsi, sans grands risques. Les objets choisis étant universels dans leur définition, ils comportaient d'emblée une possibilité de généralisation préalable, qu'il s'agisse de notions sociales (la parenté, le mythe) ou d'éléments postulés fondamentaux dans la pensée « inconsciente » et donc dans toutes les formes sociales.

Avant d'en venir à l'*Essai* et de voir comment Mauss manie la généralisation, rappelons l'enseignement structuraliste à ce sujet.

1.1. La comparaison et le structuralisme : la généralisation préalable

Pour l'école américaine, du moins celle des aires culturelles, la généralisation procède de la comparaison ; elle en est la conséquence. Pour l'école française, du moins celle du structuralisme, la généralisation précède la comparaison ; elle en est la condition.

Dans le premier cas, on trouve par exemple l'étude de Murdock (1949). L'auteur observe une à une quelques centaines de terminologies de parenté et en tire un nombre limité de types formels en regroupant les choses par les points communs. Dans le second cas, Lévi-Strauss, dans son ouvrage sur la parenté publié la même année, étudie la variété des systèmes de mariage et généralise un principe préalable : la réciprocité comme structure mentale universelle, parce que ce principe lui paraît apte à expliquer les formes diverses des obligations et des interdits matrimoniaux (Lévi-Strauss 1949). Alors seulement, la comparaison devient valide. Si les différents exemples deviennent explicables comme des variantes, comme un groupe de transformations, la généralisation se révèle pertinente. En même temps, elle met au jour des structures, telles que celles gouvernant les systèmes d'alliance « restreinte » ou « généralisée » (*ibid.*). L'auteur a rappelé récemment l'importance de cette démarche :

> Quant à la méthode comparative, elle ne consiste pas, je l'ai souvent dit, à comparer d'abord et à généraliser ensuite. Contrairement à ce que l'on croit souvent, c'est la généralisation qui fonde et rend possible la comparaison. Devant une pluralité d'expériences, on commence par rechercher à quel niveau il convient de se placer pour que les faits observés et décrits soient *mutuellement convertibles*. Et c'est seulement quand on a réussi à les formuler dans une *langue commune*, et grâce à cet approfondissement *préalable*, que la comparaison devient légitime (Lévi-Strauss 1988 : 179-180 ; souligné par nous).

Françoise Héritier rappelle que cette attitude structuraliste est justifiée parce que, fondamentalement, le progrès du spécial vers le général est, pour Lévi-Strauss, un passage du conscient à l'inconscient. Si l'on atteint « la structure inconsciente sous-jacente » à une institution donnée, on obtient « un principe d'interprétation valide pour d'autres institutions » (Héritier 1992 : 4 citant Lévi-Strauss). Héritier ajoute :

> les règles de fonctionnement du social reposent sur l'inconscient, ou si l'on préfère sont du domaine de l'informulé, de la prétérition [58]. Pour les mettre à jour, il convient de formuler des hypothèses, nées de la comparaison ou tout au moins de la connaissance d'un grand nombre de données, hypothèses qui procèdent de ces sauts sauvagement spéculatifs dont parlait Einstein, en quelque sorte de l'intuition (Héritier 1992 : 7).

---

58. La remarque est loin d'être anodine, et rejoint ce que Marc Augé reprochait au concept lévi-straussien

La reprise que l'auteur fait subir à sa propre phrase est pertinente : les hypothèses ne sont pas nées de la comparaison proprement dite, car cette dernière n'a pas encore commencé ; elles sont nées de la connaissance d'un grand nombre de données.

Évidemment, nous retrouvons à ce point le problème de l'interprétation. Comment s'assurer que ces « données » nous sont « connues » (donc interprétées) sans avoir subies une déformation occidentalo-centrique ? Elles doivent donc se cantonner à des faits plus qu'à des discours, et à des faits simples : par exemple l'extension des interdits de mariages dans les divers degrés de parenté. Mais la démarche est possible parce que les notions d'« interdit de mariage » et de « degrés de parenté » sont posées d'emblée comme universelles [59]. Il en va de même lorsque Lévi-Strauss parle du niveau où les données sont « mutuellement convertibles », et donc où elles peuvent être exprimées dans une « langue commune ». Il faut nécessairement que ce niveau soit au-dessus des différences culturelles : ce sera donc l'« inconscient » structural (différent de l'inconscient freudien), autrement dit les structures du langage.

1.2. La langue commune

Certes, le postulat théorique ne pose pas de sérieux problèmes. En revanche, la mise en opérations de ce postulat confronte immédiatement à des choix lourds de conséquence. Quel type de logique va-t-on utiliser pour conduire les opérations de « conversion » qui vont révéler la possibilité d'une « langue commune » et mettre à jour la structure sous-jacente ?

On sait que Lévi-Strauss a fait un usage massif de l'opposition distinctive, et un usage certain quoique mesuré de l'analogie entre ces oppositions. Or, dès que l'on sort la méthode du laboratoire d'essais pour en faire un outil qu'on veut général — comme le fit Rodney Needham, entre autres [60] —, les limites apparaissent très vite. D'une part, l'expérience montre qu'on est contraint de laisser de côté des données « contradictoires ». D'autre part, on réintroduit le biais occidentalo-centriste dans l'interprétation de nombreuses oppositions binaires, le problème venant du fait que, souvent, l'opposition

---

d'« inconscient », en proposant de parler plutôt d'« implicite » (Augé 1975a, 1975b). Le caractère précisément « social » impose que certaines relations sont pensables et d'autres moins ou pas du tout, alors que les refoulements « inconscients » relèvent d'une autre logique de l'interdit. Lévi-Strauss a d'ailleurs précisé à de nombreuses reprises que la confusion avec l'inconscient psychanalytique devait être évitée. Le concept lévi-straussien est « l'activité inconsciente de l'esprit dans la production de structures logiques », et l'auteur précise que c'est là où il emprunte à la linguistique (Lévi-Strauss 1988 : 158). Or la structure phonologique (qui n'est pas orientée par le manque et le rapport à l'autre) n'a rien à voir avec la structure inconsciente freudienne.

59. Voir à ce sujet le début de Lévi-Strauss (1949) et le début de Héritier (1981).

60. Voir Needham (ed. 1973) : son introduction, l'exemple des Meru d'Afrique orientale traité dans l'un des chapitres, ainsi qu'un bon nombre des autres exemples traités dans ce livre.

distinctive n'est aperçue qu'après avoir interprété la nature de chacun des termes la composant[61]. On manque le but qui était de se limiter à une analyse de relations définies par une généralisation préalable. Avant de jouer, innocemment en apparence, avec l'analogie entre oppositions dualistes, on a interprété sans guide comparatif les divers termes dont on dit ensuite qu'ils composent des distinctions[62].

Tout cela a des conséquences lorsque l'objet à comparer est une idée « religieuse », telle l'obligation de faire certains dons. Lévi-Strauss cherchera précisément à évacuer cet aspect religieux, dans son « Introduction à l'œuvre de M. Mauss ». Mauss pourtant n'en était pas gêné. Au contraire, il y avait trouvé une généralisation permettant la comparaison.

1.3. La comparaison régionale et thématique

On pourrait croire que la première manière comparative, celle de Murdock, celle de la généralisation *a posteriori*, est propice à l'étude des récurrences régionales ; alors que la seconde, celle de Lévi-Strauss, celle de la généralisation préalable, serait utile pour la formulation des universaux. L'étude d'un fait régional ne demande-t-elle pas de relever les différents traits culturels et d'observer ensuite quels sont ceux qui reviennent à chaque fois ou le plus souvent ?

Mais c'est oublier qu'il se passe une opération fondamentale dès le début du trajet, lorsqu'on prétend observer les traits culturels : l'identification de ce que l'on voit, l'interprétation de ce que l'on entend dire, la « traduction » de toutes ces données. Toutes ces opérations ont eu pour seul guide le bagage culturel dont l'observateur est muni — donc uniquement des préjugés. En effet, en bonne logique, il faut nous placer au tout début de la démarche. L'observateur ne dispose encore d'aucun résultat comparatif. Les données qu'il entend accumuler sont donc interprétées avec les seuls moyens du bord. C'est dire que la porte est grande ouverte à l'interprétation « ethnocentrique » : le seul guide de l'observateur est sa propre culture[63]. Nous retrouvons le problème évoqué à l'instant au sujet des oppositions binaires.

---

61. Voir les références citées ci-dessus Introduction note 10.

62. Lévi-Strauss échappe souvent à cette aporie parce que sa méthode inclut la notion de « transformation » qui aboutit à dégager une structure formée de relations-de-relations (voir l'exemple des dualismes concentriques et diamétraux : Lévi-Strauss 1958, Tcherkézoff 1983 : chap. 5). Needham en revanche est représentatif de la méthode qui en reste à la seule analogie entre paires de termes. Or cette manière apporte obligatoirement un « effet de cumul » (dans chacune des deux colonnes formées par l'empilement analogique des oppositions ; l'expression est de Needham ed. 1973 : Introduction) qui aboutit au substantialisme : une signification culturelle imputée à chacune des colonnes devient l'objet de l'analyse (voir références ci-dessus Introduction, note 10). On aboutit nécessairement à décrire une vision-du-monde dualiste, en termes de type de pouvoir (« mystique »/« séculier »), de composantes de la personne, de tendances psycho-sociales (« contrôle social »/« pulsions individuelles ») ; le débat se répète sur le cas de Samoa (Shore 1982 ; pour la critique, Tcherkézoff 2003 : 280 note 3, 307 note 31).

63. Il faudrait donc dire « culturo-centrique » ou « socio-centrique » en précisant le cas échéant, comme

Il est donc nécessaire dans tous les cas, quelle que soit l'échelle de la comparaison envisagée, de faire précéder l'enregistrement des données par une théorisation du rapport « comparatif » qui se jouera sur le terrain régional. La comparaison régionale commence inéluctablement par une comparaison générale. Elle doit donc se poser la question de la généralisation préalable, laquelle intervient pour toute étude mono-graphique (Tcherkézoff 2003 : 445-494).

Remarquons que les problèmes de la comparaison régionale sont les mêmes que ceux apportés par la comparaison thématique. En comparant les traits des cultures « polynésiennes » ou en comparant les formes des « terminologies de parenté », on est en face de liste de traits dont on cherche les formes stables. Une fois avoir pris conscience des difficultés rappelées ci-dessus, on sait que, dans les deux cas, la recherche de formes stables dans cette liste de traits nous confronte à théoriser d'abord ce qui peut se passer dans l'interprétation-traduction de ces traits, c'est-à-dire à théoriser de façon comparative ce qui a conduit à définir les contours de cet ensemble nommé « Polynésie » ou « terminologie de parenté », etc.

2. La comparaison et la généralisation dans l'*Essai*

Le premier chapitre de l'*Essai* se limite à une région : la Polynésie, mais les conclusions régionales de Mauss sont en même temps une hypothèse globale pour l'ensemble du thème étudié tout au long de l'*Essai*.

Pour indiquer une hypothèse sur « le monde malayo-polynésien », à savoir une notion de « propriété-talisman » selon ses propres termes (comme les *tonga* dans la langue de Samoa et les *taonga* dans celle des Maoris), Mauss revient à une étape antérieure de ses travaux : la généralisation d'une notion de « force » et de « milieu » qu'il avait déjà appelée « sacré », puis « *mana* ». L'aspect de « talisman » est évi-demment le « sacré ». Mais la dualité composée par une « propriété » (un bien) qui est simultanément un « talisman » ramène à la dualité du « *mana* » : c'est le rapport entre la « totalité » (le « groupe entier », l'« âme totale ») et l'individu (l'âme individuelle comme « *mana* individualisé »). En rapprochant la notion de « totalité » du modèle de l'« âme » développé par Durkheim, Mauss et Hubert, nous avons déjà mis au jour cet arrière-plan sur lequel Mauss prend appui pour sa généralisation.

---

ci-dessus, que ce centrisme est celui de l'Occident : « occidentalo-centrique », et éviter l'emploi du mot « ethnie » qui est surchargé de malentendus (Amselle 1990). Mais le terme « ethnocentrique », employé depuis longtemps, a l'avantage d'être immédiatement évocateur – et le lecteur comprendra que son emploi n'implique en aucune façon de notre part une adhésion aux modèles « ethniques ».

Trois observations seront faites successivement quant à la nature de cette généralisation :

1) c'est l'affaire du « *mana* » et de l'obligation du don ;

2) c'est aussi le choix de l'exemple samoan pour introduire ensuite l'exemple maori ;

3) mais, chemin faisant, Mauss se laisse aller aussi à la comparaison *a posteriori* : c'est l'hypothèse d'un caractère sexué dans les biens cérémoniels échangés à Samoa.

L'objet de la généralisation préalable n'est pas seulement les « obligations » (donner, recevoir, rendre) que Mauss pose dès son Introduction. Il s'agit d'abord de la détermination par avance du *type de don* qui est concerné par ces obligations : le don sacré, le don d'une « propriété-talisman ». Le cas samoan va faire apparaître ce type de don et ouvrir d'emblée à une généralisation. On peut comprendre maintenant la raison pour laquelle les nombreux commentateurs de l'*Essai* ne se sont pas posé la question de savoir ce qui avait conduit Mauss à faire appel en tout premier à l'exemple de Samoa. Le lecteur ayant son attention accaparée par l'hypothèse des trois obligations, qui fait l'objet de l'introduction, ne voit plus ensuite l'importance de la généralisation préalable qui porte sur une « notion malayo-polynésienne » de « propriété-talisman » et qui est amenée par l'exemple samoan.

Cette généralisation de Mauss est opérée sur une ethnographie tronquée (sources missionnaires) et pourtant, le résultat est on ne peut plus utile pour l'analyse du champ polynésien. En effet, même si les données samoanes utilisées par Mauss sont partiellement fausses (les biens *oloa* ne sont pas que des « instruments », l'opposition n'est pas du tout entre les biens « du mari » et ceux « de la femme »), la hauteur de vue à laquelle Mauss se place par cette généralisation et l'accord que cette dernière doit évidemment opérer entre les données des diverses cultures que l'*Essai* aborde ensuite permettent un résultat utile.

Le premier chapitre de l'*Essai* s'intitule « Les dons échangés et l'obligation de les rendre (Polynésie) ». Le titre annonce donc cette fameuse « obligation de rendre », et c'est pourquoi l'on retient généralement de ce chapitre la IIe partie, qui présente l'exemple maori (Nouvelle-Zélande) : un sage semble expliquer pour quelle raison il faut rendre le présent.

Les objets concernés par cet exemple maori sont donnés avec le mot maori : *taonga*. Les citations que Mauss présente ne nous renseignent guère sur la nature matérielle, la fabrication, le nombre de ces *taonga*. En effet, l'exemple est entièrement centré sur l'interprétation maussienne des paroles du sage maori : les *taonga* feraient circuler le *mana* du donateur. C'est là que Mauss utilise l'expression de « véhicule du *mana* » du donateur (nous verrons la citation au chapitre suivant). Et la notion locale de *hau* qui se trouverait dans les *taonga* (et ailleurs) serait le signe de cette présence de « *mana* ». Ensuite, il semble à Mauss que le sage maori fait un lien explicite entre cette présence spirituelle et l'obligation de rendre l'objet (ou de le donner plus loin). On sait ce que Mauss fera de cette conclusion — elle oriente toute la suite de l'*Essai* — et les commentaires auxquels elle a donné lieu depuis ce temps. Mauss intitule donc cette partie de son chapitre sur la Polynésie : « L'esprit de la chose donnée (Maori) ».

Les commentateurs se sont rués sur cet « esprit » et ont manqué de placer la discussion au point de départ qui est celui de Mauss : non le *hau* maori dans la chose donnée, mais le « *mana* » en général dont l'objet donné est un « véhicule ». Ce sont les quelques pages sur le cas samoan qui suggèrent d'abord que la problématique du « *mana* » est centrale dans l'*Essai*, mais ces pages furent négligées par les lecteurs car elles ne parlent pas d'un « esprit » du don.

Nous discuterons tour à tour de ces deux questions dans les deux chapitres qui suivent : pourquoi le « *mana* » (et le *hau*), et pourquoi « Samoa » ?

CHAPITRE 7

Pourquoi le « *mana* » et pourquoi le *hau* ?

Le modèle du « *mana* » dans l'œuvre de Mauss et le don maori comme « véhicule de *mana* »

Les objets maoris obligatoirement rendus sont, nous dit Mauss, ceux « fortement attachés à la personne […] ; ils sont le véhicule de son « mana », de sa force magique, religieuse et spirituelle » (*Essai*: 157). La deuxième partie de cette phrase est au cœur de l'argumentation maussienne.

La lecture du début de l'*Essai* nous donne à penser que le point de départ de Mauss est le *mana* océanien devenu modèle « *mana* » et, en particulier, la question des objets « véhicules de *mana* ». Mais pour quelle raison Mauss a-t-il éprouvé le besoin, dans son étude du don obligatoire, de revenir à cette notion de *mana* élaborée en 1904 ? Nous avons montré l'importance et le contenu des notions de « sacré » et de « totalité » pour l'école française de sociologie. Il faut aussi montrer le recouvrement précis entre le vocabulaire de la *Magie* (1904) et de celui de l'*Essai* (1925) à propos du *mana* devenu « *mana* ».

1. Les débuts du « *mana* » dans l'équivalence entre les notions de totalité et de sacré

1.1. Durkheim

Dans les *Formes élémentaires de la vie religieuse* (1912), Durkheim, suivant en cela ce que Mauss avait déjà fait en 1904 dans la *Magie*, emprunte à l'ethnographie de Codrington (1890) la conception mélanésienne du *mana*. Mais il la transforme considérablement en conférant à ce terme le statut de résumer tous les caractères des « forces du sacré » (Durkheim 1968 [1912] : 271). Pour l'analyse de l'*Essai sur le don* de Mauss, il nous faut déjà admettre l'ensemble de cette conception durkheimienne où le « sacré » est identifié avec les idées de totalité et de société.

Affirmer la suprématie logique, classificatoire, structurale de la « totalité » qu'est la société est pour Durkheim une manière de dire que les représentations sociales évoquent toujours la manière dont *le groupe contient ses membres* et agit sur eux : « le clan agit sur ses membres » (« impressions de réconfort et de dépendance ») et « éveille chez eux l'idée de forces extérieures » (*ibid.*: 314, 461). Une autre manière d'exprimer tout cela – ou une conséquence – est le modèle de l'âme : cette « âme collective » s'incarne dans l'individu comme « du *mana* individualisé » (*ibid.*: 378, 382).

On trouve souvent, dit Durkheim, des concepts indigènes qui nomment les « forces » caractérisant le tout et attachant l'individu à ce tout : *mana* mélanésien, *wakan* des Sioux et *manitou*, *orenda*, etc. chez d'autres groupes amérindiens. Ce tout est la « société » : ce que la conscience individuelle se représente du « groupe ». Pour désigner les « forces » dont l'individu imagine qu'elles l'attachent à son groupe, Durkheim conceptualise le *mana* océanien en « *mana* ». Il aurait pu tout aussi bien choisir le *wakan*, ou le *manitou* des Indiens d'Amérique. Peu importe, c'est toujours une sorte de pouvoir qui circule constamment et de manière « impersonnelle » car « il n'est situé nulle part d'une manière définie et il est partout » (*ibid.*: 273-279). Cette idée de « circulation » deviendra célèbre en 1925 par l'*Essai sur le don*. Mais il ne faut pas oublier que cette idée, loin d'être restreinte au don, a déjà en 1925 une longue histoire dans les modèles de l'école durkheimienne.

1.2. Mauss. La rupture des années 1900 : le sacré comme rapport tout/partie. Introduction du « *mana* »

Nous avons vu comment, en 1904-1905, Hubert, approuvé par Mauss, élabore déjà le modèle holiste de l'âme (tout/partie, groupe/individu) et comment Mauss évoque le texte de son ami :

> Ce qui paraît avoir été donné d'abord à la pensée, ce n'est pas la notion de personne individuelle, mais *le sentiment de faire partie d'un groupe*. L'individu n'a pris conscience de soi qu'en relation avec ses semblables. Ce n'est pas lui qui projette son âme dans la société, *c'est de la société dont il reçoit son âme*. (Voir ci-dessus chap. 1, section 5.1.)

La même année, dans la *Magie*, Mauss (en collaboration avec Hubert) présente et utilise la notion de « *mana* »[64]. La coïncidence n'est pas le fait du hasard.

En 1908, Mauss reprend la question du sacré pour la placer du côté du « *mana* » :

> À notre avis est conçu comme sacré tout ce qui, pour le groupe et ses membres, qualifie la société. [...]

---

64. Comme on le sait, la *Magie* fut écrite par Mauss en collaboration avec Henri Hubert et publiée sous leurs deux noms en 1904. Nous disons ici « Mauss écrit que... » pour abréger, dans la mesure où notre objet est la continuité de la pensée de Mauss entre ce texte et l'*Essai sur le don*.

La description, donnée par Robertson Smith, du sacré qui nous suffisait pour analyser le sacrifice, nous parut donc, notre travail achevé [en 1899], non pas inexacte mais insuffisante. Derrière les idées de séparation […] il y a […] cette notion […] plus générale et plus pratique qu'elle n'avait parue d'abord. Elle est bien sans doute l'idée-force autour de laquelle ont pu s'agencer les rites et les mythes. Elle se présentait dès lors à nos yeux comme le phénomène central parmi tous les phénomènes religieux (*Programme socio-logique* : 16-17) [65].

Peu auparavant, Mauss a approuvé la manière dont Hubert fait de la notion d'âme un indice de la « position » de l'individu « dans la société ». Bref, le « phénomène central » de l'observation sociologique est bien le lien de l'individu au groupe, même si Mauss conserve l'intitulé traditionnel de « sacré ». Et c'est encore et toujours de cela dont il est question avec le « *mana* » : une représentation dynamique de ce lien d'appartenance.

Le « *mana* » ainsi généralisé de façon préalable comme le lien social d'appartenance rend mutuellement comparables les notions locales de *mana* (Mélanésie), de *manitou*, *orenda* ou *wakan* (Amérindiens), etc.

2. L'apparition du « *mana* » comme concept : les « choses à *mana* »

En lisant l'ethnographie de Codrington (1890) concernant la Mélanésie, Mauss acquiert la conviction que le champ de ces « forces » contient bien d'autres objets et positions sociales en plus de celles ou ceux qui sont séparés-interdits (la définition antérieure du sacré). Il expose dans la *Magie* cette nouvelle conception et, comme on vient de le voir, il place ces idées au rang de résultats essentiels dans son texte programmatique de 1908.

2.1. « Les choses à *mana* » : une généralité plus grande que le « sacré »

Dans la *Magie*, Mauss est explicite. Désormais, il considère que :

la notion de *mana* est plus générale que celle de sacré [au sens de Robertson Smith : le séparé, l'interdit, le « tabou »] (*Magie* : 112 ; nous ajoutons entre crochets).

---

65. Ce texte paraît dans une revue en 1908 et Hubert et Mauss le reprennent pour servir d'ouverture au recueil qu'ils éditent en 1909 sous le titre de *Mélanges d'histoire des religions*. C'est dire l'importance que Mauss accordait aux positions prises dans ce texte.

C'est elle qui doit être privilégiée dans l'analyse, dit-il encore[66]. Le plus général, ce ne sont plus les choses « tabou » mais « les choses à *mana* », car

> nous avons vu qu'un certain nombre de choses à mana étaient tabou mais que n'étaient tabou que des choses à *mana* (*Magie* : 112)[67].

Notons bien l'expression — « les choses à *mana* » — qui est absolument fondamentale pour comprendre ce que Mauss a en vue vingt ans plus tard, quand il écrit l'*Essai sur le don*.

2.2. « Mana » impersonnel/« esprit » individuel : « la force » par excellence

Dans ces mêmes pages de la *Magie*, Mauss demande à son lecteur de ne pas confondre le *mana* et « l'idée d'esprit » (au sens habituel : un être magique bien identifié ou l'âme d'un mort). Mauss voit dans les rites mélanésiens que le *mana* (ou, chez les Sioux le *wakan*, etc.) est conçu comme un principe qui traverse le malade, le guérisseur, la potion utilisée, les objets utilisés, etc., passant à travers les corps et les objets, se signalant simultanément ici ou là, bref en étant partout. Ce « *mana* » reste donc « impersonnel », conclut Mauss, même si l'âme ou l'esprit individuel peut en être un « porteur ». Voilà amorcée la distinction cruciale. Mauss continue :

> le *mana* n'est pas nécessairement la force attachée à un esprit. Il peut être la force d'une chose non spirituelle, comme d'une pierre à faire pousser les taros, [...] [il peut être] la force du magicien, [...] la force du rite [...].

> Nous pouvons même arriver à élargir encore le sens de ce mot, et dire que le *mana* est la force par excellence, l'efficacité véritable des choses (*Magie* : 103-104).

---

66. C'est pourquoi Durkheim en 1912, dans les *Formes élémentaires*…, fait du sacré la notion centrale. On peut observer qu'il en parle à la manière dont Mauss parle du « *mana* » en 1904. La rupture avec le sacré-tabou étant affirmée, Durkheim peut reprendre la notion de sacré dans ce sens nouveau, celui de « tout ». Bien entendu, il faudrait nuancer. Ce qu'on vient de dire est vrai pour les pages où Durkheim rend équivalentes les notions de « société », « totalité » et « sacré ». Mais sa manière d'utiliser la notion de « mana » tend à la restreindre à un principe totémique et, parfois, à une catégorie possédant « aussi un aspect laïque » : « la première forme de la notion de force » dans « l'histoire de la pensée scientifique » (*ibid.* : 290 ; ces dernières expressions sont citées dans Fournier 1994 : 342). Mauss dira d'ailleurs à Radcliffe-Brown, en 1930, qu'il n'avait pas caché à Durkheim son désaccord sur la manière dont celui-ci voulait tout expliquer à partir d'une notion primitive de « clan » (et donc de totem) (Fournier 1994 : 346).

67. La même idée, avec la même formulation, est déjà exprimée à la p. 105.

Rappelant un exemple, il note que :

> c'est le *mana* du propriétaire ou celui de son *tindalo* [l'âme-esprit individuelle, dans cet exemple] qui fait la valeur du tabou de propriété qu'il [le propriétaire] impose (*Magie* : 103-104).

Ce n'est pas l'âme-esprit du propriétaire qui fait l'efficacité du tabou que le propriétaire impose, c'est « le *mana* de son *tindalo* », le « *mana* de » son âme-esprit.

Voilà encore un exemple et un commentaire que Mauss avait certainement en mémoire quand il écrivait l'*Essai*. Nous retrouvons ici la dualité durkheimienne entre l'Âme collective (« âme totale ») et l'âme individuelle comprise comme « du *mana* individualisé ». Le *mana*-concept, une fois « élargi le sens de ce mot », est « *l'efficacité véritable des choses* ». Le *mana* d'un homme qui fait l'efficacité des tabous de propriété édictés par cet homme (un signe accroché sur un arbre, par exemple, pour interdire à quiconque de cueillir les fruits de cet arbre) est, le cas échéant, « le *mana* de son *tindalo* », le *mana* de son âme ou esprit. Il ne faut donc pas confondre cette « force » avec l'« esprit » lui-même.

2.3. Le concept sociologique et le concept mélanésien

On peut remarquer que, dans la présentation de ses exemples traitant de la magie, Mauss parle des « choses *mana* » (*Magie* : 101-112). Lorsqu'il résume et généralise sur « la notion de *mana* » comme étant plus générale que celle de « sacré », il parle des « choses à *mana* » (*ibid.* : 112). Ce n'est pas un hasard : quand Mauss généralise, le *mana* mélanésien dont les effets sont décrits par Codrington est devenu pour lui une « notion ». C'est, comme il le dit plus haut,

> l'idée d'une force dont la force du magicien, la force du rite, la force de l'esprit ne sont que des expressions différentes. [...]

> Cette notion est celle que nous avons trouvée désignée en Mélanésie sous le nom de *mana*. Nulle part elle n'est mieux observable et, par bonheur, elle a été admirablement observée et décrite par M. Codrington (*The Melanesians*, p. 119 et suiv., p. 191 et suiv.) (*ibid.* : 100-101).

Pendant des dizaines de pages, Mauss décrit alors une grande variété d'exemples. À vrai dire, la *Magie* est, pour une faible part, une analyse de rites divers (possession, sorcellerie, etc.) et, pour une grande part, un traité sur l'existence, dans chaque société[68], d'une notion qui est « l'expression » attendue des « forces collectives », elles-mêmes étant ces représentations que suscite toujours le « mécanisme de la vie sociale » (*Magie* : 115). C'est le « faire partie » d'un groupe dans les mots de Hubert. Une grande généralité est postulée :

> Il s'agit toujours au fond, en magie, de valeurs respectives reconnues par la société. Ces valeurs ne tiennent pas, en réalité, aux qualités intrinsèques de choses et des personnes, mais à la place et au rang qui leur sont attribuées par l'opinion publique souveraine. [...] Il ne nous suffit donc pas de dire que la qualité de *mana* s'attache à certaines choses en raison de leur position relative dans la société, mais il nous faut dire que l'idée de *mana* n'est rien autre que l'idée de ces valeurs, de ces différences de potentiel (*Magie* : 114).

« Rien autre que l'idée de ces valeurs » : nous sommes donc loin, très loin, d'une para-phrase sur des croyances animistes.

2.4. Le concept de « mana » et la « hiérarchie » de L. Dumont

Toute chose ou personne, en tant que partie de ce tout qu'est le groupe, y prend « une position relative » — par le fait de représenter plus ou moins cette qualité de « faire partie », de représenter plus ou moins l'idée même du groupe en tant que « tout ». Ce « potentiel » à représenter le tout, détenu différentiellement par chaque chose et personne, est exprimé localement par des notions indigènes de type *mana*. C'est au fond cette idée sociologique de *gradation de ces potentiels de représentation* que Louis Dumont appellera plus tard la « hiérarchie ». Non la gradation des pouvoirs et des positions de « commandement », dira-t-il, mais (en résumé) la capacité à plus ou moins bien représenter le tout de la société. C'est pourquoi les positions élevées dans la hiérarchie ne sont pas simplement « séparées » des autres (c'était la définition du sacré d'avant 1904), mais elles ont la capacité de les contenir et même de les englober (c'est-à-dire de laisser se déployer les contradictions et conflits, mais seulement à un niveau inférieur). C'est dans cette perspective que Dumont démarque son étude des « castes » en Inde de tous les modèles de *social stratification* qui dominaient alors l'analyse sociologique britannique, pour en faire un exemple de « hiérarchie » en donnant à ce terme une nouvelle signification (Tcherkézoff 2005).

---

68. Lorsque Mauss, après avoir cité dans la *Magie* divers rites (chap. 3), et avoir insisté sur le fait qu'une notion générale de « force » (et de « milieu » pour la circulation de cette force) était nécessaire à l'explication (chap. 4 : i & ii), prend l'exemple « mélanésien » pour poser la notion de « *mana* » (chap. 4 : iii), il ajoute immédiatement les exemples de l'Amérique du nord : l'*orenda* des « Hurons (Iroquois) », « le *manitou* » des « Algonquins, en parti-culier chez les Ojibways », le « *mahopa* » des Omaha, le « *wakan* » des Dakota, le « *naual* » au Mexique, etc.

3. L'hypothèse de la continuité entre la *Magie* (1904) et l'*Essai* (1925), et même au-delà (1934)

Voilà donc les notions que Mauss considère acquises quand il écrit l'*Essai sur le don*. En effet, entre 1904 et 1925, aucun texte de Mauss ne vient dire que l'auteur aurait effectué une nouvelle rupture épistémologique dans son modèle, ni même une remise en cause partielle. La seule rupture dans le parcours de Mauss, souvent négligée par les commentateurs de Mauss, est celle que Mauss explicite en 1908, résumant une évolution commencée dès la préparation de la *Magie* : « la description [...] du sacré qui nous suffisait pour analyser le sacrifice nous parut donc, notre travail achevé, non pas inexacte mais insuffisante ». Dans l'œuvre de Mauss, il faut placer le *Sacrifice* d'un côté ; de l'autre la *Magie* et le reste, donc aussi l'*Essai sur le don*. Par conséquent, il nous paraît évident que les objets dont Mauss parle à propos des dons obligatoires sont pour lui des « choses à *mana* » (nous parlerons d' « objets (de don) à *mana* »). La preuve en est son usage de cette expression de « véhicule de *mana* », nouvelle par le mot « véhicule », mais qui ne fait qu'ajouter l'idée de circulation aux objets déjà définis comme « choses à *mana* ».

3.1. La continuité entre la *Magie* et l'*Essai sur le Don* : la *Monnaie* (1914)

La continuité de la pensée maussienne entre 1904 et 1925 est d'abord prouvée par un texte essentiel à notre propos : « Les origines de la notion de monnaie » (Mauss 1914 ; nous écrirons : la *Monnaie*). Lorsque, dans le premier chapitre de l'*Essai*, Mauss annonce sa généralisation préalable sur une « notion » qui est « générale dans tout le monde malayo-polynésien », une « notion de propriété-talisman », il indique en note que tous les faits dont il a parlé dans son texte sur la *Monnaie* (1914) « appartiennent à ce domaine » (*Essai* : 157). Et dans ce texte sur la *Monnaie*, Mauss cite précisément les exemples qui seront au centre de son analyse dans l'*Essai* : le *mana* des Mélanésiens, le *manitou* des Algonquins, « la notion de talisman » chez les Kwakiutl ainsi que les *churinga* « emblèmes sacrés » des Australiens.

Plus loin dans l'*Essai*, Mauss consacre deux pages entières, même si c'est sous forme d'une note infrapaginale, à résumer son texte sur la *Monnaie* (*Essai* : 178-179). Nous y reviendrons en détail au chapitre 11. Il souligne que les coquillages mélanésiens, « les cuivres blasonnés du nord-ouest américain et les nattes de Samoa » dont il parle ici dans l'*Essai* en sont un bon exemple. Dans deux autres passages, il rapproche à nouveau, explicitement, la discussion sur la monnaie et le cas des « nattes samoanes » (*ibid.* : 174 note 2, 192).

Dans ce texte de 1914 sur la monnaie, à chaque exemple, Mauss voit un lien entre un usage de monnaie et « la notion de pouvoir magico-religieux » ou « la notion plus précise de sacré » (*Monnaie*: 107-108). Il en tire l'hypothèse que *l'idée de « talisman » est à l'origine de celle de monnaie*: la possession du talisman conférait « un pouvoir qui devint aisément un pouvoir d'achat » (*ibid.*: 111). Une fois de plus, il généralise en utilisant l'exemple du *mana*:

> Mais, au surplus, n'y a-t-il pas là quelque chose qui tient de la nature des sociétés? Prenons un exemple. Le mot de *mana* dans les langues malayo-mélanéso-polynésiennes désigne non seulement le pouvoir des substances et des actes magiques, mais aussi l'autorité des hommes. Il désigne également les objets précieux, les talismans de la tribu, *dont on sait de quels échanges*, de quelles batailles, de quels héritages ils furent l'objet. […] La force d'achat de la monnaie n'est-elle pas naturelle quand elle est attachée au talisman […]? Et, inversement, n'y a-t-il pas nécessité, dès que la notion de richesse intervient […] que la richesse du chef et du magicien réside avant tout dans les emblèmes qui incarnent leurs pouvoirs magiques, leur autorité en un mot, *ou qui symbolisent la force du clan*? (*ibid.*; souligné par nous)[69].

Ce vocabulaire et le contenu de ces questions pourraient se trouver aussi bien dans l'introduction de l'*Essai sur le don* et dans le chapitre 1 de l'*Essai* qui vise à dégager une notion de « propriété-talisman » pour ces objets qu'il faut donner et faire circuler. Et dans la longue note de deux pages dans l'*Essai* (p. 178-179) où Mauss revient sur son texte de 1914 sur la monnaie, c'est le même paragraphe qui réaffirme le rôle central de la notion de « talisman » dans l'origine de la monnaie et qui cite à l'appui, entre autres exemples, le cas des « nattes de Samoa ».

Ajoutons que, entre 1914 et 1925, la durée est plus courte qu'on ne l'imagine, si elle est mesurée à l'aune du développement de l'œuvre maussienne. Entre 1915 et 1919, Mauss ne publie rien: c'est la Guerre. Or, dès 1920, l'*Essai* prend forme. Mauss publie de petits textes sur le potlatch, sur les contrats anciens et sur « l'obligation à rendre les présents ». Ces textes servent à Mauss de premiers jalons dans l'écriture de l'*Essai*; en outre, de 1922 à 1924, Mauss ne publie pratiquement que sur les questions

---

69. Notons ici le vocabulaire appliqué aux symboles de groupe: des « emblèmes » qui « symbolisent la force du clan », qui symbolisent donc le *mana* du clan. Ce vocabulaire de Mauss en 1914 est exactement celui de Durkheim en 1912 sur la question du symbolisme (ci-dessous, notre chap. 10). Nous verrons dans ce chapitre 10 comment Lévi-Strauss, en 1950, tentera de séparer vigoureusement la pensée de Durkheim, précisément à propos de ce vocabulaire, et celle de Mauss dans l'*Essai*. Mais la présence de ce même vocabulaire dans la *Monnaie* et l'unité affirmée par Mauss lui-même entre la *Monnaie* et l'*Essai* viennent contredire l'analyse de Lévi-Strauss sur ce point.

monétaires contemporaines, au fur et à mesure que l'Europe s'enfonce dans la crise[70]. On peut affirmer que l'écriture de l'*Essai* commence en 1920 ; en prenant en compte l'interruption dramatique causée par la Guerre, on peut dire que l'*Essai* succède directement au texte sur la *Monnaie* de 1914.

3.2. L'année 1934 : la monnaie, le *mana* et les faits totaux

Ce n'est pas tout, car la continuité se prolonge après l'*Essai*. Dans une intervention en 1934 sur un exposé de Simiand intitulé « La monnaie, réalité sociale », Mauss souligne à nouveau le lien fonctionnel entre « le pouvoir magique de la monnaie », le « prestige » dans les « échanges » et le fait de « circuler », tout ceci après avoir rappelé à la page précédente que les exemples de « monnaie » auxquels il pense sont :

> Pour les Iroquois, la monnaie s'appelle « orenda » ou, pour les Algonquins, du « manitou » [...] ; dans l'ensemble polynésien elle s'appelle « mana » [...]

et avant de dire à la page suivante que, dans tout cela, il s'agit de :

> ce à quoi je pense depuis de nombreuses années, l'importance des phénomènes généraux, celle des faits que je propose d'appeler « totaux » [...] (*Œuvres* : II, 116-118).

Le rapport avec l'*Essai* — où l'expression de faits « totaux » apparaît pour la première fois — est explicite. Donc « la monnaie... dans l'ensemble polynésien s'appelle ' mana ' ». Et l'exemple polynésien que Mauss cite dans l'*Essai* quand il parle de « monnaie », en renvoyant explicitement à son texte de 1914, est « les nattes de Samoa » (et non la question du *hau* maori).

La même année 1934, dans le résumé français qu'il écrit d'une communication qu'il avait donnée en anglais au Royal Anthropological Institute de Londres, Mauss indique encore qu'il poursuit toujours son idée : une notion de type « *mana* » est indispensable pour désigner et comprendre l'efficacité de l'acte rituel. Il dit que « les rites sont des actes traditionnels ayant une efficace spécifique (*mana*) » (*Œuvres* : I, 556).

Devant ces textes de 1904 (*Magie*), de 1914 (*Monnaie*) et de 1934, il nous faut bien l'admettre : l'interprétation lévi-straussienne, selon laquelle on devrait lire l'*Essai* en

---

70. « L'extension du potlatch en Mélanésie » (1920), « Quelques faits concernant les formes archaïques de contrat chez les Thraces » (1920 ; sujet repris en 1921), « L'obligation à rendre les présents » (1923), texte qui donne déjà l'analyse du cas maori tel qu'on le retrouve dans l'*Essai*, sans oublier la quantité d'articles de journaux, ces mêmes années, sur la question des « coopératives » (en 1921 en particulier) et surtout la question des « changes » (taux de change) dans la politique monétaire européenne de l'époque (plus de trente articles sur ce sujet, tous entre 1922 et 1924) (voir les références de tous ces textes dans Fournier 1994 : 803-810).

considérant que, en 1925, la référence au *mana* appartenait déjà au passé de Mauss (ci-dessous notre chap. 10), est irrecevable.

4. Quel « esprit » ? L'âme de l'individu donataire et le « *mana* » circulant dans les « véhicules de *mana* »

Une conséquence essentielle en découle pour la discussion sur « l'esprit » du don, cet « esprit de la chose donnée (maori) » comme l'écrit Mauss pour donner un sous-titre à la IIe partie de son chapitre sur la Polynésie. Nous venons de voir comment Mauss, dans la *Magie*, demande à son lecteur d'éviter la confusion entre le « *mana* » d'une part et les mauvais esprits ou les âmes des morts d'autre part. Donc, quand Mauss parle de « l'esprit de la chose donnée », on peut être certain qu'il *ne désigne pas l'âme du donateur*, mais bien le « *mana* ». C'est le « *mana* » qui circule entre donateur, objet et donataire, du moins *quand l'objet donné est* « un objet à *mana* » ou que les circonstances de l'échange font de cet échange un « milieu » où s'exercent ces « forces » regroupées sous le nom de « *mana* »[71]. Souvenons-nous de cet exemple : « c'est le *mana* du propriétaire ou celui de son *tindalo* [l'âme-esprit individuel, dans cet exemple] qui fait la valeur du tabou de propriété qu'il [le propriétaire] impose ». Nous comprenons alors que, dans les passages méthodologiques sur l'obligation du don, le mot « esprit » est utilisé par Mauss comme un équivalent du « *mana* », et non comme un équivalent d'une notion d'« âme [individuelle] ». La mention de ce « *mana* » indique très simplement au lecteur que l'*Essai* portera seulement ou principalement *sur un certain type de dons ou d'objets à donner-échanger, à savoir les* « objets à *mana* ».

Mauss le dit au début de cette partie : ces choses données sont « le véhicule » du « *mana* » du donateur. Cette dernière expression, qu'on pourrait croire tirée de la *Magie*, est bien dans l'*Essai*, au début de l'exemple maori. Nous avons ouvert ce chapitre avec cette citation, car elle éclaire l'ensemble. Les objets maoris obligatoirement rendus sont, nous dit Mauss, ceux

fortement attachés à la personne [...] ; ils sont le véhicule de son « mana », de sa force magique, religieuse et spirituelle (*Essai* : 157).

(Dans cette expression, le mot *mana* est entre guillemets, sans italiques. Si la graphie est le fait de Mauss lui-même, dans son manuscrit, c'est une indication de plus qu'il

---

71. Dans la *Magie*, Mauss indique nettement que la notion de « *mana* » « comprend, en outre, l'idée d'un milieu où s'exercent les pouvoirs en question » (p. 100) ; « cette notion de force et cette notion de milieu sont inséparables », souligne-t-il (*ibid.*).

s'agit du concept sous sa forme la plus générale : la circulation des forces du sacré ; nous continuerons cependant à écrire « véhicule de *mana* » par simplicité typographique, plutôt que « véhicule de « mana » ».)

Il faut alors comprendre que la raison d'être du premier chapitre est de nous introduire à ce sujet : quels sont les objets propres à être des « véhicules de *mana* » ? C'est donc aussi la raison du début de ce premier chapitre : l'exemple de Samoa. Nous serons alors en mesure de comprendre pour quelle raison l'*Essai* s'ouvre sur cet autre exemple polynésien. Ce sera l'objet du chapitre suivant.

5. Quel « esprit » ? La sociologie de Mauss contre l'intellectualisme de Frazer

Par ailleurs, il faut connaître les résonances du mot « spirituel » dans les modèles de Mauss. Celui-ci nous parle de la « force spirituelle » du donateur. Il dit aussi que le don est un « échange constant d'une matière spirituelle comprenant choses et hommes ». Nous avons vu au chapitre 4 que, dès l'Introduction de l'*Essai*, Mauss annonce la couleur. Il dit à propos du « potlatch » que « Divers thèmes […] sont contenus dans ce type de droit et d'économie. Le plus important, parmi ces mécanismes spirituels » est l'obligation de rendre. Bref, Mauss fait comme si l'affaire était entendue par avance : il s'agit de « mécanismes spirituels » (*Essai* : 157, 174, 153). Quelle est la raison de cette insistance ?

Pour Mauss c'est un intérêt pédagogique qui conduit à envisager les faits sociaux sur un plan « spirituel » : on est ainsi *plus sociologique*, dit Mauss à plusieurs reprises ! L'affirmation paraît paradoxale. Pour la comprendre, nous devons nous replacer à l'époque. Quel était le camp adverse, celui à qui Mauss voulait faire entendre raison grâce à ce qu'il appelait après Durkheim la « sociologie » ? Les adversaires étaient ceux qui prétendaient expliquer toutes les coutumes en reconstruisant le raisonnement logique — mais faux — qui aurait été celui des hommes « primitifs ». Tylor, Frazer, Lang, etc. promouvaient un universalisme matérialiste qui était sans nul doute, dans ses motivations, un immense progrès. Les peuples qui paraissent sauvages, reculés, etc., disaient-ils, sont néanmoins des hommes comme les Européens, et ils raisonnent de la même façon sur les causes et les effets, capables de manipuler les mêmes logiques déductives et inductives, etc. ; simplement ils prennent encore des vessies pour des lanternes et pensent avoir trouvé une cause expliquant tel ou tel phénomène naturel ou psychique quand ce n'est qu'une illusion des sens. L'anthropologie professée par ce groupe des Tyler et Frazer consiste donc à trouver *les lois intellectuelles du raisonnement magique et religieux*, sous la forme d'une mentalité universelle, certes, mais empêtrée dans une technologie naïve parce qu'encore « primitive ».

Voilà l'« intellectualisme » que Mauss et les siens reprochent à ce groupe. Cette démarche, dit-il, conduit à négliger l'aspect pourtant fondamental de tout fait social : l'influence déterminante des représentations de la vie en groupe sur le psychisme de chacun. En 1913, Mauss fait un compte rendu de la troisième édition du *Golden Bough* (le *Rameau d'Or*) de J. G. Frazer, publiée à Londres en 1910-1911. Contre l'auteur qui veut voir dans le *mana* une physique et une notion laïque, Mauss invoque le « spirituel », *c'est-à-dire le sacré, donc en un mot le social* :

> M. F. [Monsieur Frazer], il est vrai, concède aujourd'hui que la notion de *mana* joue un rôle fondamental dans la magie ; il fait du *mana* la « base physique » de l'art magique. Mais il ne voit dans le *mana* qu'« une sorte de fluide matériel [...] qui est censé unir les êtres dispersés dans l'espace et leur permettre d'agir à distance les uns sur les autres ». Il s'agit donc toujours d'une *notion laïque* et quasi scientifique. M.F. n'est pas encore arrivé à reconnaître ce qu'il y a de spirituel, de religieux, dans l'idée de *mana* (*Œuvres* : I, 155 ; souligné par nous).

On voit le paradoxe — et on comprend la difficulté qu'éprouvaient les tenants de l'anthropologie religieuse d'alors à rejoindre cette « nouvelle sociologie » : c'est avec le « spirituel » que Mauss, en 1913, se veut plus sociologique que Frazer avec ses notions « laïques » et « scientifiques ». Mauss oppose donc la « sociologie » à l'« intellectualisme », comme il dit.

En fait, il a déjà formulé cette critique dès 1898, dans un compte rendu d'un livre de Jevons. Ce fut pour lui l'occasion de critiquer toute « l'École anthropologique de la science comparée des religions », à savoir « R. Smith, MM. Tylor, Lang, Frazer » :

> [chez eux] l'anthropologie est une branche de la *psychologie individuelle*. [...] Il s'agit toujours de retrouver les *processus mentaux individuels* qui sont à la base des faits : croyances ou actes religieux. [...] Un certain *intellectualisme* est le principe caché de cette méthode. [...] [Cette méthode prétend que ce] n'est pas par les besoins sociaux ni par les institutions concomitantes qu'on explique la forme des phénomènes religieux, mais par des conceptions tout individuelles (*Œuvres* : I, 110).

Par exemple, on reconstruit la conception individuelle suivante : en s'interrogeant sur ce qui cause les rêves, l'homme primitif aurait imaginé une idée de double, devenue la notion d'âme, etc. Pour Mauss et ses amis, en particulier Hubert qui fut le premier à le formuler aussi nettement, la démarche doit être à l'inverse : l'idée d'âme est une conséquence du rapport social (« *mana* »). C'est avec cette idée en tête que Mauss critiquait aussi les tenants de la *Völkerpsychologie* comme Wundt (la « psychologie des peuples »). Dans un compte rendu de 1908 qu'il intitula « L'art et le mythe d'après Wundt », Mauss écrivit que, pour les tenants de cette école :

> la notion d'âme s'explique au moyen des données commune de la mentalité humaine, abstraction faite de toutes considérations relatives à l'organisation sociale. […] En fait, jamais les hommes ne sont entrés en rapport les uns avec les autres qu'au sein de groupes définis et organisés et, par conséquent, il est tout à fait arbitraire d'imaginer une vie mentale indépendante de toute organisation. Tout au moins le groupe qu'ils forment a toujours le sentiment de lui-même, de son unité, et ce sentiment, qui varie suivant la nature, la forme, la composition des groupes, affecte nécessairement toutes les représentations qui y prennent naissance (*Œuvres* : II, 225).

Vingt ans plus tard, à l'époque de l'*Essai sur le don* (1925), les mêmes schémas demeurent. Lors d'une allocution devant la Société de psychologie, donnée en 1923, Mauss dit :

> Or, nous autres, sociologues […] nous avons affaire […] à des hommes totaux composés d'un corps, d'une conscience individuelle, et de cette partie de la conscience qui provient de la conscience collective ou, si l'on veut, qui correspond à l'existence de la collectivité (cité *in* Fournier 1994 : 523).

En 1908 encore, mais dans le *Programme sociologique* cette fois, Mauss avait écrit :

> Nous préférons celle [l'étiquette] de sociologues et voici pourquoi. C'est que nous ne considérons jamais les idées des peuples, abstraction faite des peuples. En sociologie, les faits de la psychologie sociale et les faits de la morphologie sociale sont liés par des liens intimes et indissolubles. […] Il ne nous paraît donc pas nécessaire d'aider à la renaissance de la *Völkerpsychologie*, de la psychologie populaire, collective, sociale. Quand nous parlons d'états psychiques collectifs, nous pensons à des sociétés définies, et non pas à la société en général […] à une humanité vague, où les idées et les sentiments se transmettraient, nous ne savons comment (*Programme sociologique* : 36-37) [72].

C'est pourquoi, avec des observations sur les faits « spirituels », Mauss se considère plus sociologique que Frazer avec ses notions « laïques ».

---

72. Ici, Mauss fait une note pour référer son lecteur à son compte rendu de 1908 « L'Art et le mythe d'après Wundt » où il parle précisément de la méthode pour étudier des notions comme l'âme (voir ci-dessus).

6. L'exemple maori : l'« esprit » *hau* comme « âme totale » et « *mana* »

Nous voyons donc mieux ce qui intéresse Mauss dans le *mana* décrit par Codrington. C'est une notion générale, bel et bien une généralisation à partir de l'exemple du « *mana* mélanésien ». La notion va servir désormais à parler du sacré, non plus le seul sacré du tabou, mais celui de « tout ce qui qualifie la société ».

Ainsi, toujours dans la *Magie*, Mauss indique le caractère (qu'on pourrait dire « structural ») de la notion de « *mana* » : « rien autre que l'idée de ces valeurs, de ces différences de potentiel » ; nous connaissons la citation (*Magie* : 114). La métaphore de l'électricité est à nouveau utilisée, mais pour dire ici une chose supplémentaire. Non seulement il s'agit de « forces », de circulation, etc., mais encore le « *mana* » révèle les différences à l'œuvre dans le « milieu » que ce « *mana* » organise en le parcourant. Il révèle les « différences de potentiel », les différences dans le rapport à la valeur centrale, les différences dans la capacité à représenter le tout du groupe. Nous avons souligné déjà cette apparition d'une idée holiste de hiérarchie comme gradation des potentiels à représenter le groupe entier[73].

Une conséquence en découle : il ne faut pas être étonné de voir Mauss opérer une distinction, au début de l'*Essai*, entre deux types de dons à Samoa, pour retenir ensuite seulement ceux qui sont « plus attachés » à une représentation du groupe en tant que tel (voir ci-dessous notre chap. 8). Les objets de don qui se révéleront être des « objets à *mana* » révéleront en même temps une certaine hiérarchie dans le champ du don, entre ces objets à *mana* dont le cadeau est un acte rituel *efficace* — et donc à effectuer *obligatoirement* dans certaines circonstances — et d'autres objets dont le cadeau n'a pas une « efficacité *sui generis* »[74]. C'est ainsi qu'il faut comprendre le lien entre l'exemple samoan et l'exemple maori.

Le fait que ce « *mana* » est partout et que « l'esprit dans la chose donnée » en est un des signes apparaît dans le commentaire où Mauss parle de Samoa mais entre déjà dans le cas maori, car Mauss accompagne ces mots de notes se référant par avance au cas maori. Il dit trouver dans l'exemple samoan :

---

73. Dans son étude sur les notions de symbolisme chez Durkheim et Mauss, Bruno Karsenti (1996 : 108) a repéré cette citation. Il insiste beaucoup, et à juste titre, sur la manière dont Mauss et Hubert se dégagent déjà de la vision durkheimienne réduite à l'emblématisme (voir ci-dessous notre chap. 10) pour faire du *mana* un principe formel d'« actualisation », un opérateur, etc. (p. 108-111). Ensuite, une autre discussion est d'évaluer si Mauss était au début d'un chemin où ce *mana* est un opérateur mental au niveau de l'inconscient lévi-straussien, comme Karsenti le suggère en accord avec ce que Lévi-Strauss écrivit en 1950 sur l'œuvre de Mauss, ou si ce *mana* actualise le rapport hiérarchique groupe/individu (inclusion tout/partie sur le modèle Âme totale = « *mana* »/âme individuelle = *mana* individualisé) ? L'examen des écrits de Mauss que nous avons conduit jusqu'ici nous dirige vers le second choix.

74. Autre expression de Mauss utilisée pour définir l'acte « rituel » (*Magie* : 12).

deux éléments essentiels du potlatch [...] : celui de l'honneur, du prestige, du « mana » que confère la richesse [note sur « l'émulation entre clans maori... »], et celui *de l'obligation absolue de rendre ces dons sous peine de perdre ce « mana »*, cette autorité, ce talisman et cette source de richesse qu'est l'autorité elle-même [note : « nous le verrons en droit maori, le fait de ne pas rendre entraîne la perte du « mana », de la « face » comme disent les Chinois ; et, à Samoa, il faut sous la même peine, donner et rendre. »] (*Essai* : 155 ; souligné par nous).

Nous avons déjà commenté cette idée passagère de « ne pas perdre la face ». Mais, ici, il nous importe d'apercevoir que, pour Mauss, le *hau* des Maoris doit donc se comprendre à deux niveaux différents :
1) un commentaire sur une théorie locale en effet, qui semble dire qu'il faut rendre le don à cause du *hau* dans l'objet, *afin de ne pas conserver ce hau*, sous peine de maladie ; là, le *hau* paraît à Mauss correspondre plutôt à une sorte d'âme individuelle
2) un autre point de vue, sur lequel est Mauss est explicite. Il y a un lien entre la présence du *hau* et la circulation du « *mana* » ; et cette dernière est douée d'une autre logique : il faut rendre le don *pour conserver le « mana »*. Voyons très brièvement ce qu'il en est.

Nous l'avons déjà dit, Mauss ouvre cet exemple maori en notant que les objets *taonga* sont « fortement attachés à la personne, au clan, au sol » et sont ainsi « le véhicule de son *mana* ». Il cite ensuite les paroles du sage. Celui-ci parle du « *hau* de la propriété personnelle » et semble expliquer que ce *hau* contenu dans les *taonga* veut et doit revenir à son point de départ. D'où la possibilité de faire une interprétation substantialiste concernant un lien mystique entre le propriétaire-donateur et l'objet ; d'où l'impression reçue par le lecteur que Mauss trouve là l'explication de l'obligation de rendre.

N'entrons pas dans l'ethnographie maorie (nous y reviendrons brièvement en conclusion générale dans la comparaison des dons polynésiens), mais limitons-nous à expliciter la pensée de Mauss. Mauss ne dit pas du tout qu'il interprète l'obligation de rendre comme le résultat d'une force *individuelle* entre le propriétaire et l'objet donné. Nous connaissons maintenant la distinction analytique qui n'a jamais quitté Mauss : pour l'étude de tout objet social, le niveau des actes « individuels » est différent de celui où la personne, la chose donnée ou l'action rituelle entreprise manifestent (affirment, créent ou annulent) un rapport d'appartenance entre cet individu et le groupe. C'est ainsi que Mauss analyse d'emblée le *hau* : « il veut revenir au lieu de sa naissance, au sanctuaire de la forêt et *du clan* et au propriétaire » (nous soulignons) ; et c'est ainsi que Mauss présente d'emblée à son lecteur l'intérêt qu'on trouve à observer les *taonga* maoris : ils sont « fortement attachés à la personne, au clan, au sol » (*ibid.* : 160, 157).

Si Mauss dit bien que « la chose reçue n'est pas inerte. Même abandonnée par le donateur, elle est encore quelque chose de lui. » (*Essai* : 159), il explique aussitôt :

Par elle [la chose donnée] il [le donateur] a prise sur le bénéficiaire, comme par elle, propriétaire, il a prise sur le voleur. Car le *taonga* est animé du *hau* de sa forêt, de son terroir, *de son sol*; il est vraiment « native » [note : On trouvera dans le travail de R. Hertz les documents sur les *mauri* auxquels nous faisons allusion ici. Ces *mauri* sont à la fois des talismans, des palladiums et des sanctuaires où réside *l'âme du clan, hapu*, son *mana* et le *hau* de *son sol* ...] (*ibid.*).

Ainsi ces *taonga* qui sont « fortement attachés à la personne, au clan, au sol » sont le « véhicule » du « *mana* » exprimant *le lien de l'individu à son clan*, à son sol — ce qui fait de cet individu une « personne » au sens maussien et non un simple individu[75]. Dans la suite de la même note dont nous venons de citer le début, Mauss ajoute : voler ou ne pas rendre « est bien un détournement d'âme ». Mais, comme le début de la note le dit bien, cette « âme » qu'on risque de détourner est « l'âme du clan, *hapu*, son *mana* et le *hau* de son sol ». À nouveau, il s'agit de cette notion d'« âme totale », bref le « *mana* », et non l'âme individuelle. C'est « l'âme du clan », l'« esprit » (*hau*) « du sol », le « *mana* » de l'âme du donateur — et non simplement l'âme du donateur.

Certes, la traduction que Mauss fait de Best citant le sage maori dit que, lorsqu'un *taonga* est donné, après un certain temps, le donateur décide de rendre pour une raison qui demeure au niveau de la transaction. Il rend :

quelque chose (*taonga*). Or, ce *taonga* a qu'il me donne est l'esprit (*hau*) du *taonga* que j'ai reçu de vous et que je lui ai donné à lui. Les *taonga* que j'ai reçus pour ces *taonga* (venus de vous), il faut que je vous les rende [...] Je dois vous les donner car ils sont un *hau* du *taonga* que vous m'avez donné. Si je conservais ce deuxième *taonga* pour moi, il pourrait m'en venir du mal [...] (*Essai* : 159).

Mais ce serait une illusion de croire que Mauss veut y voir la preuve d'un transfert mystique entre partenaires d'une transaction, transfert qu'il faudrait ramener à la situation de départ. En effet, les objets rendus ne sont pas ceux qui ont été donnés, mais des objets de la même espèce. Or Mauss tient à dire que cette espèce est très générale : des objets à *hau*, donc des objets « à *mana* » comme il disait dans la *Magie* (« choses

---

75. Voir cet autre texte très révélateur de la pensée de Mauss sur tout cela : « Une catégorie de l'esprit humain : la notion de personne, celle de " moi ", un plan de travail », conférence prononcée en 1938, publiée dans le recueil posthume (Mauss 1973 [1950] : 331-362).

à *mana* »), des « véhicules de *mana* » comme il le dit maintenant. Mauss parle du « *mana* du propriétaire ». Mais s'il prend la peine de ramener la notion de « *mana* » derrière celle de *hau*, ce n'est certainement pas sans raison. Le circuit du *hau* signale que la logique en cause est de type « *mana* ». Nous avons déjà vu (dans la *Magie*) que, pour Mauss, le *mana* d'un individu est le *mana* de l'âme de cet individu, le *mana* « porté » par l'esprit de l'individu.

Autrement dit, l'obligation de rendre *n'est pas expliquée* par l'exemple maori. Les paroles du sage et le commentaire de Mauss sur ces paroles deviennent une explication de l'obligation de rendre *seulement si on ajoute le présupposé issu du travail antérieur de Mauss* sur le « *mana* ». L'exemple maori est alors un cas particulier de la circulation du « *mana* », *où le caractère circulatoire est un fait a priori parce qu'il s'agit de la nature même du « social »* (au sens de l'école durkheimienne). Le don « obligatoire » est un cas particulier du fait que le « *mana* » est par nature une circulation. Rompre cette circulation c'est, pour un individu, nier son lien « *mana* », donc nier son appartenance sociale[76].

Certes, quand Mauss commente les paroles du sage, il ne peut que paraphraser : on rend parce qu'on est poussé par le *hau*. Lorsqu'il dit que l'idée est « claire » et qu'elle « apparaît comme une des idées maîtresses du droit maori », il donne encore pour contenu de cette idée : « ce qui […] oblige, c'est que la chose reçue n'est pas inerte ». Mais ce n'est qu'un morceau de l'explication. Celle-ci est donnée, mais *implicitement*, à la fin du paragraphe suivant : c'est l'obligation de la « circulation ».

Bien entendu, les propos de Mauss sont nombreux où il voit, avec le cas maori mais pas seulement, que la chose donnée lie le donateur et le donataire car « venant de l'un, fabriquée ou appropriée par lui, étant de lui, elle lui confère un pouvoir sur l'autre qui l'accepte » ; il le dit dans un petit texte de 1924 intitulé « Gift, gift » (Fournier 1994 : 515). Le cas maori a l'intérêt, à ce premier niveau, de donner un nom, le *hau*, à ce « pouvoir » de l'un des partenaires sur l'autre. Mais ce niveau des choses et de l'analyse est la partie d'un ensemble où le principe central est la circulation du « *mana* ». Le lien spirituel entre ces deux personnes, à la suite du premier don, n'est que le segment d'un lien plus global. Mauss explicite cette globalité quand, après le cas maori, il intègre l'obligation de rendre dans un ensemble qui comprend aussi les deux autres obligations, et conclut sur « l'échange constant d'une matière spirituelle » ; nous l'avons vu en analysant le rapport que fait Mauss entre les diverses « obligations ».

---

76. Son appartenance à un « clan », ce mot étant utilisé par Mauss également comme concept générique pour dire « groupe social ».

7. Première conclusion : sur la circulation et l'obligation du don

7. 1. La circulation en conclusion de l'*Essai* : la notion de « circulus »

Le principe central est la notion de circulation. En effet, le paragraphe suivant se conclut ainsi : « nous avons sous les yeux, à Samoa et en Nouvelle-Zélande [...] la circulation obligatoire des richesses, tributs et dons » (*Essai* : 160). Le don obligatoire est un aspect de l'obligation de la circulation générale. Et même l'idée de « circulation », dans ce contexte, devient parfois sous la plume de Mauss un concept à part, « le circulus » :

> Le fond de ces institutions [de dons obligatoires] est la notion que le circulus des richesses suit exclusivement les rapports non seulement économiques mais surtout religieux et juridiques entre les membres de la tribu.

Ce passage, donné par Fournier (1994 : 515), est extrait d'un compte rendu de cours dans l'*Annuaire de l'École pratique des hautes études*, année 1924, p. 36, où Mauss parle des échanges décrits par Malinowski chez les Trobriandais (la *kula*). Mauss a déjà écrit en 1923 « l'obligation de rendre les présents », avec le cas maori (tel qu'on le trouve au chapitre 1 de l'*Essai*). En 1924, il parle de la *kula* et du « potlatch ». Dès lors, son opinion est faite. La réponse est claire : c'est le « circulus », la « circulation obligatoire ». Il peut alors écrire l'*Essai* et choisir, à bon escient, le cas particulier de Samoa pour présenter l'introduction nécessaire à l'exposition du cas maori.

Voilà donc l'arrière-plan. Si l'*Essai* étudie de près « l'obligation de rendre », la raison est affaire de pédagogie : il semble à Mauss que le cas maori, qui illustre ce type d'obligation, est le plus parlant. Mais l'illustration de cette obligation sert à montrer l'ensemble des obligations du don. S'il faut rendre, c'est qu'il faut donner et recevoir — et redonner plus loin (à une tierce personne...), s'il faut donner, c'est pour permettre à d'autres d'être dans l'obligation de devoir rendre, etc. Peu importe par quel bout on prend le phénomène, l'essentiel est le fait de la « circulation ».

L'*Essai* illustre sur un autre terrain que la magie ou la religion le caractère obligatoire de la *circulation globale*. Mauss peut donc conclure, après l'exemple maori, lorsqu'il rassemble en un « même complexus » (*Essai* : 161) les trois obligations (rendre, donner, recevoir) :

> Tout va-et-vient comme s'il y avait échange constant d'une matière spirituelle comprenant choses et hommes, entre les clans et les individus, répartis entre les rangs, les sexes et les générations (*ibid.* : 164).

Nous savons déjà ce que Mauss entend par « spirituel » : le moyen d'une sociologie plus réaliste que les hypothèses « laïques » d'un Frazer sur la mentalité primitive. Ajoutons qu'on retrouve aussi cette formulation en conclusion des autres exemples que l'*Essai* développe ensuite, après le chapitre polynésien (p. 173, 184, etc.).

De même que Mauss distingue « le fond de ces institutions », à savoir le « circulus », et l'institution de surface, réduite à deux partenaires où le donateur « a prise sur le bénéficiaire » parce que l'objet donné est « animé » par l'« âme du clan » du donateur, de même nous devons distinguer le niveau où l'on peut suivre le développement continu des modèles maussiens sur le sacré et les contextes particuliers où l'intérêt conjoncturel de Mauss, en 1923 et 1924, se porte sur un ensemble ethnographique particulier. Mauss analyse les documents maoris en 1923 à propos du *hau* et publie un petit texte intitulé « L'obligation de rendre les présents » ; l'année suivante, en 1924, dans un livre d'hommages, il publie un autre petit texte intitulé « Gift, gift », où il s'intéresse au fait que « la chose reçue en don, la chose reçue en général, lie magiquement, religieusement, moralement, juridiquement le donateur et le donataire. Venant de l'un, fabriquée ou appropriée par lui, étant de lui, elle lui confère pouvoir sur l'autre qui l'accepte » (cité par Fournier 1994 : 515).

7.2. La circulation : le modèle de l'école durkheimienne

On peut ne pas accepter ce modèle général de l'école sur la circulation comme principe global. Mais il nous paraît clair que la discussion doit porter sur l'ensemble du modèle, considéré comme un seul bloc. Sans l'avoir jamais montré autrement que par une accumulation d'exemples, mais en étant ainsi persuadé du caractère universel de ce complexe, le Durkheim des *Formes Élémentaires* et le Mauss d'après la période du *Sacrifice* considèrent que ce rapport partie/tout, ce lien « d'âme », est toujours représenté *de façon dynamique*. Ce sont des « forces », donc des faits de circulation, bref, une circulation *obligatoire*. On en revient à tous ces propos, déjà cités, qui abondent dans les *Formes élémentaires* et dans la *Magie*.

8. Deuxième conclusion : *hau* et « *mana* » — une question de pédagogie pour conduire le lecteur juriste et économiste vers une opposition à l'utilitarisme

Nous constatons ainsi que l'affaire du *hau* n'est que la partie la plus visible d'un modèle bien plus vaste et surtout bien plus ancien dans la pensée de Mauss. Pourquoi alors Mauss s'est-il intéressé à ce cas maori qui apporte autant d'ambiguïtés que de bonnes illustrations ? La raison serait conjoncturelle. Toute l'affaire du *hau* serait plutôt une question de pédagogie pour conduire une certaine catégorie de lecteurs en un lieu où

Mauss quant à lui se rend directement. Le chemin direct de Mauss est : si la pratique en question est un fait de groupe, elle est obligatoire. Donc, quand une prestation est « totale » (au sens que nous connaissons maintenant), elle est obligatoire. Mais quelle raison aurait conduit Mauss à ne pas dire ouvertement que ses conclusions sur le don obligatoire sont la conséquence de son modèle sur le « *mana* » déjà avancé dans la *Magie* ?

Il faut se souvenir à qui s'adresse l'*Essai*. Tout l'intérêt de cette enquête, pour Mauss, est d'aborder un champ *a priori* très différent des objets classiques de la sociologie des religions qu'il enseignait, comme la magie, le rituel, la prière, etc. Mauss le dit dès les premiers mots de l'introduction de l'*Essai* : l'objet est « les échanges et les contrats ». L'*Essai* se veut :

> un fragment d'études plus vastes [...] sur le régime du droit contractuel et sur le système des prestations économiques [...] [et veut] faire comprendre comment les hommes sont devenus échangistes (*Essai* : 147, 162).

Quand Mauss dégage la notion maorie de *hau*, il y voit « une des idées maîtresses du droit maori » (*ibid.* : 159).

Comment Mauss désigne-t-il ceux qu'il veut convaincre par cet *Essai sur le don* ? Il parle des tenants de « l'histoire économique et juridique courante » (*ibid.* : 199). Ceux-ci défendent, par exemple, un schéma évolutif qui est le suivant. Les « primitifs » pratiqueraient le « troc » ; les sociétés « avancées » pratiqueraient la « vente au comptant » ; enfin « une phase supérieure de la civilisation » serait caractérisée par « la vente à crédit »[77]. À ces théories, Mauss oppose son point de vue :

> En fait le point de départ est ailleurs. Il a été donné dans une catégorie de droits que laissent de côté les juristes et les économistes qui ne s'y intéressent pas ; c'est le don, phénomène complexe, surtout dans sa forme la plus ancienne, celle de la prestation totale [...] (*Essai* : 199)[78].

Dans ce qui suit, Mauss suggère que le don, qui inclut déjà le fait de rendre à terme, contient par avance aussi bien le troc que la vente au comptant et à crédit. Tout cela

---

77. Mauss (*ibid.*) citant un article de Cuq, publié en 1910 dans la *Nouvelle Revue de l'Histoire du Droit*.

78. Il s'agit du passage où Mauss précise à son lecteur que l'*Essai* ne va pas illustrer le véritable point de départ, celui de la prestation totale pure (ci-dessus, notre chap. 3). Cette phrase de l'*Essai* n'a échappé ni à Godelier (1996) ni à Caillé (1996 : 213) qui relèvent cette antériorité du « total » sur le « potlatch ». Mais ce passage indique aussi quel est le public que Mauss voulait persuader.

a pu exister d'emblée. Un peu plus haut, il indique sa volonté de « corriger » les termes des économistes (dette, paiement, etc.) par un vocabulaire du don (« présents faits », « présents rendus ») pour exprimer « la notion de crédit dans le potlatch » (*Essai*: 198)[79]. Enfin, dans la conclusion de l'*Essai*, Mauss désigne clairement le bastion qu'il veut investir : les catégories « de l'économie soi-disant naturelle, de *l'utilitarisme* » (*Essai*: 266 ; souligné par nous).

Nous l'avions signalé. Dans ces années-là, Mauss travaille sur la monnaie, à la fois sur les contrats anciens et sur l'état de l'économie européenne contemporaine. Dire que tout cela n'est que « religion » annulerait l'effort de persuasion entrepris — d'autant plus que les ouvrages précédents, comme celui de Durkheim, ont déjà montré que la « religion » est bien plus que le système des tabous et la croyance aux dieux ; derrière la religion, on trouve le modèle du « *mana* ». Avec l'*Essai*, le but est de porter cette analyse dans le camp des « juristes et des économistes ». Mauss veut montrer qu'il y a dans la transaction elle-même des « forces » qui dépassent cette transaction, afin d'amener ainsi le lecteur vers les déterminations sociales de ces contextes en apparence juridiques et économiques. D'où la récurrence dans ce texte de l'expression inattendue : « prestations totales »[80].

C'est là sans doute l'explication du caractère implicite et même boiteux de l'analyse, en particulier dans l'exemple maori. Pour être entendu des économistes et des juristes, Mauss est parti des individus qui échangent pour aller vers des notions générales. Mais le lecteur intéressé par les lois du social peut en être déçu, comme ce fut le cas de Lévi-Strauss : Mauss aurait simplement trouvé une théorie animiste dans la transaction et l'aurait généralisée abusivement. Il fallait au lecteur une vue plus globale de l'œuvre de Mauss pour aller au-delà de ces contraintes pédagogiques de l'*Essai*. Dans le modèle global qui détermine tout le travail de Mauss, « l'ordre logique » qui prévaut dans le fait social, comme il le dit, est à l'inverse : « l'individu reçoit son âme de la société ».

Mais, en 1925, Mauss voulait amener le lecteur juriste et économiste vers ce modèle tout en le maintenant le plus possible au niveau du droit contractuel et des prestations économiques. Si la précaution paraît maladroite aujourd'hui, elle était nécessaire en 1925, quand le modèle de la nouvelle école sociologique commençait seulement à avoir droit de cité dans une partie des sciences sociales. En somme, il nous semble que l'exemple du *hau* maori en tant qu' « esprit » dans la chose donnée tient une place

---

79. Voir Godelier (1996 : 92-93) pour un commentaire sur ce passage et pour d'autres citations de Mauss qui vont dans le même sens.

80. Pour l'une des significations que Mauss lui attribue, l'autre étant de dire, nous l'avons vu, que le sujet de la prestation est un groupe (« clan », « famille »). Les deux significations se recouvrent une fois le modèle du « *mana* » explicité. C'est au niveau du groupe que toutes les motivations (économiques, religieuses, etc.) se fondent, par le processus de la représentation collective du sentiment d'appartenance.

restreinte dans l'économie de la démonstration globale. Mauss s'intéresse bien plus au « *mana* » qu'au *hau* maori. Mais il pense que l'exemple du *hau* est pédagogiquement excellent pour le public qu'il vise, celui familier des transactions, des contrats, du droit, de l'économie. Regardez! Dit-il à ces nouveaux lecteurs. Voilà des gens — les Maoris — qui, dans l'acte individuel de la transaction, à propos de l'objet matériel donné, disent explicitement que cet objet contient un principe qui lie le donateur à l'objet, qui lie ensuite tous les partenaires et qui oblige à donner et à rendre. Quand Mauss admire la « clarté » des conceptions maories, il les prend en « économiste » : nous voilà contraint, dit-il, d'admettre qu'il y a bien davantage qu'une recherche individuelle du profit matériel. Mauss sait par avance quel est cet immense implicite : tout le modèle « *mana* ». Mais il ne le dit que par petites touches.

Cette pédagogie entraîne de nombreuses contradictions. Tantôt, la formulation paraît unifier les notions de *hau* et de *mana*; alors l'explication par un objet « véhicule de *mana* » paraît animiste, ne reposant que sur le lien spirituel entre le donateur et l'objet. Tantôt la formulation distingue : on rend pour ne pas garder le *hau* qui pourrait faire du mal, car il est un morceau de l'âme du donateur, mais on rend pour garder le *mana*. C'est le *mana*-prestige, celui qu'on renforce par la générosité ostentatoire, par la compétition dans la générosité (le « potlatch » comme concept). Or, celui-ci n'est rien d'autre que le « *mana* » comme rapport au groupe.

Tantôt, le texte de Mauss donne l'impression que la formulation qui distingue et celle qui unifie sont toutes deux valides — ce qui achève de dérouter le lecteur. En effet, pour Mauss, le *hau* lui-même appartient à cette logique du « *mana* », même si, au niveau où il paraît s'exprimer (tel que Mauss comprend l'ethnographie maorie), il est lié à des conceptions beaucoup plus individualisées : pouvoir du donateur sur le donataire, tel un pouvoir de sorcellerie. Tout cela est cohérent pour Mauss, car il a déjà montré dans la *Magie* que précisément ce type de pouvoir à l'allure individuelle comme celui des magiciens ne peut s'expliquer que par une notion générale de « force » et de « milieu » à l'échelle de toute la société. Il concluait à l'absence de distinction ontologique entre les faits magiques et les faits religieux. C'est encore ce à quoi il pense, sans doute, quand il manie simultanément le *hau* maori et le modèle du « *mana* » dans l'*Essai sur le don*.

CHAPITRE 8

Pourquoi Samoa ?

1. Vers une généralisation. Les *tonga* samoans, la notion de propriété-talisman et les *taonga* des Maoris : des « véhicules de *mana* »

Pourquoi, dans le premier chapitre de l'*Essai*, Mauss place-t-il avant la deuxième partie sur les Maoris une première partie sur le cas polynésien de Samoa ? Pour éviter précisément le malentendu dont nous venons de parler au chapitre précédent. Mauss veut placer d'emblée son lecteur dans le contexte du « *mana* », des « objets à *mana* », afin que ce lecteur sache précisément que le cas maori qui explicite la notion d'« esprit » ne se situe pas au niveau de théories locales sur l'âme individuelle.

Quand on lit les paragraphes qui font la transition entre les deux exemples, la réponse devient évidente. L'exemple samoan des nattes *tonga* ne sert qu'à introduire pour le lecteur *le type d'objets* que sont les *taonga* maoris et *le type de dons* auxquels ces objets donnent lieu : symboles de « clan » et donc aptes à constituer une « prestation totale » (comme l'indique l'intitulé de cette première partie du chapitre 1 de l'*Essai*).

L'exposé sur le cas maori commence par ces phrases, que nous connaissons bien maintenant :

> Or cette observation nous amène à une constatation fort importante. Les *taonga* sont, au moins dans la théorie du droit et de la religion maori, fortement attachés à la personne, au clan, au sol ; ils sont le véhicule de son « mana », de sa force magique, religieuse et spirituelle (*Essai* : 157).

Pour une entrée en matière sur un nouveau cas ethnographique, c'est pour le moins abrupt. Le mot « *taonga* » n'est même pas présenté, traduit ou défini (et pas davantage dans les pages qui suivent). Pourtant, c'est la première fois qu'il apparaît dans l'*Essai*. Il est donc clair que, pour Mauss, ces lignes doivent entièrement se comprendre à partir de ce qui précède : les *tonga* de Samoa. Elles ne font que prolonger le paragraphe précédent qui clôt la première partie du chapitre — comme le montre aussi le fait de commencer cette deuxième partie par : « Or, cette observation nous amène… ».

Quelle est donc cette observation ? Quel est le paragraphe précédent qui conclut la partie sur Samoa ? Citons-le en entier :

Mais si nous étendons notre champ d'observation, la notion de *tonga* [un des objets de don à Samoa] prend tout de suite une autre ampleur. Elle connote en maori, en tahitien, en tongan et mangarevan, tout ce qui est propriété proprement dite, tout ce qui fait riche, puissant, influent, tout ce qui peut être échangé, objet de compensation.

Ici, Mauss fait une note, renvoyant au dictionnaire comparatif de Tregear (1891) sur quelques langues polynésiennes, dans lequel Mauss trouve que les *tonga* de Samoa, les *taonga* des Maoris, les *taoa* de Tahiti, etc. sont des mots apparentés. Il continue :

Ce sont exclusivement les trésors, les talismans, les blasons, les nattes et idoles sacrées, quelquefois même les traditions, cultes et rituels magiques. *Ici nous rejoignons cette notion de propriété-talisman dont nous sommes sûr qu'elle est générale dans tout le monde malayo-polynésien* et même pacifique entier (*ibid.*; nous soulignons) [81].

Ainsi, l'exemple des *taonga* maoris développe un cas, celui des Maoris, à partir d'une « notion… générale » de « propriété-talisman ». Et cette notion elle-même est proposée au lecteur comme une généralisation, au niveau d'une grande famille de langues de l'Asie du Sud-Est et de la Polynésie (« monde malayo-polynésien »), posée à partir d'un premier constat effectué sur les *tonga* de Samoa : « si nous étendons notre champ d'observation, la notion de *tonga* prend tout de suite une autre ampleur ».

L'exemple de Samoa est généralisé (au sens de la « généralisation préalable » : ci-dessus chap. 6) puis la généralisation est appliquée au cas maori. Mais cette généralisation sur l'exemple de Samoa n'est elle-même que l'application d'une généralisation encore antérieure. Nous avons signalé les textes publiés par Mauss entre 1920 et 1925 pour préparer l'*Essai*, dont le petit texte donnant déjà tout le contenu du cas maori ; nous avons vu aussi que les réflexions de Mauss sur la monnaie sont récentes et que Mauss y renvoie explicitement son lecteur. Cet ensemble lui suggère l'existence d'une notion malayo-polynésienne de « propriété-talisman ». Mais elle-même n'est qu'une application d'une généralisation bien plus large et antérieure : le modèle « *mana* ». C'est un mélange de ce qui est « talisman » (notion centrale dans la *Magie*) et de ce qui est « propriété », avec une idée unifiant les deux notions pour créer une entité neuve. Dans cette nouveauté, Mauss place ce qu'il pense déjà au sujet de la « monnaie » (le pouvoir magique devient un pouvoir sur les autres et, ainsi, un pouvoir d'achat (voir *Monnaie* :

---

81. À la fin de cette phrase, Mauss fait encore une note pour renvoyer à son texte de 1914 (« Origines de la notion de monnaie ») « où presque tous les faits cités, hors les faits nigritiens et américains, appartiennent à ce domaine ». Le lien que ce texte nous paraissait construire entre la période précédente et l'*Essai* était donc bien voulu par Mauss.

110-111) et ce qu'il pense au sujet du « *mana* » (le caractère socialement obligatoire de la circulation des « forces » du « sacré »). Les « choses à *mana* », identifiées par Mauss depuis longtemps, relèvent de la circulation obligatoire du sacré. La circulation des objets de don n'est pas autre chose. Les objets de don sont des « véhicules de *mana* ».

Le cas samoan permet d'introduire le lecteur à ces notions. Ensuite les *taonga* maoris vont fournir une preuve que cette généralisation préalable est fondée, en révélant la présence en eux de « l'esprit de la chose donnée ». L'expression sert de titre à la deuxième partie. Cette chose donnée est à la fois une « propriété » et elle contient un principe qui en fait un « talisman » et qui relève d'une logique du « *mana* ».

Voyons maintenant comment Mauss parvient au constat initial de cette « notion de *tonga* » (Samoa) qui lui sert, au niveau de toute la région, à suggérer à son lecteur une généralisation sur une « notion de propriété-talisman ».

2. Le choix des *tonga* samoans

2.1. Les deux objets de don à Samoa

Le passage que nous venons de citer est celui qui clôt la première partie du chapitre (p. 157). Remontons au début de cette première partie (p. 154), quand l'exposé du cas samoan commence — un cas auquel Mauss ne consacre que trois pages. Nous y voyons que Mauss veut présenter un exemple où l'on échange *deux types de biens*. Les termes samoans sont *oloa* et *tonga*. Deux pages plus loin, Mauss prévient son lecteur : s'il y a deux termes, un seul mérite d'être retenu : « Mais remarquons les deux termes : *oloa*, *tonga* ; ou plutôt retenons le deuxième » (*Essai* : 156).

Pour quelle raison ne faut-il retenir que le deuxième terme ? Mauss s'en explique dans les phrases qui suivent immédiatement cet avertissement :

> Ils désignent l'un [les *tonga*] des paraphernalia permanents, en particulier les nattes de mariage [...], les décorations, les talismans [...] ; ce sont en somme des sortes d'immeubles par destination. Les *oloa* désignent en somme des objets, instruments pour la plupart [...] ; ce sont essentiellement des meubles (*ibid.*).

Interprétons ces expressions. Pour les *tonga* : au niveau global des valeurs (« par destination »), ces objets matérialisent des valeurs immuables (« immeubles ») ; même s'ils circulent dans les échanges, ils symbolisent des faits sociaux permanents (le rapport à la terre — « le sol », la continuité généalogique — « le clan »)[82]. Pour les *oloa* : ces objets

---

82. Mais ils circulent, et ne sont donc pas des « inaliénables » au sens d'Annette Weiner (voir références et discussion en Conclusion générale).

ne sont pas attachés, ils ne représentent pas une permanence, ils sont mobiles (« meubles ») par définition. Mauss en conclut immédiatement :

> certaines propriétés appelées *tonga* sont plus attachées au sol, au clan, à la famille et à la personne que certaines autres appelées *oloa*.

Aussitôt après, vient le paragraphe déjà cité qui introduit au cas maori : « Mais si nous étendons notre champ d'observation… ». Ainsi, Mauss décide de retenir seulement les *tonga* car ceux-ci sont, pour dire bref, des symboles de collectivité (« attachés au sol, au clan… ») et de la permanence de la société (« paraphernalia permanents », « immeubles par destination ») ; ils le sont bien plus nettement que les objets *oloa*.

L'exemple samoan est si bref qu'il ne peut avoir été choisi par Mauss que pour servir d'introduction au cas suivant (maori). Et le seul point sur lequel Mauss insiste est que Samoa présente, parmi deux types d'objets de dons, un objet qui est « plus attaché au sol, au clan… » : les *tonga*. Ensuite il passe aux *taonga* (des Maoris). Nous verrons ci-dessous que d'autres pages de l'*Essai* confirment que la dualité asymétrique de dons est bien ce qui intéressait Mauss dans le cas samoan. L'interprétation maussienne des *tonga* samoans aurait donc dû faire partie, depuis les premiers commentaires, de toute analyse qui s'interroge sur l'interprétation maussienne des *taonga* maoris, et donc du fameux *hau*. Mais la centralité donnée par Lévi-Strauss en 1950 au cas maori a fait oublier aux nombreux commentateurs qui ont suivi qu'un autre exemple ouvrait le chapitre polynésien[83].

2.2. Le choix des *tonga* (nattes) et la lecture maussienne de l'ethnographie

Qu'est-ce qui fait dire à Mauss que les objets *tonga* — les nattes fines de Samoa — sont davantage des symboles de collectivité et de permanence que les objets *oloa* ? Il s'en explique dans deux notes.

Mauss consulte deux livres de Turner et un article d'Ella (tous deux missionnaires à Samoa dans la période 1840-1860) ainsi que le traité généalogique de l'ethnographe allemand Krämer qui a séjourné à Samoa dans les années 1890 (mais dans lequel Mauss est entré trop brièvement, comme nous le verrons en IIe partie). Mauss lit ou croit lire les faits suivants qu'il indique dans son texte principal et en notes de bas de page.

2.2.1 Dans le texte : deux objets

Il y a deux sortes de biens, chacun nommé différemment : *oloa* / *tonga*. Les premiers sont « des objets, instruments pour la plupart, qui sont spécifiquement ceux du mari ».

---

83. À la seule exception d'Annette Weiner (voir ci-dessous Conclusion générale).

Les seconds sont des :

> paraphernalia permanents, en particulier les nattes de mariage, dont héritent les filles issues dudit mariage, les décorations, les talismans, qui entrent par la femme dans la famille nouvellement fondée (p. 156).

Nous aurons l'occasion de revenir sur les erreurs que comporte ce résumé bien trop rapide et sur les parts respectives à imputer aux sources et à la manière dont Mauss les lit. L'opposition mari/femme est secondaire, les biens à distinguer sont principalement les nourritures et les tissus et non les instruments et les tissus, et le mot *oloa*, loin d'être opposé à *tonga* au même niveau conceptuel, peut désigner en fait tous les biens de valeur (et donc, à l'occasion, les nattes également). Mais tout cela ne porte pas à conséquence dans la généralisation maussienne qui fait l'originalité de l'*Essai*, car ces erreurs concernent surtout la catégorie des « *oloa* » et l'idée d'une forte opposition entre *oloa* et *tonga*, alors que Mauss ne veut retenir du cas samoan que les « *tonga* ».

2.2.2. En note : les nattes

Les nattes ont un statut particulier. Mauss cite le missionnaire Ella :

> [...] Le Rev. Ella [...] décrit ainsi les *ie tonga* (nattes) : « Ils étaient la richesse principale des indigènes ; on s'en servait autrefois comme d'un moyen monétaire dans les échanges de propriété, dans les mariages et dans les occasions de spéciale courtoisie. On les garde souvent dans les familles comme « *heirlooms* » (biens substitués) [comprenons : en héritage] et bien des vieux « *ie* » sont connus et plus hautement appréciés comme ayant appartenu à quelque famille célèbre » [...] (*ibid.* : 156-157, note 6).

Mauss trouve là une affirmation nette dont il a, sans aucun doute, apprécié immédiatement la portée : les nattes représentent le groupe (familial) et son histoire, elles sont un objet d'héritage, leur histoire familiale est connue, même une fois qu'elles sont données. Toujours dans la même note, après avoir cité Ella (et fait même un renvoi à « *cf.* Turner, *Samoa*, p. 120 »), Mauss ajoute : « toutes ces expressions ont leur équivalent en Mélanésie, en Amérique du Nord, dans notre folklore, comme on va le voir ». Nous connaissons les notions auxquelles il pense pour ces deux régions : le *mana* mélanésien et les *orenda*, *wakan*, *manitou*, etc. des Amérindiens. Autrement dit, pour Mauss, ce qui fait la valeur des nattes samoanes *tonga* relève d'une notion locale comparable au *mana* mélanésien — mais donc aussi l'analyse des *tonga*, puis des *taonga*, relève du modèle sociologique « *mana* ».

Le « *mana* »… mais également la question de la monnaie. Mauss voit aussi, en lisant Ella, que les nattes sont ou bien étaient une monnaie. Il cite les mots du missionnaire : « un moyen monétaire dans les échanges » (*ibid.*). Cette dernière qualité a évidemment attiré l'attention de Mauss. Nous savons déjà que, dans le reste des pages de l'*Essai*, Mauss fait plusieurs références à son étude de 1914 sur l'origine de la monnaie à partir d'une notion de « talisman », à chaque fois en citant le cas des nattes de Samoa. Nous y reviendrons au chapitre 11. Sa notion de « propriété-talisman » dans l'*Essai* est une dérivation immédiate de ses réflexions de 1914 sur la monnaie, et, visiblement, le cas des nattes de Samoa lui a paru constituer un exemple très net.

2.2.3. Dans le texte : l'autre catégorie — les oloa

Sur la première catégorie d'objets, les *oloa*, Mauss ne dit rien, sinon ce résumé de ce qu'il a lu et que nous avons déjà cité : « instruments pour la plupart ». Il remarque que le mot *oloa* est donné aussi comme désignant « des choses provenant des blancs » [*sic*], mais Mauss considère que c'est certainement une « extension récente de sens » (sur ce point, il avait bien deviné). Il dit que l'on peut donc « négliger » la traduction du missionnaire Turner qui dit « *oloa*-foreign » et « *tonga*-native ». Pour l'ensemble constitué des deux types d'objets de dons, le seul fait qui semble retenir l'attention de Mauss est que les « propriétés appelés *tonga* sont plus attachées au sol, au clan, à la famille et à la personne que certaines autres appelées *oloa* ».

3. Vue d'ensemble sur la présence du cas samoan au début du premier chapitre consacré à la Polynésie : « la force des choses »

3.1. Un *Essai* sur certains dons particuliers

Mauss retient donc les *tonga* car ils sont des symboles de collectivité et de permanence et parce qu'ils sont une monnaie. Dans le texte principal, Mauss ne dit rien de plus. Cette interprétation qu'il fait de l'ethnographie samoane est expliquée par des notes infrapaginales qu'il ajoute, et que nous venons de citer. On a donc bien l'impression que tout cela n'est qu'une introduction qui doit amener rapidement le lecteur à l'idée suivante : dans un champ varié de dons-échanges, il faut rechercher les objets de dons qui sont le plus nettement des symboles de collectivité, c'est-à-dire des objets sacrés (au sens de l'École durkheimienne).

Ce point est fondamental et nous écarte de la vision habituelle qu'on a prise de l'*Essai* : Mauss ne s'intéresse pas à tous les objets de dons, au don en général, à l'échange comme catégorie universelle, mais il s'intéresse aux dons qui sont des « véhicules de *mana* ».

3.2. La force des choses

En plus des arguments sur la construction du texte, nous avons quasiment une preuve de ce que l'exemple samoan est convoqué par Mauss afin de poser cette distinction entre deux types d'objet. On la trouve plus loin dans l'*Essai*, dans l'une des parties du chapitre consacré au nord-ouest américain, intitulée « La force des choses ». Le lecteur peut maintenant décoder le vocabulaire maussien : les faits sociaux sont des choses, la chose est sociale si elle fait partie du tout, ce qui implique qu'elle porte en elle un principe qui relie les parties au tout (« *mana* » ; « Âme collective » → âme individuelle) ; ce principe a toujours l'aspect d'une « force ». Dans ce passage, Mauss veut à nouveau montrer que « dans les choses échangées au potlatch, il y a une vertu qui force les dons à circuler, à être donnés et à être rendus » (*Essai*: 214). On notera au passage que, à la suite du chapitre polynésien qui a présenté dans l'ordre l'obligation de rendre, puis les deux autres obligations comme découlant de la première et enfin les formules conclusives sur la circulation, Mauss peut maintenant indiquer en premier l'obligation qui contient toutes les autres : l'obligation de « circulation ». Pour convaincre son lecteur de la présence d'une circulation obligatoire, cette « vertu qui force les dons à circuler », il lui suffit de dire : la situation est comme à Samoa où il y a deux types d'objets et où seul l'un d'eux contient « la force » :

> D'abord, au moins les Kwakiutl et les Tsimshian font entre les diverses sortes de propriétés *la même distinction* que les Romains ou les Trobriandais *et les Samoans*. Pour eux il y a d'une part, les objets de consommation et de vulgaire partage [Mauss ajoute en note : « Peut-être aussi de vente »]. (Je n'ai pas trouvé trace d'échanges.)[84] Et d'autre part, il y a les choses précieuses de la famille, les talismans, les cuivres blasonnés, les couvertures de peaux, ou de tissus armoriés. Cette dernière classe d'objets se transmet aussi solennellement que se transmettent les femmes dans le mariage, les « privilèges » au gendre, les noms et les gardes aux enfants et aux gendres. Il est même inexact de parler dans leur cas d'aliénation. Ils sont objets de prêts plus que de ventes et de véritables cessions. Chez les Kwakiutl, un certain nombre d'entre eux, quoiqu'ils apparaissent au potlatch, ne peuvent être cédés. Au fond, ces « propriétés » sont des *sacra* dont la famille ne défait qu'à grand-peine et quelque fois jamais (*ibid.*: 216 ; nous soulignons).

Mauss cite deux autres exemples à côté de Samoa : les Romains et les Trobriandais. Mais Samoa lui avait sans doute paru être l'exemple le plus simple ou le plus clair

---

84. La parenthèse est dans le texte de Mauss.

pour introduire le lecteur à cette « distinction » entre « d'une part les objets de vulgaire partage... et d'autre part les choses précieuses de la famille, les talismans... ».

Il faut donc se souvenir que toute la discussion sur le *hau* maori, où l'on a voulu voir le cœur de l'*Essai*, n'a de sens qu'à l'intérieur de deux préalables :
1) il y a une « distinction entre les diverses sortes de propriétés, la même distinction que [...] [chez] les Samoans » ;
2) la deuxième « classe d'objets » sont « les choses précieuses *de la famille* » (nous soulignons), les « talismans » ; « au fond », ce sont des « *sacra* ».

L'exemple commenté dans ce paragraphe est les « cuivres blasonnés » des Amérindiens que Mauss compare plusieurs fois aux « nattes de Samoa » à propos de la notion de monnaie (voir les citations ci-dessus)[85]. On voit que Mauss pense aussi aux Romains et aux Trobriandais, pour cette distinction. Ailleurs dans l'*Essai*, il rapproche à nouveau de Samoa divers exemples mélanésiens dont celui des Trobriand — toujours pour des objets qui sont simultanément des talismans et de la monnaie — pour dire en fin de compte : on retrouve là l'idée (et parfois même le mot, dit-il) qui a court « à Samoa et en Nouvelle-Zélande, joyaux et propriétés *incorporés à la famille* » (*ibid.*: 192 ; nous soulignons).

Mauss s'aventure même à des comparaisons linguistiques qu'il ajoute en note à ce passage, car il croit retrouver dans diverses langues du Pacifique-ouest la « racine » du mot polynésien *tonga-taonga*. Sur ce plan il faisait fausse route[86]. L'idée comparative en revanche est claire et constamment réaffirmée : il s'agit de biens « familiaux ».

---

85. Nous trouvons ici, très vraisemblablement, l'origine de l'expression de « nattes blasonnées » que Mauss emploie pour le cas de Samoa (*ibid.* : 154), alors que les textes missionnaires qu'il lit sur Samoa n'ont jamais proposé cette expression. Et pour cause : en vérité, il n'y avait et il n'y a aucun blason sur une natte samoane, même si la qualité (taille, finesse des fils, abondance des plumes d'un perroquet très rare qui ornent l'extrémité) était une signature plus ou moins aisément reconnaissable. Cependant – et Mauss aurait été heureux sans doute de le savoir –, aujourd'hui que les nattes qui circulent sont bien plus nombreuses, et celles fabriquées récemment sont presque toutes semblables, il arrive que la famille écrive son patronyme au feutre sur un coin de la natte (notes pers. des années 1980). L'emploi comparatif de la notion de « blason », même s'il est un peu rapide, nous montre que, là encore, Mauss a voulu transformer le fait particulier samoan en une généralisation : tous ces objets sont comme les écussons des familles nobles dans d'autres systèmes, des tissus « armoriés » (citation ci-dessus), des biens « incorporés à la famille » (ci-dessous), des biens constituant l'identité du groupe et donc symbolisant l'appartenance à ce groupe.

86. Il trouve *tau-tau* et *tahu-tahu* chez Seligman, *tun* chez Codrington et n'hésite pas à dire : « Or ce nom nous est familier. C'est le terme même polynésien, racine du mot *taonga*, à Samoa et en Nouvelle-Zélande, joyaux et propriétés incorporés à la famille. Les mots eux-mêmes sont polynésiens comme les choses ». Il ajoute à ce moment en note : « Il est remarquable que le mot *tun*, dans le dialecte de Mota (îles Banks) – évidemment identique à *taonga* – ait le sens d'acheter [...] » (p. 192 et note 5). Sur ce plan linguistique, l'oubli de la prudence la plus élémentaire conduisant à des affirmations sans nuances (« ce nom nous est familier », « évidemment identique ») est très étonnant. En réalité, ces mots n'ont rien à voir les uns avec les autres. Rétrospectivement, on peut se dire que, pour la comparaison entre Samoa et la Nouvelle-Zélande, Mauss a eu beaucoup de chance de tomber sur une indication exacte, trouvée dans le dictionnaire comparatif (rempli d'erreurs par ailleurs) du missionnaire Tregear qui indiquait que *tonga* et *taonga* sont deux termes apparentés (voir ci-dessous).

3.3. La postérité du passage sur la force des choses

Bien entendu, ce passage très riche conduit à de multiples directions. À propos de l'échange des « femmes dans le mariage », il annonce *Les structures élémentaires de la parenté* de Lévi-Strauss (1949) où le mariage est étudié comme un échange, et justifie le fait que Lévi-Strauss ait voulu voir en Mauss un précurseur. En indiquant qu' « il est même inexact de parler d'aliénation », il annonce le fameux article d'Annette Weiner (1985) sur « Inalienable wealth », dont le contenu sera la base du livre *Inalienable Possessions. The Paradox of Keeping-while-giving* (Weiner 1992), dans lequel l'auteur s'intéresse aux objets qui représentent des valeurs permanentes et qui, parfois circulent, et parfois ne circulent pas car ils sont « inaliénables ». En notant qu'« au fond », il s'agit de « *sacra* dont la famille ne se défait [...] quelquefois jamais », il annonce encore cet ouvrage de Weiner ainsi que l'ouvrage récent de Godelier (1996) dont l'une des conclusions vise à expliquer l'obligation du don par les objets sacrés qui ne s'échangent pas. Ainsi, ce passage de l'*Essai* illustre bien la raison pour laquelle Mauss restera encore longtemps, pour les sciences sociales, ce que Gurvitch disait déjà de lui en 1950 : une source d'inspiration d'une « richesse inépuisable »[87].

Mais ce passage est également essentiel pour notre discussion plus spécialisée : l'enchaînement de la présentation des nattes de Samoa (*tonga*) avec l'examen des *taonga* des Maoris s'explique. En même temps, ce lien une fois établi nous révèle que le modèle du « *mana* » est impliqué dans le raisonnement. Si Mauss n'avait pas en tête ce modèle, il n'aurait pas cherché à établir cette distinction entre les objets de « vulgaire partage » et ceux dont le don est efficace car ils sont une « propriété-talisman ».

4. Conclusions : l'objet central et l'hypothèse sur la généalogie du chapitre polynésien

4.1. L'objet central de l'*Essai*

Ainsi, quels que soient les propos généraux que Mauss peut tenir dans les autres chapitres de l'*Essai* et dans sa conclusion générale, quelles que soient les belles formules sur l'obligation qui résume toutes les autres, celle de la « circulation », il est faux de penser que Mauss visait d'emblée une notion universelle d'« échange » sans autres précisions. Son travail a d'abord pour objet la logique de l'échange d'une « classe » d'objets très ciblée, comme il le dit : certes ce sont des biens, détenus en « propriété », mais qui doivent être aussi des symboles permanents, symboles de collectivité permanente, et

---

87. Voir l'« Avertissement » de Gurvitch (non paginé), qui précède l'« Introduction à l'œuvre de Marcel Mauss » de Lévi-Strauss, dans le recueil de 1950 (Mauss, *Sociologie et Anthropologie*).

avoir un rôle de monnaie donc être munis d'un pouvoir de « talisman ». La « circula-tion » dont parle Mauss concerne seulement ces objets, et elle-même s'explique par le modèle du « *mana* ». Que l'on accepte ou que l'on critique cette leçon de l'*Essai*, il faut la considérer dans son unité insécable, si l'on veut retrouver ce que Mauss avait person-nellement comme projet.

Ensuite — mais il s'agit alors d'autre chose —, on peut y trouver une inspiration pour son propre travail. Dans ce domaine les possibilités sont multiples, comme vient de nous le rappeler le passage célèbre sur les cuivres blasonnés et la « force des choses », dans lequel Mauss se montre le précurseur d'auteurs aussi différents les uns des autres que Claude Lévi-Strauss, Annette Weiner ou Maurice Godelier.

En remontant encore plus haut, avant le premier chapitre, on trouve évidemment l'introduction générale de l'*Essai*, où Mauss indique son « sujet » et son « programme ». L'*Essai* se veut un « fragment d'études plus vastes » sur le « droit contractuel » et « les systèmes des prestations économiques ». Il n'étudie « qu'un des traits, profond mais isolé » : la question des

cadeaux, en théorie volontaire, en réalité obligatoirement faits et rendus ; [...] le caractère volontaire, pour ainsi dire, apparemment libre et gratuit, et cependant contraint et intéressé de ces prestations (*Essai* : 147).

Dans ce programme déjà restreint de l' « obligation », celle de donner et celle de rendre (qui implique évidemment celle de recevoir, comme Mauss l'ajoute p. 161), on trouve de nombreux « principes qui ont donné cet aspect à une forme nécessaire de l'échange » — cet « aspect » étant le fait que l'échange prend « la forme du cadeau » (*ibid.* : 148). Mais,

de tous ces principes, nous n'en étudions à fond qu'un. Quelle est la règle [...] qui [...] fait que le présent reçu est obligatoirement rendu ? Quelle force y a-t-il dans la chose qu'on donne qui fait que le donataire la rend ?

La deuxième question précise la première et termine ainsi l'annonce d'un programme qui se définit déjà par un mouvement du général vers le particulier : les prestations contractuelles, parmi celles-ci les prestations obligatoires, parmi ces obligations celle de rendre, et dans cette dernière la question de la « force dans la chose » où l'on trou-verait l'explication de l'obligation. Mais en réalité, la deuxième question a un double statut. D'une part elle est une généralisation préalable, d'autre part elle est déjà la réponse au programme. Mauss peut la formuler parce qu'il a en tête la réponse qui sera fournie par le cas maori et parce que, avec l'exemple samoan en plus, il peut prévoir que le niveau comparatif (celui où la « langue de description » peut être « commune », comme dit Lévi-Strauss) doit être situé là où se donne à voir socialement la « force dans les choses ».

4.2. La généalogie du chapitre polynésien

Même si Mauss faisait fausse route quand il pensait pouvoir comparer des mots dans toute l'Océanie pour y retrouver la même « racine », on peut penser que cet attrait pour la comparaison linguistique a joué un rôle dans le rapprochement du cas maori et du cas samoan — et là Mauss tenait un bon fil. Quand Mauss, qui a déjà mis en notes l'exemple maori, voit dans le dictionnaire de Tregear (un dictionnaire qui part des mots maoris et qui en donne les équivalents étymologiques supposés dans d'autres langues polynésiennes) que le premier exemple proposé est les *tonga* samoans [88], puis quand il lit le missionnaire Turner pour connaître le cas samoan et qu'il y trouve le double système « *oloa - tonga* », précisé encore par la note d'Ella sur le caractère « monétaire » des *tonga*, il tient le fil qui va lui permettre d'amener son lecteur à la généralisation [89].

Il est pratiquement certain que, dans le champ polynésien, Mauss est parti du cas maori. La littérature sur les Maoris était alors de loin la plus abondante, Mauss en était familier depuis longtemps, Durkheim aussi. Mauss rappelle dans l'*Essai* que Robert Hertz, « notre regretté ami » (mort à la Première Guerre), lui avait laissé une note depuis longtemps sur Colenso qui avait remarqué l'importance que tient chez les Maoris l'obligation de rendre (*Essai* : 158) [90]. En revanche, l'exemple samoan n'est pas cité par Mauss dans ses œuvres antérieures. Il est donc très vraisemblable que

---

88. Ce dictionnaire date de la fin du XIXᵉ (Tregear 1891) et contient évidemment de nombreuses erreurs, dans cette entrée comme dans d'autres. Cependant, la parenté entre les *tonga*, les *taonga* et (sans doute) les *taoa* est exacte. Voici l'entrée du dictionnaire que Mauss a lue :

Taonga

treasure. Samoan : *toga*, native property consisting of fine mats and *siapo* (cloth made [...]) ; foreign goods ; property, riches ; all things not of native manufacture [il s'agit là évidemment d'une erreur, Tregear a lu trop vite le dictionnaire missionnaire samoan qui dit cela pour les *oloa* et non pour les *tonga*] ; Tahitian : *taoa*, property, goods of any sort ; *tataoa*, to give property ; Tongan : *tooga*, fine mats ; waiting men and maidens, *too* to take, to carry in the hand. Mangarevan : *hutogatoga* : a very good dress of native cloth, *toga* cloth made of papyrus. Outside Polynesia : Motu : *tàgatauna*, a rich man (tauna = man) ; Malagasy : *taona*, gathered, collected. (Tregear 1891, entrée TAONGA ; nous ajoutons entre crochets).

89. Si le rapprochement des *tonga-taonga* est une bonne piste, Mauss, comme il le souligne, ne trouve pas de catégorie linguistique généralisable sur la base *oloa* (*Essai* : 160, note 2). Si Mauss avait eu à sa disposition toutes les connaissances de comparaison linguistique entre langues polynésiennes dont on dispose aujourd'hui, il aurait vu que, tout au contraire, le mot *oloa* se trouve absolument partout (et désigne de façon générale les « richesses ») alors que le mot *tonga-taonga* est moins répandu. Il aurait même vu que, dans certaines langues, comme en tongien, les nattes fines, avec toutes leurs fonctions sacrées, sont souvent désignées par le mot « *oloa* » (Douaire-Marsaudon 1997, 1998). Nous reviendrons sur toutes ces comparaisons dans le chapitre de Conclusion.

90. Hertz avait aussi noté dans ces fiches le passage de Best sur les paroles du sage Ranaipiri à propos du *hau*,

Mauss est allé lire rapidement les missionnaires de Samoa après avoir regardé dans Tregear les termes apparentés aux *taonga* maoris et y avoir vu l'existence du mot *tonga*. Si ensuite, il a décidé de placer cet exemple en ouverture de son premier chapitre, tout en le traitant rapidement, il n'y a donc qu'une explication possible : ce fut pour les raisons pédagogiques que nous avons évoquées.

Donc Mauss voulait bien, par son enquête sur le don, distinguer les dons d'objets de « vulgaire partage » et les dons des « choses précieuses de la famille ». La réponse à notre question sur la présence du cas samoan en ouverture de l'*Essai* nous amène à la même conclusion que la réponse à nos questions antérieures sur la présence des notions de « totalité » et de « *mana* » dans ce texte : l'« Essai sur le don » est un essai sur des dons particuliers, ceux qui permettent de faire des « prestations totales ». Une même réponse est appelée par les deux questions initiales qui semblaient éloignées l'une de l'autre : quel est le modèle central de la sociologie maussienne, et pourquoi l'*Essai sur le don* commence-t-il par le cas de Samoa ?

Sur ce point, notre enquête est terminée. Mais on ajoutera à cette Iʳᵉ partie l'examen rapide d'une incursion de Mauss sur le terrain glissant des catégories de sexe-genre dans le don samoan, en raison de la postérité que cette incursion a entraînée. Puis on terminera notre relecture du commentaire de Lévi-Strauss sur l'œuvre de Mauss, à propos de ce *mana*-« mana » qui a semblé si inopportun qu'il fallait l'écarter définitivement, pour amener Mauss sur le terrain de l'« inconscient » et de la Réciprocité universelle.

---

que Mauss semble avoir découvert quand il travaillait déjà les données maories pour son analyse sur l'obligation du don (le texte de 1923 annonçant le thème principal de l'*Essai*), une fois son attention attirée par la « note » que Hertz lui avait laissée. Sur la vie et l'œuvre de Robert Hertz, voir Robert Parkin (1996 ; voir notre compte rendu dans L'*Homme*, 1997, n° 144, p. 153-155).

CHAPITRE 9

Biens utérins et masculins
Une généralisation *a posteriori* et fautive

Un dernier point sur l'argumentation et la logique du chapitre polynésien de l'*Essai* doit être signalé. Il concerne encore l'exemple samoan et nous donne une démonstration *a contrario* sur la méthode comparative.

Quand on oublie la méthode de la généralisation préalable, quand on omet de rechercher d'abord le niveau de comparabilité où *plusieurs* configurations différentes peuvent être modélisées dans une langue commune pour atteindre un niveau *plus général* permettant ensuite de rendre compte de nouvelles configurations, on tombe très facilement dans l'erreur. Mauss tombe à un moment dans ce piège, en généralisant à partir d'une seule notation ethnographique : Mauss a voulu voir dans le cas samoan un caractère sexué inhérent à la dualité des dons. Fort heureusement, cette conclusion erronée qu'il ajoute n'a pas de conséquence dans l'organisation de l'*Essai*. Nous ne ferons donc que signaler cet écart, comme une simple illustration de ce qui peut advenir quand la comparaison oublie la méthode de la généralisation préalable. Il est également utile d'en signaler le contenu, car cette mention a connu une postérité étonnante, avec des propositions récentes qui, loin de remédier à l'erreur initiale, n'ont fait que la renforcer.

1. L'intitulé « biens utérins contre biens masculins »

Nous n'avons pas commenté jusqu'à présent l'intitulé complet que Mauss a donné à la 1ʳᵉ partie de son chapitre polynésien : « Prestation totale, biens utérins contre biens masculins (Samoa) ». Nous avons déjà examiné la question de la « prestation totale ». Mais la suite du titre (« biens utérins contre biens masculins ») a de quoi surprendre, car, dans les exemples autres que Samoa, l'*Essai* ne consacre aucun développement comparatif à la question de la catégorie sexuée de la transmission des biens, encore moins à la catégorie de sexe des donateurs ou à un caractère sexué des objets qui circulent dans le don. L'affaire est donc limitée à Samoa, elle n'est pas là pour ouvrir à une généralisation préalable. Indiquons d'emblée notre hypothèse : la raison fut rhétorique. Mauss voulait attirer l'attention du lecteur sur le caractère éminemment dualiste des objets de dons à Samoa. Mais voyons ce qui a conduit Mauss à penser à ce dualisme-là, pour l'utiliser ensuite dans son intitulé.

1.1. « Biens féminins et biens masculins »

Pour remonter cette piste, observons quels sont les ethnographes que Mauss cite sur cette question : l'ethnographe allemand, Krämer, déjà mentionné, qui est de fait la grande source pour la fin XIXe siècle et que nous retrouverons constamment dans notre partie suivante, et le missionnaire Turner qui est l'une des principales sources missionnaires pour les années 1840-1860.

Mauss indique seulement en note des numéros de pages du livre en allemand de Krämer (1902)[91]. En se reportant à ce livre, on peut voir ce que Mauss y a lu. Entre autres notations, ainsi que les récits dont nous ferons grand usage dans la partie suivante, Krämer a toute une section sur « La vie quotidienne et publique », dans laquelle cet ethnographe présente les activités et productions samoanes en un tableau à deux colonnes intitulées respectivement « le travail des hommes » et « le travail des femmes ». Après la présentation du tableau, Krämer ajoute immédiatement ce commentaire : « tous les objets produits par les hommes, et les outils utilisés pour cette production, sont appelés *'oloa*, sans exception, et ceux des femmes *tôga* ». Il précise que, depuis quelque temps, les *'oloa* incluent aussi tous les biens étrangers et que « le mot *tôga* désigne de façon collective les dons des femmes »[92]. Voilà donc une information que Mauss a lue de près[93].

Nous formons l'hypothèse que, en ayant cette information présente à l'esprit, Mauss a lu son autre source ethnographique — le missionnaire Turner — d'une certaine façon, en y voyant un peu plus que ce que Turner disait précisément.

---

91. *Essai*, p. 155 note 3, p. 156 notes 3-4, renvoyant à « Krämer, *Samoa Inseln*, t. I. p. 477, 482, t. II, p. 90-96, 105, 296, 363 »

92. Une traduction anglaise de ce livre allemand a été publiée et elle est très fidèle : « Daily and public life ; occupation, industry, traffic [...] » ; « Men's work », « Women's work » : [in] « commerce and traffic » [mais les exemples sont pris aussi dans les échanges cérémoniels pendant des visites formelles entre villages *malaga*] all objects produced by men and the tools used to make them, no less, are called 'oloa, those of the women *tôga* » ; « the word töga [...] implies gifts of women collectively » (Kraemer 1995, vol. II, p. 97-98).

93. Mais il ne détaille pas pour le lecteur. Il renvoie à ces pages de Krämer quand il dit que les échanges de cadeaux à Samoa accompagnent les fêtes du cycle de la vie et le « commerce ». Il ajoute en note :

l'expédition commerciale, le « malaga » [visite cérémonielle entre villages avec de grands échanges cérémoniels – nous les retrouverons au chapitre 16] est en effet tout près du potlatch qui, lui, est caractéristique des expéditions dans l'archipel mélanésien voisin. Krämer emploie le mot de « Gegengeschenk », pour l'échange des « oloa » contre les « tonga » dont nous allons parler. (*Essai*, p. 155, note 3).

Il renvoie encore deux fois aux pages de Krämer (sans ajouter de commentaires en note) quand il dit que les *tonga* sont « en particulier les nattes de mariage », mais aussi « les décorations, les talismans, qui entrent par la femme dans la famille nouvellement fondée, à charge de retour » (*ibid.*, p. 156).

Mauss renvoie son lecteur aux pages où le missionnaire Turner parle des « *oloa* » et des « *tonga* »[94]. L'un des passages de Turner porte sur le mariage. Un autre porte sur la fête de naissance pour tout nouveau-né. On peut remarquer que le missionnaire insiste autant et même davantage sur l'opposition « étranger/autochtone », à propos des objets de dons, que sur une opposition sexuée. Sur le mariage, Turner écrit :

> Tous les membres de la famille proche et de la parenté de la fiancée sont convoqués pour aider à la cérémonie. Dans ce but, ils rassemblent une grande quantité de *tonga*, ce qui comprend toutes les sortes de nattes fines et de tapa fabriqués par les femmes. Ces biens constituent toujours la dot qui est présentée au fiancé et aux amis de celui-ci lors de la cérémonie de mariage. Le fiancé et ses amis, pour leur part, rassemblent de la même manière les '*oloa* destinés à la famille de la fiancée, ce qui comprend des canoës, des cochons et des biens étrangers de toutes sortes, tels que tissus, vêtements[95].

Le même texte est repris dans le livre de Turner, publié en 1884, *Samoa a Hundred Years ago*. On y voit une différence cependant : la dernière phrase est augmentée : « … et des biens étrangers de toutes sortes, comme des couteaux, des hachettes, de la verroterie, des tissus, des vêtements, etc., qu'ils peuvent se procurer auprès d'un canoë venu de Tonga ou d'un bateau de passage »[96]. Cette extension suggère que Turner avait effectivement son attention tournée vers ce dualisme « étranger/autochtone », sur lequel il a plusieurs passages par ailleurs.

Pour la cérémonie de naissance, Turner écrivait :

> Ils apportaient tous des présents, selon une règle invariable qui définissait la sorte de dons que chacun était censé apporter. La parenté du mari apportait des « *oloa* » qui comprennent des cochons, des canoës, et toutes sortes de biens étrangers, comme des tissus, des hachettes, etc. La parenté de l'épouse apportait des « *tonga* », ce qui inclut les

---

94. Mauss, *Essai*, p. 155, notes 1, 6, 7 et p. 156 notes 1 et 6, renvoyant à « Turner, Nineteen years in Polynesia » [1861], p. 178-179, 184-186 (et Turner « Samoa, A Hundred years ago » diverses pages, livre publié plus tard [1884] mais reprenant des passages du livre précédent ; disponible en fac-similé 1989). On peut retrouver ces mêmes pages de Turner dans une réédition récente du livre de 1861, mais limitée aux chapitres qui portaient sur Samoa dans le livre original : Turner 1986 : 84-85, 92.

95. Nous disons « tapa » (tissu d'écorce) pour l'anglais « native cloth » (voir ci-dessous chap. 12) :
« All the family and relatives of the bride are called upon to assist, and thus they raise a great quantity of *tonga*, which includes all kinds of fine mats and native cloth manufactured by the women. This is invariably the dowery, which is presented to the bridegroom and his friends on the celebration of the nuptials. He and his friends, on the other hand, collect in a similar manner for the family of the bride oloa, which includes canoes, pigs, and foreign property of all kinds, such as cloth, garments » (Turner 1986 [1861] : 92) .

96. « and foreign property of any kind which might fall into their hands, such as knives, hatchets, trinkets, cloth, garments, etc. received through a Tongan canoe or a passing vessel » (Turner 1989 [1884] : 93).

objets principaux fabriqués par les femmes, c'est-à-dire les nattes fines et les tapas. Les « *oloa* » apportés par les amis du mari étaient entièrement distribués parmi les amis de l'épouse, et les « *tonga* » apportés par les amis de l'épouse étaient répartis parmi les amis du mari ; toute l'affaire était organisée de la sorte que les amis étaient les bénéficiaires principaux, alors que le mari et l'épouse n'en ressortaient pas plus riches qu'avant. Mais ils avaient la satisfaction d'avoir vu ce qu'ils considéraient comme un grand honneur, à savoir des masses de biens rassemblés à l'occasion de la naissance de leur enfant[97].

Ce passage a particulièrement frappé Mauss, à cause de la phrase « ils n'en ressortaient pas plus riches…, mais ils avaient eu la satisfaction… ». En effet, après avoir cité une partie de ce passage de Turner, Mauss commente en note (*Essai*, p. 155, note 6) : « ce thème de la ruine et de l'honneur est fondamental dans le potlatch nord-ouest américain ».

Mais dans le texte principal, quand Mauss cite ce passage de Turner[98], il se laisse aller à une généralisation abusive :

Ensuite, deux éléments essentiels du potlatch proprement dit sont nettement attestés ; celui de l'honneur, du prestige, du « mana » que confère la richesse, et celui de l'obligation absolue de rendre ces dons sous peine de perdre ce « mana », cette autorité, ce talisman et cette source de richesse qu'est l'autorité elle-même.

D'une part, Turner nous le dit : « Après les fêtes de la naissance, après avoir reçu et rendu les *oloa* et les *tonga* — autrement dit les biens masculins et les biens féminins — le mari et la femme n'en sortaient pas plus riches qu'avant. Mais ils avaient la satisfaction d'avoir vu ce qu'ils considéraient comme un grand honneur : des masses de propriétés rassemblées à l'occasion de la naissance de leur fils [note 6][99] ». D'autre part, ces dons peuvent être obligatoires, permanents… (*Essai* : 155).

97.

« They all brought presents, and observed an unvarying rule in the kind of presents each was expected to bring. The relations of the husband brought "oloa" which includes pigs, canoes, and all kinds of foreign property, such as cloth, hatchets, etc. The relations of the wife brought "tonga", which includes the leading articles manufactured by the females, viz., fine mats and native cloth. The "oloa" brought by the friends of the husband was all distributed among those of the wife, and the "tonga" brought by the friends of the wife was divided among those of the husband ; and thus the whole affair was so managed, that the friends were the benefited parties chiefly, and the husband and the wife left no richer than they were. Still they had the satisfaction of having seen what they considered a great honour, viz., heaps of property collected on occasion of the birth of their child. » (Turner 1861 : 178, qu'on peut lire dans la réédition des chapitres samoans de ce livre : Turner 1986 : 84).

98. Mauss renvoie bien à la même page : « Turner, *Nineteen Years*, p. 178 » (*Essai*, p. 155, note 7).

99. Dans cette note Mauss indique : « Turner, *Nineteen years*, p. 178 ». Il s'agit donc bien du passage que nous avons cité à partir du livre original de Turner. Mauss renvoie aussi dans cette note à « Turner, *Samoa*, p. 83 », mais il s'agit d'un autre passage sur les enfants adoptés, que nous allons voir ci-dessous.

Regardons le deuxième paragraphe où Mauss cite Turner. Comme on peut le constater en comparant avec le texte original de Turner que nous avons indiqué en premier, Mauss a quelque peu résumé le début de la phrase de Turner, même s'il la présente comme une citation. Mais surtout, il a ajouté, au milieu de cette phrase citée entre guillemets, une incise démarquée par deux tirets : « … — autrement dit les biens masculins et les biens féminins —… ». Cet ajout est entièrement de son fait. Le contenu de ce bref ajout nous fait penser que Mauss a lu les propos de Turner en étant déjà persuadé, sans doute par sa lecture de Krämer, que ces dons cérémoniels samoans se distinguent également par une valeur sexuée. Mauss n'a évidemment pas cherché à déformer la citation. L'incise ajoutée est la sienne et, quelle qu'ait été la forme manuscrite avant la première publication, il a dû être évident à Mauss et à l'éditeur que le lecteur comprendrait : c'est Mauss qui, brièvement, reprend la parole au milieu de la citation.

1.2. « Biens utérins contre biens masculins »

Bien, dira-t-on. Mais alors pourquoi le titre de toute cette première section du chapitre polynésien de l'*Essai* ne fut-il pas : « Prestation totale, biens féminins contre biens masculins (Samoa) » ? Pourquoi fut-il : « … biens utérins contre biens masculins » ? Pour répondre à la question, il faut encore suivre Mauss dans sa lecture de Turner.

Mauss croit trouver aussi chez Turner l'indication suivante : l'enfant qu'un homme donne en adoption à sa sœur serait appelé « *tonga* », du même mot que les nattes. Au nom de cet enfant, des dons de *tonga* seront faits constamment par la famille du géniteur à ceux qui ont adopté, dit le missionnaire. Mauss en déduit, trop rapidement, que la catégorie de *tonga* représente les « biens utérins ». Mauss voit encore que cet enfant a tous les droits sur les biens du mari de cette femme qui l'a adopté, et il conclut, là encore bien rapidement, que, cette femme étant la sœur du père géniteur, on retrouve ici le complexe de coutumes où un « neveu utérin » a tous les droits sur les biens de son oncle « en pays mélanésien ». Voyons cela de plus près.

Citons d'abord le texte original de Turner auquel Mauss réfère son lecteur[100].

Enfants adoptés. — […] une coutume enjoint de donner ses enfants aux amis qui désirent les adopter. La règle générale pour un mari est de donner son enfant à sa sœur. Cette dernière et son mari donnent en retour des biens étrangers, exactement comme s'ils avaient reçu une certaine quantité de nattes fines ou tapas. L'enfant adopté est vu

---

100. *Essai*, p. 155 notes 6-7, p. 156 note 1 renvoyant aux mêmes pages de Turner que celles citées ci-dessus. En effet, dans les deux livres de Turner, le passage sur l'adoption suit immédiatement celui sur la fête de la naissance.

comme « *tonga* » et il constitue, pour la famille qui l'adopte, un canal par lequel des biens autochtones (ou « *tonga* ») vont continuer à venir dans cette famille en provenance de la famille de l'enfant. De l'autre côté, l'enfant est pour ses parents la source de biens étrangers (ou « *oloa* ») donnés par le groupe qui adopte, non seulement au moment de l'adoption mais aussi longtemps que l'enfant vivra. Ainsi, la coutume de l'adoption n'est pas tant le résultat d'un sentiment naturel d'affection qu'un sacrifice de ces sentiments au profit d'un système de troc constitué de bien autochtones et étrangers[101].

On voit ici comment, pour Turner, l'ensemble des oloa devient des biens « étrangers » et l'ensemble des *tonga* des biens « autochtones ». C'est bien cette opposition-là qui intéresse le missionnaire, et c'est Mauss qui y voit plutôt le dualisme sexué.

Certes, Turner dit aussi que l'enfant « devient représenté comme » (*viewed as*) un cadeau « *tonga* ». Turner ne précise pas s'il s'agit de son interprétation ou si des Samoans lui ont dit cela explicitement. Nous penchons nettement pour la première hypothèse : les Samoans aujourd'hui à qui nous avons posé la question trouvent indicible et incompréhensible que l'enfant puisse être appelé, ou même simplement considéré, comme « un *toga* ».

Mauss pour sa part reprend dans son texte principal le propos de Turner, mais là encore en simplifiant abusivement : l'enfant représenté comme un tonga chez Turner (« viewed as ») devient « appelé *toga* » chez Mauss :

D'autre part ces dons peuvent être obligatoires, permanents, sans autre contreprestation que l'état de droit qui les entraîne. Ainsi, l'enfant, que la sœur, et par conséquent le beau-frère, oncle utérin, reçoivent pour l'élever de leur frère et beau-frère, est lui-même appelé un *tonga*, un bien utérin. Or il est « le canal par lequel les biens de nature indigène, les *tonga*, continuent à couler de la famille de l'enfant vers cette famille… [Mauss cite ensuite Turner mot à mot jusqu'à la fin du passage que nous avons cité] ». (Il continue). En somme, l'enfant, bien utérin, est le moyen par lequel les biens de la famille utérine s'échangent contre ceux de la famille masculine. Et il suffit de constater que, vivant chez son oncle utérin, il a évidemment un droit d'y vivre, et par conséquent un droit général

---

101.

« Adopted children. … a custom which prevails of parting with their children to friends who wish to adopt them. The general rule is, for the husband to give away his child to his sister. She and her husband give, in return for the child, some foreign property, just as if they had received so many fine mats or native cloth. The adopted child is viewed as '*tonga*' and is, to the family who adopts it, a channel through which native property (or '*tonga*') continues to flow to that family from the parents of the child. On the other hand, the child is to its parents a source of obtaining foreign property (or '*oloa*') from the parties who adopt it, not only at the times of its adoption, but as long as the child lives. Hence the custom of adoption is not so much the want of natural affection, as the sacrifice of it to this systematic facility of trafic in native and foreign property » (Turner 1986 [1861] : 85 ; le même texte, mais avec les verbes au passé, est aussi dans Turner 1989 [1884] : 83).

sur ses propriétés, pour que ce système de « fosterage » apparaisse comme fort voisin du droit général reconnu au neveu utérin sur les propriétés de son oncle en pays mélanésien [note 2 : voir nos observations sur le *vasu* fidjien, in Procès-verbal de l'I.F.A., in *Anthropologie*, 1921]. Il ne manque que le thème de la rivalité, du combat, de la destruction, pour qu'il y ait potlatch (*Essai* : 156).

Mauss indique en note, au cours de sa citation de Turner : « Il ne faut pas oublier qu'en Polynésie nous sommes en pays de double parenté classificatoire : utérine et masculine » (p. 155, note 7 *in fine*).

Voici donc, très vraisemblablement, la source de l'intitulé « biens utérins contre biens masculins ». Nous sommes à une époque où l'on discute du mode de « descendance » dans les « clans » alors qu'on ne discute guère encore des oppositions de « genre ». Mauss fait allusion dans ce passage à la discussion sur les droits du neveu utérin. Cette discussion lui est si familière qu'il n'hésite pas à placer l'information de Turner dans ce cadre, sans s'interroger plus précisément[102]. On peut voir aussi, quelques années plus tard, comment Mauss, défendant les travaux de son groupe, insiste sur l'étude des diverses catégories de la pensée, en recherchant la cause sociale. Les exemples qu'il prend sont, comme déjà à l'époque de Hertz (1970 [1909]), « les oppositions masculin/féminin, haut/bas, gauche/droite », mais aussi « descendance utérine/ou non, etc. » (cité dans Fournier 1994 : 716).

1.3. L'hypothèse générale sur les raisons de Mauss : la vertu pédagogique du dualisme

Nous devinons les raisons qui ont amené Mauss aux idées de « féminins/masculins » et de « utérins/masculins ». Mais pourquoi vouloir y trouver de quoi intituler toute la section ?

En prolongement de tout ce que nous avons dit au chapitre précédent, il est certain que Mauss voulait attirer l'attention du lecteur sur le caractère éminemment dualiste des objets de dons à Samoa. Mauss aurait fait appel brièvement au dualisme des sexes, pour amener le lecteur à bien distinguer les *tonga* des *oloa*, afin de mieux insister ensuite sur les *tonga* en tant que dons représentant les valeurs permanentes du clan (*versus* les objets relevant d'un individu), ce qui permet de passer au cas maori, puis à tout le reste. En effet, c'est juste après la citation que fait Mauss de Turner sur l'adoption, et après le bref commentaire ajouté, qu'il commence le paragraphe que nous avons longuement commenté au chapitre précédent : « Mais remarquons les deux termes :

---

102. En réalité, le trait indiqué par Turner prend son sens dans le complexe samoan de la relation rituelle sœur-frère et non dans celui des modes de filiation (Tcherkézoff 1992, 2003, 2015).

oloa, *tonga* ; ou plutôt retenons le deuxième… ». Maintenant Mauss va demander à son lecteur de ne plus retenir que les *tonga*, pour les raisons que nous connaissons : prendre la mesure de « cette notion de propriété-talisman… »

C'est la seule explication plausible pour la présence de cette évocation de la dualité des sexes, laquelle à la fois entend frapper le lecteur d'emblée puisqu'elle est placée dans le titre, et dont Mauss ne fait rien dans ses conclusions, ni sur le cas samoan, ni sur les cas polynésiens en général, ni dans les chapitres suivants de l'*Essai*.

2. Une postérité inattendue

Quoi qu'il en soit des raisons qui ont amené Mauss à évoquer cette opposition de sexes, Mauss n'en fait rien dans son analyse. L'affaire aurait donc pu — elle aurait dû — passer inaperçue. Mais, bien plus tard, une anthropologue américaine, Annette Weiner, fut frappée par ce passage avec l'incise où Mauss ajoute à Turner les mots : « autrement dit les biens féminins et masculins » — et elle crut y voir une intuition maussienne de grande validité : « Mauss, en notant ces groupes d'échanges, donna aux nattes fines et aux '*oloa* les étiquettes respectives de biens 'féminins' et 'masculins' »[103]. L'exemple samoan lui parut fondamental (Weiner 1982, 1985, 1992). Évidemment, Weiner n'avait pas pu soupçonner — il aurait fallu, pour cela, être déjà familier des pages du missionnaire Turner — que l'incise fut ajoutée par Mauss en dépit de ce que Turner avait écrit. Que Weiner ait aperçu que ces mots sont de Mauss ou qu'elle ait cru qu'ils étaient de Turner lui-même, elle y a vu un constat valide, car appuyé sur une ethnographie citée.

Pour se poser la question plus avant, il faut avoir un doute sur la validité d'un dualisme sexué. Weiner était à l'opposé et ne put qu'être ravie de lire cette phrase chez Mauss. En effet, cette anthropologue américaine était devenue très célèbre par son immense travail sur l'archipel des Trobriand et par la manière dont elle avait montré que son prédécesseur, dont le travail faisait jusque-là autorité, Bronislav Malinowski, n'avait observé que les dons faits par des hommes et était resté aveugle au rôle fondamental des femmes dans la circulation globale des échanges de dons cérémoniels (Weiner 1976). Il était logique que Weiner développât alors la thèse selon laquelle ce sont précisément les biens « féminins » qui ont la capacité de réaliser l'efficacité dont parle Mauss dans l'*Essai*. À partir de là, notre anthropologue poursuivit sa réflexion en insistant sur le rôle rituel des objets féminins dans les cultures océaniennes, en particulier les tissus d'écorce et nattes fines. Les données samoanes lui paraissant ainsi

---

103. « Mauss, in noting these sets of exchanges, labeled fine mats and '*oloa*, respectively 'feminine' and 'masculine' property » (Weiner 1985 : 55).

corroborer les siennes sur les Trobriand, Weiner n'hésita pas à généraliser à grande échelle dans un livre dirigé avec une collègue, *Cloth and human experience* (Weiner et Schneider 1989) portant sur l'association entre les pouvoirs féminins et les tissus rituels [104]. Weiner ne s'est pas doutée que son point de départ pour une généralisation, pris chez Mauss, reposait pour une fois sur une analyse trop rapide de Mauss.

Nous reviendrons sur le point de vue de Weiner dans notre conclusion générale sur le don polynésien. Car son intérêt pour les biens « féminins » l'a conduite à aborder un autre sujet, celui des dons immobiles ou même « inaliénables ». Mais restons pour le moment avec Mauss et retenons que, dans le cas présent, l'analyse maussienne a manqué de rechercher plusieurs exemples différents. Et elle a manqué de rechercher un niveau de transformations mutuelles entre ces exemples dans une langue commune, afin de créer une généralisation préalable méthodologiquement admissible. Mauss ne parle que de Samoa, et le voilà qui généralise par simple analogie, innocemment sans doute (afin de souligner pour son lecteur la présence d'un schéma dualiste). Il fait une généralisation *a posteriori*. Cette affaire nous montre *a contrario* la vertu de la généralisation préalable qui fut si chère à Lévi-Strauss. Mauss en fit un usage précurseur et bénéfique à propos de la « catégorie de taonga-tonga », il l'oublia un instant quand il opta pour l'étiquette des catégories de sexes afin de renforcer une présentation dualiste des dons samoans.

3. Le discours des Samoans et la leçon comparative

Pour ce qui concerne l'ethnographie samoane, la discussion est complexe. D'une part, il est certain que les Samoans ne conceptualisent pas du tout les nattes comme des « biens féminins ». Si l'expression était traduite en samoan, elle désignerait même un contexte antinomique à celui des nattes. L'idée de « femme » est opposée nettement à celle de fille-de-la-famille, à celle de « sœur » ; or les nattes sont faites par ces personnes et non par des « femmes ». Mais cela demanderait toute l'analyse de la distinction de sexe à Samoa [105]. D'autre part, il est vrai que l'efficacité des nattes est

---

104. Une note pour la petite histoire qui explique souvent la grande histoire. Annette Weiner m'avait raconté – communication personnelle à New York dans les années 1980 – comment, en 1978, lors d'une soirée avec sa collègue Sharon Tiffany, elle eut l'occasion de voir des photographies de Tiffany montrant des femmes samoanes apportant de grandes nattes fines lors de cérémonie de mariage et funérailles, et qu'elle eut alors ce sentiment que sa découverte récente sur les biens féminins et sur leur importance aux Trobriand n'était sans doute qu'une part d'une grande configuration régionale. Annette Weiner évoque brièvement sa découverte de ces images de Samoa (1982 : 224). Le hasard fit que ces photographies ne mettaient en scène que des femmes. Mais il est courant que les hommes participent, ou même que les porteurs ne soient que des hommes, lors de dons de grandes et anciennes nattes fines (voir ci-dessous cahier photographique, cliché n°8).

105. Voir Tcherkézoff (1992, 2001 : chap. 1 ; 2003 : chap. 7-9 ; 2011, 2015, 2014).

liée à un complexe d'idées autour des capacités reproductrices du corps féminin : virginité et mise au monde. Nous le retrouverons en IIᵉ partie.

Pour l'observateur, il peut s'agir de « femme », même si l'on précise « fille-de-la-famille », « sœur », etc. Mais le discours samoan est différent : les nattes sont liées à la relation sœur-frère, or cette relation s'oppose à la relation « homme-femme » (amitié avec relation sexuelle, concubinage, mariage), sur bien des plans — mais aussi sur le plan des dons : la relation « homme-femme » est plutôt associée avec les porcs, les nourritures, etc., bref avec les autres objets cérémoniels et non avec les nattes *toga*. Fonder toute l'analyse sur les nattes à partir des « femmes », même en précisant bien qu'il s'agit des « femmes en tant que sœurs » ne traduit pas adéquatement le discours que les hommes mais aussi les femmes de Samoa tiennent sur le sujet.

En outre, Mauss ne prend pas la mesure du fait que ses informations proviennent d'un missionnaire qui, en homme européen du XIXᵉ siècle, considère le couple marital comme la base de toute société et, donc, n'observe pratiquement que les échanges matrimoniaux : il en tire bien abusivement l'impression d'un dualisme « *tonga/oloa* ». Mauss ajoute à ce manque : il fait de ces données, prises sur le seul cas où les groupes se distinguent en côté du mari et côté de l'épouse (mariage, naissance), une généralité sur le caractère sexué de tous les dons — suivant en cela l'erreur d'un autre ethnographe, Krämer, qui a publié son analyse de la société samoane en 1902 et que Mauss a inclus dans ses références. Mais cette généralisation est abusive, quand on connaît le Samoa d'alors (par l'examen des récits samoans pourtant recueillis par le même Krämer, comme nous le verrons), ainsi que le Samoa contemporain.

L'affaire aurait pu demeurer un petit incident de parcours. Mauss ne pouvait évidemment prévoir que, sur cet aspect si mineur dans l'économie de l'*Essai*, d'autres bâtiront des généralités encore bien plus grandes.

Dans toute cette affaire, depuis les écrits missionnaires jusqu'à ceux de Weiner, on a confondu deux ordres de fait. Le premier est la division du travail par sexe, comme toutes les sociétés en connaissent — mais cette division par sexe concerne une partie très variable de l'ensemble des tâches existantes. *L'analyse devient abusive dès qu'elle s'imagine que tout travail réalisé par un homme ou par une femme est conçu comme étant respectivement « masculin » ou « féminin ».* L'autre ordre de faits est la signification cosmologique, rituelle, en termes de « pouvoirs de vie », qui est attribuée à tel ou tel objet de don. À Samoa comme ailleurs en Polynésie occidentale, lorsqu'un enfant naît, on l'associe symboliquement avec certains travaux. Par exemple, naguère, le cordon ombilical d'une fille était coupé sur du tapa, et celui du garçon sur une hache de guerre ; et les Samoans de dire explicitement que c'était afin de garantir la qualité du travail de préparation du tapa, que la fille dirigera, et la qualité du courage guerrier, dont le garçon fera l'expérience tôt ou tard. Bien entendu, l'observation montre que le tapa (et les nattes) sont fabriquées par des femmes. Mais les hommes peuvent contribuer à certaines opérations dans la fabrication ; en outre, les hommes peuvent présenter, ou même être les seuls à présenter, les grandes nattes dans les échanges cérémoniels. Bien entendu, la guerre au sens de l'engagement physique, armes à la main, était faite par des hommes. Mais, dans la guerre, des femmes vierges pouvaient tenir un rôle cérémoniel essentiel en se disposant en « première ligne », haches de guerre à la main (instrument en bois avec un côté tranchant). La sacralité de ces femmes était une garantie pour attirer les faveurs des dieux et apporter la victoire ; et si celle-ci venait tout de même à manquer, la présentation de ces femmes en première ligne était une proposition adressée à l'ennemi de transformer la guerre en alliance matrimoniale. Dans les deux cas, la destruction et la mort étaient évitées. Il faut donc largement nuancer le tableau de la division sexuée. De toute façon, à ce niveau de considération, le tapa ou la massue sont des objets de « travail » *galuenga*, des objets « fabriqués » et non des objets de dons.

Il ne nous semble pas que les échanges de dons cérémoniels réfèrent à ce niveau-là. Les échanges réfèrent à la procréation, à la production de la vie, à la construction de la personne. Or, en ce domaine, et pour le dire en bref, il y a trois partenaires. Les hommes qui « ouvrent » le corps des femmes (rituel de mariage), et qui le nourrissent, les femmes dont le sang peut être fécondé (le principe de vie se développe dans le sang), et celui qui féconde, à savoir l'entité surhumaine (dieux, esprits, ancêtres : la discussion est ici très complexe). La natte fine et le tapa, *quand l'une et l'autre sont donnés, représentent le pouvoir divin de fécondation*. La natte et le tapa enveloppent les nourritures dont le don — qui n'est pas plus « masculin » que ne serait « féminin » le don des nattes — représente à la fois le corps des femmes et le travail masculin qui consiste à produire la nourriture pour ces corps féminins. Les nattes ne sont pas des objets « féminins », elles réfèrent à un travail à deux (et même trois) partenaires, même si, ici comme ailleurs (Douaire-Marsaudon 2002), une partie des pouvoirs génésiques des femmes et une partie du travail symbolique qui en résulte peuvent être accaparées par les hommes. Au total, le travail du don de vie par la manipulation des objets sacrés est une collaboration — avec toutes les asymétries internes possibles — entre les fils et les filles des ancêtres.

Sur ce point, Mauss était donc allé un peu vite en besogne. Dire que les dons sont partagés en masculin/féminin, c'est ignorer toute cette dimension de la transcendance dans les schémas de reproduction et toute l'imbrication sociale qui résulte d'un accaparement par les hommes de pouvoirs qui furent « féminins », certes, mais seulement au temps du mythe et qui, socialement accaparés, ne sont ni seulement « masculins » ni seulement « féminins ». L'étude des mythes et des rites samoans associés aux dons nous le montrera dans la IIe partie.

C'est encore appliquer au don l'erreur qui sera faite par d'autres sur l'organisation sociale du village samoan ou sur les catégories de genre à Samoa. On a prétendu que le village samoan est divisé en un village des hommes et un village des femmes (Shore 1982), alors qu'il est organisé par un conseil des ancêtres (représentés par les chefs, dont la catégorisation échappe à la division du sexe), par leurs fils et leurs filles (conçus comme des frères et des sœurs, ce qui est une relation antinomique à celle de homme-femme, laquelle est vue comme une relation de rapports sexuels potentiels), auxquels s'ajoute un quatrième groupe, tenu à l'écart, celui des épouses (venues en principe d'un autre village). La division par sexe ne joue qu'au niveau inférieur, pour le quatrième groupe, et, même à ce niveau, elle joue de façon incomplète (les « époux » venus vivre dans le village de leur femme ne sont pas distingués en tant que tels, seules les « épouses » venues dans le village de leur mari le sont) [106]. Enfin comme on vient de l'évoquer, la classification de « l'humain » à Samoa comporte au moins trois catégories (homme, fille-sœur, femme-épouse) et même quatre (en ajoutant les hommes efféminés, appelés « comme des femmes »), et c'est une grave erreur de croire que, dans les représentations entretenues par les hommes et les femmes de Samoa, la catégorie fille-sœur et celle de femme-épouse sont toutes deux des subdivisions d'une catégorie plus large qui serait définissable comme « femme » en général.

Au contraire, la langue et la pensée samoanes ne peuvent pas exprimer et concevoir cette réunion. Significativement, le mot proto-polynésien pour « féminin » a été spécialisé pour l'une de ces catégories samoanes et est devenu inapplicable à l'autre. Pour le cas samoan comme pour tant d'autres, l'observateur occidental se trompe. À chaque fois, voyant des hommes et des femmes à l'œuvre, on confond l'observation empirique (qui reflète notre catégorisation occidentale : l'humanité est faite de deux sexes) et ce que les intéressés investissent dans leurs représentations de leur organisation sociale : la logique de leurs relations sociales peut très bien ne pas être fondée du tout sur le couple mari/femme [107].

Bref, la généralisation de Mauss sur le caractère sexué est largement aventureuse — parce que faite *a posteriori*, ou plus précisément par la méthode des analogies entre oppositions distinctives — et se révèle donc abusive.

---

106. Voir Tcherkézoff (2015).

107. Tout récemment, Irène Théry a attiré l'attention sur cette erreur commune, dans un ouvrage magistral d'anthropo-sociologie (Théry 2007), et d'autant plus remarquable qu'il instaure un véritable dialogue entre la sociologie et l'ethnologie-anthropologie, nourri d'exemples aussi bien proches que lointains, et soulève ce même genre de questions au cœur de l'idéologie occidentale, laquelle continue de privilégier une vision où tout, ici et ailleurs, devrait entrer dans les pôles « homme/femme », eux-mêmes connaissant comme première application le couple marital « mari/femme », continuant ainsi ce que fut déjà l'erreur des missionnaires occidentaux en Polynésie (et ailleurs). Nous avons publié récemment un « À-propos » en montrant comment les concepts d'Irène Théry permettent désormais de mieux aborder certains contextes de la société samoane (Tcherkézoff 2011).

L'affaire n'est pas importante au niveau de l'*Essai*. Elle l'est bien davantage dans la postérité des études polynésianistes, où le texte de Mauss est devenu un relais dans une chaîne de citations et de présomptions. Avec le cas samoan mais aussi en tenant compte de divers autres exemples polynésiens, nous tenons pour certain que la différence des sexes (le modèle dichotomique de la division des sexes à la manière occidentale) ne permet pas de généraliser pour comparer la sacralité, l'obligation et l'efficacité des dons polynésiens.

Nous voici parvenus au terme de notre relecture de l'*Essai*. Non seulement celle qui avait pour but de faire ressortir la logique interne du texte de Mauss et, ainsi, de comprendre quelle méthode comparative était mise en œuvre sur cette « catégorie malayo-polynésienne », mais aussi l'ensemble de notre examen des concepts maussiens mis au travail dans l'*Essai*.

Sur la méthode comparative, on peut constater que, si la généralisation *a posteriori* est fragile, la généralisation préalable quant à elle — la généralisation lévi-straussienne en somme — demeure une garantie solide. Mauss en fut un utilisateur avant la lettre.

Pour quelle raison Lévi-Strauss n'a-t-il pas accordé d'importance à cet aspect de l'*Essai*? À l'évidence, parce que la généralisation en question portait sur une idée de « propriété-talisman » et se construisait sur les notions antérieures de « force », de « sacré », de « *mana* ». Or Lévi-Strauss se défiait fortement de toutes ces notions qui lui paraissaient fermer la voie d'un progrès vers l'analyse transculturelle des structures mentales à l'œuvre dans les représentations sociales.

Le dernier chapitre de notre I[e] partie sera donc consacré à cette critique lévi-straussienne. Moment fondamental dans l'histoire de l'anthropologie française, puisque c'est alors que Lévi-Strauss formule les principes de ce qui deviendra la méthode structurale, mais au prix d'une rupture complète avec les préoccupations de l'école de Durkheim et de Mauss pour le sacré, ce qui a fait perdre la possibilité de rechercher la logique structurale qu'il y avait bel et bien dans le modèle sacré/profane de cette école sociologique. Les chapitres précédents ont suggéré qu'il est possible de renouer les fils. Pour compléter cette suggestion, nous allons relire de près les raisons qui conduisirent Lévi-Strauss à ce rejet.

CHAPITRE 10

La lecture lévi-straussienne du « *mana* » maussien

1947-1950 : fondation du structuralisme, innovation et rupture dans l'anthropologie française

Nous avons vu, à l'issue de notre première relecture, comment Claude Lévi-Strauss exprime son enthousiasme pour la notion de totalité dans l'*Essai*, tout en interprétant cette dernière de façon très personnelle : la totalité serait « saisissable dans… un individu quelconque » et le caractère « mental » de la « preuve du social » serait situé « à l'étage de la pensée inconsciente ». Mais ceci ne constitue qu'une partie de l'« Introduction à l'œuvre de M. Mauss ». Une autre partie fait la critique de la notion de « *mana* ». C'est en joignant la révision de chacun des deux concepts fondamentaux de Mauss, « totalité » et « *mana* », que Lévi-Strauss parvient à poser un paradigme entièrement nouveau.

Lévi-Strauss examine surtout le *mana* que Mauss place au centre de la *Magie*, parce qu'il adresse ses louanges à l'*Essai* sur d'autres plans. Il précise que sa critique du rôle attribué par Mauss au *mana* n'affecte guère la vision qu'il faut conserver de l'*Essai*, car Mauss aurait eu la bonne idée de ne mentionner le rôle du *mana* qu'au début — c'est le *hau* maori (Lévi-Strauss considère les deux notions équivalentes) :

> si le *mana* est au bout de l'*Esquisse* [la *Magie*], le *hau* n'apparaît heureusement qu'au début du *Don* et tout l'*Essai* le traite comme un point de départ, non comme un point d'arrivée (Lévi-Strauss 1973 [1950] : xlvi) [108].

Notons déjà que Lévi-Strauss ne distingue pas chez Mauss le *mana* de la *Magie* (qui ouvre pourtant à tout le modèle « *mana* » sur le « sacré ») et le *hau* du cas maori dans l'*Essai*. Pourtant, il y a lieu de faire la distinction, même si c'est pour retrouver ensuite l'intérêt de Mauss pour le *hau* dans un modèle « *mana* » de « circulus » du sacré (ci-dessus chap. 7). D'autre part, s'il est bien vrai que l'*Essai* fait du *mana* un point de départ, puisque, selon la lecture que nous en avons faite, il présuppose la généralisation

---

108. Lévi-Strauss désigne l'« Essai sur le don » aussi bien par « le *Don* » que par « l'*Essai* ».

de Hubert et Mauss acquise dans la *Magie* et dans les autres textes de cette même année 1904 (mais il s'agit du « *mana* », le modèle de l'appartenance exprimé par la métaphore de l'âme), ce début commande toute la démonstration. Si l'on ôte à l'*Essai* la mention de l'objet de don comme « véhicule de *mana* »[109], on vide l'*Essai* de sa substance. Les arguments de Lévi-Strauss visant à évacuer le *hau* et le *mana* touchent donc à des points essentiels de l'héritage maussien, et nous devons considérer ces arguments de plus près.

Dans cette discussion, nous conserverons le mot « *mana* » en italiques et sans guillemets : *mana*. C'est ainsi que Lévi-Strauss en parle, car il se réfère à la *Magie* où, en effet, Mauss écrit ainsi la notion — puisque c'est dans la *Magie* que Mauss amorce le passage entre la notion océanienne de *mana* et le concept sociologique « *mana* » qu'il entend créer (et qu'il écrit parfois ensuite sans italiques et entre guillemets).

1. L'« analogie avec le langage »

Dans la partie précédant les pages qui critiquent le *mana*, Lévi-Strauss insiste sur les qualités de l'*Essai* : Mauss serait un précurseur de « la théorie moderne de la réciprocité » et l'*Essai* marquerait une rupture avec le passé :

> pour la première fois dans l'histoire de la pensée ethnologique, un effort était fait pour transcender l'observation empirique et atteindre des réalités plus profondes (Lévi-Strauss 1973 : xxxiii).

Selon Lévi-Strauss, l'acte de donner relève de l'empirique, alors que le système d'échange touche déjà à la structure. Et Lévi-Strauss de comparer avec la technique qui lui paraît prometteuse depuis dix ans, celle de la « linguistique structurale » de Troubetzkoy et Jacobson :

> là aussi, il s'agissait de distinguer un donné purement phénoménologique, sur lequel l'analyse scientifique n'a pas de prise, d'une infrastructure plus simple que lui, et à laquelle il doit toute sa réalité. [...]
> Comme la phonologie pour la linguistique, l'*Essai sur le don* inaugure donc une ère nouvelle pour les sciences sociales (*ibid.* : xxxv)[110].

---

109. Lévi-Strauss ne cite ni ne commente cette formule.

110. Ou encore : « c'est la linguistique, et plus particulièrement la linguistique structurale, qui nous a familiarisés depuis lors avec l'idée que les phénomènes fondamentaux de la vie de l'esprit, ceux qui la conditionnent et déterminent ses formes les plus générales, se situent à l'étage de la pensée inconsciente. L'inconscient serait ainsi le terme médiateur entre moi et autrui » (*ibid.* : xxxi).

Pour la manière dont un fait social doit être expliqué, Lévi-Strauss oppose Malinowski et Mauss. À l'inverse du premier qui recherchait la fonction de chaque fait social avec un « empirisme naïf », dit Lévi-Strauss (ajoutant que Malinowski « se demande seulement à quoi ils servent »), Mauss « envisageait un *rapport constant* entre des phénomènes » et c'est là que « se trouve leur explication ». En passant, Lévi-Strauss fait une allusion discrète à son propre travail récent sur la parenté, indiquant que :

> dans certains domaines, comme celui de la parenté, l'analogie avec le langage, si fermement affirmée par Mauss, a pu permettre de découvrir les règles précises selon lesquelles se forment, dans n'importe quel type de société, des cycles de réciprocité dont les lois mécaniques sont désormais connues (*ibid.*: xxxvi ; souligné par l'auteur).

Mauss était donc tout près du but, tel que Lévi-Strauss l'entend. Et, par conséquent, dit Lévi-Strauss,

> nous somme conduits à rechercher la raison pour laquelle Mauss s'est arrêté sur le bord de ces immenses possibilités [...] Il doit y avoir quelque part un passage décisif que Mauss n'a pas franchi (*ibid.*: xxxvii).

2. Le caractère « synthétique » de l'échange et la critique lévi-straussienne du *hau*

L'obstacle aurait été le problème du *hau* et du *mana*. Selon Lévi-Strauss, Mauss croyait avoir besoin de ces notions pour comprendre le caractère « synthétique » d'un fait social comme un échange ou comme le raisonnement d'un magicien. Le « passage décisif » eut été d'apercevoir que la synthèse symbolique est une donnée *a priori* de la pensée humaine. Lévi-Strauss va consacrer quinze pages à cette discussion. C'est là qu'il élabore sa théorie du symbolique et qu'il pose les bases de tous les textes structuralistes qui suivront. Mais ces pages nous intéressent aussi pour notre discussion des idées de Mauss. Il est révélateur de voir, en suivant cette critique, ce que Lévi-Strauss impute à Mauss.

La mention du *hau* maori dans l'*Essai*, tout comme celle du *mana* dans la *Magie* vingt ans plus tôt, représenteraient la quête de Mauss pour trouver le chaînon manquant. Un élément supplémentaire serait indispensable à la synthèse symbolique que représentent, pour la pensée océanienne, polynésienne ou mélanésienne, un échange de dons ou un jugement magique. Mauss aurait fait l'erreur de croire que, dans ces cultures et ailleurs, la pensée a besoin de faire appel à quelques ajouts magiques pour concevoir une relation entre deux éléments, que cette relation soit un rapport social complémentaire ou une identité. Au contraire, pour Lévi-Strauss, cette théorie indigène reprise par Mauss ne serait que l'explication consciente et formulée *a posteriori* pour rendre compte d'une réalité de la pensée inconsciente, laquelle opère des synthèses et des rapports *a priori*, toujours et partout, en Océanie, en Occident ou ailleurs, depuis que l'homme est Homme, c'est-à-dire un être doué de langage.

Bref, Lévi-Strauss impute à Mauss de paraphraser ce qu'il croit être le mode de raisonnement des indigènes. Or nous savons maintenant que Mauss ne parle pas de cela, ni dans l'*Essai* ni dans la *Magie*. Au contraire, Mauss reproche à l'école des Tylor et Frazer de chercher un modèle de ces raisonnements (lois de sympathie, etc.), alors que le « tout » serait à comprendre dans les notions de « force » etc. qui s'imposent à chacun comme étant la représentation de l'idée générale de l'existence et de la pérennité du groupe (clan, famille, etc.). Pour Mauss, on ne donne pas un cadeau et on ne manipule pas un fétiche dans le rite parce qu'on relie « inconsciemment » ce cadeau ou ce fétiche à une entité qui leur serait semblable sous quelque rapport. On donne et on manipule, mû par la « conscience collective », parce que toutes ces choses symbolisent l'origine, l'identité et la pérennité du groupe. C'est Lévi-Strauss, parce qu'il est à la recherche de « structures » de la pensée, parce qu'il est entièrement préoccupé à ce moment-là de fournir une théorie des opérations symboliques, qui prête à Mauss ce projet grandiose de comprendre la logique universelle des rapprochements opérés dans le rituel. Alors que Mauss cherchait constamment à se garder de toute ambition « intellectualiste » (toute explication qui oublierait la « pression exercée par le groupe ») dans l'étude des faits rituels, magiques et religieux.

Lévi-Strauss veut donc trouver la raison qui a retenu Mauss de franchir le passage décisif. En disant cela, Lévi-Strauss impute déjà à tout le discours maussien un projet particulier qui n'était pourtant pas le sien : comprendre le social comme un langage. Dans cette direction, Mauss aurait été retenu par le problème de la « synthèse ». Quel est ce problème ?

Lévi-Strauss commence par commenter l'*Essai* et la question du *hau*, avant de continuer en commentant la *Magie*. Dans l'*Essai*, Mauss serait :

> dominé par une certitude d'ordre logique, à savoir que l'échange est le commun dénominateur d'un grand nombre d'activités sociales en apparence hétérogènes entre elles.

Mais, en observant les faits, Mauss n'a pu que voir les diverses obligations : donner, recevoir, rendre. Il est demeuré aveugle au fait total qu'il recherchait pourtant — ce fait total étant « l'échange », dit Lévi-Strauss. Mauss aurait donc cherché ce qui permet aux indigènes de construire mentalement cette totalité, bref de représenter à eux-mêmes la logique de l'acte d'échange. Selon les termes de Lévi-Strauss, Mauss aurait donc cru que :

Si l'échange est nécessaire et s'il n'est pas donné, il faut donc le construire. Comment ? En appliquant aux corps isolés, seuls présents, une source d'énergie qui opère leur synthèse (Lévi-Strauss 1973 : xxxviii).

Ce serait là, à ce point de son raisonnement, que Mauss aurait été ravi de trouver dans l'exemple maori la présence d'« une vertu qui force les dons à circuler », selon son expression. C'est le *hau*, l'« esprit » du donateur, ces choses qui sont « de l'âme » — nous connaissons tout cela. Il aurait trouvé alors l'élément qui manquait pour comprendre comment s'opère la synthèse.

3. Critique de la critique lévi-straussienne du *hau*

On voit que, dès le début, Lévi-Strauss entraîne Mauss sur son terrain, celui où l'échange est entièrement un *a priori* de la pensée. Mais Mauss arpentait le terrain des dons et contre-dons de symboles sociaux : ces derniers sont autant d'affirmations d'appartenance, présentées parfois dans un contexte agonistique. Alain Caillé a également insisté, à juste titre, sur cette différence fondamentale : dans un cas, l'universel postulé est celui de « l'obligation d'échanger », dans l'autre celui de « donner et recevoir des symboles » dans une « relation de don qui scelle des alliances » (Caillé 1996 : 217). En outre, Lévi-Strauss fait comme si la seule alternative pensable était entre les *a priori* du mental (l'inconscient) et la synthèse magique (les modèles frazériens de la pensée sauvage). Aucune de ces deux options ne s'applique au travail de Mauss. Le choix de Mauss était le « sacré »-totalité-société et ce choix n'est pas défini par l'alternative lévi-straussienne.

Après avoir déplacé la pensée Mauss et l'avoir convoquée sur son terrain, Lévi-Strauss peut déployer sa critique. La « vertu » qui force les dons à circuler est-elle une caractéristique « objective » de l'objet ? Évidemment non. Elle est donc « subjective ». Mais alors, dit Lévi-Strauss,

on se trouve placé devant une alternative : ou cette vertu n'est pas autre chose que l'acte d'échange lui-même, tel que se le représente la pensée indigène, et on se trouve enfermé dans un cercle ; ou elle est d'une nature différente, et par rapport à elle, l'acte d'échange devient alors un phénomène secondaire (Lévi-Strauss 1973 : xxxviii).

À nouveau, l'alternative est abusivement réductrice. On sait que Lévi-Strauss veut persuader son lecteur de choisir la deuxième hypothèse. La vertu en question est celle d'une « nécessité inconsciente », déjà avancée par Lévi-Strauss dans les pages précédentes. L'acte social d'échange est donc attendu ; il n'a pas à être expliqué au niveau

153

des pratiques de dons, de même que la raison de l'échange de mots est la capacité inconsciente de l'homme à communiquer par le langage et ne relève pas d'une étude des significations dans une culture donnée.

Mais quel est le premier terme de l'alternative lévi-straussienne, celui présenté comme une illusion et un piège tendu à l'analyse ? C'est la « vertu » de l'échange en tant que représentation indigène de l'acte d'échange. C'est, comme Lévi-Strauss le dit peu après en prenant le cas du *hau*,

> la forme consciente sous laquelle des hommes d'une société déterminée, où le problème avait une importance particulière, ont appréhendé une nécessité inconsciente dont la raison est ailleurs.

Or, c'est bien à cela que Mauss s'intéresse. Il veut comprendre cette forme « consciente », à ceci près qu'il y voit la forme locale d'une représentation absolument universelle, celle du rapport de tout individu à un « groupe entier ». Alors que Lévi-Strauss, comme il le confirme quelques lignes plus loin, y voit simplement une « théorie indigène » ; et, ajoute Lévi-Strauss, une théorie indique ce que « croient les intéressés », ce qui « est toujours fort éloigné de ce qu'ils pensent ou font effectivement » (Lévi-Strauss 1973 : xxxix).

Ne nous y trompons pas. Pour Lévi-Strauss, le niveau de la pensée « effective » (ce que les intéressés « pensent et font effectivement ») est situé dans l'« inconscient » ; il ne s'agit pas simplement d'atteindre un niveau plus authentique des représentations indigènes :

> Après avoir dégagé la conception indigène, il fallait la réduire par une critique objective qui permette d'atteindre la réalité sous-jacente. Or celle-ci a beaucoup moins de chance de se trouver dans des élaborations conscientes, que dans des structures mentales inconscientes qu'on peut atteindre à travers les institutions, et mieux encore dans le langage (*ibid.*).

Nous sommes ramenés au problème évoqué depuis le début de notre enquête. Lévi-Strauss impute à Mauss un intérêt pour des « théories » locales sur le don, alors que Mauss s'intéresse à retrouver dans les diverses représentations locales la réalité universelle du rapport social. D'où le reproche que Lévi-Strauss adresse à Mauss sur la question de fond : Mauss n'a pas franchi le fossé séparant les faits de conscience et l'inconscient universel. Lévi-Strauss soulevait ici une question qui n'avait que peu à voir avec l'*Essai*, mais beaucoup à voir avec la nouvelle école que Lévi-Strauss voulait instaurer.

Si la fondation de cette nouvelle école (que d'autres appelleront peu après « structuraliste ») était essentielle dans ces années 1940-50, comme nous l'avons souligné en Introduction, il ne faudrait pas en conclure que Mauss fut incapable d'apercevoir la réalité sociologique derrière les théories locales du *hau*. Nous avons vu que précisément, derrière la présence d'un « esprit », Mauss recherchait la réalité du rapport social d'appartenance. Son seul tort fut peut-être de désigner ce rapport comme « *mana* » ou « « mana » », ce qui pouvait laisser croire que son analyse en restait au niveau des *mana* mélanésiens et autres *hau* maoris. Lévi-Strauss peut donc conclure : « On n'a pas besoin du *hau* pour faire la synthèse, parce que l'antithèse n'existe pas » (*ibid.*). Mais cette conclusion ne concerne pas l'évaluation des modèles maussiens, car Mauss n'avait pas accordé de place à cette antithèse dans ses modèles.

Fort de ce constat qui lui permet d'évacuer le *hau*, Lévi-Strauss peut conduire sa critique du *mana*. Il ne parle que du *mana* que Mauss et Hubert citent dans la *Magie*, tout en disant que, à propos du don, Mauss crée les mêmes problèmes inutiles avec le *hau*. Mais, heureusement, répète-t-il, cette argumentation fautive n'intervient que dans le début de l'*Essai* (*ibid.*: xli). Le lecteur est ainsi rendu insensible au fait que, dans la *Magie*, Mauss passe précisément de la notion locale à un concept : « élargir encore le sens de ce mot et dire que le *mana* est la force par excellence, l'efficacité véritable des choses » (*Magie*: 104) ; ce qui permet à Mauss ensuite, dans l'*Essai*, de l'utiliser conceptuellement : l'objet de don par rapport au donateur est le « véhicule de son *mana* » (*Essai*: 157).

Après sa critique, dont nous allons voir les arguments de plus près, Lévi-Strauss conclut sur le *mana* et ajoute une remarque, en forme de boutade, certes, mais qui révèle à quel point il entend évacuer toute la discussion du *mana*. Il suggère que l'appel au *mana*, chez Durkheim et chez Mauss, fonctionne véritablement comme du *mana* dans leurs modèles, c'est-à-dire comme une baguette magique intervenant là où l'explication sociologique échoue, un *deus ex machina* de l'analyse durkheimienne. Et ce serait même cette position d'opérateur magique dans le modèle — un concept illusoire, mais censé tout expliquer — qui, en retour, aurait fait croire à ses utilisateurs que telle est la logique des indigènes. En accordant au *mana* le pouvoir d'être un modèle pour toute la sociologie, Durkheim et Mauss en seraient venus à croire que le *mana* océanien explique tout pour les autochtones. Alors, « dans un cas au moins », celui du méta-niveau constitué par les modèles de l'École sociologique, le *mana* serait vraiment une force magique :

> On voit donc que dans un cas au moins, la notion de *mana* présente les caractères de puissance secrète, de force mystérieuse, que Durkheim et Mauss lui ont attribués : tel est le rôle qu'elle joue dans leur propre système. Là vraiment, le *mana* est *mana*. Mais

en même temps, on se demande si leur théorie du *mana* est autre chose qu'une imputation à la pensée indigène de propriétés impliquées par la place très particulière que l'idée de *mana* est appelée à tenir dans la leur (Lévi-Strauss 1973 : xlv).

4. Le cadre préalable de la critique lévi-straussienne sur le *mana* : la critique adressée à Durkheim

À ce point de sa critique, Lévi-Strauss rapproche Mauss de Durkheim, et il nous faut lire en parallèle deux textes de Lévi-Strauss, son introduction de 1950 à l'œuvre de Mauss et sa critique de Durkheim publiée en 1947.

En effet, sur cette question du *mana*, Lévi-Strauss adresse explicitement sa critique à la *Magie* de Mauss (1904) et aux *Formes élémentaires de la vie religieuse* de Durkheim (1912). À cette époque, Mauss aurait été encore le premier Mauss, et il mérite les mêmes critiques que Durkheim. Quant au choix d'invoquer les *Formes élémentaires...* pour parler de Durkheim, Lévi-Strauss se justifie ainsi : « On trouve dans *Les Formes élémentaires de la vie religieuse* tout ce qui fait la grandeur et la faiblesse de l'œuvre de Durkheim » (Lévi-Strauss 1947 : 524).

4.1. Symboles et emblèmes : Lévi-Strauss

Lévi-Strauss, dans son bilan de 1947 intitulé « La Sociologie française », chapitre consacré à toute la sociologie, mais qui donne une grande place à Durkheim, a déjà dressé une critique sévère en opposant l'œuvre durkheimienne qui aboutit à une impasse et celle de Mauss qui ouvre de nombreux horizons. Le point central de la critique dirigée contre Durkheim dans ce texte de 1947 (publié la première fois en anglais en 1945), nous révèle pleinement le point de vue qui guide Lévi-Strauss dans son commentaire de 1950 sur Mauss. On y voit clairement déjà l'opposition sur la question du symbolique : l'opposition... ou plutôt le malentendu. Car Lévi-Strauss parle du symbole au sens structuraliste qu'il est occupé à fonder et préciser dans ce même texte — l'exigence de symbolique comme définition de l'humanité —, alors que Durkheim parle uniquement des *emblèmes de groupe*, comme peuvent l'être des figures divines, des « totems », des drapeaux ou des motifs tatoués.

Durkheim souligne que les symboles sont nécessaires afin que les « sentiments sociaux » se pérennisent en s'exprimant. Lévi-Strauss rappelle cette citation pour en prendre le contre-pied. Il reproche à Durkheim de réduire les symboles à une traduction de cette « extériorité » qui est une propriété inhérente aux faits sociaux (l'invocation constante par Durkheim des « forces » créées par le sentiment de vivre en groupe et qui viennent s'imposer à la conscience en se présentant comme des forces extérieures) :

au lieu de montrer comment l'apparition de la pensée symbolique [à l'aube de l'humanité] rend la vie sociale à la fois possible et nécessaire, Durkheim cherche à faire l'inverse, c'est-à-dire à faire jaillir le symbolisme de l'état de société (Lévi-Strauss 1947 : 527).

Nous voyons que, en 1945, Lévi-Strauss pense déjà au modèle qu'il exprimera en 1950, celui de la surdétermination absolue par le symbolique qui serait constituée à l'instant où l'Homme fut un être de langage (voir ci-dessous). De ce fait, il ne peut entendre le modèle durkheimien autrement que comme une illusion accordée aux croyances locales. Tout ce qu'il reprochera à Mauss sur le plan du *mana* et du *hau* est déjà impliqué ici.

Pourtant, Durkheim, en plein accord avec Mauss, ne disait rien de si choquant : le sentiment d'appartenir à un groupe fait que les membres de ce groupe créent des symboles-*emblèmes* et les vénèrent. Les exemples sont aussi bien des marques de tatouage ou les drapeaux que les chefs sacrés ou les dieux. Durkheim ne parle pas du langage, de l'exigence de réciprocité, et de tout ce qui fait pour Lévi-Strauss la « fonction symbolique » de la pensée humaine en général. Le symbolisme que Durkheim étudie est un simple « emblématisme », comme il le dit lui-même, un emblématisme qui matérialise en drapeau national ou en effigie d'ancêtre les sentiments d'appartenance à un groupe. En 1925, Mauss ajoutera à cette longue liste des emblèmes possibles de groupe un nouvel objet-symbole-emblème : tout ce qui peut constituer un don obligatoire.

4.2. Symboles-emblèmes : Durkheim

Voyons de plus près ce passage des *Formes élémentaires…* auquel Lévi-Strauss se réfère quand il assène le coup de grâce, ne laissant à Durkheim que le choix entre admettre que « tout le raisonnement s'effondre » ou tomber « dans un cercle vicieux ». Dans sa critique de 1947, Lévi-Strauss ne cite pas le texte de Durkheim en détail et nous devons d'abord relire ce texte (Durkheim 1968 [1912] : 331-33 pour toutes les citations qui suivent). Dans le passage en question, Durkheim évoque le tatouage comme un exemple parmi d'autres d'un fait très général : « sans symboles, les sentiments sociaux ne pourraient avoir qu'une existence précaire ». En effet, explique-t-il, si ces sentiments sont forts quand les hommes sont « assemblés » dans les moments de fête, ils se diluent ensuite en souvenirs. Mais…

Mais si les mouvements par lesquels ces sentiments se sont exprimés viennent s'inscrire sur des choses qui durent, ils deviennent eux-mêmes durables. Ces choses les rappellent sans cesse aux esprits [des individus] et les tiennent perpétuellement en éveil […] Ainsi l'emblématisme, nécessaire pour permettre à la société de prendre conscience de soi, n'est pas moins indispensable pour assurer la continuité de cette conscience.

Il faut donc se garder de voir dans ces symboles de simples artifices.

Les « symboles » évoqués par Durkheim ne sont que des « emblèmes » de la cohésion sociale. Cette citation, et une autre plus longue ci-dessous montrent bien que Durkheim emploie absolument ces deux termes comme des synonymes : « l'emblématisme… ces symboles… ».

Durkheim développe alors le thème suivant. Si les choses qui servent à symboliser ces sentiments collectifs paraissent à l'observateur être « étrangères » au groupe, ce n'est pas dû au hasard d'étiquettes conventionnelles. Cette étrangeté,

> ne fait que figurer sous une forme sensible un caractère réel des faits sociaux, à savoir leur transcendance par rapport aux consciences individuelles.

Durkheim rappelle son idée de base : chaque individu a « le sentiment » qu'il « reçoit du dehors » ses représentations du fait social, car, pour lui, ces idées émanent du « groupe », lequel est toujours ressenti par l'individu comme une entité *sui generis*, extérieure et transcendante (ce qui est logique puisque l'individu voit toujours son groupe d'appartenance comme un fait social qui lui préexiste). C'est cela qui conduit les individus à « objectiver » ces sentiments sur des emblèmes :

> Si la force morale qui soutient le fidèle ne provient pas de l'idole qu'il adore, de l'emblème qu'il vénère, elle ne laisse pas cependant de lui être extérieure et il en a le sentiment. L'objectivité du symbole ne fait que traduire cette extériorité.

Ainsi, la vie sociale, sous tous ses aspects et à tous les moments de son histoire, n'est possible que grâce à un vaste symbolisme. Les emblèmes matériels, les représentations figurées, dont nous avons plus spécialement à nous occuper dans la présente étude [objets religieux], en sont une forme particulière ; mais il en est bien d'autres. Les sentiments collectifs peuvent également s'incarner dans des personnes [chefs sacrés] ou dans des formules : il y a des formules qui sont des drapeaux ; il y a des personnages, réels ou mythiques, qui sont des symboles. Mais il y a une sorte d'emblème qui dut apparaître très vite en dehors de tout calcul et de toute réflexion : c'est celui-là même que nous avons vu jouer dans le totémisme un rôle considérable ; c'est le tatouage.

Durkheim cite alors les groupes des premiers chrétiens, mais aussi des cas contemporains : collégiens, soldats d'une même caserne, marins d'un même bateau, prisonniers d'une même prison, etc. Par sa technique rudimentaire, ajoute Durkheim, le tatouage[111] est :

---

111. Durkheim pense aux tatouages que se font faire les militaires et ignore sans doute l'élaboration extrême des

le moyen le plus direct et le plus expressif par lequel puisse s'affirmer la communion des consciences. La meilleure manière de s'attester à soi-même et d'attester à autrui qu'on fait partie d'un même groupe, c'est de s'imprimer sur le corps une même marque distinctive.

Durkheim précise encore que le dessin est le plus souvent conventionnel précisément parce qu'il n'a pas pour but de représenter l'aspect singulier du groupe, mais, simplement, d'imprimer une marque qui souligne à la fois 1) l'appartenance (« on fait partie d'un même groupe ») pour un membre envers un autre membre de ce groupe, et 2) la distinction pour tous les membres du groupe envers ceux des autres groupes. Le texte est parfaitement explicite : le sujet porte sur le fait « qu'on fait partie d'un même groupe » ; le tatouage est une marque de « communion » et de « distinction », et ces « symboles » ne sont que des « emblèmes ».

4.3. Un cercle vicieux ?

Au milieu de ces trois pages, avant d'énumérer les cas anciens ou récents de tatouage, Durkheim laisse échapper une phrase malheureuse qui semble réduire le social à un « instinct » et le symbolisme à un « automatisme des hommes de culture inférieure » :

une sorte d'emblème […] c'est le tatouage. Des faits connus démontrent, en effet, qu'il se produit avec une sorte d'automatisme dans des conditions données. Quand des hommes de culture inférieure sont associés dans une vie commune, ils sont souvent amenés, comme par une tendance instinctive, à se peindre ou à se graver sur le corps des images qui rappellent cette communauté d'existence.

Sans doute, devant de tels propos, on pouvait être tenté de rejeter l'ensemble de la démarche. Lévi-Strauss épinglera cette phrase (voir la citation ci-dessous), choqué par cette mention d'un problème de « classes sociales » et par une notion d'« instinct » où il a vu peut-être, parce qu'il était préoccupé alors de conceptualiser la frontière « nature/culture », le danger pour les lecteurs de son temps de voir dans ces propos de Durkheim une mise en cause de cette frontière.

Que retient donc Lévi-Strauss de ces pages ? Il précise d'abord quel est le problème qui le conduit à privilégier le symbolique. Durkheim avait déjà constaté l'« étonnante régularité » avec laquelle « les phénomènes sociaux se reproduisent dans les mêmes

---

techniques polynésiennes (plusieurs jours rien que pour préparer le pigment, la durée étant évidemment causée largement par les multiples précautions rituelles à observer ; plusieurs semaines ou même plusieurs mois pour effectuer ensuite le dessin pour un seul homme).

circonstances » (Lévi-Strauss 1947 : 529, citant Durkheim). Il en concluait au rejet d'une explication du social par les causes finales (la théorie d'un évolutionnisme linéaire de l'humanité). Mais, dit Lévi-Strauss, il faut bien remplacer alors le finalisme par autre chose qui permette de comprendre comment le social présente « le caractère de touts doués de signification ». Durkheim se débattait entre « le caractère aveugle de l'histoire » (refus de l'évolutionnisme) et le « finalisme de la conscience » (Lévi-Strauss pense à la notion durkheimienne de « conscience collective », dont le finalisme se dévoile quand Durkheim dit en somme que le groupe suscite une représentation de sa cohésion). Il aura manqué à Durkheim, dit Lévi-Strauss, de voir qu'« entre les deux se trouve évidemment la finalité inconsciente de l'esprit ». C'est à ce « niveau », celui de « la pensée inconsciente », que « disparaît l'opposition permanente entre individu et société » (*ibid.*). Ne l'ayant pas aperçu, Durkheim tombe parfois « dans un cercle vicieux », quand il veut faire des symboles de cohésion du groupe (comme le tatouage) un produit issu du social :

> Durkheim cherche [...] à faire jaillir le symbolisme de l'état de société. Il croit y parvenir par une ingénieuse théorie des origines du tatouage où il découvre la transition entre l'état de Nature et l'état de culture. En fait, il considère le tatouage comme presque instinctif, invoquant le rôle qu'il joue dans certaines classes sociales (*ibid.* p. 331-333). Mais ou bien le tatouage est un véritable instinct chez l'homme, et tout le raisonnement s'effondre, ou bien c'est un produit de la culture et nous tombons dans un cercle vicieux (Lévi-Strauss 1947 : 527).

Pourtant, si l'on relit ces pages de Durkheim, on n'a guère l'impression d'un tel désastre de la cohérence sociologique. Durkheim cherche simplement à souligner le fait que toute vie en groupe est créatrice de symboles d'appartenance. Lévi-Strauss, qui est à la recherche d'une théorie générale du fait social, prête bien plus à Durkheim que nécessaire. Dans ces pages, Durkheim ne prétend pas expliquer l'origine de la société, mais celle des objets magico-religieux. C'est à nouveau la thèse récurrente chez Durkheim, Hubert et Mauss : les dieux et toutes les figures religieuses sont une matérialisation des sentiments d'appartenance. En ouverture des *Formes élémentaires de la vie religieuse*, Durkheim dit bien que l'« objet de la recherche » est de comprendre « la nature religieuse de l'homme ». Pourquoi trouve-t-on dans toutes les sociétés ce qu'on appelle des systèmes religieux ? Simplement parce qu'il s'agit de « sociétés », répondra Durkheim au bout de 638 pages de texte serré, en élargissant même le débat : toutes les catégories de la pensée « expriment des choses sociales » et sont modelées par la forme même des groupes sociaux et de la relation d'imbrication qui unit ces groupes entre eux.

4.4. L'origine du social ?

Le sociologue peut critiquer cet absolutisme de la détermination par la cohésion sociale et le psychologue critiquer cette imputation à la conscience « collective » de chercher « instinctivement » à matérialiser des « sentiments » d'appartenance. Mais rien dans ce livre de Durkheim ne prétend expliquer l'origine même de l'existence de la vie en groupe. La production « automatique » et « instinctive » d'emblèmes de groupe est pour Durkheim une hypothèse, certes simpliste, mais qui n'implique rien de particulier ni sur les structures universelles du mental ni sur l'origine de la vie en société.

On ne peut donc reprocher à Durkheim de s'être enfermé dans un cercle vicieux. Pour Durkheim, l'édification des emblèmes suppose déjà le partage des sentiments d'appartenance, donc l'existence du social et la conscience de cette existence ; ensuite, le symbolisme social (les emblèmes) permet la *perpétuation* de la cohésion sociale. Mais la création initiale de la cohésion sociale est une autre question que Durkheim n'aborde pas.

Durkheim adhérait sans nul doute à ce que Mauss et Fauconnet ont écrit en 1901, dans leur article « Sociologie » de la *Grande Encyclopédie*. Nous citons d'après Fournier (1994 : 244-245) qui résume puis cite. Il dit que, dans cet article, les deux auteurs admettent que :

> Le mode d'explication semble « tourner dans un cercle », « puisque les formes du groupe sont présentées tantôt comme des effets et tantôt comme des causes des représentations collectives ». Ce qu'ils reconnaissent d'emblée :

> « Mais ce cercle, qui est réel, n'implique aucune pétition de principe : il est celui des choses elles-mêmes. Rien n'est vain comme de se demander si ce sont les idées qui ont suscité les sociétés ou si ce sont les sociétés qui, une fois formées, ont donné naissance aux idées collectives. » [Fauconnet et Mauss, « Sociologie », p. 163]

> La sociologie ainsi entendue assigne un rôle prépondérant à l'élément psychique de la vie sociale, croyances et sentiments collectifs. Fauconnet et Mauss déclarent : « Le fond intime de la vie sociale est un ensemble de représentations. » Pour immédiatement préciser : « En ce sens donc, on pourrait dire que la sociologie est une psychologie. Nous accepterions cette formule, mais à condition expresse d'ajouter que cette psychologie est spécifiquement distincte de la psychologie individuelle. » [*ibid.*, p. 160] (Fournier 1994 : 244-245).

La question des origines soulevée par Lévi-Strauss n'était donc pas un problème que les membres de la nouvelle École sociologique se posaient. Leur domaine d'étude était d'observer et de modéliser la manière dont ces « idées collectives », une fois mises en place, venaient orienter l'action des individus et marquer leur psychologie. C'est également ce que Mauss et Durkheim affirmaient en 1903 dans les *Classifications* :

> Bien loin donc que l'homme classe spontanément et par une sorte de nécessité naturelle, au début, les conditions les plus indispensables de la fonction classificatrice font défaut à l'humanité. […] Une classe, c'est un groupe de choses ; or les choses ne se présentent pas d'elles-mêmes ainsi groupées à l'observation. Nous pouvons bien apercevoir plus ou moins vaguement leurs ressemblances. Mais le seul fait de ces similitudes ne suffit pas à expliquer comment nous sommes amenés à assembler les êtres qui se ressemblent ainsi […] dans des limites déterminées et que nous appelons un genre, une espèce, etc. Rien ne nous autorise à supposer que notre esprit, en naissant, porte tout fait en lui le prototype de ce cadre élémentaire de toute classification [… où] nous disons que ceux-ci (les espèces) sont inclus dans ceux-là (les genres), que les seconds subsument les premiers […] Toute classification implique un ordre hiérarchique dont ni le monde sensible ni notre conscience ne nous offrent le modèle. Il y a donc lieu de se demander où nous sommes allés le chercher (*Classifications* : 17-18).

On sait quelle est la réponse proposée par Durkheim et Mauss : ce sont les rapports sociaux de coordination et de subordination qui ont fourni le modèle à la pensée, dans toutes les sociétés. En prenant du recul, nous ne voyons pas de différence fondamentale entre ce que Mauss écrit en 1901 et que Durkheim répète en 1912, ce que tous les deux écrivent en 1903 dans les *Classifications* et, d'autre part, ce que Mauss écrit en 1924, dans son texte *Psychologie-sociologie*, au même moment où il écrit aussi l'*Essai*.

Sur la question de l'apparition de la cohésion sociale, on peut voir comment Durkheim, dans sa conclusion (1968 [1912] : 593-604) tente d'aller le plus loin possible dans le dépouillement du fait collectif qui susciterait toutes ces représentations qu'on nomme religieuses, mais sans jamais s'interroger sur la création primordiale du fait collectif et le passage de la nature à la culture (au sens du vocabulaire lévi-straussien). Or on sait que, dans ces années 1945-1950 où Lévi-Strauss relisait Durkheim et Mauss, Lévi-Strauss était au contraire profondément préoccupé par la manière de conceptualiser ce passage (ou de définir cette barrière infranchissable). Toute l'introduction des *Structures élémentaires de la parenté* (1949) et la théorie de l'origine des interdits de l'inceste en témoignent.

Ces préoccupations ont orienté sa lecture de Durkheim et de Mauss, en même temps que le programme issu de ces préoccupations exigeait de toute façon cette grande rupture et cette innovation consistant à « tout renverser » pour établir par le primat du symbolique une frontière et une définition de la culture. La notion de

« symbolique » fut alors posée au sens de l'exigence d'association mentale (échange de mots, de dons, de mariages, etc.: la Réciprocité) ; ce n'était plus du tout un code des emblèmes de groupements sociaux.

4.5. L'école frazérienne est le véritable objet de la critique commune

Nous pouvons donc considérer les choses d'un peu plus loin. La critique très pertinente que Lévi-Strauss (1962a) fera du « totémisme », quinze ans plus tard, en suggérant que la logique des symboles totémiques est une simple logique de la distinction (entre clans) et non la preuve de croyances quelconques en la réincarnation des ancêtres dans des formes animales ou végétales, s'adresse à l'école pré-durkheimienne et rejoint tout à fait les critiques que Mauss avait déjà adressées à ces Tylor et autres Frazer. Durkheim en partie et Mauss certainement y auraient souscrit. Elle ne remet pas en question les modèles de l'École durkheimienne.

Plus généralement, il faut éviter de superposer deux préoccupations bien différentes. Que les symboles de type totémique fassent système dans une logique de la distinction et ne soient pas le résultat de croyances primitives reposant sur des confusions pré-scientifiques n'enlève rien au fait que ces symboles, parce qu'ils sont des emblèmes de groupe, organisent aussi les représentations sociales selon une logique hiérarchique de l'appartenance. Pour comprendre cette logique, tout un aspect des modèles maussiens sur le sacré est utile. Nous avons eu l'occasion de l'écrire souvent: l'enjeu aujourd'hui dans l'étude de tout type de classification sociale est d'étudier la manière dont s'articulent la logique de la *distinction* et celle de la *hiérarchie*. Il faut alors rapprocher Lévi-Strauss et Mauss, mais en quittant le terrain de l'« inconscient » pour revenir à celui du « sacré » (au sens défini par l'école après 1904) [112].

4.6. Continuités et ruptures

Ainsi, en 1945, le point de vue de Lévi-Strauss était déjà celui qui oriente son discours dans l'« Introduction à l'œuvre de M. Mauss », écrite cinq ans plus tard. Mais, dans cette « Introduction… », Lévi-Strauss prend soin précisément de distinguer un second Mauss, celui qui serait un précurseur de l'analyse structurale. De cette manière, il implique que la seconde période de l'œuvre maussienne, marquée par la publication de l'*Essai*, est affranchie de l'état d'esprit durkheimien. Lévi-Strauss opère ainsi une modification de la continuité généalogique selon une stratégie digne d'un chef poly-nésien, ce qui lui permet d'exprimer sa filiation à Mauss — plus exactement, de faire

---

112. C'était déjà notre démarche dans l'étude de l'aspect hiérarchique des classifications dualistes de type droite/gauche (Tcherkézoff 1983) et Claude Lévi-Strauss avait personnellement exprimé son intérêt pour les résultats obtenus (lettre personnelle de 1983 à propos de notre ouvrage paru cette année sur ces questions).

de Mauss un précurseur — sans rien renier de ses critiques à Durkheim. La critique lévi-straussienne du *mana* peut donc se développer sans frein. Mauss est sauvé par avance : l'*Essai* est seulement accusé de conserver « au début », avec le *hau*, une trace négligeable de cette période révolue et de cette épistémologie incohérente.

Mais pourquoi ne pas demander à Mauss lui-même son avis sur la continuité et la rupture avec les idées de son oncle et maître ? Car il avait exprimé son point de vue sur le sujet en 1930. Précisons d'abord que le « Durkheim » dont nous parlons est strictement limité au Durkheim des *Formes élémentaires de la vie religieuse*, ouvrage issu d'un dialogue avec Mauss. Cela dit, le seul reproche que Mauss formule porte sur le fait que Durkheim tente encore en 1912 de faire sortir le concept de « *mana* » de celui de sacré, alors que pour Mauss la notion de « *mana* » « est peut-être plus générale que celle de sacré ». Nous connaissons ses propos dans son *Programme sociologique* de 1908, et Mauss a confirmé son point de vue dans un texte de 1930 où il fait le bilan de son travail pour sa candidature au Collège de France :

> Dans notre mémoire sur la magie nous avons démêlé un grand nombre d'éléments communs de la magie et de la religion, nous avons prouvé qu'elles mettaient en mouvement les mêmes mécanismes mentaux, mais, en particulier, nous avons décelé à sa base, comme à la base de la religion, une vaste notion commune que nous avons appelée d'un nom emprunté au mélanéso-polynésien, celui de « mana ». Cette idée est peut-être plus générale que celle de sacré. Depuis, Durkheim a essayé de la déduire sociologiquement de la notion de sacré. Nous ne fûmes jamais sûr qu'il avait raison (Mauss 1996 [1930] : 234).

La suite du texte confirme également que Mauss, en 1930, non seulement ne renie rien de son travail en 1904 (la *Magie*), mais affirme la grande continuité de sa recherche pendant toutes ces années. Cette conviction sur la continuité, depuis la *Magie* jusqu'à cette candidature, et donc de la *Magie* à l'*Essai sur le don* — argument essentiel de notre relecture — , émane si fortement de ce texte qu'elle ne peut être due seulement à la circonstance d'un dossier de candidature, surtout quand on sait que le « candidat » avait alors déjà 58 ans.

5. La critique lévi-straussienne du *mana*

5.1. L'inconscient (ou le « moins conscient »)

Le lecteur est donc prévenu par Lévi-Strauss. Le problème du *mana* dans le discours maussien serait comme celui du *hau* : la recherche impossible et inutile d'une construction synthétique. Mauss n'aurait pas aperçu qu'il s'agissait là aussi d'un *a priori* de la pensée. Cependant, dans ce parallèle que Lévi-Strauss établit entre le *hau* du don maori dans l'*Essai* et le *mana* de la *Magie*[113], un problème se pose pour conduire la critique. Pour le *hau*, on peut comprendre : le *hau* serait simplement la théorie locale des Maoris sur la synthèse présidant à l'acte d'échanger. Mais comment expliquer les notions trans-océaniennes de *mana*, qui interviennent pour toutes sortes de faits magiques ou religieux ? Lévi-Strauss entreprend alors une explication beaucoup plus ambitieuse, tout en conservant la même distinction entre l'« inconscient » et la « conscience », mais en la portant à un niveau où elle devient la distinction entre le « symbolique » et le procès de la « connaissance ».

Il faut donc à ce *mana* une explication — une critique — plus vaste que celle trouvée pour le *hau*. Lévi-Strauss opère alors un coup de force qui est en même temps un coup de génie. Il réussit à élargir sa critique pour ne faire du *hau* qu'un cas particulier, et cet élargissement, réclamé par les circonstances, difficile à argumenter, fournit en même temps l'occasion de proposer une véritable cosmogonie de la pensée humaine et une sorte de manifeste pour la fondation d'une nouvelle anthropologie.

Tout d'abord, Lévi-Strauss prend l'exemple du rite où l'on fait de la fumée pour appeler la pluie :

> Le jugement magique, impliqué dans l'acte de produire la fumée pour susciter les nuages et la pluie, ne se fonde pas sur une distinction primitive entre fumée et nuage, avec appel au *mana* pour les souder l'un à l'autre, mais sur le fait qu'un plan plus profond de la pensée identifie fumée et nuage, que l'un est la même chose que l'autre, au moins sous un certain rapport, et cette identification justifie l'association subséquente, non le contraire. Toutes les opérations magiques reposent sur la restauration d'une unité, non pas perdue (car rien n'est jamais perdu), mais inconsciente, ou moins complètement consciente que ces opérations elles-mêmes.

Bref, le donné initial, qui n'a pas à être expliqué, est le « caractère relationnel de la pensée symbolique », comme le dit l'auteur deux lignes plus loin (Lévi-Strauss 1973 : xlvii).

On voit comment Lévi-Strauss, en voulant prêter à Mauss un modèle limité au raisonnement magique, est contraint de placer sa propre critique sur un terrain qui devient très proche de l'intellectualisme frazérien : l'identification entre l'idée de fumée et celle de nuages est première et constitue la raison du rite. Dire ensuite que ce plan

---

113. À lui seul, ce parallèle nous montre comment Lévi-Strauss ne retient du chapitre polynésien de l'*Essai* que l'exemple maori. Il n'a pas un mot sur l'exemple samoan, lequel permet d'éviter d'en passer par un « esprit » dans les choses – mais à condition de prendre au sérieux la notion de « sacré », voie que Lévi-Strauss précisément voulait éviter.

premier est « inconscient », au lieu d'y voir comme Frazer une grammaire primitive consciente fondée sur des lois de sympathie logique (croire à l'identité substantielle de ce qui se ressemble et croire que cette identité permet d'agir sur l'un par l'autre), est certes utile pour éviter un grand partage entre la pensée magique et la pensée rationnelle-occidentale. Mais, si l'on en restait là, cette proposition ferait à son tour de l'« inconscient » un concept-*mana* dans le modèle global, un *a priori* inexplicable. C'est pourquoi Lévi-Strauss doit aller encore plus loin et construire une hypothèse globale sur la nature de la pensée, une sorte de vue transculturelle sur le fonctionnement universel du mental.

5.2. Une cosmogonie de la pensée

Au fond, c'est le besoin d'identification qui serait le véritable *a priori* de la pensée. L'être humain, dès l'instant où il fut un être de langage, eut une exigence absolue de « symbolique » — entendons : l'exigence d'un caractère relationnel entre toutes choses, qu'elles soient des personnes, des animaux, des objets, des idées. C'est une exigence de signification sans bornes, une « fonction symbolique » surdéterminante :

> À la suite d'une transformation dont l'étude ne relève pas des sciences sociales, mais de la biologie et de la psychologie, un passage s'est effectué, d'un stade où rien n'avait un sens, à un autre où tout en possédait (Lévi-Strauss 1973 : xlvii).

Et donc, au moment où tout devenait « significatif » (exigence de relations symboliques), l'être humain acquit un désir de connaissance (sur le contenu de ces relations). Mais, à ce plan, les choses se passent autrement. Il faut concevoir, dit Lévi-Strauss, que, en cet instant primordial (quelle que fut sa durée réelle dans l'histoire de l'évolution et ses étapes graduées), deux fondations du mécanisme intellectuel ont été simultanément enracinées : une exigence totale de signification et un désir éternel de connaissance. Mais — et tout le problème est là — , le second désir ne peut répondre d'emblée à la première exigence, car :

> ce changement radical est sans contre partie dans le domaine de la connaissance qui, elle, s'élabore lentement et progressivement. Autrement dit, au moment où l'Univers entier, d'un seul coup, est devenu *significatif*, il n'en a pas été pour autant mieux *connu* (*ibid.*; souligné par l'auteur).

Le procès de connaissance qui trouve sa source dans ce *Big Bang* de la pensée est lent et éternel. Il consiste en redécoupages incessants, pour faire se correspondre, de manière chaque fois nouvelle :

dans l'ensemble du signifiant et dans l'ensemble du signifié, les parties qui présentent entre elles les rapports les plus satisfaisants de convenance mutuelle (*ibid.*: xlviii).

Reprenons l'exemple du rite appelant les nuages au moyen de la fumée. Aujourd'hui par exemple, en Occident, on pourrait dire que, dans la pensée quotidienne, nous n'associons pas la fumée avec les nuages, mais avec le feu (pour des raisons empiriques : « il n'y a pas de fumée sans feu »), et nous associons les nuages avec l'eau, la vapeur d'eau (pour des raisons scientifiques devenues un savoir commun). La connaissance opère ainsi de nouvelles associations en re-découpant le donné. Mais toujours, dès le début et à jamais, l'exigence d'association est la marque même de l'humanité.

Ce privilège donné au « symbolique », à l'exigence que tout soit « relationnel », rejoint le thème de l'« inconscient ». C'est précisément cela l'inconscient, pour Lévi-Strauss : avec le langage, tout est devenu significatif, tout exige d'être mis en relation. En face du symbolique et de l'inconscient, donnés à l'instant primordial, la connaissance et la conscience font leur lente besogne. La conscience opère petit à petit ces mises en relations. Ce sont les sommes de données accumulées par chaque culture dans son travail d'interprétation du monde ; un procès que le positiviste appelle un procès de connaissance et où Lévi-Strauss, plus fidèle à Platon et à Kant, voit simplement un éternel redécoupage opéré sur le lot primordial et intangible du signifiant [114].

Il reste un dernier point. Admettons que la nécessité d'associer n'ait pas à être expliquée davantage. La rationalité humaine est une et éternelle, qu'elle s'exprime sous la forme du rite australien qui associe fumée et nuage ou sous la forme de la classification moderne des éléments atomiques. Mais Lévi-Strauss a entrepris ce détour afin de nous expliquer pour quelle raison des notions de type *mana* (ou celles amérindiennes : *wakan*, *manitou*, etc.) sont apparues. Le raisonnement précédent explique le caractère *a priori* de la notion d'échange. Mais pourquoi tant de sociétés élaborent et utilisent-elles les *mana* et autres *manitou* ?

En fait, la réponse est déjà donnée. Le grand modèle précédent, tout en posant la primauté du symbolique, a souligné l'inadéquation entre l'exigence primordiale que tout signifie et la marche hésitante d'une connaissance toujours inachevée. Les notions de type *mana* seraient précisément la conséquence de cette inadéquation. Les Océaniens

---

114. Cet aspect est bien connu et n'a pas à être discuté ici. On citera simplement le passage pour mémoire : « L'Univers a signifié bien avant qu'on ne commence à savoir ce qu'il signifiait ; cela va sans doute de soi. Mais, de l'analyse précédente, il résulte aussi qu'il a signifié, dès le début, la totalité de ce que l'humanité peut s'attendre à connaître. Ce qu'on appelle le progrès de l'esprit humain et, en tout cas, le progrès de la connaissance scientifique, n'a pu et ne pourra jamais consister qu'à rectifier des découpages, procéder à des regroupements, définir des appartenances et découvrir des ressources neuves, au sein d'une totalité fermée et complémentaire avec elle-même » (*ibid.* : xlviii).

appelleraient *mana* ce que nous nommons « truc » ou « machin » : un objet en attente d'association explicite, un objet en attente de nom. Du fait de l'inadéquation primordiale, il y a toujours « surabondance de signifiant », un « surplus de signification » et donc du « signifiant flottant » (Lévi-Strauss 1973 : xlviii-ix).

Passons ici sur le fait que Lévi-Strauss traite de façon unitaire l'association symbolique (rituelle) entre choses différentes déjà nommées, comme dans le cas du raisonnement magique qui associe la fumée et les nuages, et l'association linguistique entre signifiant et signifié. C'est en effet le propre du structuralisme de considérer tous les faits culturels et sociaux comme des systèmes de communication. Mais on devine l'étendue des discussions possibles.

Bref, pour Lévi-Strauss, la chose qui est *mana* est en attente d'association, soit qu'elle n'ait pas encore de nom, soit que, déjà nommée, un aspect de cette chose ravive ce sentiment d'inadéquation et indique ainsi « la nécessité d'un contenu symbolique supplémentaire ». Les notions de type *mana* sont une réserve de signifiant, du « signifiant flottant », car la connaissance sera toujours en retard sur l'exigence de symbolique et ne pourra jamais éliminer la surabondance de signifiant (*ibid.*).

6. Critique de la critique lévi-straussienne du *mana*

6.1. Le problème de la croyance

Tout ceci, aussi grandiose que soit la construction, ne répond pas à la question de Mauss. Celle-ci ne portait pas sur l'association mentale, mais sur le rapport d'appartenance du magicien à une totalité (le clan, la tribu, les pouvoirs des ancêtres), une appartenance qui dotait le magicien de cette efficacité aux yeux des autres. L'*a priori* lévi-straussien dans le modèle du fonctionnement du mental est que la pensée exige la relation : une relation *quelconque*. C'est pourquoi une grande partie des travaux d'inspiration structuraliste feront un usage intensif de l'opposition distinctive et de l'analogie entre ces oppositions : A est à B comme C est à D, etc., même si Lévi-Strauss pour sa part utilisera souvent des relations de relations bien plus complexes que la simple analogie évoquée à l'instant. L'*a priori* maussien pour sa part, lequel vise le fonctionnement du social, dit simplement que la représentation du lien social prend toujours une forme de type *mana* — il faut ensuite s'entendre sur ce que Mauss mettait dans ce concept « *mana* ».

Mais la différence des *a priori* lévi-straussien et maussien va bien au-delà d'une différence logique dans la forme de la relation (opposition distinctive *versus* opposition d'inclusion, de rapport tout/partie). La véritable affaire du *mana* du magicien décrit par Mauss se situe précisément dans un cadre où, pour l'assistance, l'identité entre fumée et nuage *n'est pas un* a priori *de la pensée*. Quand le magicien prétend instaurer cette identité, il lui faut démontrer son *mana*. Non pour écrire une nouvelle grammaire des rapports paradigmatiques entre les choses en-soi, comme entre fumée et nuages, mais pour obtenir le pouvoir qui fera que les autres croiront à cette association. Cette autorité du magicien fera que les autres accepteront de mettre « ses paroles entre guillemets », comme Sperber (1974, 1982) l'a suggéré il y a longtemps déjà. Le *mana* du magicien fait que, lorsqu'il utilise la fumée pour appeler les nuages, les autres disent : « il a dit que « la fumée appelle les nuages » ». Il a le pouvoir de faire en sorte que l'assistance puisse croire, ou du moins espérer, que la fumée appelle les nuages. Le *mana*, parce qu'il est une représentation (quelle qu'en soit la forme matérielle-emblématique dans la théorie locale) de l'appartenance du magicien à une totalité sociale (la confrérie des magiciens, l'origine mythique des pouvoirs magiques, etc.), devient aussi le principe d'autorité de ce « il a dit que ». Il n'est pas une copule permettant l'identification mentale entre fumée et nuage et dont on pourrait dire alors qu'elle est inutile parce que l'identification est un *a priori* de la pensée.

Nous touchons ici à tout le problème de la croyance. Nous verrons que les nattes de Samoa ne sont pas des contenants d'âme mais qu'elles peuvent contenir *le symbole d'une âme*. Le *mana* de la natte, dû au fait que la natte est héritée de génération en génération, est d'avoir cette capacité à contenir des symboles d'ancestralité, et même à faire qu'une chose anodine, une fois placée dans la natte, *devienne* un symbole d'ancestralité. Déjà dans la *Magie*, Mauss demandait à son lecteur de ne pas confondre l'« esprit » habitant l'individu — un *tindalo* par exemple — et « le *mana* de cet esprit ». Le sentiment d'appartenance donne lieu à l'expression, pour les uns envers les autres, de cette appartenance : on glorifie et l'on consacre les symboles de l'identité commune. Tout ceci n'implique en rien de croire à la nature mystique en-soi de l'objet qui symbolise l'identité.

C'est une observation qui a pu être faite dans toutes les sociétés possibles. D'un côté, les théories sur la personne sont toujours très fermes dans l'expression *des rapports de l'individu au tout* : comme sur le rapport entre l'âme individuelle et le principe identitaire du groupe total (le totem ou l'âme de l'ancêtre fondateur, etc.), sur les rapports entre le corps individuel et les principes qui s'héritent (les os et la filiation paternelle, par exemple), sur les rapports entre le sang féminin et la fécondation apportée par les dieux sous forme invisible, dans l'air ou dans l'eau (thème trans-polynésien), etc. Mais dès que l'on cherche à savoir de quoi l'âme est-elle faite, où exactement se rend-elle après la mort, comment le sang peut-il transporter un principe de vie immatériel, par quel orifice ce principe sort-il du corps à la mort, les réponses sont en général très floues. En effet, les intéressés ne se posent pas ces questions-là, lesquelles sont typiquement frazériennes, au sens qu'elles prennent le symbolique pour une physique des substances mystiques.

C'est trop souvent l'anthropologue qui prend pour objet de croyances ce qui est pour l'intéressé un *rapport symbolique* (de communion et de distinction, pour reprendre Durkheim). Lévi-Strauss lui-même établira cette juste critique à propos du totémisme et des classifications en général (1962a, 1962b). Il faut donc conserver la même attitude dans le traitement des notions étudiées par Mauss. L'anthropologue doit s'abstenir de rechercher des « croyances », et surtout de les analyser de façon réaliste comme s'il s'agissait d'une mécanique, prenant ainsi les intéressés pour des naïfs. L'anthropologue fait alors comme cet Occidental qui, observant qu'un Chinois apportait du riz sur la tombe d'un parent, lui demanda s'il pensait que son parent « viendrait le manger ». Le Chinois fut sans doute perplexe, puis comprit enfin le sens de la question et avoua qu'il ne savait pas que les Occidentaux déposent des fleurs sur les tombes en croyant que leurs morts viendront « les regarder et sentir leur parfum »[115].

Partout, le culte des ancêtres est un culte des emblèmes identitaires. À Samoa, dans chaque clan, on intronise un homme à chaque génération pour que l'ancêtre fondateur « revive en lui ». L'intronisé (le *matai* ou « chef ») se met alors à prendre le nom de l'ancêtre, et, dès la minute où la cérémonie est terminée, même ses enfants s'adressent à lui par ce nouveau nom. Mais ils savent bien qu'il est toujours leur père et non un fantôme réincarné, même si l'intronisé lui-même peut désormais raconter les exploits de cet ancêtre en disant « j'ai fait... »[116]. Les nattes qu'il fait tisser dans sa maisonnée auront le *mana* de cet ancêtre. Mais si l'on veut assister à un bel éclat de rire, il suffirait de raconter aux Samoans qu'ailleurs certains pourraient croire que cet individu ainsi intronisé « est » l'ancêtre revenu du pays des morts. Il n'en est que le symbole bien sûr, au sens où on lui accorde le statut de représenter le « tout » du clan, aux yeux de chacun dans le village. Son *mana* est cette capacité à être, comme dit Durkheim, « une partie qui vaut pour le tout ». Il peut perdre ce *mana*, si son comportement rend de moins en moins visible ce rapport symbolique. Un chef égoïste, qui conserve pour sa maisonnée ce qu'il reçoit dans les échanges au lieu de le redistribuer, donne à voir *ipso facto* qu'il ne reçoit plus les biens en tant que représentant de tous, mais en tant qu'individu. Dans ce cas, on n'hésite pas à Samoa. Les membres de la famille étendue se réunissent et retirent à cet homme la charge rituelle de porter le nom de l'ancêtre et d'agir comme son représentant ; on choisira un autre individu dans la famille. Dans tout cela, il n'y a ni croyance à un principe mystique dans les choses ou les personnes, ni un jeu d'identifications « inconscientes ».

---

115. L'anecdote est donnée par Radcliffe-Brown (1972 : 166) qui cite la réponse qu'un Chinois fit à « un habitant du Queensland » qui avait posé la question : « Non, nous offrons du riz aux gens pour exprimer notre amitié et notre affection. Mais, d'après votre question, je suppose que, dans ce pays, vous mettez des fleurs sur la tombe d'un mort parce que vous croyez qu'il aimera les regarder et sentir leur parfum. »
116. Marshall Sahlins (1989) a déjà noté cet usage du « Je héroïque » en Polynésie.

6.2. L'efficacité : symbolique ou rituelle ?

Il est encore notable que, en cherchant un équivalent français du *mana* comme exemple de « signifiant flottant », Lévi-Strauss prenne l'exemple de « machin » et reconnaisse aussitôt que l'expression contient elle aussi une idée d'efficacité (une « machine »). Mais, précisément implique-t-il, il n'y a donc pas à chercher du côté d'une théorie du pouvoir, quand on voit que le *mana* océanien connote lui aussi des idées de pouvoir et d'efficacité. Tout cela relève du même phénomène : « l'unique fonction est de combler un écart entre le signifiant et le signifié » (Lévi-Strauss 1973 : xliv).

Le problème principal est que Lévi-Strauss parle de « théories indigènes » (le *hau*) dont il faut se dégager, au lieu de voir dans ces objets à *mana* des symboles de rapports sociaux. Et, lorsqu'il parle du « symbolique », c'est pour le placer hors d'atteinte du jeu social, au niveau mental où s'installent les structures de la parole. Ainsi, il parle d'« efficacité symbolique » — au sens d'une adéquation signifiant/signifié — alors que Mauss parle de l'efficacité sociale et rituelle. Dans un article célèbre qui porte ce titre, écrit exactement à la même période, en 1949, Lévi-Strauss cherche à montrer que l'efficacité d'une cure chamanique consiste à donner au malade, par des mots décrivant des associations, le sentiment de retrouver certaines associations (Lévi-Strauss 1958 : chap. 10) [117]. Mauss pour sa part veut dire que l'efficacité du magicien tient à sa capacité à manipuler sous forme tangible des symboles immédiatement perçus par les autres comme des symboles de l'appartenance au groupe clanique ou tribal. Pour le don, Mauss veut s'intéresser aux transferts d'objets qui symbolisent ce même sentiment. Dans cet article sur l'efficacité, Lévi-Strauss compare le chaman avec « le psychanalyste ». Mauss, quant à lui, cherche à dire que le magicien est comme un homme d'église ; même solitaire, inventeur isolé de ses manipulations, il se présente comme l'élément issu des « forces collectives », et c'est pourquoi l'on croit à ce qu'il dit. Son *mana*, témoignant du fait que ce magicien est bien à lui seul une représentation qui vaut le tout du groupe, fait accepter à l'auditoire tous les guillemets que le magicien veut bien proposer : « je vous dis que '…' ».

6.3. Le « machin », les choses nommées et le « mana »

Il semble donc qu'il y ait une grande distance entre les préoccupations de Lévi-Strauss en 1945-1950 et celles de Mauss. Mais en outre, sans plus passer par Mauss, il reste

---

117. L'article « L'Efficacité symbolique » fut publié d'abord dans la *Revue de l'histoire des religions*, 1949 : « le chaman fournit à sa malade un *langage*, dans lequel peuvent s'exprimer immédiatement des états informulés, et autrement informulables. Et c'est le passage à cette expression verbale [...] qui provoque le déblocage du processus physiologique [...] » (1958 : 218).

à dire que l'enquête sur place ne permet pas d'adopter l'explication structuraliste du *mana* océanien. En Mélanésie ou en Polynésie, cette notion ne sert pas à signaler une attente d'association. Nous venons de le dire à propos du *mana* du chef de famille samoan. Un autre exemple est celui des objets qui n'ont pas de nom.

Lévi-Strauss veut trouver dans un fait cité par Mauss un argument à l'appui de sa thèse. Mauss rapporte la remarque d'un missionnaire observant les Indiens d'Amérique du nord qui utilisent la notion de *manitou*. Lévi-Strauss écrit ainsi que

> Mauss cite dans l'*Esquisse* [la *Magie*] une remarque très profonde du Père Thavenet à propos de la notion de *manitou chez les Algonkins* : « […] Il désigne plus particulièrement tout être qui n'a pas encore un nom commun, qui n'est pas familier : d'une salamandre une femme disait qu'elle avait peur, c'était un manitou ; on se moque d'elle en lui disant le nom. Les perles des trafiquants sont les écailles d'un manitou et le drap, cette chose merveilleuse, est la peau d'un manitou. »[…].

Lévi-Strauss ajoute immédiatement un souvenir personnel :

> les Nambikwara [Amérique du sud], qui n'avaient jamais vu de bœufs avant 1915, les désignent comme ils ont toujours fait des étoiles, du nom de *atasu*, dont la connotation est très voisine de l'algonkin *manitou* (Lévi-Strauss : 1973 : xliii).

D'un point de vue polynésien (ou mélanésien), un discours de ce genre confond plusieurs ordres de représentations : l'objet inconnu, l'objet qui pourrait en cacher un autre, et, dans un tout autre registre, le *mana* comme principe d'efficacité (l'efficacité dans la manière de donner à voir l'appartenance d'un élément à un tout). À Samoa, une chose inconnue mais anodine, qui ne donne pas lieu à commentaires sur ses effets, se dit simplement « chose » *mea*. Ce mot est très courant dans toutes les langues polynésiennes. Dans bien des cas, il pourrait se traduire par notre « truc » ou « machin ». Il peut s'agir d'un objet nouveau, importé : « à quoi sert cette chose ? ». Précisons aussitôt que, aujourd'hui, un objet nouveau dans ce domaine est simplement un outillage de plus et ne suscite aucun émerveillement. Il peut s'agir d'un objet déjà évoqué dans un discours précédent, mais aussi d'un objet dont on ne veut pas dire le nom. Un exemple fréquent est celui de l'organe sexuel, où l'on retrouve ce que Lévi-Strauss suggère dans ses exemples comparant avec le français « machin », à savoir une certaine idée de principe animé. Dans une conversation entre gens de même sexe, en forme de plaisanterie, un Samoan pourra dire à un autre : « alors, il est bien en vie ton machin ? ». Mais, si on leur propose de mettre le mot *mana* au lieu du mot *mea* « chose » dans ces divers exemples, la réponse est sans ambiguïté : « cela n'aurait aucun sens ! ».

Roger Keesing avait longuement discuté du *mana* avec les Kwaio des Îles Salomon, et il a rapporté quantité d'exemples qui convergent tous vers une idée d'efficacité et de vérité : « *be efficacious, be true, be realized, be potent* » (Keesing 1979-MS ; 1984 ; 1985 : 203). Ces traductions s'accordent exactement avec tout ce qu'on pourrait dire du cas polynésien. Mais aucun de ces exemples ne se rapproche, même de loin, du cas d'un objet qui n'aurait pas encore de nom. Pourtant, chez les Kwaio, l'idée d'une attente de nom pour un objet existe bel et bien et, soit dit en passant, constitue une très belle preuve empirique du grand modèle lévi-straussien sur le mental. Christine Jourdan a rapporté, lors d'une séance plénière de notre congrès des océanistes européens, une anecdote que Roger Keesing lui avait détaillée [118]. Comme souvent, Keesing avait accompagné un groupe d'hommes Kwaio en forêt. Ceux-ci cueillaient certaines plantes, et l'anthropologue demandait les noms et les notait. Pour l'une d'elles, on lui répondit que cette plante « n'avait pas de nom ». Au retour, l'un de ses proches amis, vint lui chuchoter : « tu sais, ils ne t'ont pas dit toute la vérité, car ils ne voulaient pas l'avouer devant toi. Cette plante a un nom, mais nous ne le connaissons pas encore ». La formule est magnifique, et fournirait un exergue approprié aux pages de Lévi-Strauss que nous avons citées. Oui, sans aucun doute, le décalage entre l'exigence de symbolique et le procès de connaissance est une marque universelle de la pensée humaine. Tout doit avoir un nom, et tout projet humain consiste à avancer vers un horizon où tout devrait, un jour, avoir un nom. Mais dans tout cela, il n'est nullement question de *mana*.

D'autres exemples très communs rejoignent ce que Lévi-Strauss note en lisant, d'après Mauss, le Père Thavenet : la salamandre que la femme compare à un *manitou* (mais qu'elle ne prend certainement pas pour un *manitou*). À Samoa, la notion d'esprit-fantôme est invoquée quotidiennement et se dit *aitu* (terme austronésien, commun à une grande partie de l'Océanie : *nitu*, *nit*, etc.). Il peut s'agir d'un mort récent, ou d'un génie habitant un lieu. Ce n'est pas le mort, évidemment, dont tout le monde sait qu'il est mort, mais c'est un fantôme qui peut avoir l'aspect exact de ce mort et être mû par l'âme transformée de ce mort (là encore, l'expression est trop réaliste, mais nous ne détaillerons pas). Il peut prendre aussi n'importe quelle forme et venir importuner tout un chacun, la nuit et en dehors des maisons. De tout objet, animal (ou personne) qui a un comportement *actif* mais inconnu, ou simplement bizarre, on peut toujours se demander, sérieusement ou en plaisantant, s'il ne s'agit pas d'un *aitu*. Là encore, nos questions sur un rapport quelconque avec le mot de *mana* ont été rejetées.

---

118. Deuxième congrès de la European Society for Oceanists (ESfO), Bâle, 13-15 décembre 1994.

Mais ce contexte nous paraît également étranger à la question lévi-straussienne du symbolique. Car toutes les personnes et les animaux peuvent êtres des *aitu*, puisqu'un *aitu* peut prendre n'importe quelle forme. En principe, une personne connue et rencontrée durant la journée ne pose guère de problèmes ; mais la même personne rencontrée après la tombée de la nuit en pose. Il faut alors, dit-on, tenter de la humer (les esprits dégagent une odeur de cadavre) ou se passer la main sur la tête pour voir si ses propres cheveux se dressent (comme c'est bien la sensation que l'on éprouve quand on a peur, et comme l'on a toujours peur quand les circonstances vous font vous demander si l'autre est un esprit, l'identification se produit assez souvent ; de nombreux Samoans peuvent ainsi témoigner avoir aperçu de loin un *aitu* durant la nuit).

Enfin, on peut penser au cas où des choses inconnues furent qualifiées par les Polynésiens de « divines » *atua* — mais là encore ce n'est pas le mot *mana* qui fut employé. On pourrait ici se plonger dans le dossier des « premières rencontres » entre Polynésiens et Européens, quand les premiers qualifièrent de « choses animées d'un principe surhumain » (*atua, akua*) les chefs des Européens (capitaines) et certains de leurs objets extraordinaires (armes, forges, tissus résistant à l'eau, etc.). Tout leur était inconnu. Mais certains objets ou personnes de ce lot mystérieux manifestaient clairement une efficacité, un rapport donc à une totalité inconnue où se tenait la source des pouvoirs de ces nouveaux êtres. Ces choses et personnes ne furent pas qualifiées de « machins » ou « choses », mais du même mot (*atua* etc.) qui était utilisé pour ce qui avait rapport avec le monde supposé divin, céleste, solaire. Le mot *mana* quant à lui ne désignait pas les dieux, mais le pouvoir de création des dieux (nous retrouverons exactement cela — le « pouvoir de création » — avec la notion samoane de *sau*, équivalent linguistique et sociologique du *hau* maori : voir Conclusion). Quand les premiers galions européens arrivèrent en Polynésie, les habitants utilisèrent (parfois) ce mot *atua* pour les Européens et (souvent) pour leurs objets. Mais une identification première avait joué (l'aspect physique, la taille des navires, les objets de métal, etc.), qui eut pour résultat de classer les Européens du côté du Ciel et de la Lumière, en opposition à la Terre et à la Nuit primordiale. Les Européens devaient venir du même « côté du monde » que les dieux. Le terme *atua* qui signifie « dieu » mais aussi « relatif aux dieux » fut donc appliqué (Tcherkézoff 2002 ; 2008c : 109-153). En revanche, il fallut attendre la venue des missionnaires et que le dieu de la Bible prît la place de l'ancien démiurge, pour que la notion de *mana* fût invoquée et déplacée : le pouvoir de création *mana* des anciens dieux devint l'attribut du nouveau.

Mais rien n'avait changé sur le plan de la connaissance. Les hommes en savaient toujours autant, ou toujours aussi peu, sur la nature des dieux, d'autant plus que, dans le cas polynésien, l'adéquation entre le nouveau dieu et l'ancien créateur du monde fut très grande (Tcherkézoff 2003 : chap. 2). Ce seul cas d'application de la notion de *mana* à une nouveauté concerne en fait une non-nouveauté. Le nouveau dieu manifestait comme l'ancien la relation d'appartenance des habitants à leur monde. On peut constater, aujourd'hui encore, que le dieu de la Bible est considéré comme l'apex et même l'origine mythique du système des titres de chefs sacrés du pays (les ancêtres fondateurs des principaux clans).

Concluons. Si les réinterprétations de Lévi-Strauss avaient leur nécessité à la fin des années 1940, comme nous l'avons suggéré dans l'introduction générale, si elles offrent l'intérêt de fournir un modèle grandiose — et satisfaisant sur bien des points — du rapport universel entre la signification et la connaissance, elles ne concernent pas la théorie du « *mana* » dans les modèles maussiens (pas plus que l'usage océanien de la notion de *mana*) et elles ne sont pas une objection à la lecture de l'*Essai* proposée dans nos chapitres précédents.

Nous quittons maintenant les pages que Mauss écrivait pour expliquer aux économistes et juristes le caractère obligatoire de certains dons, et les pages où Lévi-Strauss définissait pour lui-même et pour ses lecteurs l'héritage qu'il proposait de recueillir chez Durkheim et chez Mauss. Il est temps d'entrer dans les légendes et les récits de dons qui furent recueillis au XIXe et au début du XXe siècle à Samoa. Délibérément, nous en resterons surtout à l'époque des sources que Mauss consultait ou aurait pu consulter, en débordant un peu : nous utiliserons les données de la période 1870-1950. Sur certains points concernant le vocabulaire, nous ferons appel cependant à nos propres enquêtes des années 1980-1990.

Fondamentalement, l'usage des nattes fines, le vocabulaire qui leur est associé et la valorisation dont elles sont l'objet n'ont pas connu de grande rupture sur les cent cinquante dernières années. Les changements les plus évidents concernent l'adjonction de la monnaie moderne à la circulation des biens « traditionnels » dans les dons-échanges : ajout mais non remplacement. On constate aussi l'importance des notions de quantité : moins de nattes « généalogiquement » identifiées circulent, et bien plus de paquets de nattes tissées rapidement remplacent les nattes précieuses d'antan. Mais notre objet est ici les conceptions particulières du don de nattes par rapport à d'autres dons, et sur ce plan on constate une forte continuité

DEUXIÈME PARTIE

Le don polynésien

Les nattes fines de Samoa

CHAPITRE 11

Les nattes de Samoa et l'idée maussienne de « monnaie »

En guise d'introduction à cette deuxième partie, nous demanderons encore à Mauss de nous guider. Le cas des nattes de Samoa avait attiré son attention à cause du caractère dualiste des dons, mais aussi parce que le missionnaire Ella avait eu une petite phrase sur le « moyen monétaire » que ces nattes constituaient (ci-dessus chap. 8 § 2.2.2). Mauss a cité cette phrase dans ses trois pages consacrées au cas samoan. Mais, apparemment, l'idée a continué à l'intéresser, car, vingt pages plus loin dans l'*Essai*, après avoir quitté le chapitre consacré à la Polynésie, il y revient en évoquant dans une note un projet :

> Il y aurait lieu de reprendre la question de la monnaie pour la Polynésie. V. plus haut,
> p. 156, n. 6, la citation d'Ella sur les nattes samoanes (*Essai* : 174, note 2).

Mieux encore, dans ce même chapitre, cinq pages plus loin, il nous donne un grand développement sur sa vision de l'histoire de la monnaie, qui contient à nouveau un renvoi aux cas samoan et kwakiutl : « ...De même les cuivres blasonnés du nord-ouest américain et les nattes de Samoa... » (*Essai* : 179). Il ne s'agit pas du passage sur « la force des choses » (*Essai* : 216), que nous connaissons et dans lequel Mauss dit aussi qu'il faut comparer ces deux exemples (ci-dessus chap. 8 § 3.2). Il s'agit d'un développement particulier sur l'histoire hypothétique de la monnaie. Nous allons lire ce développement.

Consacrer une étude aux nattes de Samoa comme objet de prestation totale, c'est donc être doublement fidèle au programme de travail de Mauss : non seulement ses notions de sacré-« *mana* »-totalité qui demandent de distinguer entre des types de dons, mais aussi bien sa notion de « monnaie » nous conduisent à Samoa.

1. La vision maussienne de l'histoire de la monnaie

1.1. « *Talismans* : life-givers » et « *circulation* »

À bien des égards, l'*Essai sur le don* est un élargissement du texte de 1914 sur l'origine de la monnaie, comme on peut le voir par les multiples renvois à la *Monnaie* dans l'*Essai* (ceux que nous venons d'évoquer et ceux que nous avions rencontrés auparavant).

Mais le contenu de ce texte était trop bref, l'ambition alors restreinte et la publication confidentielle. L'*Essai* va y remédier. Le plus significatif des renvois que Mauss fait maintenant, en 1925, à ce texte de 1914 est, paradoxalement, une note infra-paginale. Le lecteur de Mauss sait à quel point Mauss parsemait ses textes de longues notes, fidèle à sa méthode d'accumuler des faits sans devoir remettre tout en ordre dans la démonstration principale. Mais, cette fois, la note est quelque peu exceptionnelle puisqu'elle s'étale sur deux pages entières et se voit même dotée d'un titre. C'est toute une section de chapitre qui se trouve ainsi en note de bas de page :

> NOTE DE PRINCIPE SUR L'EMPLOI DE MONNAIE. Nous persistons, malgré les objections de M. Malinowski [...], à employer ce terme [...]. Il réserve la notion de monnaie à des objets servant, non pas seulement de moyen d'échange, mais encore d'étalon pour mesurer la valeur [...] A ce compte [...] il n'y a eu monnaie que quand les choses précieuses, richesses condensées elles-mêmes et signes de richesses, ont été réellement monnayées, c'est-à-dire titrées, impersonnalisées [*sic*], détachées de toute relation avec toute personne morale, collective ou individuelle autre que l'autorité de l'État qui les frappe [...] À mon avis, on ne définit ainsi qu'un second type de monnaie, le nôtre.
>
> Dans toutes les sociétés qui ont précédé celles où l'on a monnayé l'or, le bronze et l'argent, il y a eu d'autres choses [...] qui ont été employées et ont servi de moyen d'échange et de paiement ; dans un bon nombre de celles qui nous entourent encore, ce même système fonctionne en fait, *et c'est celui-là que nous décrivons*[119].
>
> Il est vrai que ces choses précieuses diffèrent de ce que nous avons l'habitude de concevoir comme des instruments libératoires. D'abord, en plus de leur nature économique, de leur valeur, ils ont plutôt une nature magique et sont surtout des talismans : *life givers*, comme disait Rivers et comme disent MM. Perry et Jackson. De plus, ils ont bien une circulation très générale à l'intérieur d'une société et même entre les sociétés ; mais ils sont encore attachés à des personnes ou à des clans (les premières monnaies romaines étaient frappées par des *gentes*), à l'individualité de leur ancien propriétaire, et à des contrats passés entre des êtres moraux. [...] Par exemple, les monnaies de coquillages enfilés, en Mélanésie [...]. De même les cuivres blasonnés du nord-ouest américain et les nattes de Samoa [...] (*Essai* : 178-179, note 1 ; souligné par nous).

---

119. « ... que nous décrivons » ici, donc dans l'*Essai sur le don*.

1.2. Les trois « phases » de l'histoire sociologique de la monnaie

Ce chapitre-dans-une-note continue et Mauss indique sa théorie sur l'histoire de la notion de monnaie. On doit concevoir trois phases, dit-il. Or, il précise que son texte de 1914 (*Monnaie*) n'avait identifié que la première phase. *Autrement dit, c'est l'Essai sur le don qui a pour tâche de développer la suite, du moins la « deuxième phase »*. Il s'agit de la phase où les « choses précieuses », ayant conservé leur « nature magique » de « talismans-life-givers » — donc capables d'opérer un « don-de-vie » —, ont commencé à être utilisées comme « moyen d'échange et de paiement », créant ainsi une « circulation très générale à l'intérieur d'une société ».

Une « première phase » de l'histoire de la monnaie est donc celle-ci :

Selon nous, l'humanité a longtemps tâtonné. D'abord, première phase, elle a trouvé que certaines choses, presque toutes magiques et précieuses, n'étaient pas détruites par l'usage et elle les a douées de pouvoir d'achat ; v. Mauss, Origines de la notion de Monnaie, *Anthropologie*, 1914, in *Proc. verb. de l'I.FA.* (*À ce moment, nous n'avions trouvé que l'origine lointaine* de la monnaie).

Ensuite, quand ces choses ont circulé, un élargissement s'est produit :

Puis, deuxième phase, après avoir réussi à faire circuler ces choses, dans la tribu et hors d'elle, au loin, l'humanité a trouvé que ces instruments d'achat pouvaient servir de moyen de numération et de circulation des richesses. *Ceci est le stade que nous sommes en train de décrire*[120].

Enfin :

Et c'est à partir de ce stade qu'à une époque assez ancienne, dans les sociétés sémitiques, mais peut-être pas très ancienne d'ailleurs, sans doute, on a inventé — troisième phase — le moyen de détacher ces choses précieuses des groupes et des gens, d'en faire des instruments permanents de mesure de valeur, même de mesure universelle, sinon rationnelle — en attendant mieux (*ibid.*, souligné par nous).

Cette troisième « phase » ou « stade », c'est la monnaie moderne.

---

120. « ... que nous sommes en train de décrire » ici, donc dans l'*Essai*.

1.3. La monnaie et l'exemple samoan

La dernière phrase de cette longue note souligne encore une fois à quel point tout cela concerne le sujet de l'*Essai*:

> Nous nous excusons d'avoir été obligés de prendre parti sur ces questions trop vastes. Mais *elles touchent de trop près à notre sujet*, et il fallait être clair (*ibid.*; souligné par nous).

C'est donc dans cette perspective aussi que Mauss s'est intéressé aux nattes samoanes et qu'il a noté « la citation d'Ella » que nous connaissons (*Essai*: 156 note 6, 174 note 2; ci-dessus notre chap. 8 § 2.2.2).

L'*Essai sur le don* aurait donc pu avoir comme sous-titre: « Forme et raison de la deuxième phase de la monnaie ». Et les nattes fines de Samoa étaient bien pour Mauss un exemple privilégié pour cette question. Mauss l'a retenu pour différencier les dons sacrés des autres dons, mais aussi pour illustrer sa théorie de l'histoire de la monnaie.

2. Pour une étude de la monnaie de nattes à Samoa

2.1. Les sources

Une mine d'informations se trouve dans les récits samoans donnés par des orateurs âgés et transcris par l'ethnographe allemand Krämer (1902) dans les années 1890. Mauss avait consulté l'énorme ouvrage de Krämer, mais en se limitant aux quelques passages où l'auteur lui-même généralisait (souvent à tort) sur une dichotomie dans les catégories de l'échange (ci-dessus, chapitre 9). Or l'intérêt principal de cet ouvrage (et de celui d'un autre ethnographe allemand que nous consulterons aussi, C. Stuebel), consiste dans les dizaines de récits donnés par des Samoans et transcrits en langue originale. La traduction allemande qui accompagne ces récits laisse échapper l'essentiel, que Mauss n'a pu donc apprécier puisqu'il ne pouvait évidemment entrer dans le texte samoan de ces récits. Mais pour celui qui peut aujourd'hui utiliser le texte samoan, l'ethnographie de Krämer et de Stuebel se révèle une source ethnographique d'une richesse remarquable[121], à condition toutefois de pouvoir éclairer de nombreux

---

121. À ce titre, les deux volumes de Krämer surpassent de loin ce que les missionnaires ont publié (J.B. Stair et G.Turner, dont les écrits ont très peu de citations en langue samoane), à l'exception du journal, récemment exhumé, de la courte visite du premier missionnaire (J. Williams, voir Moyle ed. 1984). Une traduction anglaise de Krämer (1902-1903) a été publiée récemment (Krämer 1995). Nous possédons à titre privé une traduction française (par I. Glébov), manuscrite, de tout le volume II et du début du volume I (consacrés à l'ethnographie; le reste du volume I est un immense recueil de généalogies et de légendes). L'auteur a fait ses enquêtes en 1893-1895 et 1897-1899, surtout auprès de personnes âgées. L'ensemble des textes samoans contenus dans l'ouvrage de Krämer utilisent un langage caractéristique du samoan écrit: Krämer demandait à ses informateurs

contextes par une ethnographie contemporaine. Même si l'étude qui suit est centrée sur les récits anciens, on verra souvent à quel point nos observations des années 1980 permettent de préciser les interprétations possibles [122].

2.2. La progression de l'étude

Après avoir présenté les étoffes samoanes et polynésiennes en général, leur fabrication et leur terminologie (chap. 12), nous verrons que la natte samoane est bien un « talisman » qui « donne-la vie », dans les rituels de « don-de-vie » (chap. 13), dans les légendes (chap. 14-15) ainsi que dans les échanges et « paiements » entre parents (chap. 16). Nous y trouverons aussi la réponse à la question de l'« âme » dans le don. Les Samoans distinguent de fait, comme Mauss dans sa théorie générale, l'âme individuelle et le mécanisme spirituel opéré par la circulation générale des nattes.

Nous observerons (chap. 16) que les échanges samoans confirment la *grande asymétrie entre les nattes et les autres objets de don*, une asymétrie qui avait attiré l'attention de Mauss. L'auteur de l'*Essai* avait repéré le rôle d'emblème de groupe que jouent les « *tonga* ». Mais cette asymétrie repose aussi sur la fonction rituelle et légendaire d'enveloppement et de « recouvrement » qui est spécifique aux nattes et que nous verrons apparaître dans l'ensemble des récits étudiés.

Nous verrons aussi en Conclusion que cette fonction, loin de faire de Samoa un cas particulier, caractérise tout le don polynésien. Le cas samoan nous fournira même une idée comparative du mécanisme « spirituel » que Mauss recherchait, en nous donnant à entendre le concept de *sau*, équivalent linguistique samoan du *hau* maori et dérivé du même mot ancestral proto-polynésien.

2.3. Remarque sur la notion de durabilité

Une brève remarque est utile dès maintenant sur une question qu'on peut se poser à propos des nattes, après avoir lu la longue note de Mauss présentant l'histoire de la monnaie. Il faut rectifier l'hypothèse de Mauss concernant un caractère durable des objets précieux, qui aurait attiré l'attention des utilisateurs de la première phase et les

---

d'écrire leur récit et/ou il utilisait l'aide de son assistant pour mettre le récit oral en forme écrite. Il n'y a donc pas la spontanéité de l'oral. Mais le vocabulaire est néanmoins, en règle générale, celui de l'informateur. La présence de nombreux termes honorifiques et d'expressions cérémonielles particulières indique que, pour l'essentiel, ces textes ne sont pas le résultat d'une réécriture par Krämer et son assistant. Certains des thèmes abordés par Krämer ne bénéficient pas du support de récits samoans transcrits, et on doit se contenter alors de l'interprétation proposée par Krämer. Nous préciserons à chaque fois s'il s'agit d'un récit samoan ou d'une analyse de l'auteur.

122. Dans l'ouvrage traitant des premières rencontres entre Samoans et Européens, nous avons déjà discuté la méthode de cet usage à rebours de l'ethnographie et des conditions qui permettent, dans certains cas, de réunir des faits d'époque différente (Tcherkézoff 2008c : Conclusion).

aurait conduits à doter ces objets précieux d'un « pouvoir d'achat », lequel aurait permis à son tour l'éclosion d'une deuxième phase où ces objets ont commencé à faire office de monnaie tout en étant encore « attachés à des personnes ou à des clans ».

En effet, les nattes fines de pandanus, et davantage encore le tapa, sont très sensibles à l'humidité et au frottement. Ces tissus s'effilochent et se déchirent aisément. Ils n'ont rien des « monnaies » de coquillage (Mélanésie), de pierre (Micronésie), d'ivoire (Fidji), qui, pour leur part, présentent en effet un caractère intrinsèque de résistance à l'usure. Autrement dit, le cas polynésien incite à modifier la formulation. Quand l'objet-talisman devient aussi « monnaie », les sociétés peuvent *lui accorder un statut de durabilité* plutôt qu'elles ne trouvent ces objets déjà préparés à résister au temps. De fait, en Polynésie, ces nattes fines et tapas précieux devaient être conservés avec un grand luxe de précautions (enveloppés dans des tapas non précieux et des nattes de couchage, puis posés en hauteur sur des étagères accrochées au toit). Mais on prenait cette peine parce que ces objets étaient des *sacra*. Donc on les rendait durables. Bien sûr, on ne pouvait éviter les déchirures — et, à Samoa en tout cas, on adopta donc l'attitude qui consiste à glorifier les nattes les plus reprisées puisque cet état est un signe de leur ancienneté.

La question ne fut donc pas de trouver des matières inaltérables, mais simplement de fabriquer des objets qui puissent durer suffisamment pour être hérités sur plusieurs générations humaines — au prix d'avoir des nattes reprisées, mais en disant alors qu'une natte pleine de raccords est « encore plus belle ». Cette condition ne pouvait évidemment être remplie par des nourritures, cuites ou crues, ou même par des animaux domestiques sur pied[123]. On peut donc dire que la civilisation samoane a volontairement construit une opposition entre des biens de valeur, objets de don, qui ne se donnent qu'une fois (nourritures, avec une brève circulation attenante limitée à la redistribution) et d'autres qui peuvent se transmettre sur *plusieurs générations* (tissus consacrés). On pourrait faire le même constat pour les autres sociétés polynésiennes.

Cette construction est un artefact social bien plus qu'une utilisation de qualités matérielles naturelles. Ce qui a donné aux tissus leur valeur, ce n'est pas leur durabilité, bien piètre en comparaison d'autres matériaux naturels ou fabriqués par les mêmes sociétés, mais leur capacité à *envelopper* et, partant, leur capacité à être un contre-don parfait puisque capable de « recouvrir » métaphoriquement un don initial (de nourritures). En outre, l'enveloppement du corps ou d'un objet rituel permet de dire que,

---

123. À moins de faire de la reproduction animale le signe même de la pérennité, de la fécondité absolue, celle qui est au-dessus des aléas de la vie humaine. Dans ce cas, les animaux sont donnés vivants et la « richesse » est le troupeau que l'on possède et qui croît. Ce thème fut retenu par les civilisations de l'Afrique orientale et australe, par exemple, mais non par la Polynésie (voir ci-dessous Conclusion).

derrière le tissu, invisible parce que recouvert mais présent (on ne peut en voir l'absence), un principe spirituel-sacré de « vie » se trouve installé. Cette logique polynésienne, à l'œuvre dans tous les rituels, relève évidemment d'un fait quasi universel : le sacré doit être dérobé aux regards des hommes pour qu'on puisse être certain de sa présence. Certaines sociétés ont eu recours aux réclusions initiatiques dans l'ombre de la forêt, au secret de paroles apprises par cœur, etc. D'autres, comme en Polynésie, ont fait grand usage de l'étoffe, pour recouvrir les représentations divines, les autels, le corps de l'initié (après l'avoir dénudé) [124], etc.

D'ailleurs, Mauss admet implicitement que la question de la durabilité n'est pas ce qui définit la « troisième phase ». Il y a des monnaies de métal dans la « deuxième phase », à commencer par les cuivres du potlatch nord-américain, mais ils sont parfois détruits, et surtout, comme toutes les monnaies de cette phase, ils portent la marque du clan donateur. Toutes ces monnaies sont « blasonnées » en quelque sorte, comme Mauss aime à le dire aussi pour les nattes de Samoa, par assimilation sans doute avec les cuivres du nord-ouest américain. Ce qui définit la « troisième phase », dit Mauss, c'est que ces objets plus ou moins durables furent « détachés des groupes et des gens ». L'évolution telle que Mauss l'envisage, du moins pour le passage de la deuxième à la troisième phase, n'est donc pas fondée principalement sur le caractère durable de la matière utilisée, mais sur un détachement qui rend l'objet « impersonnel », au lieu d'être un objet « attaché au clan, au sol… ».

Là encore, les faits Samoans le confirment. À côté des monnaies de métal occidentales qui circulaient au XIXᵉ siècle, ce furent encore les nattes de pandanus, aussi fragiles soient-elles, qui devinrent véritablement la monnaie de la « troisième phase » samoane, entre 1890 et 1930 environ. Sous un modèle de plus petite taille et avec une largeur de lanière plus grande, les nattes devinrent anonymes et fabriquées en série, tout en acquérant la capacité de pouvoir payer à peu près tous les services (notes personnelles). Ironie de l'histoire, au même moment où Mauss écrivait l'*Essai* et voyait dans les nattes samoanes un bel exemple de la deuxième phase de la monnaie, en s'inspirant d'une ethnographie recueillie entre 1850 et 1890, ces nattes entrèrent dans une « troisième phase » — dont Mauss pensait pourtant qu'elle était réservée au monde antique puis au monde européen moderne. Dans les années 1980 encore, cette troisième phase survivait par quelques aspects. Chacun pouvait venir gager des nattes auprès

---

124. En Polynésie, le recouvrement de l'initié a utilisé deux techniques à vrai dire : le tissu sacré et le tatouage (pour les deux sexes à Tahiti ; à Samoa : le tissu pour la jeune femme – dont l'« initiation » était le mariage –, le tatouage pour le jeune homme ; voir Tcherkézoff 2003 : 406-408 ; 2010 : 504-509) ; il n'est donc pas étonnant que les motifs utilisés dans ces deux techniques (du moins pour le tapa, la natte n'étant pas décorée de dessins) semblent renvoyer les uns aux autres.

d'un commerçant chinois de la ville pour obtenir des biens de consommation. À la même période, quelques Samoans initièrent une banque coopérative de prêt pour les ménages pauvres où la monnaie déposée pouvait être aussi bien des billets de banque que des nattes. Ces pratiques disparurent dans les années 1990.

À cette nuance près, la vision de Mauss s'accorde bien avec ce qu'on peut observer à Samoa concernant la manière dont les nattes fines, étant propriété *et* « talisman », sont aussi un « *life-giver* », un don-de-vie. C'est ce que nous allons voir maintenant.

CHAPITRE 12

La natte, les tissus, la catégorie linguistique *toga-taonga*, et l'archipel des Îles Samoa

Ce chapitre donne de nombreuses indications sur la terminologie des nattes qu'on verra apparaître dans les textes des rites, légendes et récits d'échanges, ainsi que quelques indications sur l'archipel des Samoa. L'analyse de ces textes comportera, en plus de la traduction en français, des indications détaillées sur les mots samoans employés ; ce sera le cas surtout dans les chapitres consacrés aux légendes puis aux échanges. Les lecteurs intéressés par ces indications à venir trouveront un bénéfice évident dans le présent chapitre. Les autres peuvent préférer aborder directement ces textes, quitte à revenir ensuite au présent chapitre pour une information ciblée sur un terme précis.

D'autre part, le spécialiste de l'aire polynésienne trouvera ici une réponse à des questions qui empêchaient la comparaison, en particulier entre Samoa et Tonga. On croit que le mot samoan *toga* désigne simplement l'objet « natte fine ». On note que, à Tonga, les tapas donnés cérémoniellement sont appelés *koloa* (cognat du samoan *oloa*). La contradiction semble absolue. En outre, l'étymologie du mot samoan *toga* était encore plus mystérieuse : on ne trouvait à la rattacher ni à une base quelconque qui aurait désigné l'objet matériel (nattes, tissu, vêtement, etc.), ni à une base indiquant l'action de « donner, payer, etc. ». Le même mystère concerne le mot maori *taonga*. Ce chapitre pose une hypothèse linguistique et historique qui permet de revoir complètement ces problèmes de la comparaison. La réponse n'intéresse pas que le spécialiste de la Polynésie. Car, si elle demeure une hypothèse, elle donne à penser que le don de tissu était bien conçu à l'origine comme un acte rituel englobant, étymologiquement un « recouvrement ».

1. Les nattes et autres tissages : catégories techniques et sociales

Les nattes et le tapa sont le type d'objet que le rituel polynésien a choisi, dans tous les archipels, pour être des objets *efficaces*, c'est-à-dire ceux qui peuvent créer ou révéler en un lieu donné la présence du sacré afin que le rite puisse se faire. Le choix aurait pu se porter ailleurs : sur l'animal (le cochon dans le Pacifique occidental dit « mélanésien », la vache sacrée en Inde, les bovins et caprins en Afrique de l'Est, etc.), sur des objets en cuivre (la civilisation indienne de la côte ouest américaine), etc. Mais, en Polynésie, il s'est porté sur l'étoffe qui peut envelopper le corps. Nous dirons, par commodité : le tissu, même s'il n'y a pas de tissage à proprement parler.

Le choix du rituel polynésien s'est porté sur le tissu. Pas n'importe quel tissu, mais celui que l'on doit d'abord consacrer pour le rendre apte au circuit des rituels et des échanges cérémoniels. À Samoa, il s'agit du tapa décoré et de la natte fine.

1.1. Les deux types de tissu : tapas et nattes-jupes

De manière générale, la civilisation polynésienne a utilisé deux techniques pour fabriquer un matériau léger et capable d'envelopper les choses et les personnes : battre et aplatir certaines écorces (on obtient du tapa), ou tisser des lanières découpées dans des feuilles, ou parfois dans des écorces (on obtient des nattes, des jupes, des éventails). Seuls certains produits issus de ces techniques sont ce que nous appellerons des tissus sacrés. Entendons par là des tissus consacrés par un rite et dotés de vertus qui affectent directement les relations sociales quand ces tissus sont manipulés (pour être un linceul, pour être donnés dans les cérémonies du cycle de la vie ou en retour d'un don initial d'une autre nature, ou encore parce qu'on a commis une offense, etc.). Ce sont d'une part les tapas décorés, d'autre part les nattes fines (habit cérémoniel pour les hommes et pour les femmes) — mais pas les nattes de sol — ainsi que certaines jupes tissées (utilisées par les jeunes hommes et jeunes femmes dans les danses et par la fiancée dans la cérémonie de la défloration au moment du mariage).

En dehors de la fabrication de ces deux tissus, une troisième technique utilisant le simple accrochage fournit des jupes de travail et de fête. Elle ne nous retiendra pas car les produits qui en sont issus ne sont pas des objets sacrés. Des feuilles ou des lanières sont accrochées à une corde les unes après les autres, par l'une de leurs extrémités, et cette corde est enroulée à la taille. On obtient une sorte de jupe non tissée, à feuilles ou lanières pendantes. Faite en feuilles de cordyline (feuilles larges, épaisses), cette jupe, courte, portée indifféremment par les deux sexes, était surtout l'habit de travail ; mais, si les feuilles étaient rouges, elle pouvait servir de jupe de fête pour les danses. Faite en lanières de certaines écorces, elle était surtout une jupe pour les danses. Cette jupe pouvait être portée seule ou, le plus souvent, comme une décoration ajoutée et portée par-dessus un tissu de tapa enroulé à la taille (mais seules les personnes de famille d'un certain rang pouvaient porter le tapa décoré). Ces jupes non tissées étaient appelées *titi* + un déterminant (selon le type de feuille, la couleur). Leur durée de vie était courte, les feuilles ou lanières se déchirant facilement puisqu'elles n'étaient pas reliées entre elles par un entrelacement, mais simplement pendues à une ceinture. Ces jupes ne sont plus fabriquées, sinon pour des reconstitutions et, parfois, pour des fêtes mais en utilisant des matériaux modernes (rubans). Dès la deuxième moitié du XIXe siècle, le tissu importé, beaucoup plus résistant, les a remplacées (une pièce rectangulaire enroulée autour de la taille, et maintenue en rentrant l'une des extrémités, comme nous le faisons d'une serviette de bain : le paréo comme l'on dit en français à partir d'un terme tahitien, *pareu*). Dans les chapitres qui suivent, nous ne rencontrerons pas ces jupes à feuilles ou lanières pendantes, ni dans les rites ni dans les mythes, et le mot « jupe » que nous emploierons désignera toujours une jupe tissée (entrelacée) qui relève de la même catégorie de tissus sacrés que les nattes fines et tapas décorés.

1.2. Le tapa, profane et sacré

La première des deux techniques permettant d'obtenir des tissus sacrés produit une forme de tissu appelé « tapa » par la littérature ethnographique. À vrai dire, ce n'est pas du tout un tissu, car aucun entrecroisement n'est impliqué. On découpe des morceaux d'écorce (l'espèce principalement utilisée provient du mûrier à papier) que l'on rend très larges et très fins en les humidifiant et en les battant longuement avec un maillet. Puis on colle ces morceaux par recouvrement partiel, en utilisant de l'amidon. La taille de la pièce obtenue peut donc être aussi grande que l'on veut.

Le mot « tapa » est effectivement polynésien, mais il s'applique souvent au matériau brut obtenu après battage, *avant la consécration* qui consiste à décorer ce tissu de dessins de couleurs [125]. Les dessins sont le plus souvent géométriques, et semblent apparentés au tatouage corporel polynésien (pratiqué jadis et, parfois, aujourd'hui encore, comme à Samoa) ainsi qu'aux décorations des poteries dites Lapita qui, disparues depuis longtemps, témoignent néanmoins d'une des influences ancestrales, pense-t-on, de la civilisation polynésienne, il y a trois mille ans. Les motifs du dessin, leur répétition et la longueur du produit final obtenu — appelé *siapo* en samoan, *ngatu* en tongien, etc. —, identifient le tapa par rapport au groupe social qui l'a fabriqué : par rapport au « titre » (nom d'ancêtre fondateur) de la famille. Ils en sont en quelque sorte le blason, pour reprendre le terme maussien. Nous conserverons ici l'habitude d'appeler ce produit, même décoré et consacré, un « tapa ». Mais on retiendra que le mot samoan est *siapo*.

Il faut surtout parler des usages du tapa samoan au passé, alors qu'à Tonga par exemple, archipel voisin, son usage est demeuré en pleine vigueur. Le tapa servait à l'habillement formel et au don cérémoniel. Pour l'habillement, il tenait un rang infé-rieur à celui de la natte fine : occasions moins exceptionnelles ou pour des personnes de statut moindre. Par exemple, dans une cérémonie, le chef orateur était habillé de tapa, mais le chef sacré *alii* portait une natte fine (celle-ci étant éventuellement portée par-dessus un tapa), comme on peut le voir en couverture du présent ouvrage. Les

---

125. Une fois la décoration effectuée, le mot *tapa* peut servir à désigner les bordures qui sont restées sans décorations.

femmes de haut rang, non mariées semble-t-il, le portaient également. Dans l'« habillement formel », il faut aussi inclure l'usage nocturne du tapa comme moustiquaire ou couverture pour des personnes de rang, et l'usage funéraire (linceul ou l'enveloppement des os déterrés d'un mort ancien à qui on rend un nouvel hommage). Certaines indications laissent penser que l'usage du tapa était limité aux familles de rang élevé ; puis, au milieu du XIXᵉ siècle, son usage se serait étendu en accompagnant l'apparition des cotonnades importées.

D'autre part, des pièces de tapa circulaient dans les échanges de dons, à côté des nattes fines, mais là aussi en deuxième rang, semble-t-il. Ces divers usages sont attestés à Samoa jusque dans les années 1940-1960. Aujourd'hui, le tapa n'est plus fabriqué que par un petit nombre de familles, et davantage pour les magasins de la capitale visités par les touristes que pour l'usage cérémoniel villageois. L'habillement formel en tapa peut se rencontrer encore dans les grandes cérémonies collectives de présentations de dons à des visiteurs de marque ; ce fut le cas lors des cérémonies du Festival des arts du Pacifique, tenu en 1996 à Samoa, quand le pays entier vint présenter des cadeaux aux délégations étrangères ; dans ces occasions, on retrouve la différence entre les orateurs et les chefs sacrés. Mais, dans les cérémonies villageoises, la présence du tapa est devenue très rare depuis la fin des années 1960.

La raison en est sans doute le développement de l'aspect quantitatif du don, sur lequel nous reviendrons. Dès la fin du XIXᵉ siècle, et avec une nette accélération dans les années 1960, on fit de plus en plus des nattes fines avec un point très large, permettant une fabrication rapide (passant de six mois à une semaine). On pouvait ainsi multiplier la quantité de nattes apportées. Mais aucune technique ne permettait de multiplier de cette façon la vitesse de production du tapa. Et comme les nattes fines tenaient déjà auparavant le premier rang dans les dons, le don de tapa n'apportant semble-t-il aucune spécificité, le relatif abandon du tapa ne posait pas de problème majeur. C'est du moins l'hypothèse que l'on peut proposer pour expliquer l'abandon du tapa à Samoa.

1.3. Les tissus de lanières entrecroisées : paniers, plateaux, jupes, nattes

L'autre type de tissu sacré est obtenu en entrecroisant à la main des lanières. Il faudrait parler de nattage, tressage ou laçage plutôt que de tissage. Mais, dans le cas des nattes fines du moins, le résultat peut être aussi fin qu'un tissu sorti de la trame d'un métier à tisser. Pour cette raison, et par commodité, nous continuerons à parler de tissu et de tissage. Nous conserverons aussi le mot « lanière » même si, pour ces travaux fins, ce mot ne convient pas : car, dans le cas des nattes fines, il s'agit plutôt de brins, presque de fils. Mais on conservera ce mot « lanière » pour rappeler l'unité de ce type de fabrication, une unité que les Samoans expriment par le mot *ie* (voir ci-dessous), première base de l'expression « *ie toga* » qui désigne les nattes fines.

La matière qui fournit ces lanières est diverse : écorce découpée (plusieurs types d'arbres) pour faire certaines jupes, ou feuilles individuelles composant les immenses branches feuillues du cocotier pour faire des objets utilitaires (paniers, chapeaux pare-soleil), enfin des lanières découpées dans les très longues feuilles des diverses sortes d'arbustes de la famille du « pandanus » pour faire des nattes de sol, de couchage et des nattes fines.

Avec les feuilles de cocotier, les Samoans fabriquent des paniers pour porter un grand poids, des tapis de sol, des plateaux pour présenter la nourriture, des couvre-chefs avec une grande visière pour se protéger du soleil, etc. Ces pratiques n'ont pas cessé. Ces objets ne sont pas sacrés (mais les plateaux à nourriture l'étaient aux temps préchrétiens, car ils étaient les « sièges des dieux » ; aujourd'hui, leur manipulation demeure très formelle quand la nourriture y est déposée). Parmi les nattes, seules les nattes fines sont sacrées. Elles se distinguent des nattes de sol et de couchage à la fois par la finesse de leurs lanières et par une décoration de plumes de couleur pourpre accrochées en un rang le long des deux bords les plus courts (la natte a une forme rectangulaire). Nous verrons que ces plumes renvoient à de grands thèmes cosmologiques sur les pouvoirs féminins, l'origine des choses et la reproduction de la vie. Voyons d'abord ce qu'il en est des jupes avant de revenir aux nattes et aux tapas.

1.4. Les jupes cérémonielles

Par la même technique du tissage (en fait, nous l'avons dit, un tressage-laçage), en utilisant les lanières découpées très finement dans l'écorce des hibiscus, ficus, etc., on faisait des jupes cérémonielles [126]. Là aussi, nous devons parler au passé car on ne les fabrique plus. Celles-ci étaient surtout l'apanage de la jeune femme non mariée, même si un jeune homme en revêtait aussi pour les fêtes. Le tissu obtenu pouvait être le simple entrecroisement des lanières, donnant un résultat plat comme pour les nattes. Ou bien, une fois ce premier travail fini, on introduisait dans chaque croisement une petite lanière supplémentaire en la nouant à l'une de ses extrémités mais en laissant libre l'autre extrémité, ce qui couvrait le tissu sur une de ses faces d'une sorte de pelage [127]. Ces jupes pouvaient comporter une corde qu'on nouait à la taille, ou bien elles étaient

---

126. Ce qui suit sur les jupes est emprunté essentiellement à la description minutieuse réalisée en 1927 par Peter Buck (1930 : 259 *ff*).

127. Ou peut-être l'idée initiale fut celle d'un plumage. En effet, la référence aux oiseaux (intermédiaires entre les dieux et les hommes) dans l'habillement et les gestes codifiés de nombreuses danses polynésienne était un thème omniprésent dans la Polynésie préchrétienne (Tcherkézoff 2010).

maintenues par une bande de tapa passée par-dessus et qu'on enroulait plusieurs fois autour de la taille. Le nom générique était *ie* suivi d'un déterminant.

Les jupes tissées sans lanières ajoutées sur une face étaient portées dans les fêtes, pour les danses, par des personnes jeunes, de haut rang et des deux sexes. Le nom était *ie (faa)tutupupuu*. Le terme *pupuu* « court » distinguait ces *ie* des nattes fines portées comme un paréo long. Le terme *tutu* référait à la terminaison des lanières qui avaient servi à la trame de tout le tissu : au-delà du dernier rang des croisements, les extrémités des lanières étaient tressées en groupe de quatre ou cinq sur quelques centimètres, puis effilochées aussi finement que possible pour former une touffe finale qui, dans le mouvement du corps pendant la danse, amplifiait encore l'ondulation générale de la jupe (le même effet d'ondulation était obtenu évidemment avec les jupes à pelage-plumage [128]). La jupe était teinte en brun foncé, en brun-rouge, ou au contraire délavée pour être la plus blanche possible (alternance de bains dans divers jus végétaux, bains de mer et séchage au soleil).

Les jupes tissées avec une face comme un pelage demandaient plus de soin et étaient les plus honorifiques des jupes tissées. C'est là qu'on trouvait les jupes cérémonielles qui étaient spécifiques de la jeune femme de haut rang, encore vierge, et que celle-ci apportait à la cérémonie de son mariage. Au premier rang, la *ie sina*, la jupe « blanche » (le mot donne l'idée de blanc-brillant, lunaire ; nous dirons « blanc-éclatant »). Elle comptait parmi les plus fines et, bien délavée, elle était vraiment blanche. Elle était souvent utilisée dans la cérémonie du mariage pour recevoir le sang de la défloration subie par la jeune mariée (pratique attestée jusqu'au début de ce siècle, avec quelques cas très rares jusque vers 1950 ; voir ci-dessous chap. 15). Une autre était la *ie taele* : « teinte avec de la terre (rouge) » et devenait rouge-brun. Une autre encore était teinte en noir. Il semble que le terme *ie tutupupuu* s'appliquait également à ces nattes ocre ou noires à pelage.

Là aussi, le mouvement des lanières constituant le pelage accroché à la trame de base amplifiait le mouvement des hanches effectué par la danseuse ou le danseur. Il faut savoir que, dans les danses traditionnelles de toute la Polynésie, le premier rang était occupé par les jeunes filles ou femmes vierges (Tcherkézoff 2010 : 301-403, 444 *ff*). Les hanches, recouvertes de la jupe, effectuaient un mouvement régulier. Celui-ci était le rythme d'accompagnement pour une histoire racontée par le buste, les mains et le visage, lesquels étaient nus mais décorés de colliers, bracelets et serre-tête (et pour

---

128. Là encore, la recherche d'un effet d'ondulation a pu se faire en référence à l'oiseau. Ajoutons que les pas de danse, pour les danses les plus formelles, souvent conclusives, visent un effet particulier : avec des glissements latéraux des pieds, la personne semble flotter sur le sol, sans le toucher.

certaines et certains, d'une coiffe cérémonielle). Ces remarques sur la danse sont valables aussi pour le port des jupes plus ordinaires déjà évoquées.

2. Le tissu consacré : nattes fines et certains tapas

Avec les feuilles de pandanus enfin, les Samoans composent des tapis de sol plus fins et que l'on pose sur ceux faits en feuilles de cocotier, des nattes de couchage, faites avec des lanières encore plus fines, enfin des *ie toga*, terme réservé aux nattes fines dont nous parle Mauss dans l'*Essai* et qui possèdent plusieurs caractéristiques très particulières [129].

Avant les années 1950, les nattes fines étaient faites avec des lanières dont la largeur pouvait n'avoir qu'un millimètre ou même un peu moins, ce qui donnait un tissu d'une flexibilité et d'une douceur au toucher exceptionnelles, mais qui requérait des mois ou même des années pour être exécuté, compte tenu du nombre de brins à utiliser et à entrecroiser des milliers de fois, à la main, sans aucun outillage particulier (pas même d'aiguille). (Nous passons sur la longue préparation des feuilles, avant qu'elles soient prêtes à être découpées : une alternance de bains de mer, de séchage, d'étirage et de cuisson même, qui transforme la feuille épaisse et verte en une sorte de papier ocre clair, à la fois sec, résistant et fin). Depuis la fin du XIXᵉ siècle et plus encore à partir des années 1960, quand la quantité de nattes à donner dans un échange a commencé à jouer un rôle prépondérant, on a accéléré la production et, pour ce faire, on a élargi les lanières, allant parfois jusqu'à un demi-centimètre. (Les nattes de couchage ont un point d'un centimètre environ, les nattes de sol ont un point de 2-3 centimètres, correspondant en fait à des feuilles entières pliées).

Surtout, ces « nattes fines » (« *fine mats* », selon l'expression consacrée par la littérature ethnographique anglophone), ces *ie toga* en samoan, ont une particularité d'usage et deux particularités de fabrication que les autres nattes ne partagent pas. La particularité concernant un usage qu'elles partagent seulement avec le tapa décoré est la suivante : elles servent d'habit cérémoniel. La natte, pliée en deux, est enroulée autour de la taille, le surplus de longueur étant éliminé par le fait de replier plusieurs fois l'excédent au

---

129. Auparavant, on faisait également des jupes de danse *ie lavalava*, qui étaient comme une natte fine, mais plus courte. Cette expression désigne aujourd'hui le paréo fait de tissu importé, en général un paréo pour le soir, pour rendre visite, avec un tissu bien décoré (motifs floraux le plus souvent ; tissu fabriqué en Asie du Sud-Est dans un style « hawaiien »). Le paréo de travail, fait avec les mêmes tissus importés, mais utilisé pour le travail quand le tissu est devenu usagé, peut être désigné du même nom ou par l'expression *ie solosolo* (*solo* : « glisser » ; le mot fut appliqué d'abord, semble-t-il, à l'usage d'un tissu frottant le corps, comme serviette de bain ; *lavalava* de *lava*, terme transpolynésien désignant l'idée d'« attacher » et particulièrement le fait de mettre autour de soi un tapa, une jupe, etc. en l'enroulant ; il en vint à désigner, précédé de *ie*, le tissu importé ; souvent, le mot *ie* est omis par abréviation).

niveau de la taille, ce qui peut produire une épaisseur très notable et donner l'allure d'un personnage affligé d'une obésité extrême au milieu du corps[130]. Précisons que, dans toute la Polynésie, et jusqu'aux campagnes récentes de santé publique, l'obésité était valorisée comme marque de statut. Cet habit était et est utilisé en certaines occasions (mariage, intronisation de chef, danse cérémonielle pour recevoir des hôtes de marque), et seulement pour certains personnages (ceux portant un titre ancestral dans une famille : le chef de famille, et en outre, pour les grandes familles, une jeune femme, dite *augafaapae* ou *taupou* et un jeune homme, *manaia*, choisis pour symboliser eux aussi des ancêtres fondateurs, comme la sœur du premier chef et le fils ou le neveu du premier chef ; aujourd'hui, diverses danseuses peuvent aussi le porter).

Notons à ce propos que, une fois de plus, l'expression ethnographique occidentale est inadéquate — même si elle est devenue usuelle, et reprise par les Samoans s'ils ont à s'exprimer en anglais, car consacrée par cent cinquante ans d'une littérature ethnographique qui a toujours tendance au conservatisme de son vocabulaire. Les nattes fines *ie toga* n'étaient pas et ne sont pas utilisées comme des « nattes » (de sol ou de couchage), mais seulement comme des habits cérémoniels ou des linceuls, ou encore pour constituer un siège temporaire durant une cérémonie (pour un grand chef ou pour des mariés ; il s'agit d'un empilement de nattes fines). Mais personne ne s'allonge sur une natte fine pour se reposer, personne ne dispose des nattes fines sur le sol pour le rendre moins rugueux ; le seul cas où l'on marche sur des nattes est quand il y a un « chemin cérémoniel », pour la fiancée s'approchant du fiancé, avant la défloration, ou pour le chef de haut rang en visite.

Le tapa cérémoniel et dûment « blasonné » était également utilisé comme habit cérémoniel. On a l'impression que son usage était un peu plus large que celui de la natte fine. D'autre part, quand les deux tissus étaient portés, le tapa était revêtu en premier, et la natte venait par-dessus. On en retire l'impression que la natte fine tenait le premier rang dans cette dualité des tissus sacrés. L'impression se confirme quand on observe les échanges cérémoniels (chap. 16).

Les deux particularités de fabrication des nattes fines sont les suivantes. Ces nattes possèdent une bordure de plumes rouges et elles passent par une véritable consécration à l'issue de la fabrication. La forme est celle d'un rectangle, de taille variable. Les bordures des deux côtés de la largeur sont recouvertes de petites plumes rouges fermement attachées à la natte. Portée en habit cérémoniel en étant pliée en deux (puis le surplus

---

130. La même disposition était suivie pour les habits cérémoniels de tapa qui prévalaient à Tahiti, comme on peut le voir dans les gravures rapportées des voyages du XVIIIᵉ siècle ; voir aussi les photographies anciennes du XIXᵉ siècle pour Samoa, pour l'enrobage de tapa et/ou de nattes fines (Tcherkézoff 2008c : 204-211 ; 2010 : 516-523 ; et voir ci-dessous en annexe le cahier photographique).

au niveau du pli médian étant enroulé sur lui-même, sur le torse), la natte constitue ainsi une sorte de jupe ou paréo dont le bas, qui arrive aux chevilles ou un peu au-dessus, laisse apparaître cette bordure éclatante de couleur. Aussi loin que la mémoire remonte, oralement ou dans les légendes transcrites, ces plumes provenaient d'un type rare de perroquet, le *sega*, rare à Samoa mais un peu plus courant à Fidji (c'était une espèce différente mais très proche : les Samoans importaient ces plumes par l'inter-médiaire des Tongiens qui se rendaient à Fidji et avec lesquels les Samoans échangeaient précisément des nattes fines dont les grands chefs tongiens étaient très friands ; Kaeppler 1978, 1999). Au XIXe siècle, quand on a disposé de teintures importées de toutes sortes, on a commencé à utiliser parfois des petites plumes de poulet teintes en rouge. La pratique s'est généralisée aujourd'hui, le perroquet *sega* ayant disparu. Nous reviendrons sur les connotations cosmologiques de ce perroquet (chap. 14).

La consécration quant à elle impliquait un bain lustral et des onctions de divers jus et d'huile, *comme pour un nouveau-né*. La fête était collective, et la nourriture était offerte par la femme qui avait fait la natte fine. Aucune autre natte ordinaire ne su-bissait ce traitement. Depuis les années 1960, cette consécration ne s'est maintenue que pour les nattes réalisées avec des brins très fins, puis elle a pratiquement disparu (nous ne l'avons pas observée). Le dessin sur le tapa le rendait tout aussi « blasonné » (c'est-à-dire « attaché » au clan qui le produit) que la natte, et l'achèvement d'un tapa était également marqué de façon cérémonielle, mais avec moins de faste. Il semble en outre que, à la différence là encore de Tonga (Douaire-Marsaudon 1998, van der Grijp 2004), les tapas samoans n'acquéraient pas un nom propre lié à une généalogie légendaire, alors que c'était le cas pour les nattes fines, détenues par une grande famille, conservées parfois sur plusieurs générations, puis lancées dans le circuit pour une grande occasion, comme nous le verrons.

Dans tout ce qui suit, ici et dans les chapitres suivants, le mot « nattes » désignera uniquement des nattes fines *ie toga*, sauf indication contraire explicite.

3. Terminologie samoane (I) : le mot *toga*

Il nous faut préciser la terminologie samoane, relativement complexe, que nous verrons apparaître dans certaines légendes et dans les récits d'échanges, en particulier à propos du mot *toga*, pour éclairer le rapport entre le « don » et la « natte fine ». Également, il faut préciser le rapport entre l'espèce végétale (pandanus) et le produit obtenu.

Dans les articles spécialisés, les mots samoans sont écrits en utilisant deux signes diacritiques correspondant à une variation phonétique pertinente : le « ' » qui indique que la voyelle est attaquée sans liaison avec ce qui précède (occlusion vocale ou *glottal stop*), et le macron (trait horizontal au-dessus de la voyelle) indiquant que la voyelle est longue (par commodité typographique, nous utiliserons le signe « ^ »). L'écriture officielle de l'État de Samoa et du Territoire américain de Samoa (voir ci-dessous) n'utilise pas ces signes[131]. Quand nous citons des mots samoans, nous suivons cet usage officiel (et typographiquement commode). Mais dans le cas présent, il faudra préciser parfois et nous le ferons entre crochets : *toga* [tôga] « natte fine », mais *toga* [toga] « vent du sud » et « tongien » (du pays voisin, le royaume de Tonga). L'autre problème concerne le son/-ng-/, transcrit « g » par les missionnaires dans leurs dictionnaires (pour une harmonisation entre leurs différentes missions en Océanie), mais transcrit « ng » par ces mêmes missionnaires dans leurs écrits ethnographiques sur Samoa pour se rapprocher du son entendu. Ainsi, pour le pays voisin de Samoa qu'est le royaume de Tonga, le nom se prononce, en tongien et en samoan, /tonga/ et s'écrit en tongien *Tonga*. Mais si cette écriture est conservée par les Samoans pour le nom du pays, la forme adjective « tongien, tongienne » s'écrit en samoan *faa-toga* (mais en langue tongienne : *faka-tonga*).

Pour le mot désignant la natte fine, Mauss a donc lu « tonga » dans les écrits missionnaires anglophones et l'a noté ainsi dans l'*Essai* (dans l'ethnographie allemande, on trouve la fluctuation *tonga, toga, tôga*). L'écriture samoane officielle, issue du dictionnaire missionnaire, est *toga*. L'écriture occidentale-savante est *tôga* (rappelant que le « o » est long), et nous aurons parfois à le rappeler entre crochets pour distinguer de l'adjectif signifiant « tongien » en référence à Tonga. Autre difficulté : l'opposition entre la même voyelle longue et courte est, certes, phonologiquement pertinente en samoan, mais suffisamment faible phonétiquement pour que de nombreux Samoans ne voient aucune difficulté à répéter une tradition qui voudrait que l'étymologie du mot samoan pour la natte fine *toga* [tôga], avec un « o » long, soit tout simplement le pays Tonga, alors que la première voyelle de ce mot est courte. Cette tradition est alimentée par des légendes bien connues qui relient Samoa et Tonga dans l'apparition de la première natte fine, comme nous le verrons. La natte fine *toga* a voyagé entre Samoa et Tonga, mais étymologiquement le mot samoan pour la natte fine n'a rien à voir en fait avec Tonga.

3.1. Emploi linguistique

Les nattes fines et les tapas, quand ils sont donnés dans un échange cérémoniel, sont appelés *toga* : « Voici mes *toga* en cadeau pour vous ! ». C'est le mot que Mauss écrit

---

131. La décision, datant des années 1950-1960, est intéressante. L'écriture apportée par les missionnaires et utilisée pour imprimer la Bible ignorait ces signes, développés plus tard par les linguistes. De ce fait, l'écriture sans ces signes était ressentie comme « conforme à la tradition », alors que l'usage des signes marquait la mainmise de la science occidentale sur le patrimoine qu'est la langue (communication personnelle du Professeur Aiono Dr Fanaafi qui fut précisément au nombre de ceux qui prirent cette décision).

« *tonga* » dans l'*Essai*. Retenons donc d'emblée que ce mot ne désigne pas simplement et seulement les nattes fines, mais un don où la première catégorie est constituée de nattes fines.

Les Samoans peuvent préciser et distinguer en expliquant que « les *toga* sont constitués des *siapo* ou tapas et des *ie toga* ou nattes fines ». On nous l'a dit aujourd'hui, même si le tapa n'est plus guère utilisé, et plusieurs notations du XIX⁰ siècle confirment, chaque fois que l'ethnographie est suffisamment précise pour donner la terminologie locale : les premiers dictionnaires missionnaires, basés sur des relevés faits en 1840-1850, les explications des missionnaires Stair et Brown, rapportées aux années 1840 et 1860, les notes des ethnographes allemands des années 1880-1890[132]. Le mot pour « natte fine » est donc *ie toga* ['ie tôga]. Mais, depuis 1850 au moins, le mot *toga* pouvait désigner un don incluant les nattes fines et le tapa. De fait, employé seul, *ce mot n'était utilisé que dans un contexte de don.* Pas plus hier qu'aujourd'hui on ne désignerait du mot « *toga* » une pièce de tapa en train d'être fabriquée ou même terminée et montrée à l'assistance pour qu'on juge du travail accompli : on dit seulement « *siapo* ».

Le mot *toga* désignerait donc seulement le contexte du don, dans lequel divers objets sont donnés ? Avant de conclure en ces termes, on rencontre une difficulté. Car ce qu'on ne peut pas faire linguistiquement avec le tapa — l'appeler « *toga* » hors d'un contexte de don —, on peut le faire avec la natte fine. On peut appeler « *toga* » la natte fine que l'on fabrique. Cependant, l'emploi est plus rare, et, si l'on veut abréger l'expression « *ie toga* », c'est généralement le mot *ie* qui est retenu (« pièce de tissu », voir ci-dessous), ou encore *lalaga* (« [chose] tissée », du verbe *lalaga* désignant l'acte de tisser). Pourquoi peut-on dire par abréviation « *toga* » pour désigner une natte fine donnée mais pas pour un tapa ? Sans doute parce que la natte fine (*ie toga*) est l'objet premier, représentatif du tout, dans la catégorie de dons « *toga* ».

Il y a donc un emploi du mot « *toga* » qui désigne « le don de nattes fines et tapas » et un autre qui est l'abréviation de « nattes fines » *ie toga* → *toga*. Le tapa quand il est fabriqué

---

132. Krämer le dit dans une note à propos d'un récit d'échanges que nous découvrirons : le mot « tôga » désigne « les cadeaux de nattes fines et de tapas » (1995 : II, 125 note 186). Le missionnaire Brown, qui a résidé dans les années 1860 et 1870, le dit : « The name for the fine mat is *ie*, and for the native cloth [le tapa] *siapo*, but when property is interchanged the covering name for both these is *tônga* » (Brown 1910 : 304) ; le missionnaire Stair (1897 : 74), qui a résidé dans les années 1840, dit la même chose, à ceci près qu'il ajoute curieusement « canoes » : les orateurs « donnent aux chefs [sacrés : les *alii*] de la nourriture et reçoivent d'eux en retour des biens indigènes (*native property*) ; ce paiement est appelé *Tônga* (*which payment is called* Tônga) et consiste en nattes, siapo [donc le tapa] ou canoes (*and consists of mats, siapo, or canoes*) ». Nous verrons aussi avec les récits des échanges comment, quand des Samoans eux-mêmes s'expriment dans un contexte de dons, *toga* désigne le don des nattes et des tapas (un récit du paiement à un charpentier, recueilli par Krämer ; ci-dessous, chap. 16). C'est également ce que disent les dictionnaires missionnaires, protestants (faits à partir de listes de mots relevés dans les années 1840-1850) et maristes (1860). Le dictionnaire de la mission protestante avait : « *tôga* : native property consisting of fine mats and siapo » (Pratt, entrée identique dans les quatre éditions qui se sont succédé de 1862 à 1911). Le dictionnaire des Maristes (que Mauss avait consulté, mais rapidement) : « Tôga : richesses du pays consistant en nattes fines et en siapo. Sy. 'ie. ie toga » (Violette 1879).

est *siapo*. Quand il est donné seul, il est *siapo*. Le tapa donné avec les nattes est un *siapo* qui fait partie « des *toga* ». La natte fabriquée ou donnée seule est *ie toga* ou *ie* ou *toga*. La natte donnée avec les tapas est « *ie* » si le mot *toga* a déjà servi à désigner l'ensemble ; elle est « *ie toga* » ou simplement « *toga* » si le mot *toga* n'a pas été mentionné pour l'ensemble. Voici les exemples de ce qu'on peut entendre (notes personnelles des années 1980) :

1) explication : « les *toga* qu'on donne sont des *ie toga* [nattes fines] et des *siapo* [tapas] ;

2) contexte de fabrication : « ce *ie* est un *ie toga* » ; « je prépare un *ie toga* » ; « je retourne travailler à mon *ie* » (on sait déjà de quel type il s'agit) ;

3) discours de dons :

3a) si on ne donne que des nattes et que donc le mot *toga* n'est pas invoqué pour désigner tout le lot des dons : « voici mes dix *toga* » ou « voici mes dix *ie toga* » (aucune différence) ; plus rare : « voici mes dix *ie* » ;

3b) si — cas rare aujourd'hui — on donne des nattes fines et des tapas : « voici mes dix *ie toga* et mes dix *siapo* » ou « voici mes *toga*, dix *ie* et dix *siapo* ». Exemples du XIXᵉ siècle de dons de nattes fines et tapas : la préparation d'un don de nattes fines et tapas se disait « faire-toga » (*faitoga*), l'ensemble de ces dons était « les toga » (*o toga*), ou « les choses toga » (*o toga mea*). Nous retrouverons au chapitre 16 les récits anciens utilisant ce vocabulaire.

3.2. Hypothèses linguistiques et historiques

Le mot *toga* peut donc désigner le don de deux objets, nattes et tapas. Et dans les récits du XIXᵉ siècle, la liste des objets de ce don désigné globalement par le mot *toga* incluait aussi des huiles parfumées, des éventails, des peignes. Nous verrons au chapitre 16 ce qu'on peut dire de l'unité de cet ensemble. Mais restons avec le cas simple des nattes et tapas donnés en même temps. Le mot « *toga* » porte-t-il alors plutôt une idée de « tissu » en référence au type d'objet (nattes et tapas), ou une idée de « don » en référence au contexte d'emploi ? La première hypothèse est impossible. Le mot ne désigne pas une classe d'objets matériels, comme « natte » ou « vêtement », ou « tissu ». C'est le mot *ie* qui porte ces significations (on vient de le voir dans les exemples). On le constate aussi par le fait que, quand on donne des nattes fines *ie toga*, en étant donc dans ce contexte de don, et quand on veut différencier entre les nombreuses nattes fines dans ce contexte, en disant que celle-là est la « principale » (ou celle « de la victoire et du pouvoir ») (*malo*), on dira *o le ie o le malo* « la natte du pouvoir » et en aucun cas **o le toga o le malo*, groupe de mots qui est entièrement incompréhensible pour un Samoan. De même, on dira pour la natte des « funérailles » (*lagi*) : « *o le ie o le lagi* ». Le mot *toga* doit donc désigner quelque aspect définissant non l'objet matériel, mais bel et bien le fait qu'il s'agit d'un contexte de don. Pour autant, le mot ne désigne qu'un lot d'objets, à savoir les nattes fines et les tapas quand ils sont donnés, et non l'action de « donner », « rendre »,

« compenser », etc. qui se dit « payer » *totogi* et « recouvrir » *pulou*, *ufi*, *afu*, comme nous le verrons dans les récits. Dans ce contexte du don, nous observons que les nattes fines tiennent le premier rang (voir ci-dessous). Une seule hypothèse sur l'expression *ie toga* s'impose alors : les nattes fines sont des *ie* qui sont appelées *ie toga* en vertu de la logique de la partie qui vaut pour le tout. Elles sont la partie principale (le premier don) dans le contexte d'un don de divers objets, un don qualifié de « *toga* ».

Mais alors que faut-il chercher de particulier dans ce « contexte d'un don *toga* » ? S'agit-il du simple fait de donner, recevoir, rendre ? Pourtant, aucun des verbes utilisés ne reprend le mot *toga*. Il doit donc s'agir d'une référence à une caractéristique particulière réalisée par le don de nattes et de tapas — et réalisée particulièrement par la natte, qui tient le premier rang dans ce groupe. Devançant ce que les chapitres suivants vont nous montrer, on peut dire que ce don a la particularité de « recouvrir » un don initial : il vient compléter et répondre à un premier don, les mots utilisés parlent de « recouvrement » et, de fait, la natte vient recouvrir-envelopper le don initial ou le donateur. Un don de nourritures quant à lui ne peut réaliser un « recouvrement ». On est alors amené à penser que le mot *toga* réfère à cet aspect de « recouvrement ». Une étymologie concevable s'accorde à cette hypothèse[133].

Mais, si les Samoans sont conscients de cet aspect de « recouvrement » dans le contexte général du don de nattes, comme nous le montrent l'ensemble des rites, des légendes et des récits d'échanges que nous allons étudier, ils ne le sont pas quant à l'étymologie du mot. Dans le commentaire populaire aujourd'hui et dans les récits légendaires que nous verrons, l'étymologie proposée relie l'origine des nattes à l'archipel (et État) voisin, le royaume de *Tonga*. Nous avons vu que, en raison de la longueur de la voyelle, l'étymologie est nécessairement différente[134]. En outre, elle doit dater de

---

133. Un terme proto-polynésien *taqo-ga « recouvrement ». Hypothèse proposée par nous au congrès européen des Océanistes (EsfO) de Copenhague (1998) et dans un dialogue avec le linguiste Jeff Marck (voir Marck 2000 : Annexes).

134. Mais d'autres explications sont également avancées par des Samoans aujourd'hui, quoique plus rarement, en rapport à un verbe *to* [tô] « donner » ou à un autre *to* [tô] « être enceinte » (notes pers.), ce qui montre au moins que, pour certains Samoans du moins, la notion de *toga* [tôga] est à rechercher dans le fait général du don, ou dans le rapport entre les nattes fines et le rite du mariage. L'interprétation faisant appel à *to* « donner » fut également avancée par des auteurs allemands du xixᵉ siècle, comme von Bülow (qui y voyait un « don du ciel » *to-ina mai le lagi* ; cité par Krämer 1995 : I, 343) et Henniger (1971 : 44-45), sans qu'on sache si l'idée leur avait été suggérée par des Samoans. Krämer lui-même avait bien noté le problème de la longueur de la voyelle, mais paraissait enclin à accepter malgré tout l'idée du pays Tonga, du fait de l'importance que prend le rapport à Tonga dans le cycle légendaire de la première natte (1902 : I, 28 note 3). Dans une autre page, Krämer, relevant à nouveau le problème des voyelles, dit bien que l'étymologie populaire invoquant Tonga était « la vue plus répandue » parmi les Samoans, mais que la raison doit en être non une origine tongienne de l'art samoan des nattes fines mais le fait que les Tongiens voulaient constamment obtenir des nattes samoanes (1995 : I, 343). À la lecture des légendes, cette explication de la volonté populaire samoane d'entendre le pays Tonga dans le mot pour natte fine paraît la meilleure (et pourrait donc remonter à une époque assez ancienne).

l'époque proto-polynésienne, avant la dispersion, comme l'indique l'existence des mots apparentés dans d'autres langues polynésiennes : les *taonga* en maori (cas traité par Mauss dans l'*Essai*) et les *taaoa* (« richesses, biens ») en tahitien.

Mais il ne faut pas s'étonner. Comme les rois sacrés, les grandes institutions sacrées viennent toujours d'« ailleurs ». Si de nombreux Samoans font dériver du pays « Tonga » l'expression désignant les nattes fines, on raconte à Tonga — où cette expression *ie toga* n'existe pas — que la première natte fine fut apportée par des Samoans. Autre exemple : à Tonga et à Samoa, on raconte que l'art du tatouage fut inventé à Fidji ; etc. Tout cela nous confirme simplement que, depuis très longtemps, Samoa, Tonga et Fidji constituent une aire culturelle animée par un réseau d'échanges, de guerres et de mariages princiers, attestés par de nombreux récits : berceau de la civilisation polynésienne il y a trois mille ans environ. Les nattes fines étaient — non pas originaires de Tonga, mais — très appréciées des Tongiens. Ces derniers faisaient la traversée jusqu'à Samoa pour acquérir des nattes fines samoanes dont ils admiraient la finesse inimitable (Kaeppler 1978, 1999). Ces nattes avaient sans doute acquis depuis des siècles leur renommée à Tonga. En effet, il était coutumier pour des femmes samoanes de très haut rang d'épouser un grand chef tongien (ou fidjien), et elles apportaient, en cadeau de mariage, les plus belles nattes. D'où ces légendes samoanes où nous lirons que la première natte fine de Samoa révéla son caractère miraculeux au moment d'être donnée au roi de Tonga.

Une autre discussion, plus spécialisée, doit alors intervenir pour l'histoire linguistique. À quel moment le contexte du don de nattes et tapas (et quelques autres objets, comme nous verrons) fut-il appelé *toga* par les Samoans ? Dans quel cas ? Seulement pour le mariage ? Y eut-il un nom pour les nattes fines avant qu'elles ne soient appelées *ie toga* ? Oui, semblent dire les légendes, puisque leurs auteurs ou récitants ont éprouvé le besoin d'inventer une explication à l'origine du mot : le royaume de Tonga. Mais les légendes ne disent pas quel autre nom spécifique aurait eu cours avant que les nattes samoanes n'empruntent leur nom au pays appelé Tonga. Dans le texte des légendes sur cette origine, les nattes fines étaient simplement des « pièces de pandanus » *fala*, des « tissus [pour le corps] » *ie*, avant d'être appelées *ie toga* à la suite de circonstances que nous découvrirons.

Il n'est pas impossible que, plusieurs siècles auparavant, le mot *toga* se soit appliqué initialement aux seules nattes fines, n'incluant même pas le tapa, et que son application ait été étendue. Il y a quelques arguments de linguistique polynésienne comparée pour le suggérer. Surtout, les légendes sont très riches sur la question de l'origine des nattes fines, mais le tapa ne semble pas avoir donné lieu à une réflexion mythologique. Enfin, dans ces légendes sur les nattes, il n'est question que de cadeaux de mariage et ce pour des jeunes femmes de haut rang (outre les utilisations rituelles de talisman). Or la symbolique qui relie la jeune femme aux objets de dons dans le mariage est centrée seulement sur les nattes fines, par l'intermédiaire du rapport aux plumes (qui décorent les nattes et elles seulement), comme nous aurons l'occasion de le voir.

L'ensemble de ces implications aboutit à une hypothèse que nous formons à la fois sur ce que serait l'étymologie et sur ce qu'auraient été les emprunts entre Samoans et Tongiens. Le mot ancestral « recouvrement » aurait été appliqué aux nattes il y a longtemps déjà, chez les Tongiens ; une trace actuelle de cet usage ancien serait l'expression tongienne, utilisée encore aujourd'hui, de *vala to'onga*, qui désigne des nattes fines de grande valeur de don pour le mariage. Des considérations linguistiques sur les dérivations phonétiques donnent à penser qu'un mot samoan *toga* prononcé [tôga] ne peut venir d'un mot proto-polynésien *taqo-ga sans être passé par un intermédiaire comme *to'onga*[135]. L'expression serait passée alors en samoan avec un emploi conceptuel certes référant au « don » (en vertu de l'étymologie de *taqoga : « recouvrir » → « contre-don » → et/ou « don de grande valeur »), mais en s'appliquant uniquement aux nattes fines (car ce sont elles et elles seules qui voyageaient entre Samoa et Tonga, comme nous le disent les légendes). Puis, à Samoa, elle se serait étendue à l'ensemble formé par les dons de nattes et de tapas (et les autres dons du côté féminin dans le mariage).

Un autre problème concerne le mariage. Dans le cas spécifique du mariage, la littérature du XIXᵉ siècle et du début du XXᵉ siècle semble unanime pour dire que les cadeaux appelés *toga* — clairement définis comme l'ensemble de ce qui est apporté par le côté de la femme —, pouvaient inclure, en plus des nattes fines et des tapas, les biens suivants : des jupes cérémonielles, des nattes de couchage, même des éventails (faits du même matériau que les nattes) et des cosmétiques (huiles parfumées et poudres de parfum). Nous en verrons un exemple. Cependant, il faut remarquer un fait qui n'a pas retenu l'attention, alors qu'il permet de comprendre l'extension du don *toga* dans le mariage. *Ces biens ne circulaient pas plus loin*, à la différence des nattes fines (et sans doute des tapas, mais on n'a pas suffisamment de renseignements sur la transmission transgénérationnelle des tapas). Il faut donc, sans doute, distinguer d'une part le don au sens maussien concernant les nattes fines et les tapas et, d'autre part, le don des autres biens qui étaient les biens *de la fiancée elle-même*, certes donnés à elle par sa famille en vue de son mariage, certes montrés à tous dans la cérémonie, mais qui ne circulaient pas dans le circuit général des échanges.

---

135. Communication personnelle de Jeff Marck que nous remercions pour cette information ; voir aussi Marck (2000 : Annexes).

3.3. Surinterprétations européennes : les catégories *toga* et *oloa*

Les légendes et les récits d'échanges, quand le texte fut transcrit en langue originale, sont notre seule source pour le XIXᵉ siècle. Mais l'interprétation de la littérature ethnographique est difficile car les données concernant le XIXᵉ et rédigées par des observateurs européens sont souvent obérées par un fait qu'on commence à mieux cerner aujourd'hui. À partir de ce que les Samoans leur disaient sur les nattes fines et tapas comme dons « *toga* », et observant les divers biens apportés par la fiancée dans le mariage, les Européens ont eu tendance à classer comme cadeaux « *tonga* » tout ce qui était à leurs yeux un « bien indigène » (« *native property* »), par une dérive sémantique résultant sans doute aussi du fait que ces Européens appelaient « tissu indigène » (« *native cloth* ») le tapa, en l'opposant aux cotonnades et autres tissus européens importés.

Cette étiquette générale anglophone de « *native* » (« indigène, autochtone ») pour définir les *toga* leur paraissait pertinente en opposition aux biens importés, lesquels ont immédiatement circulé comme cadeaux en plus des nourritures traditionnelles et particulièrement comme cadeaux apportés par le fiancé. Si, dans le mariage entre Samoans, le côté de l'homme devait apporter des cochons, des parties (à assembler) de maison, des canoës, etc., il est évident que, dans les mariages entre aventuriers européens et femmes samoanes, la famille de la femme attendait du fiancé des dons de biens importés : outils, tissus, nourritures en salaison, et, bien entendu, des pièces monétaires dès que certaines eurent cours à Samoa. Souvent, ces biens importés étaient désignés par les Samoans comme « *oloa* ». Le terme signifie simplement « bien de valeur » et peut s'appliquer à toute chose (y compris aux nattes fines), mais il a donné l'impression aux Européens qu'il désignait spécifiquement les biens des Européens et qu'il était l'opposé complémentaire de la catégorie « *tonga* » dans le système des échanges. La méprise venait du fait que les premiers commerces établis par les aventuriers européens ont été appelés par les Samoans « les maisons des biens de valeur » *fale'oloa* (« maison » se dit « *fale* » en samoan) ; le terme est demeuré et désigne aujourd'hui toute boutique où l'on peut acheter quelque chose. Le mot *oloa* s'appliquait donc aux biens importés. Mais il existait déjà auparavant pour désigner tout bien désirable en général, *que l'on soit ou non dans un contexte de don*. Les Européens du XIXᵉ siècle ont cru entendre une opposition « *toga/oloa* » en ces termes (« native/foreign » en anglais, donc « indigène/importé ») : toute l'ethnographie missionnaire anglophone et francophone, puis toute l'ethnographie allemande ont suivi cette interprétation. Le malentendu, d'abord apparu dans le contexte du don, est passé rapidement dans le contexte des « biens » et « propriété » en général. Les « *tonga* » sont devenus les « biens indigènes » (« *native property* ») et les « *oloa* » les biens importés.

Comme si ce malentendu ne suffisait pas, une autre rationalisation entièrement due à la surinterprétation européenne a occupé une place indue dans la littérature. En attribuant déjà bien trop à un supposé dualisme « tonga/oloa = indigène/importé », interprété comme tel dans les écrits européens, et en remarquant par ailleurs que les nattes, tapas, huiles, éventails sont des objets fabriqués par les femmes, alors que les hommes s'occupent des nourritures (le travail des jardins et le travail de la cuisine : la cuisson au four enterré) et fabriquent les instruments divers (guerre, pêche, charpente, tatouage), le regard européen a inventé l'idée que le dualisme « tonga/oloa » distinguait dans la culture samoane « les biens féminins et les biens masculins ». Là encore les missionnaires (Turner en particulier) et les ethnographes allemands, comme Krämer, ont plusieurs pages de leur invention sur cet aspect. Nous avons déjà noté au chapitre 9 que Mauss s'était fait piéger par cette proposition de la littérature missionnaire et ethnographique. Alors qu'il avait eu l'intuition remarquable de mettre en doute l'opposition des catégories « indigènes/importés », car il avait vu que les *toga* et les *oloa* étaient tous deux des biens traditionnels, il n'a pu se rendre compte du caractère général de la catégorie *oloa* comme « richesses » de tout ordre ; il a donc fait l'erreur de croire que le mot désignait un type particulier de dons : les instruments donnés par le fiancé et plus généralement les biens « masculins » ; en outre, il a évidemment ignoré l'histoire des contacts qui a produit l'association du mot *oloa* aux échoppes des premiers colons.

3.4. Situation contemporaine [136]

Aujourd'hui, le don de tapa a pratiquement disparu ; les jupes cérémonielles n'existent plus ; les cosmétiques que les jeunes désirent sont achetés en ville et seules les femmes âgées se parfument encore de produits locaux. Donc les cadeaux *toga* ne sont constitués que des nattes fines *ie toga* (mais en incluant parfois un nouveau venu, les billets de banque de la monnaie officielle). Si le tapa a presque disparu, en dehors de la production artisanale pour les quelques touristes des hôtels de la capitale, les nattes fines quant à elles continuent d'être fabriquées et échangées, avec cependant une nette modification dans la finesse et la rapidité de l'exécution.

3.5. Références symboliques

Une chose est certaine. Parmi les objets dont la désignation collective dans l'acte de les donner se disait *toga*, seule les nattes fines reprenaient le terme *toga* pour leur

---

136. Il s'agit de la période 1980-1996 dans laquelle se situent les divers séjours que nous avons pu effectuer dans l'archipel samoan.

appellation spécifique (*ie toga*). Le tapa se dit *siapo*, les nattes de couchage sont des *fala moe* ou *fala lilii*, les huiles sont des *faguu* (+ déterminant), les poudres ont chacune leur nom, les éventails sont des *ili*. Et les jupes de l'adolescence ont chacune leur nom bien précis. On est en droit d'en conclure que les nattes fines étaient la seule partie du don *toga* qui pouvait représenter le tout de ce don. On remarque par ailleurs que, lorsqu'il y a mariage, les dons qui sont distingués en une catégorie *toga* sont toujours ceux apportés par la famille de la fiancée (ce qui a donné l'interprétation européenne abusive que les *toga* seraient par définition des dons « féminins »). Là encore, la natte fine est la partie qui vaut le tout des *toga*. Dans diverses légendes, un don d'une ou deux nattes fines de grande valeur suffit à constituer le cadeau de mariage (et sa réplication : le cadeau pour la naissance du premier enfant du couple). Mais l'affaire est plus complexe que la seule relation de mariage, car la natte fine, si elle est donnée par le côté féminin dans un mariage, si elle représente la pérennité du clan de la fiancée, est reliée plus particulièrement à la personne de cette jeune femme qui est encore vierge et qui est l'emblème, par un certain nombre de qualités (dont l'obligation de virginité prémaritale), de sa propre famille. Cette figure féminine est au centre des légendes et se présente souvent sous le nom de Sina. Cette femme primordiale est à l'origine des plumes rouges du perroquet *sega* qui sont indispensables à la consécration d'une natte fine, nous y reviendrons. À ce niveau de valeur, nous ne sommes plus simplement dans le côté féminin d'un mariage, mais dans la symbolique de la fécondité.

4. Terminologie samoane (II) : *ie*, *lalaga*, *fala*

4.1. Le mot *ie* ['ie]

Le mot *ie* (prononcé avec une occlusion glottale initiale) désigne en samoan d'une part la sorte de pandanus dont les feuilles sont utilisées pour confectionner les nattes fines, d'autre part toute pièce de tissu, de fabrication locale ou étrangère. La désignation d'une sorte particulière de pandanus était sans doute le sens originel, car ce mot est très répandu en Polynésie sous la forme *ie* (*kie*), ou *lauie*, ou *ieie* (*kiekie*), avec une variation entre deux sortes de pandanus. Le mot remonte même au niveau océanique, avant les débuts des langues polynésiennes[137].

L'ethnographie de la fin du XIXᵉ siècle et du début du XXᵉ siècle, la première à être précise sur la terminologie des vêtements et tissages divers, nous indique que, à ce

---

137. L'arbre est dit en samoan *lau'ie*, litt. « feuille du *ie* » ; c'est le même mot qui sert à désigner de fait les feuilles qui sont traitées pour faire les lanières qui serviront à tisser la natte *ie toga*. L'origine en est peut-être le fait que les Samoans distinguent ce pandanus *lau'ie*, buisson ramifié aux feuilles larges et très longues, sélectionné par l'homme, de l'arbre *ieie*, un *Freycinetia* sp. sauvage ['*ie'ie* ; dans d'autres langues polynésiennes,

moment, le mot *ie,* suivi souvent d'un autre mot déterminant, servait à désigner l'ensemble des pièces tissées qui pouvaient servir de vêtement (toujours cérémoniel), quel que soit le végétal. Est-ce parce que le tissage avec le pandanus (*lau*)*ie* ou *kiekie* fut le plus ancien et donc le modèle à partir duquel on élabora d'autres tissages (lanières d'écorce)? On sait en tout cas que le mot s'est étendu au tissu importé. Aujourd'hui, *ie* + déterminant peut désigner toute pièce de tissu, ou tout un rouleau de tissu, mais également une moustiquaire, un drap de lit et même l'écran d'une salle de cinéma (*ie* + « écarter les moustiques », + « dormir », etc.)

4.2. Le mot *lalaga*

Ce dernier mot veut dire « tisser » et « tissu » obtenu par cette technique consistant à entrecroiser des fibres végétales (pour faire toutes sortes de nattes). On l'utilise surtout pour des nattes imitant les nattes fines, servant aux dons comme les nattes fines, mais nettement plus petites en surface et faites avec un point nettement plus large (4 à 5 mm). La domination quantitative de ces nattes est récente, nous l'avons dit; mais leur utilisation date déjà de la fin du XIXᵉ siècle. On n'utilise pas le mot pour les nattes anciennes faites avec un point très fin. Mais celles-ci se font rares, les nouvelles sont rarement tissées avec un point fin, et les *lalaga* sont pratiquement devenus la référence (observations des années 1990). Du coup, la distinction entre *lalaga* et *ie toga* devient parfois floue. Pour le moment (milieu des années 1990), on distingue souvent encore par la manière de présenter les dons. Les *lalaga* sont présentées en rouleaux de cinq ou dix unités, les *ie toga* sont toujours présentées une à une.

4.3. Le mot *fala*

Fala est le terme générique pour l'espèce *pandanus* et il est également utilisé par les Samoans pour désigner les nattes de sol et de couchage (et, parfois, pour désigner aussi les nattes fines). Le mot européen « pandanus » est repris de certaines langues du Sud-Est asiatique. L'origine du mot samoan *fala* remonte au niveau linguistique ancestral « austronésien » d'il y a six mille ans, dont les dérivés polynésiens sont *fala, hala, fara,* etc. Le terme est générique, mais les Samoans ont tendance à le réserver

---

kiekie], famille des *Pandanaceae*, qui est un pandanus grimpant, quant à lui, et aux feuilles plus petites. Ce sont plutôt les racines aériennes qui sont utiles : les Samoans les utilisaient pour faire des nasses de pêche. Les Hawaiiens aussi, mais également pour faire en vannerie des représentations des têtes des dieux ; la vannerie était recouverte de plumes attachées aux points d'entrecroisement des lianes. Ceci apparente ces constructions aux nattes fines samoanes dont les bordures étaient recouvertes de plumes ; on demeure dans le domaine de la production d'objets sacrés. L'ethnographie allemande du XIXᵉ siècle confond souvent les deux sortes de pandanus (voir pour une rectification une note d'un fonctionnaire allemand à Samoa au début du siècle, Henniger 1971).

aux pandanus à grosses feuilles (*laufala*, *laupaogo*) avec lesquelles on fait des nattes de sol. Employé seul, le mot *fala*, quand il ne désigne pas la plante, désigne les nattes de sol. À l'occasion, il peut désigner tout type de natte et donc, comme on le verra dans certaines légendes, il peut s'appliquer à une natte fine qui n'a pas encore révélé par des circonstances miraculeuses qu'elle est une natte fine.

5. Mauss, les nattes et les tapas

Mauss ne s'est guère posé de questions sur l'aspect pluriel des dons *toga*. Il avait bien remarqué que les nattes fines sont dites « *ie tonga* » : « Le Rev. Ella, Polynesian native clothing…, décrit ainsi les *ie tonga* (nattes) : … ». Il avait noté que les « *tonga* […] désignent des paraphernalia permanents, en particulier les nattes de mariage » et que « les propriétés appelées *tonga* sont plus attachées au sol, au clan … ». Il avait donc remarqué, peut-être, que les cadeaux « *tonga* » peuvent ne pas être seulement des nattes fines de pandanus, qu'elles sont « en particulier les nattes du mariage », mais il ne commente pas et n'a pas un mot sur les tapas.

Il se pourrait que sa remarque sur les *toga* qui sont « en particulier les nattes de mariage » n'impliquait pas dans son esprit l'existence d'autres types de tissu, mais simplement celle d'autres types de nattes, ou même seulement d'autres contextes d'utilisation que le mariage pour les nattes. C'est pourquoi, dans ces pages mais aussi plus loin, chaque fois que Mauss fait référence au cas samoan, il ne parle que des « nattes ». En effet, le seul dictionnaire que Mauss cite explicitement est celui des missionnaires Maristes, parce qu'il est le seul français-samoan. On y trouve, dit Mauss, à l'entrée « *toga* » : « richesses du pays consistant en nattes fines ». Malheureusement, c'est encore une de ces occasions où Mauss a lu trop vite l'ethnographie. Le dictionnaire dit en fait que les « *toga* » sont les nattes fines et le tapa [138].

6. L'archipel des Samoa

Les récits et les observations que nous allons développer concernent une aire linguistique et culturelle relativement homogène : un ensemble d'îles dont tous les habitants reconnaissent partager la même « coutume », dite le « FaaSamoa », « la manière de

---

138. Mauss fait la citation suivante : « Violette …, s.v. « toga » dit fort bien : « richesses du pays consistant en nattes fines et *oloa*, richesses telles que maisons, embarcations, étoffes, fusils ». Mais Mauss avait lu trop vite. Le texte complet de l'entrée du dictionnaire mariste du P. Violette est : « Tôga : richesses du pays consistant en nattes fines et en siapo. Sy. 'ie. ie toga » (Violette 1879), comme le dictionnaire de la mission protestante (voir notes ci-dessus). Mais Mauss ignorait évidemment le sens du mot « siapo » et n'a donc retenu que le groupe de mots allant jusqu'à « nattes fines ».

faire qui est propre à Samoa ». Le terme est attesté dès les premiers récits ethnographiques, en 1830. Ce sentiment identitaire ne s'est donc pas construit récemment
face aux Européens. Il est plus ancien et remonte certainement à l'histoire millénaire
de cette région de Polynésie occidentale où, à partir d'un premier peuplement il y a
un peu plus de trois mille ans, se sont différenciés culturellement des habitants qui
ont revendiqué ensuite de suivre les uns le FaaSamoa, les autres le FakaTonga, les
autres le FakaUvea, etc., c'est-à-dire la coutume de Samoa, de Tonga, d'Uvea (Wallis),
de Futuna, de Tokelau, de Niue, ainsi que de Fidji. Dans tous ces cas, le mot « Fa(k)a
+ nom propre » désignant la « coutume » est aussi celui qui désigne la « langue » :
« est-ce que tu parles FaaSamoa ? » demandent les Samoans à leur hôte.

La différenciation culturelle-linguistique dans cette aire de la Polynésie occidentale
s'est formée pendant le premier des trois millénaires constituant l'histoire de cette
région. Les échanges, les guerres et les intermariages ont continué cependant, comme
l'atteste la littérature orale relevée au XIXᵉ siècle — et nous en verrons un exemple à
propos des nattes fines qui ont voyagé entre Samoa et Tonga. Il y a deux mille ans ou
peut-être il y a mille ans seulement, des groupes ont quitté cette aire pour aller explorer
l'océan vers l'est ; d'autres, restés dans des îles dites aujourd'hui « mélanésiennes » ont
pu aussi contribuer à l'exploration vers l'est (Tcherkézoff 2003 : chap. 1 ; 2008a). C'est
alors le début du peuplement de toute la Polynésie centrale et orientale (Îles Cook,
les Marquises, Tahiti et les Îles de la Société, Tuamotu, Gambier, Australes, et, plus
loin, l'Île de Pâques, Hawaii et enfin la Nouvelle-Zélande [139]).

L'archipel samoan constitue le plus grand groupe monolingue de toute la Polynésie,
et par le nombre d'habitants (plus de 200 000 aujourd'hui) et par la surface du territoire
(plus de 3 000 km²). Les îles sont vastes et volcaniques, très arrosées, avec des sommets
culminant à plus de 1 800 mètres. La végétation y est donc très diversifiée. Les
Européens commencent à fréquenter régulièrement les eaux samoanes vers 1825
(navires de commerce en quête de ravitaillement), après une période de « premiers
contacts » commencée en 1722 par le hollandais Roggeeven (puis Bougainville en
1768, Lapérouse en 1787, etc. ; voir Tcherkézoff 2008c). Le premier missionnaire vient
prendre contact en 1830 et engage la mission protestante (London Missionary Society)
qui commence à s'installer en 1836 ; dix ans plus tard viennent aussi les missionnaires
catholiques (Maristes). Les cultes préchrétiens disparaissent rapidement (1850-1860).
Mais le nouveau dieu est davantage intégré dans l'organisation villageoise et de la
chefferie qu'il ne vient bouleverser la vie sociale. Les missionnaires, peu nombreux,
sont plus ou moins sous la coupe des chefs coutumiers. La plupart des obligations

---

139. Bien que située dans la moitié occidentale de l'aire polynésienne, la langue maorie des habitants de Aotearoa-
New-Zealand fait partie du groupe oriental. Les premiers habitants vinrent de la zone Marquises-Tahiti-Cook.

liées aux échanges cérémoniels concernant le cycle de vie, les consécrations de maisons et de pirogues, les intronisations des chefs de famille à chaque génération, subsistent. Si les missionnaires tentent d'éradiquer certaines pratiques (comme la polygamie, avec succès, ou le tatouage, en vain), ils n'ont évidemment rien contre la circulation des nattes fines et admirent même la finesse de cet « artisanat »[140].

Dans la deuxième moitié du XIXᵉ siècle, il se développe sur l'île Upolu une importante communauté de commerçants européens (avec quelques Chinois). Les mariages mixtes entre un aventurier européen et une Samoane sont fréquents. L'organisation sociale des villages est peu modifiée, mais une circulation de monnaies occidentales et de biens importés se diffuse assez largement dans le pays. De nombreuses interactions se constituent entre cette nouvelle circulation et celle qui était limitée aux dons de nourriture et aux dons de tissus sacrés. Ces interactions rejaillissent aussi sur la chefferie en ce sens que le nombre de « chefs » de famille — donc le nombre de familles — se démultiplie, par d'intenses fissions ; la désacralisation relative des chefs du fait de l'action missionnaire a aussi joué un rôle important dans cette démultiplication, mais nous n'ouvrirons pas ici ce dossier historique (Tcherkézoff 2003 : chap. 6).

Les conflits renouvelés entre les divers sous-groupes européens pour la suprématie commerçante locale et entre les divers ordres missionnaires pour la conquête des âmes aboutissent à deux conséquences. D'une part, cette situation retarde de beaucoup un accord occidental pour placer les îles Samoa sous le drapeau unique d'une puissance coloniale quelconque, ce qui permet aux Samoans d'être préservés de la colonisation jusqu'en 1899. D'autre part, ce factionnalisme interagit avec celui des Samoans (et l'alimente aussi par la « vente » d'armes contre des « achats » de terres), d'où une augmentation considérable de l'échelle et de la durée des guerres locales, jusqu'en 1899 du moins.

À cette date, un partage colonial décidé dans les capitales occidentales intervient pour Samoa (et pour d'autres archipels). L'Allemagne, qui avait développé dans les îles occidentales de l'archipel samoan une grande activité commerciale autour de la récolte de la noix de coco, occupe ces îles. Les États-Unis, intéressés par les capacités portuaires d'une des îles orientales, occupent la partie orientale de l'archipel. Aujourd'hui encore, la situation de ce qui est devenu alors le Samoa « oriental » ou « américain » est inchangée (mais avec de nombreux aménagements). Le Samoa occidental connut une autre histoire : colonie allemande jusqu'en 1914, puis territoire sous tutelle néo-zélandaise pendant un demi-siècle, il devint le premier État indépendant du

---

140. Ce seront les administrateurs coloniaux qui critiqueront la passion samoane pour les nattes, en cherchant à faire comprendre aux « indigènes » les véritables valeurs du travail et de la monnaie au sens occidental (voir Tcherkézoff 2003 : 154 pour l'analyse de l'historien samoan Malama Meleisea).

Pacifique post-colonial en 1962 : « Western Samoa », qui s'est renommé depuis 1990 « Samoa » tout court.

Tout ce que nous aurons à dire concernant les nattes fines et leur circulation est indépendant de cette partition coloniale de l'archipel. D'une part, cette partition est tardive et postérieure à l'ethnographie du XIXᵉ siècle que nous utiliserons majoritairement. D'autre part, l'unité linguistique et coutumière a été préservée entre les deux moitiés de l'archipel, par le fait que les réseaux familiaux, éparpillés sur toutes les îles, conduisent les Samoans à voyager constamment pour se retrouver entre parents à l'occasion d'une fête familiale, et donc à maintenir cette unité.

Sur l'organisation sociale, il suffira de savoir que les deux grandes unités sociologiques étaient au XIXᵉ siècle et sont encore aujourd'hui le village *nuu* et la famille ou clan *aiga*[141]. La grande évolution historique des deux derniers siècles est la multiplication des villages, la grande multiplication des familles, et donc le passage d'un système comprenant quelques centaines de « chefs » à un système en comprenant plusieurs milliers — une augmentation bien plus accélérée que l'augmentation démographique.

Une famille regroupe tous ceux qui expriment, par leur participation au travail des jardins et par leurs contributions aux échanges, leur volonté de maintenir un lien généalogique qui les relie à l'un quelconque des « chefs » de la famille qui se sont succédé à la chefferie familiale depuis l'origine. Le lien généalogique peut être reconnu de toutes les façons possibles ou presque. Chaque individu a donc de nombreux choix possibles, indépendamment du lieu de sa naissance, et il les exerce, en changeant assez fréquemment d'affiliation principale ou en cumulant plusieurs affiliations s'il peut faire face à ses obligations (depuis le début du XXᵉ siècle, l'argent occidental circulant lui aussi dans les échanges, et permettant également d'« acheter » des biens précieux traditionnels, a facilité les possibilités d'accumulation pour ceux qui y ont accès — en particulier les familles demies issues du milieu commerçant). Si les affiliations sont mouvantes, si les individus peuvent changer relativement souvent de résidence (mais beaucoup passent leur vie là où ils sont nés), le territoire de la famille quant à lui demeure stable, en tout cas depuis la fin des guerres (à partir de 1899). Ce territoire est un ensemble de terres d'habitation et de cultures, et il est indivisible. Le seul propriétaire est l'ancêtre fondateur de la famille, dont le nom est

---

141. On utilisera les deux mots pour désigner la même unité sociale. Le mot de « famille » est celui que les Samoans utilisent en anglais. Celui de « clan » a l'avantage de suggérer la profondeur généalogique, la transmission d'un nom propre commun à tous, etc. Dans les écrits spécialisés sur la parenté, l'idée de « clan » est associée à la transmission unilinéaire de la parenté (par le père *ou bien* par la mère). À Samoa ce n'est pas le cas : les transmissions s'accumulent et chacun peut exercer les droits que lui donnent ses liens de parenté dans les diverses *aiga* auxquels il est relié par l'un de ses parents, par l'un de ses ascendants même lointains, ou encore par le mariage et enfin par l'adoption.

transmis à chaque génération comme un « titre » de noblesse. À chaque génération, le « chef » de famille est le garant du caractère inaliénable et indivisible des terres [142].

La comparaison a souvent été faite avec un régime de familles « nobles ». Mais il faut préciser que *toutes les familles* de Samoa sont « nobles » car chacune possède son titre et son territoire. Ce nom ou « titre » (comme dit la littérature), transmis sans interruption, est rituellement installé dans un individu, à chaque génération, et ce dernier est alors le « chef » de la famille. Il est le gérant du territoire. Ce « chef » est choisi par l'assemblée des adultes de la famille. Toutes les familles sont nobles, donc, mais selon une hiérarchie plus ou moins affirmée. Celle-ci ordonne les divers titres, suivant l'ancienneté généalogique du titre (depuis ceux fondés par Tagaloa, le créateur du monde, les plus anciens donc par définition, reconnaissant plusieurs dizaines de générations nommées, jusqu'à ceux très récents, résultant d'une fission de la descendance d'une famille il y a quatre ou cinq générations). Dans les récits, nous verrons apparaître ces chefs sous les termes de *alii* (chef souvent principal) et *tulafale* (chef-orateur, dont le titre est souvent relié à un titre de *alii*).

Le territoire de chaque famille est inscrit lui-même dans un ensemble territorial constituant un village. Les chefs de ces familles forment le conseil du village. Le ou les chefs héritiers du ou des titres les plus anciens dans le village détient ou détiennent l'autorité principale, mais selon le principe du « consensus ». Ce dernier réclame tout de même un certain assentiment majoritaire implicite, même si une procédure de vote qui expliciterait cette majorité est strictement rejetée comme étant non-conforme à la « coutume » *FaaSamoa* (le vote majoritaire à l'occidentale et toute l'idéologie qui l'accompagne ne se sont développés qu'au niveau de la vie politique nationale, pour le Samoa occidental ; d'où diverses contradictions avec l'organisation locale villageoise ; Tcherkézoff 1997, 2003 : chap. 6).

---

142. Il faudrait immédiatement apporter de nombreuses nuances (Tcherkézoff 2003 : chap. 3).

CHAPITRE 13

La natte « talisman » à Samoa :
le « recouvrement de la vie » dans les rituels

Parce que l'objet de don obligatoire est une parcelle de ce qui fait l'origine — donc l'éternité — d'un groupe, cet objet possède lui-même un pouvoir sacré, un « don de vie ». D'une part, étant « propriété », il représente adéquatement le sous-groupe donateur : la natte donnée est celle « de la famille du nom A », « ou celle de A qui fut donnée à B lors du mariage de X, puis… etc. ». D'autre part, étant un objet sacré, il représente pour tout donataire le pouvoir de vie qui s'est accumulé chez les donateurs. Ce pouvoir de vie a été démontré par le fait que le groupe donateur existe et possède une généalogie, lui permettant ainsi d'avoir une origine et une durée.

Plus la natte est « belle », mieux elle donne à voir de l'ancienneté généalogique, de la valeur-ancêtre, celle accumulée par le groupe donateur — ce que les Samoans et de nombreux Polynésiens appelaient le *mana*[143]. Ce *mana* est un pouvoir d'efficacité, directement issu de cette quantité de temps donnée à voir, une quantité de valeur-ancêtre pourrait-on dire. Il n'est donc pas étonnant que, avec des nattes de ce genre, on puisse accomplir des miracles. C'est ce que nous racontent plusieurs légendes que nous aurons l'occasion de lire dans le chapitre suivant. C'est aussi ce que certains rituels parviennent à accomplir : le don pour compenser une offense, et les funérailles sans cadavre.

L'un des miracles, bien tangibles celui-là, observable aujourd'hui encore et attesté par toute l'ethnographie depuis le début (c'est-à-dire 1830 environ), est de gagner la vie en s'entourant et se recouvrant d'une natte quand on représente un groupe dont l'un des membres a commis un meurtre ou une offense grave. Un autre, qu'on pouvait encore voir en 1950 mais plus aujourd'hui, est de préserver la continuité généalogique en réussissant, grâce à un enveloppement par une natte ou un tapa, à effectuer des funérailles malgré l'absence de corps. Il s'agit des cas où un individu est mort au loin, en mer ou dans un autre pays. Cette mort a privé les descendants d'un corps à mettre

---

143. Depuis la christianisation (qui a commencé en 1830), ce *mana* a commencé à être capté uniquement par la nouvelle figure divine. Ce changement est pratiquement opéré dès 1860. C'est pourquoi le terme lui-même n'apparaît pas dans les récits de la deuxième moitié du XIXᵉ siècle sur les échanges, les seuls qui nous soient accessibles aujourd'hui. Mais la valeur-ancêtre de telle ou telle natte ne devint pas oubliée pour autant. C'est plus tard seulement, à partir du tournant entre les deux siècles, que l'on commence à voir des situations où ne compte plus que la quantité de nattes apportées dans un échange.

en terre. Au XIXe siècle, il y avait aussi le cas du parent tué à la guerre, dont on n'avait pu récupérer le corps, ou qui fut décapité et dont l'âme s'était enfuie. Dans tous ces cas, une natte ou un tapa permettaient de récupérer cette âme.

1. Le rite de soumission *ifoga* en cas d'offense grave : « afin que soit recouvert celui qui a commis la faute »

1.1. Le récit de Stair (années 1840)

Observons de plus près le premier ensemble de rites qui requiert de se couvrir d'une natte pour avoir la vie sauve. C'est le contexte de la compensation pour meurtre ou pour offense grave. Le coupable, ou un membre de sa famille, seul ou plus souvent avec sa parenté, peut se présenter devant le groupe victime pour indiquer qu'on désire échapper à la vendetta et qu'on est prêt à payer une compensation, en nattes principalement. Normalement, après un meurtre, si l'un des meurtriers est vu par l'un des membres du groupe victime, il risque immédiatement d'être saisi et tué. Mais celui qui vient annoncer l'intention de donner une compensation s'avance en s'entourant entièrement d'une natte et s'assoit devant la maison du groupe victime. Il pourra attendre des heures, parfois des jours jusqu'à ce que le groupe victime accepte de le faire entrer pour négocier. Mais on dit, du moins aujourd'hui, qu'il n'y a pas eu de cas où le groupe victime aurait frappé celui venu se présenter. En effet, pour ce faire, il faut frapper au travers de la natte. Or cet objet est sacré. Cependant, pour les années 1840, J. B. Stair indique que le fait survenait, sans que nous puissions savoir avec certitude si le missionnaire transmet une parole indiquant que cela est arrivé ou que cela pourrait advenir. Un récit samoan de 1890, transcrit par Stuebel, indique seulement que, si la compensation était refusée, les orateurs du groupe offensé « chassaient » le groupe venu offrir la compensation. Ce rite est pratiqué aujourd'hui (de plus en plus rarement) et il est attesté dès les premières sources du XIXe siècle. Il s'applique en fait à tous les cas où il faut se faire pardonner par un autre groupe. Il tire son nom, *ifoga* (écrit par les missionnaires « *ifonga* »), de l'attitude générale prise par ceux qui font le rite : « s'abaisser », « baisser » la tête, *ifo*[144]. C'est un rite d'« abaissement » donc, de soumission pour dire bref.

Nous citerons d'abord le plus ancien récit disponible sur ce rite, donné par le missionnaire J. B. Stair, à partir de certaines observations qu'il fit lui-même au début des années 1840, dix ans après la première visite de missionnaires dans cet archipel et quatre ans après la première installation permanente :

---

144. *-ga* est un simple suffixe de substantivation.

En cas de meurtre ou d'adultère, le moyen habituel d'offrir une compensation aux victimes ou à leur parenté était le *Ifonga* ou baisser la tête, en ajoutant un *totongi* ou le paiement d'une amende. Si ceux ayant commis l'offense jugeaient prudent d'adopter ce moyen pour satisfaire leurs adversaires, ils réunissaient un certain nombre de nattes de valeur, en nombre et en qualité s'accordant à la nature de l'offense et, avec leurs amis, ils se préparaient à cette soumission. S'ils jugeaient nécessaire de démontrer une grande humilité, ils prenaient avec eux du bois comme il le faut pour faire un feu, des pierres et des feuilles, afin de signifier par là qu'ils s'offraient entièrement aux mains des offensés, et que ces derniers pouvaient les tuer, les cuire et les manger s'ils le décidaient[145]. Une fois à proximité de leur destination — qu'on prenait soin d'atteindre généralement au lever du jour ou juste auparavant — le groupe attendait que le coupable se soit enveloppé de quelques nattes de valeur, puis on s'avançait jusqu'au lieu où le rite de soumission était prévu. Si l'offensé était un chef [un *alii*], on se dirigeait tout de suite vers sa maison et, devant celle-ci, on se prosternait en silence et on attendait la décision de ce chef. La posture choisie dans ces occasions était la suivante : on s'agenouillait, les mains sur le sol, ou bien on s'asseyait en tailleur mais en baissant la tête jusqu'à ce que celle-ci soit placée entre les genoux.

Dès que les habitants voyaient les coupables, ils avertissaient le chef. C'était alors le moment critique pour les coupables, qui maintenaient leur posture à l'extérieur de la maison. Généralement, on avait attendu pour faire le *Ifonga* de savoir que les sentiments de colère des offensés s'étaient quelque peu atténués. Mais il arrivait parfois que les offensés fussent incapables de contrôler leur colère à la vue de leurs ennemis prostrés devant eux. Dans ce cas, ils se ruaient dehors, lance et massue de guerre à la main, dans l'intention d'infliger un châtiment expéditif à ceux qui étaient venus s'humilier. Parmi ces derniers, quelques-uns étaient occupés à surveiller étroitement les mouvements de chacun dans la maison, pour prévoir cette éventualité, et se tenaient prêts à crier gare devant toute velléité d'attaque, afin que tout le groupe *ifonga* ait le temps de prendre la fuite, vers la forêt ou vers les pirogues. Des blessures graves survenaient fréquemment dans ces circonstances et parfois même des vies étaient perdues, si le guet avait été insuffisamment précis ou si l'attaque était d'une fureur inhabituelle.

Le plus souvent, le groupe *ifonga* était bien reçu. Un messager venait leur dire d'entrer dans la maison et de commencer les palabres *fai fetalainga*. Le paiement de la compensation était offert alors, accompagné d'un discours d'excuses fait au nom du coupable et prononcé par l'un de ses amis. Le chef et ses amis répondaient, et parfois exprimaient

---

145. Pour cuire, il faut le four ; pour faire le four polynésien, il faut du bois, des pierres et des feuilles. Le feu de bois chauffe les pierres à blanc. On pose ensuite les nourritures sur le lit de pierres, et on recouvre le tout de grandes feuilles (cuisson à l'étouffée).

leur ressentiment sans aucune retenue. Devant ce châtiment verbal, le groupe *ifonga* répondait avec toute l'humilité voulue, puis présentait ses salutations et se retirait, trop heureux d'avoir eu la vie sauve et même d'avoir pu éviter toute fracture des côtes ou du crâne (Stair 1897 : 96-98 ; notre traduction à partir de l'original anglais ; les mots samoans ont été inclus par l'auteur).

La suite du récit décrit une circonstance de guerre, où Stair joua le rôle d'intermédiaire pour amener un chef à offrir un « *ifonga* » et opérer ainsi une réconciliation. Stair a donc vu de près le déroulement.

Dans ce texte, Stair indique seulement que « le coupable s'enveloppait de quelques nattes de valeur (*the culprit wrapped some valuable mats around his body*) ». Déjà, on peut se dire que, en s'agenouillant et en baissant la tête au plus bas, le coupable était pratiquement recouvert de ces nattes enroulées autour de ses jambes, de sa taille et de son torse. D'autre part, des observations contemporaines indiquent que, lors d'un *ifoga*, le coupable doit se placer entièrement sous une natte (voir ci-dessous un exemple de 1985). Les Samoans qui m'ont commenté ces faits disent que le coupable doit « être recouvert » (*pulou*) d'une natte. Retenons cette idée et ce mot, que nous allons retrouver tout de suite dans un récit en samoan, puis dans les légendes de la première natte et dans les échanges de dons que nous étudierons dans les chapitres suivants.

1.2. Le récit de Stuebel (années 1890)

Un autre récit, cette fois de la fin du XIXᵉ siècle, mais donné en samoan, confirme le déroulement décrit par Stair. Il fut recueilli par un administrateur allemand, C. Stuebel, qui fut « consul » de 1884 à 1894 et qui publia une ethnographie remarquable de récits de légendes et de rites qu'il transcrivit en conservant la langue originale avant d'ajouter sa propre traduction[146]. Le texte évoque le cas de l'adultère avec l'épouse d'un chef. L'homme est d'un autre village. Le mari peut vouloir conduire toute une guerre contre le village qui l'a offensé. S'il craint de n'être pas vainqueur, il attendra qu'un groupe de ce village parte en voyage et il les attaquera par surprise. Mais :

Si le village de l'offenseur craint que le conflit ne s'étende, tout le village de cet homme se met en route pour faire un *ifoga*, les hommes non-chefs, les orateurs-généalogistes et

---

146. Ce fut aussi la méthode de Krämer (1902), le plus souvent. L'ethnographie allemande de la fin du XIXᵉ et du début du XXᵉ siècle, qu'elle fût le fait d'administrateurs, de professionnels naturalistes ou muséographes, ou de missionnaires, en Océanie ou ailleurs, comme en Afrique (Tcherkézoff 1993c, voir liste bibliographique), a souvent pris soin de transcrire les récits recueillis en langue originale, à la différence de leurs homologues anglais ou français.

les chefs sacrés [147], y compris celui qui a commis l'adultère. Si l'autre village est loin, ils se mettent en route au milieu de la nuit pour atteindre l'autre village vers cinq heures, quand les gens se réveillent. Ils marchent en silence. Personne ne parle, personne ne se racle la gorge [148]. Comme habilement, le coupable porte une natte fine (*ie toga*) [149]. Ils ont pris aussi une natte fine (*ie toga*) qu'on appelle la natte-du-pouvoir (*ie o le malo*) afin que soit recouvert (*e pulou ai*) celui qui a commis la faute (*le na agasala*). Ils s'assoient sur la place cérémonielle du village et ils baissent la tête [150]. Pas un seul ne redresse le buste. Ils demeurent ainsi jusqu'à ce que le soleil se lève. Parfois, un groupe *ifoga* demeure ainsi toute la matinée. Si le cœur des offensés est adouci (*loto malie*), les offensés font entrer le groupe dans la maison. Mais si le cœur n'est pas adouci, les orateurs [du village offensé] chassent le groupe. La faute-et-le-châtiment (*sala*) [151] ne sont pas pardonnés (*e le magalo*) (Stuebel 1976 : 147 ; notre traduction à partir du texte en samoan, en citant les mots samoans essentiels).

La natte est nécessaire « afin que le coupable soit recouvert ». Ce terme de *pulou*, « (être) recouvert, recouvrement, chapeau », s'applique à tout ce qu'on peut mettre sur la tête (diverses coiffes et visières de feuilles de cocotier tressées pour éviter le soleil) et au fait d'« être recouvert ». Dans ce dernier cas, l'emploi le plus courant de ce mot concerne le four qui sert à cuire toute la cuisine samoane ; la nourriture « est recouverte » de feuilles et de terre (la cuisson se fait ainsi à l'étouffée, la nourriture reposant sur des pierres préalablement chauffées à blanc sur un feu ouvert). Nous retrouverons le mot *pulou* dans le texte de certaines légendes, à propos de la natte qui a « recouvert la vie » : des personnes condamnées à mort furent ainsi recouvertes et épargnées.

Le fait de se recouvrir, ainsi attesté dans le rite de soumission *ifoga* évoqué par Stuebel, se retrouve également dans un proverbe (relevé à la même époque) qui fait référence à ce rite : « *O le sala e tauave i le fofoga* : la faute-et-le-châtiment [que cette faute entraîne] sont sur le visage » (Schultz 1980 : 132). Le mot *fofoga* désigne en vocabulaire cérémoniel le visage ou toute partie du visage, comme la bouche, le nez, etc. Ce proverbe est utilisé de deux façons. D'une part il entend prévenir, en faisant remarquer que bien des manquements au « respect » exigé par les relations statutaires

---

147. Nous traduisons ainsi les mots *taulealea* et *tulafale* et *alii* (*ona o uma ai lea o le nuu o le alii, o taulealea ma tulafale uma ma alii e fai le ifoga, faatasi ma le na mulilua*).

148. Sortir du village la nuit c'est risquer de rencontrer les esprits *aitu*. Il faut éviter d'attirer leur attention (explication donnée aujourd'hui).

149. Le texte fut publié sans signes diacritiques (mais le contexte permet de savoir qu'il ne s'agit évidemment pas du mot *toga* avec un /o/ court, « vent du sud » ou le pays « Tonga »).

150. *ifo o latou ulu* ; *ifo* « baisser » (d'où le nom du rite).

151. *Sala* désigne à la fois la « faute » et le « châtiment » que cette faute entraîne.

sont déjà commis par une expression du visage ou par le fait de proférer des mots déplacés. D'autre part, il commente avec satisfaction le fait qu'un châtiment a été prononcé. L'auteur du dictionnaire moderne de samoan-anglais, George Milner, considère que, dans ce sens, le proverbe fait allusion « à la coutume de se recouvrir le visage d'une natte fine en signe d'excuse formelle ; voir *ifoga* » (Milner 1966 : 198).

La « natte-du-pouvoir » (*ie o le malo*) est une expression désignant une ou des nattes fines qui ont servi en des occasions illustres à reconnaître un « vainqueur » (sens basique de *malo*[152]). Le mot *malo* désigne le vainqueur et la victoire à la guerre, de là le parti vainqueur et, de là, tout dispositif de pouvoir sur une aire déterminée. Ainsi, c'est le terme qui désigne aujourd'hui le « gouvernement » dans chacun des deux Samoa, l'État indépendant et le Territoire américain. Le même mot désigne aussi l'invité, toujours traité comme s'il était le roi chez ses hôtes (c'est un aspect particulier de l'hospitalité samoane).

1.3. Le récit de Krämer (années 1890)

Krämer, le meilleur ethnographe allemand de cette période, ne fait malheureusement qu'évoquer le rite de soumission *ifoga* sans nous donner une description précise et sans aucune transcription d'un récit donné par des Samoans. Il confirme au moins Stair sur un point : le groupe vient avec des pierres servant à faire le four. On agit ainsi en cas de crime grave : par exemple, dit Krämer, quand on a commis un meurtre ou quand on a dévoilé publiquement une généalogie appartenant à une autre famille (Krämer 1995 : II, 107)[153].

1.4. Les années 1980

Pour l'époque récente des années 1980-1990, nous n'avons pas entendu parler d'une cérémonie de soumission *ifoga* où les coupables seraient venus avec des pierres à four. Nous n'avons pas eu l'occasion d'observer directement un *ifoga*, mais plusieurs eurent lieu dans le pays au cours des années 1980 et furent signalés dans la presse locale. D'autres ont été évoqués devant nous. Il s'agissait de meurtres résultant d'une rixe ou d'une vengeance. Un de nos amis samoans se retrouva dans une rixe et asséna un coup de poing violent à un adversaire qui en mourut (il tomba en arrière, la tête heurtant

---

152. Prononcé /mâlô/ (distinct du terme transpolynésien /malo/ qui désignait une bande de tapa non cérémoniel – non décoré – que l'on passait entre les jambes, puis à la taille, en guise de vêtement ordinaire et pour la guerre).

153. Cette remarque nous montre à quel point la généalogie était un « trésor » du clan. Or la natte fine, sans raconter pour autant une généalogie, en est une évocation partielle : on sait qu'elle fut confectionnée « pour la naissance d'Une Telle », ou pour le mariage …, puis qu'elle fut transmise à la génération suivante, etc. (voir les légendes ci-dessous).

violemment une pierre acérée). Il fut condamné à quelques années de prison, et sa famille effectua un *ifoga*. Un autre meurtre, rapporté et analysé dans un ouvrage par un anthropologue américain, Bradd Shore (1982), fut la conséquence d'une querelle entre joueurs de cartes éméchés : l'un accusa l'autre de tricher, ce dernier prit un fusil et tua le premier. Il s'en suivit un *ifoga* et une condamnation à dix années de prison. Ce meurtre est devenu un « cas anthropologique » par le fait que le meurtrier eut connaissance du livre publié par Shore (*ibid.*) et écrivit à une revue académique australienne pour contredire avec virulence l'interprétation que cet anthropologue avait faite de son geste (Tcherkézoff 2003 : 461-473). Selon Shore, le meurtre aurait été le résultat malheureux d'une tension préexistante entre deux familles, bref la conséquence d'une structure de rivalité installée dans l'organisation sociale de ce village depuis des générations. Cette manière d'inscrire la violence dans la structure sociale du *faaSamoa* (la « coutume samoane ») choqua divers intellectuels Samoans, y compris le meurtrier (qui était instituteur). Pour la majorité des Samoans, en effet, la violence est par définition imprévisible et inexplicable — ce qui lui laisse le champ libre pour exploser, peut-on noter, dès que les individus sont à l'extérieur des cercles formels de la socialité codifiée.

Le fait que cette compensation *ifoga* soit encore pratiquée aujourd'hui a introduit dans le contexte juridique moderne une difficulté entre le « droit » et la « coutume ». Aujourd'hui, au Samoa (occidental), un meurtre est jugé à la Cour centrale, selon une loi nationale d'inspiration occidentale. Mais si l'affaire a été « compensée » au plan de la coutume villageoise, la Cour aura tendance à en tenir compte, comme dans l'exemple qu'on vient de signaler. Le rapport est néanmoins difficile et parfois franchement conflictuel entre la coutume et la justice d'État, quand le village prétend soustraire entièrement à la justice le traitement d'un coupable (Tcherkézoff 2003 : chap. 6). La présence d'un corps de police basé à la capitale (aux effectifs très réduits) est inopérante, parce que tout village considère que son territoire est « sacré » et que nul étranger au village ne peut le fouler sans autorisation. Si cet « interdit-sacré » est brisé, on considère qu'un espace de violence sans limites est ouvert (on en a des exemples pour les années 1980 ; depuis les années 1990, l'État tente d'affirmer son autorité par toutes sortes de décrets).

Évoquons encore deux circonstances qui nous ont été rapportées[154]. Au début des années 1980, un homme fut tué, avec un coup de pierre porté sur la tête, par les frères de son épouse qui ne supportaient plus la manière dont cet homme maltraitait physiquement sa femme. La famille étendue a présenté une compensation *ifoga* à la famille du mari.

---

154. Merci à Anders Ryman (communication personnelle, 1998), ethnologue et photographe suédois, qui a longtemps résidé à Samoa au début des années 1980 (voir http://www.andersryman.com/index1.htm ; http://www.ritesoflife.com/).

Au milieu des années 1980, le chef principal d'un village (donc le chef de la famille étendue qui détenait le « titre » le plus haut, ce qui implique souvent qu'il est le plus ancien dans l'histoire des titres des familles composant le village) dut faire face à une accusation portée sur son fils. L'épouse du pasteur du village accusa ce jeune homme d'avoir tenté de l'agresser sexuellement. Le jeune homme nia les faits, mais il était déjà l'objet d'une rumeur, dans ce village, sur son attirance pour cette femme. Cela suffit au conseil du village, formé de tous les chefs de famille, pour décider d'imposer au père — chef principal du village mais *primus inter pares* dans ce conseil — de payer une énorme amende en cochons : amende à payer au conseil, comme toutes les amendes. La famille ne disposait pas du tout de ce cheptel, n'avait pas un réseau de parenté suffisamment étendu pour rassembler cette amende, et n'avait pas les moyens financiers suffisants pour en acheter par transaction commerciale auprès de nombreux propriétaires, en faisant le tour de plusieurs villages. La seule solution pour éviter de devoir quitter à tout jamais le village (une amende non payée entraînera des amendes supplémentaires jusqu'à l'échelon final des peines qu'un conseil peut prononcer : l'exil) fut de présenter un *ifoga* au conseil, pour obtenir un allégement de l'amende. Le père et les siens vinrent s'asseoir, à l'extérieur, devant la maison du conseil. Le père, et lui seul, se couvrit entièrement, la tête aussi, d'une natte fine. Les autres membres de la famille se tinrent immobiles, tous avec la tête baissée à toucher les genoux. Le statut de ce père, chef principal du village, ne le mettait pas à l'abri des amendes du conseil. D'ailleurs, les Samoans ont tout un discours sur les vertus de ce système de « respect » et de « chefferie » qui, au niveau des villages, s'applique à « tout le monde, chefs ou non » et est « plus efficace que toutes les polices urbaines ». Mais le statut de ce père faisait au moins que le conseil ne pouvait guère refuser de tenir compte de cette soumission *ifoga*. Il accepta que la famille paye ce qu'elle pouvait.

2. La natte et l'âme d'un mort

Un autre usage rituel des tissus sacrés consiste à capturer par enveloppement-recouvrement l'âme d'un parent mort au loin. On peut entendre aujourd'hui des personnes âgées raconter qu'elles avaient participé à cette action rituelle il y a une quarantaine d'années environ. Mais la littérature ethnographique permet de remonter encore plus loin et révèle, par cette continuité, l'importance des représentations associées à ce rite. Les récits contemporains que nous avons entendus, très brefs, ne donnent aucun éclairage différent mais comportent nettement moins de détails que les récits anciens. Nous utiliserons donc ces derniers.

Une précision cependant. Les récits que nous avons entendus, remontant aux années 1950, parlaient d'une natte fine : « nous sommes allés au bord de l'eau avec une natte fine (*ie toga*) ; dès qu'un animal est venu sur cette natte (*ie*), nous avons replié la natte (*ie*)… ». Mais les récits anciens qu'on va lire parlent plutôt d'un tissu de tapa. Il nous semble que les deux tissus sacrés étaient utilisés sans distinction particulière. Le tissu qui sert à capturer l'âme est ensuite enterré. Dans les funérailles où l'on dispose du corps, l'habitude était, et est encore, d'utiliser le tapa comme premier linceul, puis de poser une belle natte fine par-dessus. Cet ordre correspond à la superposition de l'habillement dans les occasions cérémonielles, comme nous l'avons mentionné au début et comme on peut le voir sur les photographies des années 1900 (voir notre cahier photographique). Il est donc possible que l'usage du tapa pour recueillir et envelopper l'âme était plus fréquent, dans la mesure où le tapa est le premier tissu à être en contact avec le mort (avec le cadavre). Mais la natte vient ensuite, enveloppant le tout. Il découle de ces considérations que toute la symbolique émanant des récits qu'on va lire nous éclaire aussi sur la natte fine, même si, au XIXᵉ siècle, c'était peut-être le tapa qui était employé plus souvent pour attraper les âmes (sur les quatre récits, provenant d'observateurs non Samoans, on trouve deux fois « tapa » et deux fois « tissu indigène »).

Nous ferons encore appel au missionnaire Stair et à ses souvenirs des années 1840, puis à l'ethnographe allemand Krämer pour les années 1890, enfin à deux autres missionnaires, présents quant à eux dans les années 1860.

2.1. Le récit de Stair

Le récit de Stair parle d'un type précis de circonstance mais n'explicite pas. La mort fut violente, le lieu de la mort est accessible, et le « corps » est disponible. Pourtant il faut faire le rite. Une première hypothèse est celle-ci. Si le lieu de la mort violente est accessible, le défunt est certainement un parent tombé à la guerre. Si le rite doit être fait pour récupérer son âme, alors que le corps est disponible, c'est parce que ses ennemis lui ont coupé la tête. Cette pratique de la décapitation est confirmée par toutes les sources anciennes sur la guerre. D'autre part, dans la constitution de la personne samoane, la tête est la partie qui vaut pour le tout, et c'est par là que l'âme *agaga* part en voyage pendant le sommeil et disparaît définitivement à la mort[155].

Mais le résumé donné par Krämer, que nous citerons ensuite, ouvre une hypothèse plus générale. D'une part, tout mort non enterré ou enterré ailleurs que sur l'une de ses terres devient un « fantôme errant » (*aitu, agaga leaga*)[156], indépendamment des

---

155. La sortie de l'âme par la tête est attestée dans des textes du XIXᵉ siècle (voir Krämer 1902 : I, 123) : attirés dans un piège, « les hommes […] moururent tous dans la maison. Leur âme *agaga* sortit de leur tête *'A 'o tagata 'uma sa momoe i le fale, 'ua oti 'uma lava. 'Ua 'ave e le ulu 'o latou agaga* ».

156. Le premier mot, qu'on trouve dans quantité de langues océaniques et même au-delà, désigne souvent des formes variables : dieux, génies, esprits errants, âmes d'ancêtres. C'était le cas à Samoa, ce l'est encore (pour

circonstances de la mort, et il devient donc un grand danger pour ses descendants. D'autre part, si la mort survint à la guerre, l'âme du défunt s'est échappée de toute façon, que la tête ait été coupée ou non ; mais, semble-t-il, l'âme ne peut prendre par elle-même le chemin de l'île des morts où elle devient un ancêtre. Il faut la cérémonie familiale pour faire du mort un ancêtre.

Sur ce plan, le commentaire contemporain a changé. Le cas de la guerre n'existe plus. Mais, pour le cas de mort en mer, les personnes âgées interrogées indiquent simultanément que, hier comme aujourd'hui, l'âme « va de toute façon chez Dieu », mais que le rite de l'enveloppement était pourtant « nécessaire dans ces années-là, même si on ne le fait plus guère aujourd'hui ». Voici le texte de Stair :

> Si une personne meurt de mort naturelle [et si par conséquent on fait les funérailles], les survivants ne s'inquiétaient pas du sort de son âme (*spirit*), puisque celle-ci était censée se diriger immédiatement vers le Fafa [l'entrée conduisant à l'île des morts] [...] ; mais s'il s'agit de mort par violence, une grande peur s'emparait des survivants : ils craignaient que l'âme libérée du corps ne vienne hanter les lieux où le mort avait vécu. Afin d'éviter cette conséquence, une femme se rendait immédiatement à l'endroit où la mort s'était produite, si l'endroit était accessible. Elle étalait une pièce de tapa sur le sol et attendait qu'une fourmi ou tout autre insecte se faufile par-dessus. Le tapa était alors soigneusement replié, avec l'insecte à l'intérieur, et enterré avec le corps. On croyait que l'insecte avait reçu l'âme du mort, et il n'y avait plus de raison de craindre une réapparition (Stair 1896 : 39 ; notre traduction ; nous ajoutons entre crochets).

Ensuite, Stair parle du cas où le corps n'est pas disponible (guerre au loin ou autre cause) et, très curieusement, semble dire que rien ne pouvait être fait pour éviter d'être troublé par l'âme devenue errante, ce qui est en contradiction avec Krämer, mais aussi avec les témoignages que nous avons recueillis. Il faut penser que son information fut incomplète et qu'il a systématisé un peu trop vite [157].

2. 2. Le résumé de Krämer

Là encore, il s'agit seulement du point de vue de Krämer, sans texte samoan à l'appui :

---

toutes les catégories mentionnées sauf pour les dieux, puisqu'il n'y a plus qu'un seul dieu depuis 1860, période où une certaine forme de christianisme a été adoptée par les Samoans), en précisant que l'âme d'un ancêtre ainsi désignée est une âme errante et qui fait le mal quand elle rencontre (la nuit) un être humain vivant – ce que dit bien l'autre expression équivalente qui dit littéralement « âme mauvaise » (« mauvais » au sens de : qui appartient au côté cosmologique de la forêt, de l'obscur et de la mort, et de la Nuit cosmogonique source de vie et de mort ; Tcherkézoff 2003 : chap. 2).

157. « *but where the person died in battle, or from some other cause, at a distance, the surviving relatives were often troubled and disturbed by visits from the restless homeless wanderer* » (*ibid.*).

Nous voyons ainsi à quel point la solidité de la famille, la cohésion des liens familiaux, modèlent tous les aspects de la vie des Samoans […] La famille veille à ce que le défunt trouve le repos sur son sol natal et que ses ossements ne soient pas dispersés aux quatre vents. Car rien n'est considéré avec plus d'horreur que l'idée de reposer sur une terre étrangère[158] ou même [simplement] de n'être pas enterré. On pensait que même celui qui meurt par violence, comme à la guerre par exemple, devient aussi un fantôme errant. Si la famille du mort avait la possibilité de le faire — et même si quelque temps s'était écoulé —, elle se rendait à l'endroit où le défunt avait perdu la vie afin d'attraper son âme[159], laquelle suivait une errance sans aucun but. Pour ce faire, les gens étalaient un tissu blanc[160] à l'endroit en question et attendaient qu'une créature quelconque, criquet, hanneton, fourmi, ne soit entraînée par sa route à venir sur le tissu. Ils enroulaient alors prestement le tissu et déposaient le tout dans la tombe, car ils croyaient que l'âme du défunt était entrée dans le corps de l'animal. J'ai pu voir cette procédure dernièrement, après la bataille du 1er janvier 1899, à Apia. Une fois que l'âme trouve ainsi son repos, la parenté n'a plus rien à craindre. L'âme se met alors en route d'est en ouest à travers les îles, toujours plongeant dans la mer une fois arrivée au dernier rocher d'une île, grimpant à nouveau sur l'île suivante, jusqu'à atteindre le fafa[161], c'est-à-dire l'entrée du monde infernal située près du village de Falealupo[162] à Savaii (Krämer 1902 : II : 107 ; notre traduction)[163].

2.3. L'insecte enveloppé n'est pas l'« âme » : autres récits (Brown, Austin)

Une idée quelconque de « totémisme » et de « confusion » au sens du XIXe siècle doit être écartée, comme Mauss engageait déjà la sociologie à le faire. Les Samoans ne

---

158. Le contexte de ce développement rend évident que Krämer parle du sol natal « familial » (aiga) et non de tout Samoa vis-à-vis d'îles étrangères.

159. « um so daselbst noch nachträgich seine umherirrende Seele einzufangen »

160. « Sie breiteten zu dem Zwecke ein weisses Tuch » ; Krämer ne donne pas d'autres précisions. La mention de la blancheur permet d'écarter le cas de nattes de sol et, dans le vocabulaire européen de l'époque, cette expression réfère invariablement au tapa et/ou aux nattes fines (qu'on cherche toujours à faire très claires, par l'intermédiaire de tout un traitement des feuilles alternant immersion et séchage en plein soleil).

161. Ce trajet des âmes est mentionné aussi par Stair (1896 : 39) ; certaines personnes âgées l'ont entendu raconter par leurs parents (notes personnelles de 1982).

162. Ce village, qui existe toujours (bien qu'il ait terriblement souffert des cyclones de 1990-1991), est évidemment le village le plus occidental de tout l'archipel, puisque l'Île-des-Morts est supposée se trouver quelque part vers l'ouest (comme dans tous les schèmes mythologiques polynésiens, l'est étant au contraire « le côté de la vie » ; Tcherkézoff 2003 : chap. 1).

163. À partir de l'original en allemand, avec l'aide d'Irène Glébov. Une traduction anglaise de Krämer (1902-3), d'assez bonne qualité, a été publiée récemment (voir Krämer 1995 : II, 115). Mais, pour les récits samoans, la traduction anglaise suit évidemment le texte allemand par lequel Krämer proposait sa traduction des récits samoans et reproduit ainsi toutes les inexactitudes de l'édition de 1902.

font pas du tout la « confusion » — au contraire de ce que prétendait Frazer en pareil cas, spécialiste des logiques « primitives » qui auraient fonctionné sur ce mode — entre l'animal utilisé dans le rite de la natte, un animal symbolisant la présence-absence du mort, et cette composante de la personne dite en samoan *agaga* et que les missionnaires et ethnographes ont traduit par le mot « âme », « *spirit* » ou « *Seele* ». S'il faut en croire Krämer — et encore l'expression fleure le matérialisme occidental — l'âme « entre dans » le support provisoire qu'est l'animal. Elle n'est pas confondue avec cet animal. Stair disait, de façon assez semblable, que l'insecte « reçoit l'âme du mort ».

Une confirmation provient d'une observation indépendante, antérieure même, faite par le missionnaire George Brown, présent à Samoa de 1860 à 1874. Ses écrits montrent de manière générale qu'il était très intégré dans la population et qu'il parlait et comprenait assez bien la langue. Il fut mêlé de près aussi à diverses guerres locales, et réussit à ramener la paix. Il évoque une guerre de 1869 entre deux districts de l'île de Savaii (Palauli et Satupaitea) :

> Quand Vaalepu et Tapusoa furent tués, dans les circonstances que j'ai relatées, leurs amis vinrent quelques jours après et étendirent un tissu de tapa à l'endroit où les corps étaient tombés [164]. Alors ils ont prié afin que les esprits soient généreux et reviennent. Ils ont attendu alors jusqu'à ce qu'un animal quelconque, comme un lézard, une fourmi, un hanneton, vienne ramper sur le tissu. Ils l'ont aussitôt emballé et l'ont descendu sur la plage, où ils l'ont enterré. Ils pensaient que l'animal était la matérialisation (*embodiment*) de l'esprit du mort et que, lorsqu'il serait enterré, l'esprit trouverait la paix (Brown 1908 : 50 ; notre traduction).

Le fait que les Samoans ne confondent pas du tout l'insecte capturé et l'âme du mort est encore prouvé par une quatrième information précisant qu'il faut bien une intervention tierce, divine en l'occurrence, pour que cette conjonction symbolique ait lieu. L'histoire est rapportée par le missionnaire John Austin qui résida à Samoa entre 1865 et 1872, puis entre 1874 et 1879. Cet extrait fait partie des souvenirs de son premier séjour. Austin mentionne un événement précis où des pêcheurs furent perdus en mer. Il raconte que, quand il entendit que la famille étendue préparait « le rite païen (*the heathen rite*) », il essaya de les en dissuader. Puis il décrit ce rite, sans préciser s'il l'a vu ou si le récit lui en a été fait. Le rite est nécessaire dans toute occasion où on ne dispose pas du corps, dit-il en conclusion du passage. Mais, au début, il parle du cas des disparus en mer (ayant publié ses souvenirs plus tard, il en parle au passé) :

---

164. Plus exactement : « là où les corps avaient gît » (*had lain*). Mais le récit ne précise pas ce qu'il advient des corps ensuite. En revanche, il semble impliquer que ces corps ne sont plus là quand le rite prend place.

Les Samoans croyaient que l'âme (*spirit*) revient hanter les survivants durant la nuit. C'est pourquoi ils faisaient le rite suivant. On se rendait au bord de la mer, là où la pirogue a pris son départ et on étendait un tissu indigène (*spread native cloth*) tout au bord de l'eau, mais sans que le tissu touchât l'eau. Deux hommes s'asseyaient, encadrant le tissu. Tous les autres s'écartaient un peu et, formant un cercle, ils se prosternaient tous ensemble dans une attitude de prière (*would retire a short distance and, forming a circle, would unitedly prostrate themselves in the attitude of prayer*). Et l'un disait : « Sois clément ô notre dieu, envoie-nous les esprits de nos amis afin que nous puissions les mettre en terre (*Be kind o our god, send us the spirits of our friends that we may bury them*) ! ». Si rien ne se passait, un autre répétait ces paroles, puis un autre jusqu'à ce que n'importe quoi vînt sur le tissu, crabe, poisson, papillon ou lézard ; on pensait qu'il contenait l'esprit du mort (*Whatever came on to the cloth, crab, fish, butterfly, lizard, was supposed to contain the spirit of the dead*). S'il s'agissait de plusieurs morts, il fallait attendre qu'un nombre équivalent de ces animaux vinssent sur le tissu. Une fois l'animal arrivé, celui-ci était enveloppé dans le tissu qui était replié (*folded up inside the cloth*) et il était enterré avec le même cérémonial que s'il s'agissait du corps du défunt (Austin 1921 : 137-138 ; notre traduction).

2.4. La prière *tapuai*

Ce dernier récit apporte une autre précision fondamentale. L'assistance s'écartait un peu et formait un cercle dans lequel chacun se prosternait en silence. Cette « attitude de prière » n'était pas le rite de la prière installé par les missionnaires, où l'on remercie Dieu, où on lui demande pardon pour ses fautes, et où l'on termine en demandant des bienfaits. Mais c'est la sorte de prière samoane que l'on faisait et que l'on fait encore, parfois, pour que se réalise l'action qui se joue ailleurs, à quelque pas de là ou très loin. Cette prière est d'origine préchrétienne et existait apparemment en parallèle avec les prières qui demandaient des bienfaits aux entités préchrétiennes (démiurge, dieux-ancêtres claniques ou locaux).

Cette prière particulière est appelée le *tapuaiga* ; certaines personnes âgées nous en ont parlé souvent dans les années 1980 et elle se pratique aujourd'hui sous certaines formes adaptées (Tcherkézoff 2003 : chap. 5). Cette prière avait lieu chaque fois qu'une action importante et/ou dangereuse était entreprise. L'exemple-type était celui de la guerre. Dans chaque district, une division instituée séparait les groupes qui allaient combattre et ceux qui restaient et faisaient le *tapuaiga* pour assurer le succès des premiers. De même au village, quand le groupe des pêcheurs partait en haute mer, les autres faisaient le *tapuaiga*. De même encore, quand une partie de la famille ou du village partait en voyage (nous l'avons encore observé en 1992). Une extension contemporaine concerne les rencontres sportives (c'est la prière silencieuse des spectateurs, même si ces derniers ne sont pas assis en cercle, qui est censée faire le résultat du match de rugby). On retrouve encore le phénomène dans le contexte des transports en commun. En effet, l'ensemble des passagers d'un autocar est « le côté *tapuai* » vis-à-vis du chauffeur, et des formules stéréotypées sont échangées de part et d'autre, à intervalles réguliers durant le trajet : « bravo pour ta conduite [du véhicule] ! » — « bravo pour votre *tapuai* ! » (observations des années 1980 et voir *op. cit.*).

Le trait central et commun est l'idée qu'une action ne peut aboutir si elle n'émane pas d'un cercle sacré de personnes qui se sont mises en communication silencieuse avec le monde surhumain : jadis les dieux et les ancêtres, aujourd'hui « Dieu » et les ancêtres. Pour cette communication, les officiants doivent se soumettre à une série d'interdits (ne pas bouger, ne pas parler, ne pas manger) ; d'où le nom de cette « prière » : *tapu-ai-ga*, où l'on reconnaît le terme polynésien *tapu* (qui a donné l'anglais *taboo*, dans les récits de voyage en Polynésie du Capitaine Cook, au XVIIIe siècle, mot passé ensuite en français : « tabou »). Le cercle de ces officiants qui se sont mis en position de « tabou » était dit *alofi sa*, littéralement un « cercle sacré ».

Cette dernière expression s'emploie aussi, encore maintenant, pour toutes les réunions formelles regroupant les adultes d'une famille étendue ou les chefs de famille formant le conseil de chaque village. En effet, chaque chef de famille *matai* n'est pas autre chose qu'un réceptacle de l'âme de l'ancêtre fondateur de la famille, un « embodiment » comme le disait Brown pour l'insecte des funérailles par substitution. À chaque génération, un adulte doit être désigné par « le cercle de la famille » pour « porter le nom de l'ancêtre ». Dès la fin de la cérémonie, le nom de l'ancêtre, qui est le nom de la famille, le « titre » comme dit la littérature ethnologique anglo-saxonne de la Polynésie, devient le nom par lequel tout le monde s'adresse à celui qui vient d'être intronisé et qui est devenu le « chef » de la famille étendue. Indiquons en passant qu'on a là une bonne illustration du caractère « sacré » de la chefferie samoane (et transpolynésienne). Le chef re-présente (rend présent) l'ancêtre fondateur, il le donne à voir, mais il n'est pas cet ancêtre ; il n'y a pas un retour mystique, mais une adhésion à un symbole social au sens durkheimien. Le chef n'est pas l'ancêtre, de même que l'insecte venu sur une natte n'est pas l'âme du mort. Il en est le symbole (il est « entré dans… »).

Pour dire bref, le cercle sacré détermine le succès de l'action. Cette théorie de l'action concerne au fond tous les secteurs d'activité et reste fondamentale pour celui qui veut interpréter aujourd'hui des contextes aussi divers de la société samoane que la vie politique du pays ou l'intimité sexuelle des adolescents (Tcherkézoff 2003 : 221-228, 454-458, 493).

2.5. L'efficacité symbolique de la natte

Ajoutons aussitôt une hypothèse : c'est la présence de la natte qui a permis cette symbolisation où un insecte incorpore une âme humaine et un chef de clan incorpore une âme ancestrale. Il fallait disposer d'une natte pour envelopper l'insecte ; et, pour l'intronisation du chef, l'habit cérémoniel indispensable était et est encore la natte fine.

Dans le rite qui nous occupe ici, l'action est le fait que « l'âme du mort » « entre dans l'animal ». Visiblement, le tissu sacré y est pour quelque chose. Sa présence n'est pas due simplement à la nécessité de manipuler un tissu en guise de linceul. Pour qu'un tissu devienne vraiment le linceul des funérailles, il doit *envelopper* là où le défunt a disparu (là où il fut tué, ou sur la rive qu'il quitta pour son voyage en mer) et *rendre présente* la personne de ce défunt. Une certaine efficacité du rite est donc procurée par la présence du tissu sur lequel l'insecte va venir et *dans lequel* il va être enveloppé. Le schème général du rite (cercle « sacré » de *tapuai* qui garantit l'action) montre que ce tissu, puisqu'il n'est pas l'un des acteurs et n'est pas donc du côté de l'action, est nécessairement du côté du *tapuai*, du côté du sacré.

Cette conclusion nous paraît essentielle pour toute notre enquête sur les dons *toga* : la natte fine *ie toga* et le tapa décoré [165]. Car ces deux tissus, même quand ils sont donnés dans un échange cérémoniel, quand ils sont « un don », sans aucun contexte rituel de capture d'une âme, sont le don provenant du « cercle sacré » que toute famille samoane compose par définition et qu'elle actualise quand elle se réunit de façon formelle pour prendre une décision ou pour célébrer un événement. Parce que la natte fine et le tapa cérémoniel n'ont jamais été et ne sont jamais la propriété d'un individu, mais celle d'un groupe (*aiga*), parce qu'ils représentent toujours et seulement le groupe de la famille-étendue *aiga*, leur circulation en forme de don est l'émanation d'un cercle social. En outre, ils sont une « propriété-talisman » pour dire comme Mauss, puisqu'ils sont capables de faire se mouvoir des âmes. En ce sens, la prestation d'une natte fine est bien une « prestation totale ».

Nous allons voir maintenant que cette logique rituelle que nous décelons dans l'utilisation de la natte comme « talisman *life-giver* », pour les compensations de meurtre et pour les funérailles sans corps, était tout à fait explicite dans la culture samoane de l'époque qui nous concerne. En effet, les légendes recueillies à cette même époque mettent en scène les mêmes gestes, donnent les mêmes résultats, soulignent cette sacralité opérée par recouvrement-enveloppement et illustrent magnifiquement l'idée de Mauss (« talisman ») et de Rivers (« *life-giver* ») en nous donnant à entendre une notion de « paiement de la vie » (*togi-ola*).

---

165. Rappelons que le tapa *siapo* est dit être un *toga* quand il est donné dans les échanges cérémoniels (voir nos chap. 12 et 16).

CHAPITRE 14

Le « recouvrement de la vie » et le « paiement de la vie » dans les légendes

Les légendes nous confirment l'importance du don-de-vie par « recouvrement » (*pulou*) que les rites nous ont montré. En effet, le rite de « soumission » (*ifoga*) pour donner une compensation figure également dans la conclusion d'une légende bien connue des Samoans, où le caractère « vital » (*ola*) est explicite. Une même action conclusive aboutit à sauver la vie des héros et se présente sous deux appellations équivalentes : « recouvrir la vie » et « payer la vie ». Cette légende connaît plusieurs variantes et constitue en fait le mythe d'origine de la natte fine samoane. C'est l'histoire d'un nom : la première natte tissée à Samoa fut appelée, à l'issue d'une longue série d'événements, la « natte Une-mais-mille »[166].

1. La natte qui sauve en « recouvrant la vie » *pulou o le ola* (version 1, Herman, années 1915-1950)

1.1. Le récit

Voici le texte d'une première variante, recueillie et transcrite en samoan, à une date dont la précision est inconnue mais qui se situe pendant la première moitié du XXᵉ siècle. La natte dont l'histoire constitue le centre du récit est héritée de générations en générations, par les femmes, jusqu'à ce qu'elle joue son rôle, celui de donner la vie. Le récit commence ainsi :

---

166. Les « récits » (*tala* ; litt. : « dire, parler »), à Samoa comme ailleurs en Polynésie, sont le plus souvent des généalogies agrémentées d'événements légendaires dont certains fournissent le thème à des légendes secondaires ou à des proverbes. On parlera de « légendes », « récits ou histoires légendaires ».
On réservera le terme de « mythe » aux « récits » de création. D'autres histoires sont plutôt des « contes » *fagogo*, racontés à la veillée. Nous aurons des exemples de chaque genre. Les mythes cosmogoniques préchrétiens ne se racontent plus depuis longtemps. Ceux dont on dispose ont été recueillis au XIXᵉ siècle ou au début du XXᵉ siècle. Les récits et les contes furent narrés jusque vers les années 1950-1960. Aujourd'hui, si le savoir strictement généalogique demeure très important, les nombreux épisodes accolés, référant à des guerres anciennes, à des rencontres avec des esprits, etc., ont presque disparu.

Dans le village Fitiuta de Manua, vivait un couple. Le mari s'appelait Mata, la femme Fesagai. Ils eurent une fille nommée Futa[167]. Celle-ci vivait en un lieu appelé Falemao et passait son temps à tisser (*lalaga*) une natte (*fala*)[168].

Fiti-uta (littéralement « l'autre côté de [par rapport à] Fidji ») est le village le plus oriental de tout l'archipel. Il était politiquement prépondérant dans tout le groupe Manua (les trois îles orientales de l'archipel samoan) dans le rapport au grand titre de chef Tui Manua[169], et certaines légendes disent même qu'il fut prépondérant dans tout l'archipel avant les guerres avec les Tongiens, lesquelles eurent lieu il y a sept ou huit siècles. Les mythes disent que c'est le seul village pour lequel le créateur du monde Tagaloa avait accepté que soit répliquée sa propre maison, « la Maison de pourpre » (*Fale Ula*) située au « dixième ciel » (le dernier niveau de la construction céleste). La valeur supérieure de Fiti-uta était liée peut-être à sa position à l'extrême-est de l'archipel, l'est étant la direction de la « vie » dans la mythologie polynésienne, alors que le royaume des morts se trouve toujours à l'ouest (Tcherkézoff 2003 : chap. 1). Le nom Fiti-uta signifie en quelque sorte « l'autre côté de Fidji ». L'archipel des Fidji est à l'ouest de Samoa et constitue la partie occidentale de l'aire Samoa-Tonga-Fidji, Tonga constituant le sud. Les nattes samoanes étaient recherchées par les Tongiens (voir chap. 12 et ci-dessous) et étaient décorées de plumes rouges (voir chap. 15) obtenues de Fidji quand elles manquaient à Samoa. Que la première natte samoane soit née à Fitiuta n'est donc pas indifférent.

Poursuivons la lecture :

Tagaloa le créateur vint voir Futa et lui dit qu'il voulait l'épouser, mais celle-ci ne le voulut pas car elle ressentait du dégoût devant lui. Futa prit sa natte avec elle et se jeta dans la mer. Elle nagea jusqu'à l'île Tutuila[170]. Elle atteignit le village de Matatula où elle s'installa et elle poursuivit le tissage de sa natte. [Là-bas,] un homme de Utumea, nommé Feealoalo, épousa Futa. Il en résulta la lignée d'une fille nommée Maofa […].

---

167. « Eux deux eurent [firent, obtinrent] un enfant, la fille du nom de Futa » (*Sa fai la la tama, o le teine e igoa ia Futa*). Le couple est dit « rester » (*nonofo*), ce qui peut s'appliquer seulement au lieu en question, mais cela peut aussi vouloir dire que ce couple vivait en concubinage. Dans les formules habituelles, telles qu'employées pour les générations suivantes, « Un Tel épousa (*usu*) Une Telle », la naissance de l'enfant est toujours présentée en langage sociocentrique : « il en résulta la lignée de… » (*faaee le gafa o XX* [*fa'a'e'e le gafa 'o XX*]).

168. *lalaga ai lona fala* ; *lalaga* est le terme habituel pour « tisser » ; *fala*, natte ordinaire (de sol, etc.).

169. Ce titre fut aboli par les Américains au début du xxᵉ siècle. En 1899, le groupe Manua (trois petites îles) ainsi que l'île Tutuila, située juste à l'ouest des Manua, devinrent un territoire sous dépendance américaine. C'est encore le statut actuel, avec cependant une quasi-autonomie pour tous les domaines intérieurs (mais la monnaie, la défense et la politique étrangère demeurent dirigées par Washington).

170. Première île vers l'ouest en venant de Manua (d'est en ouest, le groupe des trois petites îles Manua et la grande île Tutuila constituent aujourd'hui les Samoa américaines ; en continuant vers l'ouest on trouve les îles des Samoa occidentales : aujourd'hui l'État de Samoa).

C'est l'expression consacrée pour dire simplement que, de ce mariage, il naquit Un Tel ou Une Telle. Mais la vision samoane utilise souvent un vocabulaire socio-centrique : un individu est le début d'une lignée potentielle.

Nous résumons la suite :

> Futa donne la natte à sa fille Maofa. Celle-ci, devenue grande, est épousée par Tuisanee, met au monde une fille Sinaletulauta et donne à celle-ci la natte. L'histoire se répète ensuite sur de nombreuses générations, la mère passant toujours la natte à sa fille[171]. La dernière fille de cette série s'appelle Tauolo. Comme pour les générations précédentes, la fille hérite de sa mère la fameuse natte. Cette fois, il est dit : « de sa mère, elle hérite Natte-de-Futa (*Fala-o-Futa*) ».

La natte porte désormais ce nom : Natte-de-Futa. Pendant cette série d'unions et de naissances d'une fille, le récitant ne dit rien de la natte. C'est seulement pour la dernière génération qu'il précise. Par implication évidente, on en conclut que, à chaque génération, la natte passa de la mère à la fille.

Une nouvelle série d'événements commence alors. Une nuit, Tauolo pêche dans le lagon, à la torche, avec deux hommes, Leatoia et Leagogia. Le texte ne dit pas ce qu'ils font là. La variante suivante nous donnera une réponse : ils sont venus aider Tauolo dans ses tâches quotidiennes, en tant que représentants (*soa*) d'un homme habitant ailleurs et désirant se fiancer avec Tauolo. Ces hommes doivent donc se comporter vis-à-vis de la jeune femme comme s'ils étaient ses frères ou cousins, la servir et éviter absolument toute allusion à une idée quelconque de rapport sexuel. Nous résumons la suite :

> Pendant qu'ils pêchent, une pirogue tongienne arrive, commandée par le tongien Lautivogia. Celui-ci voit Tauolo et kidnappe le trio de Samoans. Tauolo, comme toujours, portait sous le bras Natte-de-Futa. Le bateau tongien retourne à Tonga, dont le roi, Tui Tonga, était le frère du ravisseur. Le roi est aussitôt subjugué par la beauté de Tauolo et veut en faire sa reine (*masiofo*). Le texte précise : « Mais ce ne fut pas possible à cause de Lautivogia. Tauolo était enceinte de Lautivogia ».

---

171. Tuisamata de Onenoa épouse Sinaletulauta et il en résulte une fille Logoialisi ; celle-ci épouse Togiola de Sailele et a une fille Manalita ; celle-ci épouse Lepogafaiga de Masefau et a une fille Manuosofusi ; celle-ci épouse Tuiafono de Afono et a deux filles, Tauolo et Leuluvaotele. C'est la première qui hérite de la natte. L'expression samoane conserve invariablement la forme : « Un Tel épousa Une Telle, il en résulta la lignée d'Une Telle ». Le verbe « épouser » (*usu*), datant de l'époque préchrétienne, ne s'emploie qu'avec l'homme pour sujet et la femme pour complément ; par la suite, les missionnaires ont créé en Samoan un vocabulaire moins asymétrique (*toalua* « conjoint », littéralement : « être deux personnes »).

On comprend ainsi que le ravisseur tongien a abusé de sa prisonnière pendant le voyage. C'est le vocabulaire respectueux qui est employé ici vis-à-vis de Tauolo : elle « était malade de Lautivogia »[172].

Continuons à résumer le récit :

Le roi en est si contrarié qu'il tombe malade. Son frère Lautivogia ordonne aux deux hommes samoans qu'il avait fait prisonniers de préparer un bon repas pour le roi. Le roi refuse de manger et persiste malgré plusieurs tentatives. Son frère cherche alors le moyen d'apaiser cette mélancolie. Il ordonne aux deux Samoans de creuser un trou. Puis il va voir Tauolo et lui dit : « je vais mourir. Si le roi me cherche, ne lui dis rien et donne l'ordre à tes compagnons de se taire ». Il se tue dans le trou, et les deux Samoans rebouchent la tombe.

Le roi cherche son frère, ne le trouve pas et, sans savoir pour autant ce qui s'est passé, dirige sa colère contre les deux Samoans. Il annonce qu'il va les faire jeter au feu. Un dignitaire lui suggère de faire d'abord rechercher son frère à Samoa, au cas où ce dernier serait reparti vers cet archipel. Le roi envoie un bateau. Les Tongiens arrivent sur l'île d'Upolu, chez le chef Leutele et lui posent la question. Celui-ci leur dit : « renvoyez les deux Samoans ici et je vous dirai où est le frère de votre roi ». Les Tongiens retournent et font leur rapport. Le roi, ne cédant pas au chantage, ordonne qu'un immense four soit immédiatement allumé et qu'on y cuise les deux Samoans.

Revenons au texte littéral :

Le moment arriva où l'on allait mener les Samoans vers le four (*umu*)[173]. Tauolo prit alors sa natte et la déroula de sorte qu'elle les recouvre (*pulolou*)[174] tous trois, elle et ses deux compagnons. Dans cette posture, ils s'avancèrent vers le roi. Quand celui-ci vit la

---

172. *Sa mai Tauolo ia Lautivogia* : orthographié *ma'i*, ce qui interdit toute équivoque avec d'autres mots *mai*. Ce mot désigne de manière générale l'état d'être « malade » et toute « maladie », bénigne ou grave, ordinaire ou donnée par les « esprits » (*aitu*) ; en contexte de « respect », il est utilisé pour dire qu'une femme a ses règles ou qu'elle est enceinte (observations personnelles sur le samoan contemporain).

173. Le principe du *umu*, déjà signalé pour le rite *ifoga*, est un lit de pierres préalablement chauffées à blanc sur un feu de bois ; on place la nourriture sur ces pierres, puis on recouvre le tout de feuilles et on laisse cuire longtemps (cuisson à l'étouffée) ; ce « four » est parfois à demi enterré, de la terre étant déposée sur la couverture de feuilles.

174. Forme plurielle de *pulou*. Rappelons que ce terme signifie, comme substantif, « chapeau » (le chapeau traditionnel pour se protéger du soleil étant une sorte de casquette à visière fait d'un tressage de feuille de cocotier ou de pandanus) et comme verbe : « couvrir/être couvert entièrement », en parlant du chapeau sur la tête – et de la natte fine sur la tête dans le rite *ifoga* – ou de la fermeture du four par des feuilles. D'autres mots sont employés pour l'action de se couvrir partiellement (habits, etc.).

natte, il envoya ses co-épouses [175] pour tenter de se procurer une natte de plus grande [qualité] [176] que celle de Tauolo. Les co-épouses du roi revinrent avec leurs nattes [tongiennes], mais aucune ne se laissait comparer avec celle de la gente dame samoane (*tamaitai*) [177].

Le roi dit alors : « Qu'on laisse vivre les Samoans ! ». Depuis ce jour, Natte-de-Futa fut connue sous le nouveau nom de Recouvrement-de-la-vie (*Pulou-o-le-Ola*) [178]. Un autre nom qui lui fut donné est Une-mais-mille (*Tasi-ae-Afe*), parce que toutes les nattes tongiennes réunies ne pouvaient rivaliser avec cette seule natte samoane [179].

Les trois Samoans retournèrent chez eux avec la natte. Depuis ce jour, ces nattes sont appelées *ie toga*. Les voyageurs atteignirent le village de Falefa et donnèrent la natte à Leutele. Aujourd'hui encore, c'est cette famille qui prend soin [180] de cette natte (Herman ed. 1955 : récit 42 ; notre traduction à partir du texte en samoan) [181].

---

175. *Autaunonofo* : « le groupe » (*au*) de ceux/celles qui « demeurent auprès de » (*nonofo*).
Terme prémissionnaire pour désigner les co-épouses d'un grand chef (souvent deux ou trois ; des récits légendaires parlent de chiffres bien plus grands). Le terme samoan pour désigner l'épouse change suivant que le couple est installé dans le village du mari (l'épouse est alors « [celle qui] reste auprès de l'homme ») ou dans le village de la femme (l'épouse est alors en premier lieu une « gente dame du village »).

176. « S'il y a (*pe i ai*) une de leurs nattes (*so latou fala*) plus que (*e sili atu i lo*) la natte de Tauolo (*le fala o Tauolo*) » ; *e sili atu* : « plus que », sans autre précision.

177. « Mais on n'a pas du tout pu obtenir (*a e le maua lava*) une natte [qui serait] la même (*se fala e tusa*) que la natte de la gente dame samoane (*ma le fala o le tamaitai Samoa*) » ; Notons la présence du mot *tamaitai* « gente dame » (voir ci-dessous).

178. *Pulou o le ola* : « Recouvrement de la vie » ; nous connaissons le premier mot ; *ola* signifie « vie, vivant, vivre » ; *o* = « de ».

179. « Et un autre nouveau nom (*ma le isi foi igoa*) Une-mais-mille (*Tasi ae afe*) [fut donné] parce que, de toutes les nattes de Tonga (*aua o ie uma o Toga*), [aucune] n'est la même (*e le tusa*) que la natte véritablement unique de Samoa (*ma le ie lava e tasi a Samoa*) ».

180. *Teu* : « s'occuper de », « prendre soin », « garder », en parlant d'un proche parent ou d'une chose de valeur.

181. Cette légende a été recueillie dans la première moitié du XXe siècle.
Elle est intitulée « *O le tala i le pulou o le ola*, le récit du recouvrement de la vie » et fait partie d'un recueil inédit, tapé à la machine et ronéotypé à quelques exemplaires qui furent distribués localement par les Frères Maristes de Pago-Pago (Samoa américain) en 1955. Le document donne les textes en samoan et en anglais.
La traduction en anglais est assez fidèle. Elle est l'œuvre du frère mariste Herman, d'origine allemande, qui fut missionnaire à Samoa de 1914 à 1970 (voir la Préface de *Tala o le vavau*, 1976, recueil du même nom, mais différent, beaucoup plus court, composé de textes recueillis par le consul allemand C. Stuebel et traduits, à partir de la publication allemande, par Herman sans inclure la version samoane).
Dans une courte préface du recueil ronéotypé de 1955, Herman dit avoir réuni des légendes collectées par lui-même et qu'il a transcrites « dans la plupart des cas » (*in most cases*) avec les mots exacts qui furent utilisés. Cependant, un spécialiste a noté que, sans pour autant que Herman le précise, les récits paraissent être une sorte de version moyenne résultant d'un amalgame de narrations recueillies auprès de personnes différentes (voir le commentaire du musicologue et ethnologue de l'Université d'Auckland, Richard Moyle, 1981 : 7).

1.2. La natte fine

Relevons la manière de désigner la natte fine dans ce récit. Depuis le début du récit jusqu'au moment où apparaît le terme cérémoniel de « recouvrement de la vie », le mot pour « natte » est *fala* (« pandanus », d'où « natte » au sens basique d'un objet fait d'un entrelacement de feuilles de pandanus). C'est seulement à la fin du récit qu'il est dit : « depuis ce jour, ces nattes (*fala*) sont appelées *ie toga* ». Dans la phrase qui suit cette déclaration, le mot *fala* n'est plus employé ; il est remplacé par *ie* (qu'il faut entendre comme une abréviation de *ie toga*) : « donnèrent la natte (*ie*) à Leutele ». Déjà dans le paragraphe précédent, juste après l'apparition du terme « recouvrement de la vie », le mot *ie* commence à être employé, quand il est dit qu'aucune « natte » de Tonga ne put rivaliser avec la « natte » de Samoa. Cette évolution du vocabulaire employé par le récitant est significative. La natte ordinaire *fala* devient donc *ie* (*tôga*) à partir du moment où ce tissu a révélé son efficacité magique [182].

Dans une troisième variante (ci-dessous), Tagaloa, le démiurge, le maître du dixième ciel, le créateur de l'humanité, parvient à épouser une femme issue de la lignée de celles qui firent la première natte. Ici, il a tenté d'approcher la première femme de l'histoire, Futa, mais en vain. L'intervention divine nous rappelle que la natte présente des caractères célestes. En effet, les Samoans insistent, encore aujourd'hui, sur la « lumière » au sens cosmologique qui se dégage de ce tissu que l'on tente, par de nombreux traitements, de rendre le plus clair possible. On dit aussi que la natte fine est une *mea sina*, une « chose blanche-éclatante-céleste » (le mot *sina* conjoignant ces significations et s'appliquant par exemple à la lumière lunaire). Nous verrons que, dans les légendes du moins, la natte peut même produire des éclairs dans le ciel. L'expression s'emploie aussi aujourd'hui au sens large de : « les trésors culturels (de notre pays) ».

1.3. Les gentes dames (*tamaitai*)

Mais la natte est aussi une production éminemment humaine, du moins issue de cette part très précise de l'humanité que sont les *tamaitai*, comme Tauolo est désignée ici. Nous traduirons ce mot par « gente dame » (les Samoans traduisent en anglais par « *lady* »), pour donner l'idée d'un statut particulier dans l'organisation sociale, défini uniquement par l'ascendance (et non par le mariage), et un statut considéré par tous comme remontant aux origines de l'humanité. « Gentes dames et nobles damoiseaux »,

---

182. Cette remarque est indépendante de l'erreur que le récitant fait quand il semble impliquer que le choix du nouveau nom qui marque ce changement ferait référence au pays Tonga où ce changement a eu lieu. Nous savons que c'était l'étymologie populaire (et sans doute savante) à Samoa au XIXᵉ siècle et jusqu'à aujourd'hui (ci-dessus chap. 12).

disait-on dans la France aristocratique de l'Ancien Régime. Le terme sied aux *tamaitai* par la noblesse de leur statut, ce pourquoi les Samoans le traduisent spontanément par l'anglais « Lady ». Mais on se souviendra que, dans la société samoane, toutes les familles sont « nobles » pour ainsi dire, et il ne faut pas y voir une division entre nobles et gens du commun. Les *tamaitai* sont les jeunes femmes vierges (dites alors aussi *taupou* ou simplement « la fille » *teine*) ou encore les femmes qui, même mariées, ont un rôle, dans le contexte du récit ou du rituel en question, qui est défini uniquement ou principalement par rapport à leur famille parentale. Elles peuvent appartenir à une famille dont le nom-titre est très élevé ou pas dans la hiérarchie du village, ou de tout le pays (c'est le cas dans les légendes, mais pas nécessairement dans la vie sociale observée aujourd'hui ou au XIXe siècle). Mais, quel que soit le rang du titre de leur famille, leur comportement doit être « exemplaire ». Toutes les *tamaitai* d'un village sont « celles qu'on voit en premier » : ce sont elles qui reçoivent cérémoniellement (danses, dons de nattes, etc.) les visiteurs en cas de visite formelle entre villages (*malaga*). Nous retrouverons, en évoquant les grandes cérémonies de dons, mais aussi les guerres légendaires, leur position « au premier rang »[183]. Le terme *tamaitai* se différencie fondamentalement de *fafine* qui peut se traduire par les « femmes » en général, mais qui comporte très nettement l'idée que cette femme est définie principalement comme le complémentaire de l'homme, bref un partenaire sexuel actuel ou potentiel pour un homme : femme d'en dehors de la parenté par rapport à un ego masculin, ou déjà amante, ou déjà épouse. La *tamaitai*, souvent en tant que vierge *taupou*, figure dans un nombre incalculable de mythes et de légendes. Ses noms varient, mais le plus souvent, ce sont des noms composés sur le nom prototypique de Sina, « Blanche-éclatante ». Ce nom, comme ailleurs en Polynésie (voir *Hina* en Polynésie orientale), en y incluant Fidji, est celui de l'héroïne par excellence, *la* jeune femme, souvent la première compagne humaine du grand dieu créateur du monde Tagaloa, ou sa fille. C'est la figure samoane de la « femme primordiale » (Schmitt éd. 2002). Dans ces récits, mais aussi dans l'organisation sociale du village, hier et, en partie aujourd'hui, la « gente dame » *tamaitai* est la « fille du village » par excellence, la « fille de la famille », la « fille du chef », la « sœur » par excellence aussi (Tcherkézoff 2003 : chap. 7 ; 2015). Dans tous ces rôles, soit elle n'est pas mariée, soit, si elle l'est, on laisse totalement de côté cet aspect. Les Samoans qui parlent anglais expliquent au visiteur avec une formule lapidaire : « la *tamaitai* n'est pas une '*woman*' mais une '*lady*' ».

---

183. Le mot, prononcé /tama'ita'i/, admet d'être décomposé exactement ainsi : « enfant, progéniture » *tama* « mis » *'i* « au premier rang » *ta'i*. Mais on n'a aucune certitude, car le terme semble unique au samoan et on ne peut prendre appui sur une comparaison avec d'autres langues.

Nous lirons maintenant une deuxième variante avant de poursuivre le commentaire sur les *tamaitai*. Cette variante précise une autre évidence que la première variante n'explicitait pas (mais impliquait) : à chaque génération, la mère donne la natte à sa fille *quand celle-ci se marie*. C'est le cadeau de mariage, mais un cadeau qui n'est pas redistribué dans la parenté du mari ; il reste dans le couple et, à la génération suivante, il sert au mariage de la fille. La natte se transmet donc — c'était un des aspects qui avait retenu l'attention de Mauss — *et elle se transmet de mère à fille*. Nous demeurons dans le contexte des « gentes dames » *tamaitai* et dans une transmission qui se révèle utérine. En ce sens, la natte est un bien « utérin », si l'on veut sauvegarder l'expression de Mauss ; sans pour autant en venir à une opposition générale « masculin/féminin » (ci-dessus chap. 9), puisque les nattes ne sont pas associées à toutes les femmes en opposition à tous les hommes, mais aux femmes *tamaitai* seulement.

2. La natte qui sauve en « payant la vie » *togiola* (version 2, Krämer, années 1890)

2.1. Le récit, jusqu'au paiement de la vie

Cette variante, recueillie en samoan par Krämer à la fin du XIXᵉ siècle et traduite en allemand, fait commencer l'histoire un peu plus tard, est plus détaillée sur certains épisodes, en transforme d'autres, mais se conclut de la même façon. Nous suivrons uniquement le texte samoan, tantôt de façon littérale, tantôt en résumant. Commençons par une lecture littérale :

> LA GÉNÉALOGIE DE LA NATTE FINE. Tula épousa la fille Lauanae ; il en résulta la lignée d'une fille, Matatula. Un jour, le chef Feealoalo, chef de Utumea, vint par des chemins détournés[184]. Il partit à la pêche. Mais, délaissant le produit de sa pêche, il vint séduire Matatula[185]. Celle-ci fut enceinte. Elle mit au monde la fille Maofa. Tuisamata épousa Maofa à Lefutu. Il en résulta la lignée de Ameteolepala, puis celle de Logoialise, deux filles. C'est cette gente dame qui a tissé la première natte fine de Samoa[186], c'est elle, la gente dame Maofa.

---

184. L'expression implique que l'homme ne vint pas demander la main de Matatula.

185. Littéralement « il alla à Matatula », expression habituelle, aujourd'hui également, pour indiquer qu'Un Tel a eu un rapport sexuel avec Une Telle, quel que soit le contexte (amants d'un soir ou réguliers, concubins, conjoints légaux).

186. *Le ie toga muamua i Samoa* : « la natte-fine première à Samoa ». Une fois donnée cette expression « *ie toga* » (la transcription de Krämer est très fluctuante sur les macrons ; elle utilise en revanche souvent l'apostrophe pour marquer l'occlusion glottale : « *'ie* » – que nous ne reproduisons pas), qui apparaît donc dès le début, au contraire de la variante précédente, le terme utilisé dans toute la suite du récit pour parler de la natte sera seulement *ie*.

Là où se trouve le village dénommé Maopua, là se trouve aussi le roc qui servit à presser (*tao*) les feuilles du pandanus (*lauie*) ; le nom de ce roc est Ce-qui-presse-les-feuilles-*ie* (*Taogalauie*). Là se trouve aussi l'eau (*vai*) [trou d'eau ou rivière] dans laquelle les feuilles furent [placées pour être souples de manière à être] enroulées (*taai*) ; le nom de cette eau est Enrouler-les-feuilles-*ie* (*Taainalauie*).

Sous la même forme, le texte continue en présentant le nom de l'« aire cérémonielle » (*malae*) du village où les feuilles furent « séchées au soleil » (*faala*) : *Faalanalauie*. Puis c'est le nom du « territoire » (*fanua*) défini par la « maison du chef » (*maota*) où les feuilles furent aplaties en étant pressées avec la main et « piétinées » (*soli*) : *Solinaie*. Enfin, le nom de la « terrasse de pierre » (*paepae*), fondation de toute maison de chef, sur laquelle la natte une fois tissée fut « étirée » (*lelega*, syn. de *falo*, précise Krämer) : *Leganaie*.

Un jour, la natte fut terminée :

Togiola, le père de Leiato, apprit par un récit que la natte (*ie*) de Samoa (*o le ie Samoa*) était terminée et qu'elle était d'une très grande beauté. Togiola épousa Logoialise, la fille de Maofa, la fille de Tuisama. Et Togiola eut la natte (*ie*) [187]. Il en résulta la lignée d'une fille, Manalita. Lepogafaiga de Masefau épousa Manalita. Manalita alla chez son mari en emportant la natte ; il en résulta la lignée de la fille Manuosofusi. Tuiafono de Afono épousa Manuoofusi, il en résulta la lignée de Tauoloasii. Ainsi la natte se trouva chez Tuiafono.

La « lignée de Tauoloasii » : nous retrouvons la jeune femme Tauolo de la variante précédente. Il est très commun en samoan d'abréger les noms propres. On le fait d'autant plus facilement que ces noms sont souvent composés de plusieurs mots qui ont un sens par ailleurs. Ainsi, dans une autre histoire qui ne dit rien sinon que Tauoloasii tissa une natte, on raconte qu'elle eut son nom parce que *olo* était le lieu où poussait le pandanus *lau ie* utilisé pour les nattes fines, et que *asi* est le mot pour le « grattoir » avec lequel elle affina les feuilles (Fraser ed. 1897 : récit XI). Nous remarquons que, comme dans la variante précédente, la natte est héritée de mère à fille.

La succession des générations s'arrête alors pour mettre en place la scène d'une partie de pêche qui sera le cadre pour l'irruption des Tongiens :

---

187. *Ona maua ai lea o le ie e Togiola*. Le commentaire appliqué à la génération suivante (voir ci-dessous) permet de comprendre. Logoialise vint simplement avec sa natte. Certes c'était le cadeau de mariage, mais c'est un type de cadeau qui reste dans le couple et qui est transmis à la fille aînée – jusqu'au jour où se présente un échange digne de cette natte.

Tuiafono mourut, mais Tauoloasii demeura avec sa mère à Afono. Vinrent deux hommes, Leatoia et Leagonia, mandatés par Fuaautoa pour parler de fiançailles[188]. Quant à la natte, la fille l'utilisait comme un oreiller. Sa mère lui dit : allons pêcher à la torche. Ils allèrent tous ensemble. Manuosofusi dit à Tauoloasii : dors sur la plante rampante *fuefue*, les deux hommes et moi nous allons pêcher. La fille dormit sur le *fuefue* et les autres allèrent à la pêche.

Par rapport à la variante précédente, ce récit est plus conforme à la coutume samoane : la mère est présente. En effet, il est très inconvenant que, pour une pêche de nuit, une jeune femme soit en compagnie des deux hommes. Notons encore le fait que Tauolo dort sur le *fuefue*, plante rampante, sorte de lierre ou de liane qui pousse sur le sable, en bordure de la mer, et qui court sur le sol en lacis interminables et emmêlés. Cette plante est celle que le démiurge polynésien Tagaloa utilisa, dans la version cosmogonique samoane, pour créer l'humanité. Il planta la liane rampante *fuefue* ; de l'intérieur des racines sortirent des vers de terre, que le dieu malaxa jusqu'à obtenir une forme humaine, à laquelle il insuffla les diverses composantes psychiques nécessaires (parmi lesquelles le *sau*, la forme samoane de l'« esprit du don » maussien ; voir ci-dessous notre chapitre de Conclusion).

La suite de l'histoire est, pour un moment, conforme à la première variante. Résumons, avec quelques citations littérales :

Un bateau tongien arrive, conduit par Lautivunia[189]. Les Tongiens se saisissent du trio qui pêche et de Tauolo qui dort sur la rive. Ils les emmènent sur leur bateau. Le texte

---

188. Le texte dit : « les *soa* de Fuaautoa ». Le *soa* est littéralement « l'aide » de quelqu'un. Jusque vers 1920-1940, les *soa* jouaient un rôle fondamental dans deux contextes, celui du tatouage et celui des fiançailles. Le *soa* accompagnait un ami (de plus grand statut) pour tout le rite du tatouage, se faisant tatouer lui aussi, partageant ainsi la souffrance et surtout offrant son corps en première ligne à l'appétit des « esprits » *aitu* toujours attirés dès que le sang coule et prêts à voler une « âme » si on les laisse faire. Dans le cas des fiançailles, le *soa* était un intermédiaire pour faire officiellement la cour à une jeune femme au nom de celui qu'il représentait. Cette procédure curieuse était nécessaire : l'idée de séduire une jeune femme, même en vue d'un mariage légal, étant antinomique à toute l'organisation familiale-domestique, un jeune homme ne pouvait rencontrer une jeune femme que dans des fêtes publiques entre villages différents ou bien dans un rendez-vous secret, prenant alors le risque d'être molesté ou même tué par les frères de la fille. Même aujourd'hui, pour entrer de jour et publiquement dans la maison de l'amie, il faut être dénué de toute intention sexuelle. C'est la fonction du *soa*. Le, ou les *soa* vont prendre dans la maisonnée le seul rôle admissible pour un garçon, celui de « frère », comme s'ils étaient des cousins venus en adoption. Ils sont censés vanter les mérites de celui qu'ils représentent, et montrer par leur travail la générosité dont ce garçon et sa famille seront capables dans les cadeaux de mariage. Un thème évidemment favori du théâtre comique traditionnel, toujours en vigueur, est que le *soa* profite de sa position pour se mettre lui-même en valeur, dans le but de ravir l'amie et de réaliser un mariage par abduction. Aujourd'hui, le cas du *soa* qui vient habiter chez la fille ne se rencontre plus ; mais il demeure le cas du *soa* messager, porteur de billets doux et d'annonce de rendez-vous secrets. Et, comme hier, le *soa* continue de ressentir l'ambiguïté psychologique de son rôle – et parfois de tenter d'en profiter.

dit à ce moment : « C'est ainsi qu'advint le nom de la natte, Dormir-sur-la-liane-rampante (*Moeilefuefue*), parce que la fille, avec la natte, dormait sur la liane rampante ». Ensuite, l'histoire change quelque peu. Le ravisseur n'abuse pas de sa victime, semble-t-il, puisque le texte dit que, au retour à Tonga, Lautivunia offrit sa prise au roi de Tonga, le TuiTonga. Celui-ci fit de Tauolo sa compagne. Tout d'abord, il prononça les mots de bienvenue, puis il demanda à Lautivunia comment le voyage s'était passé. Lautivunia lui répondit par ces seuls mots : « voici l'offrande au TuiTonga ! *O i ai le igati o le Tuitoga* ! » Le texte enchaîne aussitôt : « Tauoloasii fut emmenée ; elle demeura comme compagne auprès du TuiTonga » [190].

Nous aurons à revenir au chapitre suivant sur cette notion d'« offrande » (*igati*), à propos de légendes où ce fut une jeune femme qui fut donnée comme « paiement pour la vie ».

Commence alors l'histoire qui va créer un danger de mort pour Tauolo et ses compagnons. Le thème est entièrement différent de celui de la première variante. Résumons :

Il vient un jour, dit le texte, où le roi de Tonga manifeste sa lassitude pour ses épouses — il faut comprendre : à cause de sa passion pour Tauolo. Les épouses échafaudent alors un plan. L'une d'elles dit à Tauolo que la coutume tongienne est, pour une épouse, d'embrasser le corps de l'homme de toutes parts et d'une manière qui consiste à aspirer fortement ; elle ajoute que Tauolo est la seule à ne pas le faire, laissant entendre ainsi que cela va lui attirer la colère du roi. La phrase suivante dit que Tauolo résolut de le faire, que le conseil des chefs l'apprit et qu'il ordonna que « les gentes dames samoanes soient jetées au feu » (du four).

Ce que nous pouvons savoir de la coutume samoane contemporaine indique que le conseil rusé de l'épouse du roi de Tonga décrit une action considérée comme très vulgaire. De manière générale, toute initiative dans le domaine des gestes sexuels doit être laissée à l'homme — non dans l'intimité bien sûr, mais selon l'idéologie explicite, exprimée par les hommes et par les femmes, de ce qui sied à chaque sexe dans un tel contexte. Ce niveau du discours explicite, public, ne correspond évidemment que peu à ce qui se passe en fait. Mais, ici, dans le récit, puisqu'il s'agit d'une rumeur officielle sur ce qui est fait au roi, le contexte est celui du discours public.

---

189. Orthographié ainsi dans la transcription de Krämer ; mais, selon les graphies, souvent /n/=/ng/=/g/. On reconnaît donc le nom du personnage cité dans la première variante.

190. *Ua nofo ia Tuitoga*. C'est le verbe « rester, demeurer », mais qui, quand le sujet est une femme et qu'il est suivi de *ia* + le nom d'un homme, indique sans aucune ambiguïté qu'il s'agit d'une union sexuelle.

Le roi de Tonga décide donc de faire jeter au feu les deux femmes, Tauoloasii et sa mère Manuosofusi. Mais les phrases suivantes parlent des Samoans en utilisant une forme grammaticale qui implique que plus de deux personnes sont concernées (au moins trois) ; apparemment, la condamnation incluait aussi les deux hommes Samoans ramenés par Lautivunia. Rappelons aussi que, dans le contexte polynésien, « jeter au feu » signifie « mettre à cuire comme nourriture », et donc traiter la personne comme un porc. Revenons au texte littéral (qui passe au temps présent) :

« Qu'on jette au feu les dames samoanes ! » On apporte le bois ; on les attache [on attache les quatre Samoans], pour les jeter au feu. C'est alors que Manuosofusi dit ces mots : « attends un peu avant de nous jeter [au feu], afin que nous ouvrions notre paiement-de-la-vie (*togiola*) ! ». Et elle ouvre la natte fine. Elle la déploie devant le roi de Tonga et le conseil des chefs. Les dames [Samoanes] disent : « ceci est notre paiement-de-la-vie (*togiola*), le nom de cette natte est Dormir-sur-la-liane-rampante. Si nous demeurons en vie par votre autorité, la natte [vous] sera utile. C'est une seule natte, mais une qui est mille [qui vaut mille]. » De là [vient] le nom de cette natte, Une-mais-mille.

Les Samoans restèrent en vie. Ils demeurèrent à Tonga. [...]

2.2. La natte et le « paiement de la vie »

Dans ce passage, le mot « natte » est constamment *ie*, sauf dans la phrase « elle ouvre la natte fine » où il est dit « *ie toga* ». Les mots « ouvrir » (*tala, tatala*) et « déployer » (*fola*) appartiennent au vocabulaire et au mode d'action qui sont constamment employés aujourd'hui dans les échanges cérémoniels. La natte est toujours apportée en étant tenue sous le bras, après avoir été pliée (en deux ou en quatre) puis enroulée sur elle-même. Elle est toujours déployée *au moment du don*, tenue en face et au-dessus des donataires, donnant ainsi à voir un enveloppement métaphorique de ces derniers (voir par exemple Tcherkézoff 2001 : photographie 16, et ci-dessous cahier photographique).

La notion centrale du passage est évidemment « le paiement-de-la-vie » : *togiola*. *Ola* peut être employé comme verbe, « vivre », ou comme nom, la « vie ». C'est le mot courant et général qui désigne le fait d'être en vie pour toute personne ou animal. *Togi* ou *totogi* est le mot courant aujourd'hui pour tous les contextes modernes où nous disons « payer » : payer la facture, payer un salaire. Mais c'est aussi le mot employé pour la contribution qu'une maisonnée doit faire, avec ses voisines, quand la famille étendue a décidé de réunir un certain montant (en nattes fines, en nourritures, en argent) pour un grand échange, intra- ou intervillages, ou pour un travail collectif (reconstruire l'église du village, etc.). La forme verbale est *togi* ou *totogi*, la forme substantive est *togiga*.

Le mot *togiola* n'est plus entendu dans la vie profane contemporaine, puisque les décisions villageoises de mettre à mort un individu sont illégales depuis le début du XXᵉ siècle. Mais le mot est connu de tous, car il est un concept central du texte samoan de la Bible (tous les Samoans ont leur Bible, traduite en samoan dès les années 1850, et la lisent régulièrement). Il a servi à traduire « le Sauveur » : *O Iesu o le Togiola o le lalolagi* « Jésus est le *Togiola* du monde ». Il est le « *Togiola* » parce qu'il a « payé de sa vie » pour le monde.

On remarquera aussi que, une fois la natte créée, l'initiateur de la généalogie qui se termine avec la jeune femme Tauolo a pour nom propre « Togiola ». Une fois la natte créée, le cycle du *togi-ola* commence : l'homme qui entend parler de cette natte porte comme nom la notion qui sauvera son arrière-petite-fille.

2.3. Suite et fin du récit

La suite de l'histoire décrit la mort de Lautivunia, le frère cadet du roi de Tonga. Nous retrouvons la trame de la première variante. Résumons le début :

> Le roi de Tonga veut se saisir de lui [non parce qu'il aurait séduit Tauolo, comme dans la première variante, mais] parce qu'il a séduit des vierges cérémonielles placées sous la garde du roi. On le cherche, mais on ne trouve dans sa maison que les deux hommes Samoans. La nuit, ces derniers informent Lautivunia qu'il est recherché. Celui-ci leur demande, à deux reprises, de préparer pour le roi un plat succulent. Le roi le rejette à chaque fois. Finalement, Lautivunia se tue dans le trou qu'il a fait préparer par les deux Samoans ; puis ceux-ci, selon les instructions de Lautivunia, rebouchent le trou et répondent au roi qu'ils ignorent où se cache Lautivunia. Le roi envoie ses bateaux le chercher dans les autres îles tongiennes, à Fidji et enfin à Samoa. Ils rencontrent le chef Leutele et lui posent la question. Celui-ci connaît la vérité car il est doué d'un pouvoir surnaturel de vision. Mais il exige le retour des Samoans avant de répondre.

Dans cette variante, le roi de Tonga cède à la requête. Les Tongiens ramènent les Samoans chez eux. Leutele raconte alors aux Tongiens tout ce qui s'est passé et indique l'endroit où le corps de Lautivunia est enterré. (Il existe par ailleurs diverses variantes sur les capacités visionnaires du chef samoan Leutele, dont le nom complet est Leuteleleiite, Leutele-le-Visionnaire).

Puis l'histoire revient à la natte du début. Nous reprenons le texte littéral :

> [Un jour] le bateau de la fille du roi de Tonga arriva à Amoa, dans l'île de Savaii [la grande île occidentale de l'archipel samoan]. La fille du roi fit-ami avec le chef de

Amoa[191]. Elle raconta toute l'histoire. La jeune femme dit : « il y a une natte qu'une femme de Samoa a apportée à mon père, une très belle natte ». Le chef [de Amoa] lui dit : « Peux-tu ordonner que cette natte soit apportée ici ? ». Et la jeune femme dit : « c'est possible ».

Elle donna les ordres. La natte fut apportée et atteignit ainsi l'île de Savaii ; son nom est *ie toga*, parce qu'elle a été rapportée de Tonga[192]. Une maison collective de tissage fut construite à Amoa afin d'apprendre [à faire comme] la natte apportée de Tonga (Krämer 1902 ; notre traduction à partir du texte samoan).

L'histoire se clôt sur ces mots.

De nos jours (du moins dans les années 1980) et depuis longtemps (aussi loin que remontent les souvenirs des Samoans et les informations ethnographiques du XIXe siècle), on peut voir dans chaque village samoan une *fale lalaga*, littéralement une « maison pour tisser », en fait n'importe quelle maison de telle ou telle famille (mais souvent celle d'une des familles principales) où les femmes qui le désirent se retrouvent et tissent chacune leurs nattes fines, tout en conversant. Parfois elles coopèrent sur une même grande natte. C'est là aussi que les jeunes apprennent les gestes techniques auprès de leurs aînées plus expérimentées.

2.4. La natte et la gente dame

On voit quel est l'essentiel de cette légende et qui demeure stable dans les deux variantes. La première natte est tissée à Samoa, par une Samoane. La natte parvient à Tonga. Elle acquiert sa notoriété en révélant son efficacité magique dans une confrontation entre Samoans et Tongiens. Ensuite, elle revient à Samoa. L'efficacité qui a été révélée touche à la vie et fonctionne par le fait de « recouvrir ». La natte « paye la vie ».

Revenons sur l'importance de la « gente dame » (*tamaitai*). La femme qui tisse la natte n'est pas mariée (1re variante). Si elle l'est (2e variante ; mais le texte ne précise pas si le tissage eut lieu avant ou après le mariage), elle est néanmoins appelée dans le texte une *tamaitai*, terme qui s'applique à la femme en tant que fille-du-village, héritière d'une lignée — alors que, nous l'avons signalé, ce sont d'autres termes qu'on emploie pour dire « femme » si on veut impliquer un statut marital ou simplement sexuel[193]. D'autre part,

---

191. *Faauo* : cette expression, ou son équivalent *fai uo*, implique normalement (dans le langage contemporain) une union sexuelle, du moins quand ces mots s'appliquent à deux personnes de sexe différent. Le récit ne donne pas d'autres précisions.

192. Le récitant affirme cette étymologie de manière encore plus nette que dans la première variante (ci-dessus note).

193. Cette distinction fondamentale dans la langue samoane contemporaine est attestée depuis les premières observations (en 1848 par exemple, voir Tcherkézoff 2008c : 103).

les deux variantes concordent pour dire que, dans la confrontation entre Samoans et Tongiens, la jeune femme qui utilise pour la première fois l'efficacité magique de la natte est non-mariée, même si elle est enlevée et violée par l'ennemi. Ajoutons que, selon la coutume du XIXᵉ siècle, le statut de *taupou* (« vierge ») et même de *tausala* (« vierge cérémonielle »), comportait explicitement la possibilité d'être prise par l'ennemi en cas de guerre, afin d'éviter le massacre ; nous y revenons au chapitre suivant.

Un aspect nous paraît encore essentiel. Ce n'est pas le tissage en lui-même qui est le centre de l'histoire. Ce n'est pas la création matérielle de la natte qui compte. Les légendes ne comportent pas d'élaboration sur le lieu originel, sur le premier pandanus dont les feuilles ont permis la technique, sur la découverte ou la révélation de la technique, etc. À notre connaissance, il n'existe pas de légendes ou mythes de ce genre (dans la littérature et dans la mémoire des Samoans d'aujourd'hui). Une première natte fut tissée… on ne dit rien d'autre. Tout au plus, comme dans la variante suivante, on nous dit qu'elle vint du pays des morts, là encore sans détail sur l'invention technique. Mais cette natte devint nommée et célèbre *une fois qu'elle eut servi de don pour sauver la vie*.

C'est bien ce qui distingue fondamentalement les nattes fines *ie toga* des autres tissages (nattes de couchage, etc.). La technique utilisée pour tisser une natte fine n'est pas singulière, même s'il y a des différences nettes dans le choix de l'espèce de pandanus, dans la préparation des feuilles, dans la finesse des brins. La grande différence est le fait de la consécration, et encore la présence des plumes rouges qui, nous le verrons, symbolisent la sacralité de la jeune fille, la promesse de fécondité et le rapport au monde céleste. Mais nos légendes n'en disent rien. En effet, la natte fine devint un objet à consacrer et à décorer de symboles sacrés *une fois que ce qui était un simple tissage* (fala), *même s'il fut pour la première fois d'une finesse et d'une beauté extraordinaire grâce aux feuilles du* lau ie, *devint un paiement-de-vie*.

2.5. Samoa et Tonga

Avec ces deux premières variantes, nous avons vu l'importance de l'épisode relatant la confrontation entre Samoans et Tongiens et le retour à Samoa de la natte miraculeuse. Mais il faut savoir que c'est le point de vue samoan. De l'autre côté de la mer, sur les îles tongiennes, on raconte une autre histoire. Après le paiement-de-la-vie, la natte serait restée aux mains du donataire, le roi de Tonga. La famille royale détiendrait encore quelques morceaux de cette fameuse natte acquise auprès des Samoans. Personne n'a évidemment le droit de les voir, mais leur existence est garantie par l'affirmation officielle qu'ils sont l'un des plus précieux « trésors » de la royauté[194]. Au nom de ces

---

194. On peut lire aussi Adrienne Kaeppler, grande spécialiste de l'ethnographie et de l'histoire de Tonga et des productions artistiques des XVIIIᵉ-XIXᵉ siècles polynésiens, qui précise dans un article relatant les échanges

restes imaginaires, les nattes données au XIXe siècle et aujourd'hui encore par la famille royale tongienne, lors de mariages royaux ou d'autres cérémonies officielles, sont chargées symboliquement de ce pouvoir sacré *mana* des nattes mythiques de l'origine, comme autant de doubles du trésor originel.

3. La première natte vint du royaume des morts (version 3, Krämer, années 1890)

Une troisième variante a été recueillie par Krämer, mais, malheureusement, l'ethnographe ne fait que la résumer en allemand. Elle mérite cependant d'être citée. Il s'agit toujours de la « première natte » et l'on retrouve le nom de Une-mais-mille. Certes, le rôle des Tongiens a disparu et, avec eux, une circonstance où la détentrice de la natte et ses compagnons seraient en danger de mort. Mais, l'ailleurs que représentait Tonga où la natte révéla son efficacité est présent sous une autre forme : la natte vient du royaume des morts. Surtout, la structure principale du récit ne change pas : il faut attendre que la natte révèle ses pouvoirs surnaturels dans un contexte de don pour qu'elle devienne vénérée de tous et qu'elle reçoive le nom fameux de Une-mais-mille. Dans ce don, c'est encore une gente dame qui tient le rôle central.

Nous traduisons donc le texte allemand de Krämer et nous ajoutons entre crochets quelques commentaires. On remarquera des expressions qui sont caractéristiques d'un Occidental et qu'on n'aurait pas trouvées dans un texte samoan. Par moments, Krämer ajoute un mot samoan, dont on peut supposer qu'il est tiré du récit original. Il ajoute aussi des explications dans plusieurs notes infrapaginales que nous mentionnerons entre parenthèses dans le déroulement du texte :

> Lorsque le navire de Savea Siuleo de Pulotu [le maître suprême du royaume des morts] vint de Fidji, cette natte fut tissée à bord par un couple, Fanea et Fanea. De là son nom « Tissée-sur-un-bateau » (note de l'auteur : « *Lagavaa*, de *lalaga* tisser et *vaa* bateau »). Ils accostèrent à Saginoga, un lieu au sud de Salailua, où le tissage de la natte fut achevé.

---

entre Fidji, Samoa et Tonga (1978 : 250) : « To the present day, a collection of fine mats known as the *kie hingoa*, the 'named *kie*', of which some are so old that they are mere fragments, are the most valuable royal heirlooms of Tonga. Each of these priceless *kie* are associated with a dynastic connection between the principal lineages of the two archipelagos » (voir aussi Kaeppler 1999) ; Penelope Schoeffel, spécialiste du Samoa contemporain et historique, dont la thèse (1979) fut pionnière à propos de la place sociale des femmes et de la sacralité de la relation frère-sœur à Samoa, ajoute dans un article récent (1995) : « A number of Tonga's *kie hingoa* bear the famous names referred to previously [dans la légende samoane que Schoeffel résume au début de son article, celle que nous étudions ici comme variante n° 3, voir ci-dessous], and the Tongan royal family believe them to be the originals ».

Quand la natte fut prête, elle fut placée par la femme en dessous de la natte de couchage. Alors la natte se colla à la terre. De là son nom *Pipiimaleeleele* [*eleele*: sol, poussière, terre comme matière; *pipii*: être accroché à, se saisir de]. L'homme Fanea mourut. La femme Fanea dormait toujours sur la natte qui était collée au sol et elle-même colla ensuite à la natte. Elle fut libérée de cette situation difficile par Tapu de Auala (Vaisala) qui la prit comme épouse. Mais comme les mains de Fanea étaient tapu [taboues] parce qu'elle avait tressé la natte sacrée, Tapu devait nourrir sa femme et, à cause de cela, il eut bientôt assez de sa femme [les mains étant taboues, Fanea ne pouvait les utiliser pour toucher la nourriture et mettre celle-ci en bouche, elle en serait morte] [195]. Fanea prit la natte et s'en alla à Saletele (Safune). Là-bas elle dormit la nuit avec la natte dans les lianes rampantes de la plage. De là la natte reçut encore le nom *Moeilefuefue* [que nous connaissons des variantes précédentes].

Ensuite, Fanea vécut avec un grand orateur du nom de Paopao natif d'un village de l'intérieur, Paia, et elle mit au monde une fille. Celle-ci, parce qu'elle était infirme des jambes, fut nommée Pipili [nom commun qui désigne effectivement en samoan cette affection: difformité, paralysie partielle]. Lorsque Pipili grandit, elle devint très belle. Ainsi, il arriva qu'un homme de Lealatele, nommé Lafoniu, de retour de la pêche, la vît sur le chemin de Paia et voulut l'épouser malgré son infirmité. Pipili portait la natte *Lagavaa* constamment enroulée autour d'elle et c'est pourquoi la fille qu'elle donna à Lafoniu fut appelée Fafagailetua [ce qui peut se traduire par « nourrie sur le dos »; *fafaga* « nourrir », particulièrement le nourrisson]. Celle-ci porta également la natte constamment attachée au dos. Elle se maria à Amaile et mit au monde une fille Tualafalafa [le texte ne commente pas: le nom peut se traduire par: « le dos plein de squames dues à des champignons », maladie très courante].

Tagaloa-a-lagi [le créateur du monde, le premier dieu, Tagaloa-du-ciel] épousa [décida d'épouser] Tualafalafa. La famille de celle-ci se regroupa pour rassembler des nattes pour la jeune fille [comme cadeau de mariage] (note de l'auteur: « *faitoga*, rassembler des nattes ») [littéralement: « faire-*tôga* », ce qui signifie non pas tisser des nattes mais faire les préparatifs pour le don des nattes]. Les chefs [des diverses familles reliées à la jeune fille] se réunirent dans la grande maison (*faletele*) et on dénombra une grande quantité de nattes (*aotele*) (note de l'auteur: « un tas de nattes fines s'appelle *ie o le aotelega* ») [*tele*: « grande quantité de »; *-ga* suffixe de substantivation]. Le père de Tualafalafa dit: « mon épouse, vous devez venir et voir les nattes. — Ah! S'exclama la parenté du père, elle qui avait réuni toutes les nattes, ta femme n'a rien, elle n'apporte pas de nattes pour ce mariage! » Alors un jeune homme alla la quérir [l'épouse,

---

195. Les missionnaires rapportent que les grands chefs *alii paia* connaissaient la même situation et devaient toujours être nourris par quelqu'un d'autre.

Fafagailetua] ; elle vint et dit : « je veux d'abord me baigner. Quand j'aurai fini, que toute notre famille se rassemble ici à nouveau ! » Puis elle partit se baigner et elle s'entoura d'un tapa, à cause de la [natte] Lagavaa qu'elle portait sur le dos, afin que celle-ci ne soit pas mouillée. Après le bain, Fafagailetua entra dans la maison où les nattes étaient empilées et où tous les chefs et les orateurs, chacun avec leur épouse, étaient rassemblés. On déploya alors les nattes. Il y en avait mille. Ils [la parenté de l'homme] se moquèrent de Fafagailetua qui n'avait apporté aucune natte pour sa fille. Alors, Fafagailetua porta la main à son dos et prit la natte ; celle-ci était restée sèche, malgré le bain, d'où elle prit le nom de *Matumaivai* [Sèche-en-venant-de-l'eau]. Et lorsque Fafagailetua déploya la natte, il y eut des éclairs et le tonnerre ; la nuit tomba et tout le monde prit peur. Alors elle raconta l'histoire de la natte et dit : « cette *ie toga* vient du Pulotu [le royaume des morts] et elle vaut bien vos mille ! ». De là son autre nom, *Tasiaeafe* (note de l'auteur : « Une mais mille »).

Tualalafa vécut avec Tagaloaalagi [le démiurge]. Elle alla chez lui, en haut du ciel [le créateur du monde vit dans le dixième et dernier ciel] et prit les nattes. Là-bas, elle mit au monde une fille Sinaalagilagi [Sina-des-cieux] (note de l'auteur : « Sina + d'autres terminaisons dans d'autres versions ») (Krämer 1902 : I, 29-30 ; notre traduction à partir du texte allemand).

L'histoire continue. Cette Sinaalagilagi, devenue grande, aperçut depuis le ciel un homme sur terre qui lui plaisait. Elle l'épousa : « Ainsi la natte vint à… », et c'est encore une autre lignée qui est ainsi créditée — et qui pouvait se prévaloir en cette fin de XIXe siècle — d'avoir détenu la fameuse natte Une-mais-mille.

On retiendra la succession des deux épisodes. La natte, pas encore miraculeuse, provient d'une technique détenue par les habitants du royaume des morts. Elle se transmet ensuite parmi les vivants, dans une lignée de mère à fille. Le grand dieu créateur du monde vient épouser la dernière femme de cette descendance. La natte révèle ses pouvoirs dans le don fait par la famille de cette femme au moment du mariage avec le démiurge. À la génération suivante, une jeune femme Sina, cette fois mi-divine mi-mortelle, venue des cieux, apporte aux hommes la natte. Dans une autre version très proche, rapportée par l'ethnographe allemand von Bülow qui travailla à la même époque, la présence de Sina apparaît dès le mariage avec le démiurge : la dernière femme de la lignée, épousée par Tagaloa, est appelée Sina. Rappelons que « Sina + … » est l'héroïne par excellence des légendes samoanes, la représentation idéale de la jeune femme vierge, c'est elle que le créateur Tagaloa épouse, dans quantité de légendes, pour donner naissance aux plus anciennes lignées de la civilisation samoane.

Krämer nous dit par ailleurs que, quand il résidait à Samoa dans les années 1890, ces noms de « Une-mais-mille », « Dormir-sur-la-liane-rampante », « Collée-à-la-terre », « Tissée-sur-le-bateau », etc. étaient des noms bien connus parmi les Samoans (1902 : I, 31). Aujourd'hui, les Samoans considèrent que ces noms sont ceux de la première natte ou des premières nattes. Ces nattes originelles n'existent plus, dit-on évidemment. Mais les noms sont encore employés. Certaines familles, celles qui, comme dans ces trois variantes, se targuent d'avoir été au nombre de celles qui ont reçu à un moment la natte « Une-mais-mille », ont la possibilité, en donnant un lot de nattes dans n'importe quelle cérémonie, d'appeler la première du lot par l'un de ces noms prestigieux. À l'occasion, elles peuvent même tenter le coup d'éclat : ne venir qu'avec une seule natte, à condition qu'elle soit grande et semble ancienne, tissée avec un point très fin, pour dire en somme à tout le monde qu'eux sont les « seuls » et qu'ils valent bien un « millier » d'autres familles.

4. La natte qui ressuscite un mort (version 4, Moyle, 1960)

Nous lirons une dernière variante, qui se donne sous la forme d'un conte amoureux et qui appartient effectivement au genre du « conte » *fagogo*. La natte « Une-mais-mille » y joue encore un rôle central. Ce quatrième récit se rapproche du précédent. La natte existe déjà mais ceux qui la détiennent, un couple et leur fille, sont à l'évidence des habitants du royaume des morts, même s'ils se promènent parmi les vivants. À la fin de l'histoire, un des maîtres de ce royaume, Salevao, fait son apparition et reprend la natte. Mais avant qu'elle retourne d'où elle était venue, la natte aura eu le temps de ressusciter le fils du grand Tui Manua, le Chef des Manua (les trois îles à l'extrême-est de l'archipel samoan), celui qui aurait été le premier à étendre son autorité ou en tout cas le renom de son titre sur tout l'archipel samoan (la première variante nous a déjà présenté l'importance de Manua). Ce conte fut recueilli à Samoa par Richard Moyle dans les années 1960, et transcrit en conservant fidèlement les mots samoans du narrateur. Le conte est très long et nous devrons résumer, avec quelques citations littérales. Nous ajoutons aussi des commentaires, entre crochets.

Il y avait un couple très âgé. L'homme et la femme vivaient avec leur fille unique, Masei. Celle-ci était « la plus belle jeune fille du monde ». Ils se trouvaient à Savaii [l'île la plus à l'ouest de l'archipel samoan, et là où se trouve, sur la côte occidentale de cette île, le passage vers le monde des morts]. Dans tous les villages qu'ils traversaient, les fils de chefs rivalisaient d'ardeur pour faire des cadeaux et demander la main de la fille. Mais les parents refusaient [sans explication]. Il en fut de même quand ils allèrent sur l'île d'Upolu, puis sur celle de Tutuila [en allant donc constamment vers l'est]. Ils laissaient derrière eux une grande déception mais aussi un grand étonnement : quelle que fût la masse de victuailles présentées, le couple âgé et leur fille dévoraient tout en un instant [ils sont donc des morts visitant les vivants] [196].

Finalement ils parvinrent à Manua [les trois îles les plus à l'est]. Tulele, le fils du Chef des Manua (*TuiManua*), vint vers eux [197]. Les cadeaux apportés furent innombrables : « des cochons, des bovins [198], mais pas seulement, il y avait aussi des paquets de feuilles de pandanus *laupaogo* et *laufala* » [qui servent à confectionner les nattes de sol et de couchage — mais pas les nattes fines qui réclament l'usage des *lau ie*] [199]. La mère dit à son mari : « soyons généreux (*alofa*) ! » Elle évoqua à nouveau « toutes ces nourritures et les paquets de feuilles qu'on nous donne » et ajouta : « cette gente dame [elle parle de sa fille] est très contente » [200].

Le mariage eut lieu [non décrit]. Mais Tulele avait déjà deux épouses [201]. [Le narrateur signale leur existence à ce moment, laissant entendre que ces épouses vont évidemment chercher à se débarrasser de l'intruse]. Masei fut enceinte et le moment d'accoucher approcha. Il fut décidé que Masei devait accoucher chez elle [choix le plus habituel d'après les sources anciennes] [202]. Elle se prépara au départ, avec ses deux vieux parents. Tulele voulut les escorter. Le voyage fut long. Puis, réalisant qu'il n'avait pas de cadeau pour la fête de la naissance, il décida de retourner rapidement chez lui afin de préparer un cadeau qu'il apporterait pour la fête de la naissance [laquelle se passerait chez Masei]. Il partit. Pendant ce temps, Masei accoucha déjà.

Tulele revint donc dans son île pour prendre un cadeau. Ses deux épouses le virent arriver et furent contentes en pensant qu'il leur revenait. Mais il ne leur prêta pas attention et grimpa en courant vers le sommet de l'île [très montagneuse] d'où il rapporta « le *taualuga* de son père » [sans doute : « le toit de la maison de son père » ; le chef des Manua était le seul à avoir une « maison de pourpre » répliquant celle du grand dieu

---

196. Ce comportement est caractéristique des génies ou des esprits des morts (*aitu* dans les deux cas) venus visiter les vivants, tel qu'il est décrit dans bien d'autres légendes ou contes mettant en scène des *aitu*.

197. Ils sont donc à Tau, l'île principale du groupe Manua. Sur Tau se trouve le village de Fitiuta de la première variante.

198. Introduits au xixe siècle. L'élevage est peu développé. Cependant, apporter un bovin en plus des cochons pour une fête, quand on le peut, est un geste devenu « traditionnellement » un signe de grande générosité *alofa*.

199. *Pua'a, povi* ; *'ae lê gata 'i lea – 'ua la'u mai âvega a laupaogo ma laufala* (Moyle utilise la graphie savante).

200. *Se'i va'ai 'i mea e tele 'ua tâ mau'âiga ai tâ'ua – 'O mea'ai e tele 'ua lê masino, 'o mea fo'i nei 'o laufala, 'o laupaogo, 'ua la'u mai, 'ua fiafia ai lava lenei tama'ita'i.*

201. Présentées comme *'autaunonofo* « le groupe de celles qui restent auprès [d'un homme] » : *e iai lana 'autaunonofo e to'alua fafine*. Le même mot était utilisé dans la première variante pour les épouses du roi de Tonga qui voulurent se débarrasser de Tauolo. Le terme appartient au vocabulaire prémissionnaire ; mais l'idée de « rester auprès de » a continué à être utilisée, jusqu'à aujourd'hui, pour désigner, même individuellement, l'épouse venue vivre avec son mari dans le village de celui-ci.

202. Sur les pratiques des mariages et de la résidence, aujourd'hui et au xixe siècle, voir Tcherkézoff (2003 : chap. 8 ; 2015).

Tagaloa ; un élément de maison, les poteaux ou le toit, était un cadeau habituel, d'après les sources du XIXᵉ siècle, que le côté de l'homme apportait au mariage] [203]. Les épouses, dépitées, et ulcérées de voir un objet sacré ainsi « gâché » pour « la [fille de] Savaii », se jetèrent par surprise sur Tulele et le tuèrent, sans qu'il ait même pu voir qui était son assassin. Puis elles allèrent voir le Chef, le père de Tulele, et lui dirent qu'elles avaient trouvé Tulele mort, sans nul doute frappé de manière surnaturelle par cette fille de Savaii dont elles avaient bien dit qu'elle était un *aitu*, un esprit à l'apparence humaine.

La cérémonie de deuil commença. Tout travail cessa dans les Manua. Il fallait trois jours de rites, pendant lesquels le corps demeurait allongé, éventé par les proches. Mais, pendant ce temps, « le *aitu* de Tulele » [le fantôme-esprit de Tulele, son âme reprenant forme humaine] alla vers le rivage, prit un bateau, et partit retrouver Masei et ses parents. Une fois arrivé, il lui parla [et Masei crut voir son mari en chair et en os]. Il lui dit que son père, le Chef des Manua, était très malade, et que Masei et le nouveau-né devaient venir au plus vite [c'est la coutume samoane : quand un parent est très malade, il est impératif que toute la parenté soit présente à son chevet, pour le soutenir ou, s'il meurt, pour l'aider à accomplir le passage]. Il lui dit aussi de prendre les tissus (*ie*) qui servent à envelopper le nouveau-né. Masei obéit. Mais alors les deux vieux parents s'adressèrent à Masei :

Va là-bas, vers le lit, prends dans la main la natte (*ie*) Une-mais-mille et tire-la vers toi [la natte était rangée, comme il se doit, entre des nattes de couchage]. Emporte cette natte comme *faamatua* pour la maladie du Chef des Manua. Prends aussi la [natte] *Laulauotagaloa* [litt. : Le plateau tressé en feuille des cocotier sur lequel sont présentés les mets à consommer par le dieu Tagaloa], tire-la vers toi. Cela t'en fait deux [nattes]. Cette [deuxième] natte (*ie*), c'est [le cadeau de] la visite de ton enfant pour la maladie du Chef.

Le mot *faamatua* désigne le lot de nattes fines offertes, à l'occasion d'une naissance, aux parents du père et/ou aux parents de la mère du nouveau-né. Le mot dit littéralement : « pour les parents » (au sens de : le père et la mère). Quand Tulele a dit à

---

203. Le mot *taualuga* n'est pas traduit par Moyle dans la version anglaise car, comme il le dit en note, il pense que le terme aurait un sens spécifique à Manua mais qu'il ne peut préciser. Nous voyons deux possibilités. L'une est en référence à la légende de la Maison de pourpre. (D'autres légendes disent bien que « la Maison de pourpre » de Manua fut donnée en cadeau à l'île d'Upolu ou se trouve maintenant le village du même nom, Faleula). Signalons tout de même une autre possibilité. L'expression désigne aussi, dans d'autres légendes, un plant de kava réservé au chef des Manua ; le kava sert à faire la boisson cérémonielle qui ouvre et clôt tout rituel samoan. Une des phrases suivantes dit que Tulele redescendit de la montagne avec quelque chose d'un « rouge éclatant ». C'est pourquoi nous pensons à la « Maison de pourpre ». Mais il se pourrait que le narrateur de 1960 ait ajouté cette mention parce qu'il interprétait le mot « taualuga » dans son sens propre (qui est effectivement « toit »), en ignorant que le mot est une expression pour désigner le kava du chef des Manua. Pour la suite de l'histoire, il importe peu que Tulele ait apporté le kava de son père ou le toit de la maison de son père.

Masei de prendre les nattes enveloppant l'enfant, peut-être était-ce en pensant à un cadeau, sous-entendant que ces nattes étaient les seules qu'il croyait disponibles. C'est alors que les vieux parents sortent la natte miraculeuse, soigneusement préservée jusque-là (rangée entre des nattes de couchage) en attente d'une occasion exceptionnelle.

C'est la coutume à Samoa, hier comme aujourd'hui, de penser à apporter un cadeau à celui qui est malade. En outre, dans le cas présent, la fête de la naissance n'a pas eu lieu, les cadeaux n'ont pas encore été échangés — et le récit présente comme allant de soi l'idée que le don de ces cadeaux aidera à éloigner la maladie (on peut penser que la maladie a frappé *parce que* les cadeaux n'ont pas été donnés : commentaire que des Samoans âgés nous ont proposé). Le texte semble dire que le cadeau de visite pour la maladie à proprement parler est la deuxième natte (dont le nom ne semble pas repris dans d'autres légendes répertoriées), donnée au nom de l'enfant. La natte Une-mais-mille, quant à elle, est pour la fête de naissance, comme il est encore dit ci-dessous.

Le narrateur continue avec ces mots. Nous citons d'abord, puis résumons :

> Alors, la fille [Masei] prit en main et tira à elle la natte Une-mais-mille. Le tonnerre éclata, des éclairs jaillirent, il plut des trombes — très très grande est la sacralité (*sa*) de cette natte[204]. Quand ils iront chez le Chef des Manua, ce sera le cadeau-aux-parents-pour-la-naissance (*faamuatua*) de l'enfant de Masei.

Tulele, Masei et l'enfant s'embarquèrent pour retourner à Manua. Pendant le voyage, divers incidents indiquèrent que le Tulele qui accompagnait Masei était en fait le fantôme de Tulele[205]. Masei comprit à la fin que son mari était mort et éclata en sanglots. À l'arrivée, la nuit, Tulele lui avoua qu'il avait inventé l'histoire de la maladie de son père et lui demanda qu'elle aille néanmoins dans le village et dans la maison, le lendemain

---

204. *Pâpâ fâititili, 'emo uila, tîmuga – sâsâ tetele le 'ie lea.* Le mot *sa* [sâ], en forme simple ou redoublée, indique « l'interdit » émanant du sacré (et, aujourd'hui, les interdits édictés par la loi officielle). Dans la langue samoane, il correspond au mot *tapu* qui est plus fréquemment présent dans le vocabulaire des langues de Polynésie orientale, alors qu'en samoan on ne le trouve guère que dans la prière silencieuse ancienne *tapuaiga* que nous connaissons, et dans quelques expressions.

205. La manière dont il rend phosphorescentes les gouttes d'eau et l'odeur qui se dégage de lui. Les fantômes ont toute l'apparence de l'être vivant, mais ne peuvent empêcher, apparemment, l'odeur du cadavre de les accompagner. Bien des obligations de propreté dans la culture samoane sont en relation à ces croyances, souvent encore présentes : se laver à l'extérieur et avant d'entrer dans la maison – et non dans la maison, se laver avant le repas, se laver si l'on est sorti, même sans s'être sali, ou en ayant seulement pris un bain de mer, se laver avant de sortir rendre visite, surtout si c'est le soir, etc. ; ce trait est commun à toute la Polynésie et les voyageurs européens anciens avaient déjà noté avec étonnement le souci maniaque de propreté corporelle et les ablutions plusieurs fois par jour. Il importe en effet de ne pas risquer, surtout le soir, d'être pris pour un *aitu* (ceux-ci sont les maîtres du déguisement), car celui qui croit avoir rencontré un *aitu* songera tout de suite à le frapper de toutes les manières possibles, avant de s'enfuir.

matin, et surtout qu'elle ignore les cris hostiles de la foule [pour les villageois, Masei était une ogresse qui avait tué Tulele, selon la calomnie répandue par les deux épouses]. Puis il disparut.

Au lever du jour, Masei s'apprêta. Elle prit le paquet de nattes de l'enfant, dans lequel la natte Une-mais-mille était rangée et déploya celle-ci en la secouant (*asu*) [le mot donne l'idée que Masei détache de la rosée collée à la natte ou de la poussière venue du voyage ou de la matière même de la natte] [206]. À nouveau, ce furent le tonnerre, les éclairs, la pluie. Elle replia la natte : aussitôt tous ces phénomènes s'arrêtèrent. [Et le narrateur de redire :] « très lourde est la sacralité de cette natte » [207].

Puis Masei arriva au village du Chef et alla vers la maison, malgré les cris et les gestes hostiles de la foule. Là elle trouva le corps de Tulele allongé, éventé par ses deux épouses. Elle déposa son enfant sur les jambes du corps sans vie de Tulele. Puis,

elle prit aussitôt les tissus (*lavalava*) de [qui entouraient] son enfant, elle les ouvrit, [y prit la natte Une-mais-mille]. Elle déploya au-dessus de ce jeune homme [Tulele] la natte (*ie*) Une-mais-mille, le cadeau [au nom] de son enfant pour Tulele, et la secoua (*asu*) [en faisant tomber de la rosée ou de la poussière]. Comme elle la secouait, le tonnerre éclata, tout le village fut plongé dans l'obscurité par la pluie qui tomba en trombes. Oh ! Les éclairs furent lourds [208]. Quand ce fut terminé, Masei prit l'autre natte, *Laulauatagaloa*, cadeau [au nom] de l'enfant, et elle l'accrocha [au toit de la maison].

La suite de l'histoire (voir ci-dessous) indique que Masei accrocha aussi la natte Une-mais-mille.

Revenons à notre résumé :

Puis Masei entonna une longue plainte chantée, et raconta toute l'histoire et le voyage. Elle pleurait beaucoup, et implorait le cadavre de son mari : *Alofa mai* ! « Aie pitié de moi ! » [litt. : « Témoigne-moi ta générosité ! »]. Alors on vit venir vers la maison Salevao

---

206. Il est possible aussi que, sans secouer, Masei enlève de sa main les gouttes de rosée qui sont sur la natte (le sens habituel de *asu* est d'écoper de l'eau retenue dans un contenant ou de faire sortir du sable retenu sur un tissu, etc.). Compte tenu des nombreuses connotations mystiques de la rosée dans les légendes samoanes (car c'est la trace du moment où la Nuit cosmologique laisse place au Jour), nous pensons à la rosée plutôt qu'au sable.

207. *'Ua faigatâ lava sâsâ o le 'ie lea*. *Faigatâ* signifie « difficile », « pesant à supporter » – c'est pourquoi nous nous permettons de traduire par « lourd ». Les états « tabous » (on a le mot *tapu* mais aussi le mot *sa*, à peu près synonymes) sont toujours « difficiles », ceux *noa* (libres de tout interdit) sont « faciles » *faigofie*. Notons que, à Samoa, hier comme aujourd'hui, le mot même pour désigner de manière générale la fête qui comporte un échange de dons est *faalavelave*, mot qui s'emploie dans d'autres contextes de la vie ordinaire pour dire : « problème, difficulté ».

208. À nouveau le mot *faigaitâ* (voir note précédente).

[l'un des maîtres du royaume des morts, le Gardien-de- « l'Interdit (*sa*) (de pénétrer dans) le monde sauvage (*le vao*) »]. Il avait avec lui un long bâton de bois [donc il était en tenue d'orateur ; il est apparemment un envoyé du grand maître des morts Savea Siuleo ; l'orateur samoan est appuyé sur ce bâton quand il déclame une histoire généalogique, il en frappe le sol pour ponctuer son discours]. Salevao entra dans la maison, alla droit vers le cadavre et frappa une fois le ventre du mort avec le bâton. Puis une deuxième fois… et « voilà que le jeune homme se redressa, il était en vie, il était vivant ». Salevao s'adressa à lui, lui reprocha son manque de réflexion, lui reprocha d'avoir laissé trop longtemps Masei dans l'ignorance et dans la tristesse. Puis il lui dit : « sache que ce sont tes co-épouses qui t'ont tué ! ». Sur ces mots,

> Salevao prit dans la main la natte Une-mais-mille et la tira. Le tonnerre éclata, des éclairs jaillirent, il plut des trombes. Oui, il prit la natte et la chargea [sur son dos ou sous son bras ; dans les deux cas, à la manière d'un lourd colis ou d'un enfant qu'on porte]. Puis il prit l'autre natte et la plaqua sur l'autre côté de son corps. Il sortit de la maison et s'éloigna, emportant les nattes.

Le texte n'en dit pas plus, sinon que Tulele, maintenant debout, prit son arme et tua ses deux épouses. Il dit à Masei combien il était heureux que son espoir se soit réalisé. « J'étais mort, mais je suis allé te chercher afin que je puisse revivre (*toe ola*) ». Sur ces mots, le narrateur clôt son récit avec la formule habituelle : « Voilà, c'est la fin de l'histoire » *Ia, 'ua 'uma le tala* (Moyle 1981 : 162-181, notre résumé et notre traduction à partir du texte en samoan).

5. Conclusion

Les quatre variantes de l'histoire fabuleuse de la natte Une-mais-mille confirment que la symbolique du recouvrement donnée à voir par le rituel (ci-dessus chap. 13) est donc largement explicite dans la culture samoane de la période que nous considérons. La quatrième variante ne déroge pas : le texte dit bien que le geste *asu* fut fait par Masei « au-dessus de ce jeune homme » *i luga o lenei tama*. Cette symbolique du recouvrement-enveloppement est ce qui caractérise l'aspect de « talisman » de la natte samoane, pour reprendre le vocabulaire maussien.

Quant au contenu de cet aspect de « talisman », les légendes sont on ne peut plus claires. La natte sauve la vie en la payant, soit qu'elle évite la mort en étant le paiement donné au ravisseur ou à celui qui fut initialement offensé, soit qu'elle ressuscite un mort en étant le paiement donné au monde des morts. La natte participe pleinement des pouvoirs divins, puisqu'elle manifeste sa puissance de la même façon que Tagaloa lui-même, le grand dieu créateur : le tonnerre, les éclairs, la tempête. Dans quantité de légendes, Tagaloa influe ainsi sur le destin d'un voyage. Samoa n'est qu'un exemple parmi d'autres, bien sûr ; les Tongiens ne disaient-ils pas, quand ils entendaient le tonnerre, que c'était le bruit des conversations divines qui parvenait jusqu'aux oreilles des hommes (Ferdon 1987 : 70).

CHAPITRE 15

Le paiement de la vie, la jeune femme comme offrande sacrificielle et les plumes de la natte

En suivant les miracles opérés par les nattes fines de Samoa, dans les rituels de compensation et de funérailles sans corps, puis dans le cycle mythique de la première natte, nous avons rencontré la notion de « payer la vie » *togi-ola* qui est venue préciser ce que la notion de « recouvrir la vie » donnait déjà à entendre. Demeurons dans l'univers des mythes et légendes, puis entrons dans les cérémonies anciennes de mariage, pour compléter nos connaissances sur ce paiement vital.

Ce chapitre s'insère dans la continuité de notre enquête sur la dimension sacrée des nattes fines de Samoa et nous resterons centrés sur ce thème maussien. Par ailleurs, le matériel légendaire et rituel abordé ici, et déjà dans le chapitre précédent, concernant des temps révolus ou au contraire des valeurs culturelles toujours d'actualité, fait ressortir le rôle central de la jeune femme *tamaitai*, dans la société et la cosmologie samoanes. Dans l'univers sociologique de Samoa, étudier la sacralité des nattes, c'est déchiffrer la sacralité de ces femmes, dont bien des aspects demeurent aujourd'hui essentiels dans la vie sociale et même politique. Ainsi, par exemple, la « première dame » du pays, depuis l'indépendance de Samoa (1962) jusqu'à la mort de cette femme, à la fin des années 1980, fut la sœur (non mariée) du chef de l'État et non l'épouse de ce dernier. Dans les grandes célébrations nationales, ce sont ces deux personnes — ce couple frère-sœur — qui étaient placées en avant, et leurs sièges recouverts d'un empilement de nattes fines. Chaque section du présent chapitre mériterait de nombreux développements sur l'importance des femmes en tant que « sœurs », qu'on ne pourra poursuivre ici, par manque de place, mais qui sont disponibles dans nos ouvrages précédents[209].

Réciproquement, le dossier des représentations samoanes sur la natte fine élaboré dans toute la présente IIe partie, que nous n'avions pas terminé de construire quand les ouvrages précédents sont parus et qui n'y figure pas du tout[210], apporte des compléments indispensables à nos études publiées concernant le rôle social des jeunes femmes samoanes

---

209. Voir Tcherkézoff (2003 : chap. 7 à 9 ; 2008c : Ire Partie ; 2010 : chap. 11-12, 15 à 17 ; 2015).

210. À l'exception d'une partie des rites de soumission *ifoga* et de funérailles sans corps, et d'un extrait du cycle de la natte Une-mais-mille (Tcherkézoff 2003 : chap. 4).

tamaitai et les représentations sociocosmiques qui les concernent, hier et aujourd'hui. En particulier, les sections finales du présent chapitre présentent de façon plus nette les éléments ethnographiques et les hypothèses associées qui apparaissaient dans notre étude précédente des mariages anciens et des théories de la procréation (Tcherkézoff 2003 : chap. 8). C'est pourquoi, dans l'analyse des récits qu'on proposera ici, certains commentaires sur divers contextes sociaux contemporains ou sur des termes précis dépasseront le cadre d'une discussion qui serait limitée au don proprement dit.

1. Le paiement de la vie chez les dieux : nattes et jeunes femmes

Il n'y eut pas que l'héroïne samoane détentrice de la première natte qui paya sa vie, en l'occurrence au roi de Tonga qui la détenait prisonnière. Ce même don eut lieu aux temps primordiaux où les dieux eurent à se défendre, paradoxalement, contre les hommes.

1.1. Quand les dieux payèrent avec une natte

Les légendes racontent les combats entre la « famille » des premiers dieux et les premiers hommes. Mais en fait, le comportement de ces hommes dans le récit les apparente à ce que les Samoans disent des « esprits » *aitu* (âmes de morts errants et génies localisés), toujours violents et prêts à tuer, alors que le comportement des dieux mis en scène est fondamentalement humain. En effet, les dieux sont présentés avec deux caractéristiques bien humaines. Ils semblent risquer la mort au combat et ils composent un clan, la « famille Tagaloa » (*Sa Tagaloa*), du nom du grand démiurge Tagaloa-du-Ciel, avec la terminologie employée pour tous les noms de clans des humains (*Sa* + le nom propre, ce nom étant le « titre » qui doit être investi à chaque génération dans un membre de la famille, lequel devient ainsi le « chef »).

Le récit, recueilli au milieu du XIXᵉ siècle, est donné malheureusement en résumé et en anglais par un missionnaire. Nous résumons à notre tour, avec quelques citations littérales, en traduisant à partir de ce texte anglais (et nous ajoutons entre crochets) :

Un jour des hommes, grands guerriers, voulurent visiter le ciel, demeure des dieux, demeure de Tagaloa le grand créateur et des siens, la « Sa Tagaloa » [la famille *aiga* de Tagaloa ; nous dirons « les Tagaloans »]. Les Tagaloans préparèrent un bol de kava pour recevoir leurs visiteurs [rite de bienvenue où l'on partage une boisson, décoction de racines broyées du *piper methysticum*, contenue dans un grand bol unique ; le kava est censé « alourdir » l'esprit et le mettre en contact avec l'au-delà], mais ils mirent du poison. Cependant, les guerriers ne ressentirent aucun effet. Les Tagaloans tentèrent alors de déchaîner une tempête avec des vents si froids que personne ne pourrait y survivre. Les guerriers se recouvrirent de plumes et survécurent [les plumes sont l'attribut des dieux, en opposition aux cheveux qui caractérisent les hommes]. Les Tagaloans proposèrent un voyage en pirogue sur un cours d'eau dont ils savaient qu'il se terminait par une cascade impressionnante où la chute serait mortelle. Mais le premier guerrier, arrivé au bord du gouffre, eut le temps de s'accrocher à deux rochers ; puis il grimpa sur eux et, au fur et à mesure que ses compagnons arrivaient, il les attrapait de ses bras puissants et les lançait sur la berge. Les Tagaloans annoncèrent un immense banquet. Ils avaient prévu de fondre par surprise sur leurs invités, pendant le repas, pour leur briser le crâne avec leurs massues de guerre. Mais quand les guerriers se mirent à manger, ils avalèrent tout ensemble les mets, les paniers qui les contenaient et les lourds poteaux qui servaient à soulever et à porter ces paniers. Les Tagaloans eurent alors peur de lancer leur attaque.

Néanmoins, un peu plus tard, ils osèrent défier leurs visiteurs importuns au combat qui se fait avec la longue perche. Le champion des Tangaloans s'appelait « Huit-foies » ; son corps contenait en effet huit répliques de cet organe. Le guerrier asséna ses coups et, à chaque fois, fit éclater l'un des foies. Quand sept d'entre eux furent éclatés, le champion tagaloan dut avouer sa défaite. Il dit alors à son protagoniste : « Assez, je suis vaincu. Laisse-moi aller chercher quelque chose à te donner pour ma vie ». Il alla et rapporta une natte fine. Le guerrier la noua à sa taille et il partit avec ses compagnons.

Cette natte était si grande qu'elle traînait à terre et elle devait être tenue vers le haut. D'où le nom qu'elle acquit : *Lavasii* ou « Vêtement-tenu-à-bout-de-bras » [ce qui est la manière de présenter une natte, une fois déployée, dans une cérémonie]. Ce guerrier, appelé Tuimulifanua [Chef-de-la-pointe-de-la-terre : le plus long cap d'une île], donna la natte à un autre guerrier, Tuimuaiava [Chef-de-la-baie-principale] qui l'apporta sur terre (résumé d'après Turner 1989 [1884] : 249-250).

Le missionnaire qui donne ce récit ajoute que le nom de la natte devint un nom-titre de chef et que celui-ci existe encore aujourd'hui (en 1860).

La dernière phrase est remarquable. Les hommes obtinrent des dieux une natte fine (fut-elle la première ?) et la nouèrent à la taille. Or c'est la manière de porter la natte fine comme vêtement, attestée depuis les premières sources jusqu'à aujourd'hui (en des occasions devenues rares). Du moins pour ceux qui ont le droit de porter la natte : le chef de la famille si celle-ci est de haut rang, une de ses sœurs ou filles (classificatoires) investie du titre de « première gente dame » (*saotamaitai*), appelée aussi depuis le début du XXᵉ siècle une « *taupou* » (si, du moins, la famille possède un tel titre : ce titre accompagne alors le titre originel de « chef » du même clan ; derrière la *saotamaita* ou *taupou*, les autres *tamaitai* du village porteront aussi une natte fine à l'occasion d'un grand échange comme le *taalolo* décrit ci-dessous), et un de ses frères cadets ou fils, investi d'un titre (*manaia*, littéralement : « celui qui est magnifique ») qui lui donne autorité sur tous les hommes non-chefs du village (là encore si la famille possède un tel titre); nous retrouverons « le *manaia* » et « la *taupou* » (ou simplement « la *tamaitai* ») dans les récits anciens de cérémonies de mariage; la présence de ces termes peut parfois n'être qu'une marque de politesse pour dire « le fiancé » et « la fiancée », même si la famille concernée ne possède pas vraiment les titres en question.

1.2. Quand les dieux payèrent avec une de leurs filles

Dans le récit qu'on vient de résumer, les termes samoans manquent malheureusement et on ne peut donc faire qu'une hypothèse: le don de la natte est un paiement de la vie *togiola*, puisque ce don vient au moment où les Tagaloans allaient être décimés. Mais l'hypothèse est singulièrement renforcée par un autre récit décrivant une histoire semblable (à ceci près que ce sont les Tagaloans qui déclenchent les hostilités), où cette fois le texte samoan, recueilli par Krämer, est disponible. Il s'agit d'un mythe cosmogonique, l'une des variantes sur les débuts de l'humanité et de Samoa. Pour l'origine de « Samoa », le mythe utilise un jeu de mots: « [poser] un interdit » *sa* [sur les] « poules » *moa*: *sa* + *moa*. Nous traduisons à partir du samoan, en ajoutant notre interprétation sur la signification des noms propres (et d'autres commentaires ajoutés alors entre crochets):

> Lumière-de-l'est (*Malamagagae*) épousa Lumière-de-l'ouest (*Malamagagaifo*). Un [enfant] fut Pigeon (*Lupe*) [un oiseau de prédilection des chefs, domestiqué comme compagnon et constituant également un mets de choix pour les repas de fête]. Pigeon épousa Pierre-qui-va-et-vient-librement (*Maataanoa*)[211]. Un [enfant] fut la fille Sang-sacré qui fut épousée par Communauté-sociale (*Nuu*). Un [enfant] fut Humanité (*Tagata*).

Sang-sacré est une fille, nommée « *Palapala* ». Le mot signifie normalement « boue, saleté » et est utilisé en langage cérémoniel pour le « sang » qu'on peut dire sacré car il s'agit seulement de celui qui coule à l'extérieur en venant d'une personne de rang: blessure d'un chef, sang des règles d'une femme de rang, sang de la défloration cérémonielle de la fiancée vierge (un autre mot s'applique au sang en général qui coule dans les veines et au sang qui coule à l'extérieur en venant de personnes non titrées). Le mot *nuu* « Communauté » désigne à la fois la communauté villageoise entière et chacun des trois groupes la constituant: les chefs, les filles du village (auxquelles on n'ajoute pas les épouses venues d'ailleurs — elles demeurent bien distinguées), les hommes du village et les maris venus d'ailleurs (qui, eux, sont intégrés), enfin les enfants.

---

211. Divers mythes cosmogoniques commencent avec comme seuls éléments des pierres, des rocs, qui se divisent. Une grande pierre dressée, simplement taillée ou parfois sculptée, était la représentation habituelle des dieux sur les lieux de prière et de sacrifice, en Polynésie, en plus des représentations mobiles (en bois ou en vannerie, recouverts de plumes ou de tissus sacrés).

Ce début se résume ainsi : le soleil (le dieu primordial) se dédouble. Les oiseaux apparaissent. Puis les rocs : dans quantité de cosmogonies, le roc apparaît d'abord, puis se scinde et donne naissance aux autres éléments matériels. Enfin la femme primordiale apparaît, définie d'emblée par sa qualité principale : son sang sacré. Elle épouse la Communauté, en quelque sorte l'idée de société humaine, même si l'être humain n'est pas encore là (*tagata* signifie l'être humain en général, les deux sexes). Alors la personne humaine peut apparaître [212]. On peut comparer avec le statut de la « première gente dame » dans un village (fille titrée *saotamaitai* ou *taupou* dans la ou les familles principales du village), appelée « la sœur de tout le village » en des occasions cérémonielles, ou avec le statut du Pasteur à qui on peut s'adresser en contexte formel en l'appelant « la Sœur céleste (du village) », statut et nom honorifique qui furent donnés en 1830 au premier missionnaire de la part du grand chef local qui l'accueillit (Tcherkézoff 1997). Résumons encore avant de citer quelques lignes finales :

> Qui-émergea-de-rien (*Tupufua*) [il faut comprendre que c'est le nom qui fut donné à Humanité] épousa Torche-sur-la-montagne (*Suluimauga*), la gente dame (*tamaitai*) de Uafato [on ne sait rien d'elle]. Un [enfant] fut Lu. Ce chef [ou ce Monsieur] (*o le alii lenei*) établit un interdit (*sa*) sur les poules (*moa*). C'est ainsi que ce pays fut nommé Sa-moa, à cause de Lu.
>
> C'est alors que les Tagaloans-du-ciel descendirent [sur terre], et ils volèrent les poules de Lu. Il en résulta une guerre. Ils [les humains, les gens de Lu] battirent complètement la famille étendue des Tagaloans-du-ciel (*o Satagaloalagi*). Ils les mirent en fuite. Ils firent irruption dans le neuvième ciel. Là habitait la gente dame Neuvième-Ciel (*le tamaitai Lagituaiva*). Alors le chef Tagaloa-du-ciel dit à Lu : « s'il te plaît, prends avec toi la gente dame Neuvième-Ciel comme paiement-de-la-vie (*togiola*) de notre communauté ! [213] ». Lu épousa Neuvième-Ciel. Il en résulta la généalogie de [...] (Krämer 1902).

Les lignes suivantes indiquent les naissances de quantité de grands titres de Samoa.

On retiendra cette disposition : l'ennemi est arrivé presque au cœur du lieu assiégé (chez les divins, c'est le « dixième ciel »). Juste devant ce dernier niveau, au « neuvième

---

212. Peut-on imaginer plus bel exemple de représentation « totalisante » du social ? Voilà que l'idée de groupe social précède l'idée de l'individu humain. L'anachronisme mythologique, le paradoxe narratif qu'il constitue, devient un enseignement sociologique. Nous avons pu voir sur place, dans le concret du quotidien, de quelle manière la société villageoise *nuu* « englobe » les individus qui la composent. D'ailleurs, le *nuu* comme société villageoise n'est pas composé d'individus, mais de plusieurs *nuu* (le mot ne change pas) : chefs, filles de chefs, etc. Et c'est seulement dans ce deuxième niveau, dans chacun des *nuu* du *nuu*, que les éléments sont des individus. Et encore, ces individus interagissent selon les lois du cercle hiérarchique (constitué par les références des « titres » familiaux auxquels chacun appartient). C'est seulement à l'extérieur du village, réellement ou métaphoriquement, qu'ils sont moralement parlant des individus comme nous l'entendons dans la modernité occidentale (Tcherkézoff 2003 : chap. 2-3, 5, 9 ; 2015).

213. *Ia e faamolemole, a e avatu le tamaitai o Lagituaiva ma togiola o le nuu nei.*

ciel », en première ligne en quelque sorte, une femme non mariée, une *tamaitai*, se tient devant eux. Elle sera épousée et la guerre sera évitée. Ce mythe correspond à une « tradition » de la manière samoane de faire la guerre (voir section suivante).

Une autre version, dont il n'y a qu'un résumé en anglais fait par un missionnaire sur place dans les années 1850, indique la même guerre, avec plus de détails, et la même résolution (Turner 1989 : 10-15). Elle précise que *Lagituaiva* était la fille de Tagaloa. Elle ajoute un élément final. Au mariage de Lu avec sa fille, Tagaloa ordonna à tous les Tagaloans d'apporter chacun une natte fine très claire. Une fête immense fut célébrée. Seuls ceux qui avaient apporté une natte purent entrer. D'autres n'avaient pas fait l'effort d'apporter une natte et durent attendre dehors. Ils furent bien dépités dit le texte. Finalement on les laissa entrer. Le récit s'arrête sur ces mots. Il laisse ainsi entendre que les nattes sont l'objet de don essentiel pour la famille de la fiancée. Les récits sur les rituels de mariage nous le confirmeront amplement.

Le récit précise également, comme on le sait aussi par d'autres légendes, que le dixième ciel est appelé « l'Aire-cérémonielle (*malae*)-de-la-tranquillité ». Le mot *malae* désigne l'aire cérémonielle qui se trouve au centre de tout village samoan, une aire en sol battu, aplani et défriché (en Polynésie orientale, le *malae/marae* est devenu une estrade cérémonielle de pierre avec des représentations divines, des abris pour des prêtres, etc.). En ce lieu humain, au centre de chaque village, et, pour les dieux, au dixième ciel, aucune violence n'est possible. Dans le dixième ciel, la maison divine (« la Maison de pourpre » que nous connaissons) n'abrite aucun armement, et aucun détritus n'est visible sur l'aire cérémonielle devant la maison. Il en est de même dans les villages des hommes. De fait, aujourd'hui encore, dans tout village samoan, au petit matin, chaque jour, les jeunes gens nettoient le *malae* de tout ce que le vent ou les hommes auraient pu déposer, y compris la moindre feuille ; le sol doit être soit herbeux, mais alors l'herbe, soigneusement entretenue, est coupée rase, soit il est recouvert de corail blanc. Certains Européens croient naïvement que cette habitude samoane proviendrait de l'admiration pour l'art britannique du gazon parfait devant la maison, qui aurait été transmis par les planteurs du XIXᵉ siècle et par les administrateurs néo-zélandais du début du XXᵉ siècle ; mais la raison pour avoir un *malae* parfaitement propre, jusqu'à l'obsession, est bien plus ancienne. Autour de l'aire cérémonielle sont les maisons des chefs de famille. C'est là aussi que dorment les filles non mariées. Plus loin, en s'éloignant du centre, commencent les maisons pour le reste de la famille, les endroits pour faire la cuisine, les jardins, etc. Le *malae* est par excellence l'endroit de la délibération la plus collective, où toute violence est exclue. Plus on s'éloigne, plus on s'enfonce dans les jardins, plus on s'écarte de la « lumière » (dont on dit évidemment qu'elle est l'œuvre divine) et on rejoint les espaces obscurs où il ne faut pas être seul car les agressions, d'origine spirituelle ou humaine, sont toujours possibles.

On voit ainsi comment la natte fine est aussi le symbole du centre de la communauté, de l'aire cérémonielle et pacifique, et comment la personne sociale qui lui est fortement associée, en plus du chef, est la jeune femme non mariée, la *tamaitai* — ce personnage que nous nommons la « gente dame ».

2. Le don comme substitut de vie : le sacrifice de la gente dame

La mise en parallèle des deux récits qu'on vient de lire propose une forte équivalence entre la natte fine et la gente dame, la jeune femme bonne à épouser, quand il s'agit d'offrir à l'ennemi un « paiement de la vie ». Poursuivons l'examen du rôle sacrificiel, en quelque sorte, de ce personnage féminin emblématique de toute l'organisation sociale samoane.

2.1. Le premier rang des vierges dans le don *taalolo* et à la guerre : les pouvoirs des gentes dames

Une disposition cérémonielle pour les échanges de dons, très bien attestée au XIXe siècle et visible encore aujourd'hui dans les grandes occasions, met au premier rang les jeunes femmes du village qui ont le statut de gente dame *tamaitai* (dans la définition d'aujourd'hui : non mariées, donc réputées vierges, ou mariées et résidant à l'extérieur du village, mais revenues dans leur village pour des tâches au sein de leur propre famille). Il s'agit du *taalolo*.

Lorsque tout un village honore un invité de marque (généralement un autre village venu avec tous ses chefs, ou une personnalité politique de premier plan dans le pays ou venant de l'étranger), il lui présente l'ensemble des dons que les Samoans peuvent faire : des nourritures, des objets (auparavant : bols rituels à kava, instruments de guerre, de pêche, de tatouage, etc. ; aujourd'hui : seulement les bols) et des tissus sacrés. Sur l'aire cérémonielle *malae*, tout le village s'avance, les invités étant placés à l'une des extrémités. Un ordre précis est respecté à la fois pour les objets de dons et pour les personnes qui s'avancent. Nous avons pu observer la disposition en 1996, quand l'État de Samoa recevait les délégations de pays voisins pour le Festival des Arts du Pacifique, et elle est connue de tous les Samoans d'un certain âge.

Au premier rang, se tiennent les « *taupou* » du village (parfois une seule) : répétons qu'il s'agit des jeunes femmes, non mariées, réputées vierges, qui appartiennent à une famille (au moins une par village) disposant d'un titre de ce type (nom ancestral donné à chaque génération à une jeune fille réputée vierge). Les *taupou* sont censées exceller dans la préparation et la présentation du kava, boisson cérémonielle de toute fête, et dans la conduite des danses qu'un village présente à ses invités et visiteurs. Jusque vers 1920, l'apprentissage était très long et rigoureux. Aujourd'hui, le rôle est plutôt décoratif, et le statut sexuel moins important. Un fait retient l'attention. Dans la présentation *taalolo*, ces jeunes femmes *taupou*, quoiqu'habillées de nattes fines, tiennent une massue de guerre à la main et la font virevolter. En outre, elles ont le visage noirci de larges bandes noires tracées avec de la suie délayée, comme le faisaient jadis, dit-on aujourd'hui, les guerriers avant la bataille (les guerres furent actives jusqu'en 1899).

Parfois au même premier rang, parfois un peu en retrait, viennent divers fils de chefs (*manaia* : c'est également un titre réservé à une ou à un petit nombre de familles), et les chefs principaux du village, eux aussi souvent habillés de nattes fines. Ils viennent déposer devant les visiteurs des nattes et, parfois encore aujourd'hui, des tapas. Puis viennent les orateurs, appuyés sur leur long bâton de bois. Les premiers d'entre eux apportent les objets, s'il y en a, et dirigent ceux qui viennent derrière, des jeunes gens et des épouses qui apportent les bols à kava, les porcs sortis du four et les paniers de nourriture fumante.

Pour quelle raison les *taupou* au premier rang font une référence explicite à la guerre ? L'explication est donnée aujourd'hui encore par divers Samoans d'un certain âge (non en vertu d'une mémoire directe de récits transmis sur des guerres précises, mais en vertu d'une tradition « savante » répétée par divers intellectuels dans le pays). Quand on allait de fait à la guerre, avant que les hostilités ne soient vraiment engagées, les *taupou* formaient le premier rang, parées de leurs plus beaux habits, afin que les chefs ennemis soient tentés de les prendre pour épouses plutôt que de détruire le village. L'existence de la légende des Tagaloans qui doivent donner la fille Neuvième-ciel est une preuve que cette idée, qu'elle ait été appliquée ou pas dans la réalité des guerres, est très ancienne.

Un autre commentaire, bien différent, veut que les *taupou* soient, parmi les humains, celles qui « attiraient le regard des esprits » (celui des dieux, mais, aujourd'hui, on ne parle pas « des dieux »), captaient en quelque sorte le pouvoir *mana* des dieux et rendaient ainsi invincibles les guerriers de leur camp (Tcherkézoff 2003 : 395-397). Là encore, s'il n'existe évidemment aucun témoignage de missionnaire sur l'action d'un tel pouvoir mystique, il existe diverses légendes sur des guerres passées qui présentent la victoire des hommes comme le résultat des pouvoirs miraculeux exercés par leurs sœurs qui parviennent à se mettre en communication avec les dieux-ancêtres et qui ont alors des visions permettant de déjouer les plans adverses. Déjà dans le cycle de la natte Une-mais-mille, nous avons vu que les hommes samoans prisonniers sont sauvés grâce à l'action de l'héroïne à la natte, qui est comme leur sœur (même si elle-même, et sa mère dans l'une des variantes, fait partie des prisonniers et doit également sauver sa propre vie).

Plus généralement, dans les mythes et légendes de Samoa, ce ne sont jamais des hommes qui sauvent une ou plusieurs femmes, mais l'inverse, y compris dans le thème orphique de la descente au pays des morts pour ressusciter l'être aimé. Plus générale-ment encore, c'est toujours la femme primordiale, Sina, qui apporte aux hommes les bienfaits célestes, et non un homme (il en va de même pour Tonga : Douaire-Marsaudon 2002). Pour le thème qui nous occupe ici, c'est Sina qui apporte la natte aux humains dans le mythe où la natte vient du pays des morts, c'est elle encore, nous allons le voir, qui est à l'origine des plumes de couleur pourpre nécessaires à la décoration de la natte.

2.2. L'offrande *inati* : « les filles du *'inasi* »

Le mot *malo* désignait à la fois le « vainqueur » à la guerre, le « gouvernement » installé dans un district par le vainqueur (le mot est resté pour désigner le « gouvernement » au sens moderne) et, hier et aujourd'hui, tout « visiteur », tout hôte que l'on reçoit avec égards. Il y a donc trois possibilités de relation avec le *malo* :
– ennemi destructeur, il s'apprête à tuer tout le monde ;
– d'ennemi on en fait un allié en lui offrant comme épouses des vierges ;
– mais, dans le circuit des objets de dons, le substitut de la jeune femme est la natte fine.

Restons dans le deuxième cas, celui de l'offrande d'une jeune femme. C'est là où il nous faut revenir sur le mot « *igati* » utilisé dans la deuxième variante du cycle de la natte Une-mais-mille. Quand Lautivunia arrive devant son frère le roi de Tonga, il lui offre sa prise, la jeune Samoane Tauolo et lui dit : « c'est ton *igati* ». Krämer a transcrit avec un -g- mais il s'agit en fait du mot samoan *inati*[214]. Le mot existe en samoan et désigne aujourd'hui la « part offerte », prélevée sur une récolte, sur une préparation de divers plats, et apportée au chef, au pasteur, etc. Ici, il transcrit le mot tongien *'inasi*, qui a le même sens, aujourd'hui, mais qui s'applique particulièrement à l'offrande des prémices faites chaque année, en grande pompe, au roi de Tonga. Chaque village, chaque île fait parvenir sa « part » à Mua, le centre religieux sur l'île principale Tongatapu où résidait (et réside toujours) le roi, sur le *malae*, l'aire cérémonielle. Or une tradition indiquée par la reine Salote (qui régna toute la première moitié du XXᵉ siècle)[215], explique que, jadis, au nombre des prémices offertes :

---

214. La confusion est courante avec ce phonème : en samoan parlé de façon dite « familière », un seul phonème /ng/ correspond à deux phonèmes distincts /n/ et /ng/ utilisés en samoan « formel », lesquels s'écrivent « n » et « g ». En entendant /ignati/ en samoan familier, on ne peut savoir *a priori* s'il s'agit d'un *igati ou de inati. Mais les dictionnaires récents indiquent que le premier mot n'existe pas.

215. Salote Tupou III régna de 1918 à sa mort en 1965. Son fils Taufa'ahau Tupou IV régna ensuite jusqu'en 2006. Jusqu'à la fin des années 1990, ce fut un siècle et un pouvoir tournés vers la « tradition », avant les revendications « démocratiques » récentes et les règnes ouverts sur une certaine modernité (Tupou V 2006-2012, Tupou VI aujourd'hui).

les chefs locaux envoyaient parfois une de leurs filles au Tu'i Tonga. Ces jeunes filles, appelées filles du *'inasi*, restaient à la cour du Tu'i Tonga jusqu'à ce qu'elles aient eu un enfant du chef suprême et retournaient ensuite dans leur village, avec l'enfant qui y jouissait alors d'une grande considération[216].

On peut généraliser : que ce soit un district faisant face à l'ennemi, la « famille » des dieux Tagaloans devant faire face à l'ennemi humain, ou une famille qui doit donner à voir sa relation au « roi » ou au « chef », à chaque fois ce groupe donne sa ou ses filles[217].

Ce don « paye la vie », il est une forme de sacrifice. Dans d'innombrables sociétés, on trouve un discours mythique ou légendaire, et des suggestions par le rituel, pour dire que le don de l'animal ou d'un objet est venu se substituer à un moment donné à ce qui était un sacrifice humain. La gradation samoane est un peu plus complexe car elle reconnaît au premier plan de l'intensité dramatique le massacre guerrier ou bien, comme on va le voir dans un ensemble de mythes, la pratique du dieu et celle du chef cannibales qui réclamaient une victime humaine, chaque jour ou chaque année. Ensuite, on entre dans les pratiques de substitution. Un premier niveau de substitution est *l'offrande d'une épouse vierge à l'ennemi* et d'autre part l'offrande de nourriture à cuire en lieu et place de la victime humaine préparée pour le repas cannibale. L'offrande de la vierge est sacrificielle de plusieurs points de vue : elle se substitue au massacre et elle est une offrande sanglante — car nous verrons l'importance du rite de l'écoulement de sang virginal dans la cérémonie de mariage. Un second niveau, en substitution cette fois pour la jeune femme donnée à l'ennemi, est l'entrée en scène de la natte fine (première variante de la guerre des Tagaloans contre les hommes) : destruction du district → offrande d'une gente dame pour épouse → offrande d'une natte fine.

Nous aurons à faire l'hypothèse que la natte fine symbolise, par les plumes de couleur rouge-pourpre qui y sont accrochées, le sang virginal de la jeune épouse et les pouvoirs de vie de ce sang. Pour le moment, il nous importe de souligner ici que, dans cette logique substitutive, la natte fine réfère spécifiquement à la jeune femme : pas n'importe laquelle, mais la gente dame *tamaitai*, supposée vierge si elle n'est pas mariée, et souvent *taupou* car fille d'un chef d'un clan possédant le droit de transmettre un tel titre de *taupou*[218].

---

216. Explication et références des sources données par Françoise Douaire-Marsaudon (1998 : 281).

217. Dans la réalité sociale observée au XIXᵉ siècle en de nombreux pays polynésiens, les familles cherchaient à faire épouser leurs filles par de grands chefs, afin qu'elles tombent enceintes et procurent ainsi à leur famille un lien avec une grande lignée.

218. Nous conservons ici avec *taupou* un terme consacré par la littérature ethnologique (comme « tapa » pour

2.3. Une épouse pour une victime cannibale féminine

Un bref exemple de cette logique samoane est l'histoire de la jeune femme Ui. Le dieu-soleil, qui n'est autre que Tagaloa, devait dévorer une victime humaine *masculine*. Elle, Ui, s'offrit à sa place, mais se présenta comme une offrande à prendre sexuellement. Dès lors, le dieu cessa de manger les humains, et, en outre, leur donna des rejetons mi-divins mi-humains, les chefs sacrés. C'est encore une version mythique des circonstances guerrières qui conduisaient les jeunes femmes à tenir le « premier rang » devant l'attaque ennemie, prêtes à être prises de force comme épouses. Cette fois, ce ne sont pas les dieux qui donnent la Dame du Neuvième Ciel pour avoir la paix, ce sont les humains qui donnent une jeune femme pour ne plus avoir à donner de victimes cannibales aux dieux. Nous résumons d'abord, puis citons :

> En ce temps-là... le soleil existe déjà. Mais il effectue sa course diurne si vite qu'il n'est pas utile aux humains [219]. Aussi, des femmes, discutant entre elles, se moquent de cet astre inutile. Un homme rapporte ces médisances au soleil. Celui-ci, vexé, dit qu'il s'arrangera pour que son passage soit plus que remarqué par les humains. À son lever, des humains mourront. [La suite fait comprendre que le soleil, qui n'est autre que le démiurge Tagaloa, dévore les humains]. Une discussion a lieu entre un frère et une sœur, Lua et Ui. Ils s'attendent à être les prochaines victimes [sans qu'on sache pourquoi]. Du moins, ils disent :
>
>> « Malheur que le quotidien (*aso*) [il faut comprendre : le repas cannibale quotidien] qui aura lieu demain, quand Soleil se lèvera ! » Et Ui, la sœur, de dire : « je serais [j'irai] la première ». Lua, le frère, répondit : « non ! Toi, tu restes, ce sera moi le premier ! » C'est ainsi qu'ils parlaient, le frère et la sœur. Ui l'emporta. Quand l'aube apparut, la jeune fille Ui se rendit à l'endroit où Soleil se lève [donc elle gravit la plus haute colline]. Puis elle écarta les jambes [vers la direction] où Soleil se lève. Soleil se leva, et la fille avait les jambes écartées et faisait face exactement au visage [de Soleil].

---

tissu d'écorce du mûrier, etc.). Mais ce terme fut consacré à la suite de confusions. La jeune femme proprement « titrée » dans les conditions dont nous parlons (détentrice d'un nom-titre particulier que sa famille avait le droit de donner à l'une des filles ; ce droit était soit unique soit l'apanage d'un petit nombre de familles dans un village) est dite *augafaapae* et *saotamaitai* (informations recueillies par nous auprès de personnes âgées en 1984). Le mot *taupou*, étymologiquement « celle qui est encore neuve », était au milieu du xixᵉ siècle le mot poli pour désigner toute jeune femme réputée vierge, qu'elle fût titrée ou non. Ensuite le terme *taupou* a occupé à lui seul tout le champ (vierge cérémonielle titrée et toute fille vierge), certainement en relation aux planteurs et aventuriers européens à qui les Samoans ont fait croire (ou qui ont voulu croire) que la « *taupou* » qu'on leur donnait à épouser était une vierge titrée. Le mot fut cité par l'ethnographie du xixᵉ siècle comme tel, ce qui implique que les Samoans qui s'adressaient aux Européens l'employaient ainsi. Ensuite, au xxᵉ siècle, les Samoans l'ont employé ainsi spontanément.

219. Ce thème est également attesté, très largement, en Polynésie orientale. Mais là-bas, un héros masculin, mi-divin mi-humain, parvint à combattre le soleil, à l'attacher et à domestiquer sa course (Tcherkézoff 2003 : chap. 1). Ici le soleil fut amadoué par une jeune fille.

Alors, Soleil lui dit : « tu vas rester auprès de moi [= tu seras ma femme], je ne ferai plus mon quotidien, viens en bas, j'arrêterai mon quotidien, il n'y aura plus une seule personne qui mourra [pour mon repas], puisque tu demeures auprès de moi. Vas dans ta famille, et moi je ralentirai ma course. Quand tu donneras naissance, appelle mon cher enfant de ton nom et de mon nom. Mon nom est Tagaloa, le tien Ui. Mets-les ensemble et appelle-le TagaloaaUi [220] ! » (Krämer 1902, I : 403-404 ; notre traduction à partir du samoan).

D'autres légendes parlent d'une « Sina » qui fut fécondée par Soleil après lui avoir fait face, jambes écartées, en étant montée au sommet d'un arbre (Milner 1968).

Ce thème est courant dans toute la région. Évoquons un charmant récit qui vient de l'archipel voisin le plus proche de Samoa, géographiquement et culturellement, un petit groupe d'atolls : Tokelau. Nous résumons :

Le roi de Fidji, Tui Fiti, avait une fille nommée Hina [la « Sina » samoane]. La jeune Hina [éternellement jeune] était d'une beauté inégalée. Bien des grands de ce monde venaient lui faire la cour. Le roi de Tonga demanda sa main, mais Hina refusa. Le Tui Manua, le roi des Manua [et peut-être de tout l'archipel samoan en ce temps-là] demanda sa main. Elle refusa encore.

Le Tui Tokelau, le roi de Tokelau, avait quant à lui une fille prénommée Maga-maga-i-matua (Celle-grande-ouverte). Celle-ci avait pour habitude de se mettre en plein soleil, dès les premiers rayons, et de rester ainsi jusqu'au soir. Elle ne pouvait plus s'en passer, elle ne pouvait plus détacher son regard. Et voilà que, ô surprise, Celle-grande-ouverte devint enceinte. Elle mit au monde un garçon et le nomma Kalokalo-o-te-la (Celui-dérobé-au-soleil). Elle lui cacha l'histoire de son origine.

Quelque temps après, Kalokalo [devenu grand] entendit tout ce qu'on racontait sur la beauté de Hina, la fille du roi des Fidji. Il dit à sa mère : « je vais aller demander sa main ». « Hélas ! », répondit la mère, remplie d'inquiétude pour son fils. « Sais-tu bien qu'elle est la fille du roi des Fidji ? Que sommes-nous à côté ? » Mais Kalokalo ne renonça

---

220. On a là un bel exemple de la logique sociale transpolynésienne qui veut qu'un enfant capitalise toujours les héritages généalogiques venus de ses deux parents (la Polynésie n'est pas du tout une terre de l'unifiliation). Ceci se retrouve jusque dans la pratique moderne de la nomination, du moins dans un cas bien particulier où la référence était aussi « légendaire ». La famille royale anglaise est depuis longtemps une figure tutélaire (de moins en moins évidemment) parmi les Polynésiens qui reçurent les visites de Cook et qui furent évangélisés par la London Missionary Society. Lady Diana l'était doublement, en y ajoutant sa propre notoriété. Le jour de l'accident qui coûta la vie à Dodi Al-Fayed et à Diana, une famille samoane dans une maternité d'Auckland décida d'appeler leur fille qui venait de naître « Dodiana » (voir Tcherkézoff 2008c : 150-153 sur les projections croisées européennes-polynésiennes contemporaines à propos des noms à donner aux enfants).

pas. Il traversa les mers pour atteindre les Fidji. Il se rendit à la grande maison du roi de Fidji. Dès qu'il apparut et que Hina le vit, celle-ci ne put détacher son regard de ce jeune homme. En effet, Kalokalo avait la beauté exacte qui pare le soleil au moment où celui-ci lance ses premiers rayons sur la terre, chaque matin. Hina décida sur-le-champ d'accepter la demande de Kalokalo, et le roi de Fidji ne put que consentir [221].

On retiendra à la fois le thème, courant dans la mythologie de toute la Polynésie occidentale, du soleil mâle qui féconde de ses rayons, et le fait que, ici, la femme « dérobe » en quelque sorte à Soleil ce pouvoir de procréation (si l'on en juge par le nom de l'enfant). On mettra cette dernière dimension en rapport avec le fait que, dans ces pratiques de mariages polynésiens, attestés au XIXe siècle, où une jeune femme était présentée à un chef, le but explicite de la famille était de voir leur fille tomber enceinte. Or, dès que cela arrivait, la famille récupérait sa fille, et celle-ci accouchait chez elle. Souvent, elle ne reprenait pas ensuite la vie commune avec le chef, comme un récit nous le montrera plus loin [222]. Nous avons vu cela aussi avec la légende de Masei qui épousa le fils du roi de Manua puis retourna chez elle pour donner naissance ; son mari, tout fils de grand chef qu'il était, devait se rendre dans la famille de sa femme pour la naissance (mais le malheureux Tulele revint chez lui, ayant oublié de prendre le cadeau nécessaire à la naissance, et fut tué par les co-épouses).

Autrement dit, on est loin d'un contexte de droit de cuissage détenu par des chefs, à la manière de la féodalité ou de l'aristocratie européenne. On retrouve plutôt une tendance très générale de la cosmologie transpolynésienne où ce sont les humains qui dérobent aux dieux les pouvoirs de vie, en les attirant, en leur présentant des leurres, en cherchant à n'avoir qu'un bref commerce avec eux, le temps d'obtenir la fécondité recherchée. Du côté de cette stratégie humaine, ensuite, il faut distinguer évidemment les chefs masculins et les mères qui organisaient la stratégie et, d'autre part, les jeunes femmes, parfois très jeunes, qui en furent les instruments, souvent sans qu'elles aient eu la possibilité d'exprimer leur avis sur le rôle qu'on leur demandait de tenir.

Nous avons fait ailleurs l'hypothèse que cette même stratégie fut appliquée par les Polynésiens, dans toute la région, lors de leurs premières rencontres avec les voyageurs masculins venus d'Europe (dont l'apparence et les objets apportés en faisaient des êtres également « lumineux », venus du côté « solaire » du monde). Les adultes leur

---

221. Résumé d'après une légende des Tokelau, Polynésie occidentale, racontée en anglais (*Matagi Tokelau*, 1991 : 212-213).

222. Il est très difficile d'établir des proportions, compte tenu de la minceur des sources, mais la tendance est claire, pour divers pays polynésiens, au début des contacts (Tcherkézoff 2003 : chap. 8).

présentèrent des jeunes filles et firent des gestes indiquant clairement qu'ils demandaient à leurs visiteurs de faire l'amour avec ces filles. L'exemple samoan illustre bien la dimension sacrificielle de cette offrande, même si les premiers Européens furent à cent lieues de deviner ce dont il s'agissait et surinterprétèrent toutes ces rencontres comme une « hospitalité sexuelle »[223].

2.4. Un poisson pour une victime cannibale masculine

Il est intéressant de mettre en parallèle l'autre type de mythe d'arrêt du cannibalisme, celui des chefs. Là, la victime est un jeune homme, et la substitution un poisson. Un résumé suffit :

Le grand chef Malietoafaiga [ancêtre du Malietoa qui accueillit le premier missionnaire en 1830][224], dévorait des êtres humains pris dans tous les villages de l'archipel. On appelait cela le quotidien du chef. Chaque matin, les orateurs du chef attendaient les deux victimes qu'on [le village] devait leur apporter. Ces victimes étaient tuées sur un rocher plat qui se trouvait là avant d'être emportées dans l'abri de cuisine où se trouvait le four. Le roi partageait ses victimes avec ses orateurs.

Une nuit, ce fut le tour de deux jeunes hommes d'un village de Savaii de venir pour s'offrir au petit matin. Ils parlèrent la nuit en se lamentant sur le sort qui les attendait. Il se trouve que le fils du roi avait décidé de passer la nuit dehors, au frais. Il entendit leurs plaintes et son cœur fut brisé. Au matin, il vint les voir et leur demanda de l'envelopper, lui le fils du chef, dans une feuille de cocotier, comme on le fait pour transporter le gros poisson que l'on vient offrir au chef. [À l'issue de toute pêche collective, il convient d'apporter une part au chef local]. Quand ce paquet arriva devant le chef, ce dernier demanda ce dont il s'agissait. On lui dit : « un poisson, la part sacrée du chef ». Le chef se réjouit, mais quand les orateurs ouvrirent le paquet, le fils du chef apparut. Le vieux Malietoa en eut le cœur brisé, à l'idée qu'il avait failli manger son fils. Il décida de cesser le cannibalisme et décréta que, désormais, son quotidien serait le poisson. Il proclama : « Désormais, que les hommes vivent, et qu'on m'apporte un quotidien de poisson ! » (*Tala o le vavau* 1976 : 67-69).

---

223. Les Européens, prisonniers de cette surinterprétation, s'interrogèrent seulement sur la particularité de ces sociétés où, apparemment, la sexualité prémaritale féminine n'était pas réprimée (Tcherkézoff 2008c, 2009, 2010).

224. Et qui lui-même est l'ancêtre de celui qui fut le Chef d'État de l'État de Samoa (occidental) pendant toute la deuxième moitié du XXe siècle, Malietoa Tanumafili II.

D'autres histoires nomment d'autres chefs cannibales ou des génies locaux qui sont des ogres, habitant en des lieux retirés, surprenant les voyageurs et les dévorant. Mais le héros qui parvient à arrêter cette pratique, en s'offrant ou en combattant le Chef-ogre avec succès, est toujours un garçon.

2.5. La distinction de sexe, l'arrêt du cannibalisme et la dualité des dons

On retiendra donc le contraste entre le rôle de la jeune femme non mariée et le rôle du jeune homme dans l'arrêt du cannibalisme. La première symbolise le passage de la violence meurtrière au mariage forcé. Le second symbolise le passage de la violence meurtrière à l'alimentation animale. Depuis ces temps mythiques où la jeune femme bonne à marier — la gente dame *tamaitai* — et le jeune homme courageux ont arrêté le cannibalisme des dieux et celui des chefs, la société samoane fait circuler, dans les échanges de dons, d'une part des nattes fines, associées à la sacralité de la jeune femme qui va se marier (avant le mariage son corps est dit *sa* « sacré-interdit »), et d'autre part des nourritures associées à la « force » (*malosi*) et au « travail » (*galuega*) des frères et maris de ces femmes.

Mais, là encore, gardons-nous de tirer cette remarque plus loin, vers un dualisme abusif qui prétendrait rendre compte de tout cet univers social et cosmologique selon deux références féminine et masculine au sens occidental. Il nous semble que les nourritures, préparées par les hommes (qui font le travail des jardins et de la cuisine au four enterré) symbolisent le corps humain (*des deux sexes*), et les nattes symbolisent l'enveloppe, la matrice, qui donne naissance *aux deux sexes humains* par le rapprochement des dieux mâles et de la gente dame primordiale, mi-divine mi-humaine.

3. La couleur du plumage des oiseaux ou comment le perroquet *sega* acquit ses plumes de couleur pourpre

3.1. Les dieux, les hommes et les oiseaux

On voit donc le faisceau de rapports établis par les Samoans entre la natte fine et la jeune femme. Un autre ensemble de mythes et de légendes apporte son lot, en même temps qu'il rend compte d'une particularité des nattes fines dont nous avions souligné la singularité par rapport aux autres tissus : la décoration de plumes de couleur pourpre — absolument obligatoire pour qu'une natte soit vraiment une *ie toga*.

Les plumes pourpres sont celles du perroquet *sega*. Le *sega* de Samoa, seul perroquet de la faune indigène, semble avoir toujours été un oiseau assez rare, à Samoa. De plus, les plumes de cette couleur pourpre ne constituent qu'une petite partie de son plumage, sur l'avant[225]. Enfin, il est de très petite taille. C'est pourquoi les Samoans utilisaient aussi, quand ils le pouvaient, les plumes de même couleur d'un autre perroquet qu'ils appelaient également *sega*, mais en précisant *sega Fiti*, le « sega de Fidji », assez semblable au *sega* samoan. Certains furent importés. Mais les plumes étaient obtenues surtout par échange, souvent par l'intermédiaire des Tongiens. Ces derniers avaient aussi la chance d'avoir sur leurs terres un *sega* (identique ou très semblable au *sega* samoan), lui aussi assez rare, et, à l'occasion, ils fournissaient aussi les Samoans avec les plumes de ce petit *sega*. Dans ces échanges, les Tongiens quant à eux cherchaient à obtenir des nattes fines samoanes, comme nous le savons.

Les oiseaux sont les messagers des dieux ; ils font le lien entre ciel et terre. Le messager habituel de Tagaloa est le *tuli* (en anglais le « *golden plover* »), aux éclats dorés comme le soleil. Il porte plutôt les bonnes nouvelles et il assista Tagaloa dès les premiers instants de la création du monde. Le messager de la mort est le *vea* (*rallus pectoralis*, en anglais le « *corn crake* »), de couleur noire bien entendu. Quand il vient près d'une maison, le soir, les habitants craignent qu'un des leurs ne meure dans la nuit ; ou bien ils savent qu'un parent habitant ailleurs vient de mourir et que, le lendemain matin, on verra venir des cousins apporter la mauvaise nouvelle[226].

D'autre part, les dieux ont des plumes mais pas de cheveux ou de poils. Les plumes sont aux dieux ce que les poils sont aux hommes et aux animaux. C'est pourquoi, pour les insignes de la chefferie, dans toute la Polynésie, les hommes ont toujours utilisé les plumes. Les grandes capes hawaiiennes sont célèbres par la quantité de plumes utilisées. Mais l'objet le plus répandu est la coiffe. À Hawaii, cette décoration pour la tête des chefs ressemblait à un casque de l'armée romaine et était faite comme les figurations des têtes des dieux : vannerie recouverte de plumes. À Samoa, la coiffe, appelée *tuiga*, était composée d'une part d'un assemblage de cheveux, toujours pris sur des jeunes femmes non mariées (on voit à quel point ce personnage était central pour manifester la présence du sacré) et traités pour que leur couleur vire vers le pourpre (on arrivait à une teinte roux foncé), et d'autre part de plumes pourpres (toujours les plumes du perroquet *sega*), le tout disposé, avec des coquilles de nautilus, sur une petite armature de tiges végétales entrecroisées. Aujourd'hui, n'importe quels cheveux font l'affaire, les plumes ne sont plus des plumes anciennes du *sega*, les décorations de coquille de nautilus sont souvent des petits miroirs retaillés. Cette coiffe était et est portée, dans les grandes cérémonies de dons, par les trois personnes qui, en toutes

---

225. Le *fatafata*, la « poitrine », le « torse » : le mot utilisé est le même que celui appliqué au corps humain.

226. Tagaloa ayant été remplacé par le dieu chrétien, le *tuli* ne joue plus guère de rôle. Mais ce que nous venons de dire du *vea* provient de nos observations dans les années 1980. De manière générale, les croyances liées au pôle de la Nuit cosmologique (mort, comportement des esprits-fantômes *aitu*, etc.) sont demeurées actives.

circonstances, composent le statut supérieur : le chef, la fille ou sœur de chef *taupou*, le fils de chef *manaia*.

On pourrait donc s'attendre à ce que les légendes associent les oiseaux à ces trois personnages. Mais, comme pour la natte fine, laquelle peut pourtant être portée comme habit cérémoniel par ces trois personnages, c'est seulement la jeune femme qui est à l'origine des oiseaux — plus exactement à l'origine de leurs formes et de la couleur de leur plumage.

L'épisode concernant les oiseaux n'est qu'une partie d'une histoire souvent racontée sous diverses variantes, encore aujourd'hui. Le thème principal est à nouveau orphique : la recherche, par Sina, de l'homme qu'elle veut épouser (ou qu'elle vient d'épouser). Celui-ci a disparu ; ou bien l'on sait qu'il est mort, mais Sina ne le sait pas ; en tout cas le corps est absent. Alors Sina parcourt les différentes îles, en demandant aux oiseaux s'ils n'ont pas vu passer son cher disparu. L'indication cruciale est donnée par le perroquet *sega*. Il indique à Sina les gestes magiques à faire, une fois qu'elle aura rencontré une certaine vieille femme. Cette dernière conduira alors Sina au pays des morts, d'où Sina parviendra à ramener son mari pour vivre à nouveau avec lui dans le monde des vivants. Nous connaissons déjà ce thème avec Masei. Mais cette Sina fut la première femme, comme son nom l'indique, à faire cette épreuve et, chemin faisant, elle donna aux oiseaux de Samoa leur plumage. Ainsi, le perroquet *sega* put acquérir sa touffe de plumes pourpres.

3.2. Les récits

Trois versions sont disponibles. Sur quelques épisodes secondaires, elles présentent des variations dans le déroulement, et nous indiquerons en note ces différences. Sur l'essentiel, elles sont identiques, les versions plus courtes omettant simplement des épisodes que la plus longue a conservés. Nous suivrons la version la plus longue, recueillie au XIXᵉ par Krämer [227]. Elle comporte la rencontre avec les cinq principaux oiseaux prisés par les chefs samoans, le gros pigeon, puis le « *sultan hen* » et deux petits pigeons, enfin le perroquet *sega*. Le premier était chassé. C'était le grand sport des chefs de hauts rangs : une chasse longue et difficile. On construisait une plate-forme dans la montagne, un abri pour se cacher, des appâts, des filets, et l'on attendait parfois longtemps. Ce pigeon cuit était et est encore un mets de luxe. Les trois autres oiseaux (et surtout le premier d'entre eux) étaient des animaux de compagnie pour les grands chefs qui les promenaient posés sur un bâton recourbé. Ils étaient capturés par la même

---

227. Krämer (1902 : I : 124 *et sq*). Une version un peu plus courte fut recueillie au XXᵉ par le Frère Herman (1955 : 112 *et sq*., texte n° 130). Une version encore plus courte fut recueillie dans les années 1960 par Richard Moyle (1981 : 255 *et sq*., texte n° 14).

technique, mais en utilisant un congénère captif comme appât. Enfin, le perroquet *sega* était hautement prisé pour ses plumes. Nous résumons, en donnant les mots samoans essentiels entre parenthèses, et nous citerons quelques passages :

Il y avait un couple qui engendra deux fils splendides, Tuli et Tulau. En ce temps-là, il y avait une gente dame (*tamaitai*), appelée Sina. Cette jeune femme vierge (*taupou*) était si belle que tout le monde l'admirait. Les jeunes gens venaient-faire-la-cour (*aumoega*) et [comme il se doit en pareille circonstance] apportaient un *tauga*, c'est-à-dire un lot de nourritures en cadeaux : « un porc », ou « une poule » et « diverses bonnes choses [à manger] (*mea lelei eseese*) ». Le don de Tuli et Tulau fut le plus pauvre, juste un pied de porc. Mais Sina, subjuguée par la beauté de Tulau, lui dit, à lui et à aucun autre : « approche, nous allons demeurer ensemble [= vivre ensemble] et manger ton *tauga* ». Les autres prétendants furent stupéfaits.

Sina et Tulau vécurent ensemble. Mais Tuli ne pouvait digérer sa peine d'avoir été délaissé pour son frère. Il conçut un plan pour tuer son frère. Il l'invita à une partie de pêche et le tua par surprise. Sina, restée sur la rive, vit venir les vagues ensanglantées et comprit que son Tulau n'était plus. Elle partit le chercher [le texte n'explique pas davantage][228].

En route par monts et par vaux, elle rencontra un pigeon (*lupe*). Elle lui demanda, avec la politesse voulue, s'il avait vu passer Tulau. « Oui, j'ai vu passer un cochon », répondit le pigeon. Sina lui répliqua : « pour ton mauvais caractère (*agaleaga*), reçois ma pierre qui sert à tenir et tendre [les fibres des nattes fines que je confectionne] *lau maa tao lalago*, et mets là à ton bec ! ». Depuis ce jour, le bec du pigeon est enflé.

La réponse du pigeon démontre ou sa « méchanceté » ou, plutôt, sa bêtise et son inutilité[229]. Le mot *leaga* possède ces différentes connotations.

Puis Sina rencontra le *manualii* [le « sultan hen » ; littéralement, peut-être : « l'oiseau manu du chef *alii* »] et posa la même question. L'oiseau répondit avec douceur que Tulau était passé par là. « Pour ta gentillesse (*agalelei*), lui dit Sina, reçois les plumes de ma natte [ou jupe] (*fulufulu ia o lou ie*) et mets-les à ton bec ! » [le texte sous-entend : depuis, le *manualii* a une touffe de plumes au-dessus du bec ; le texte ne précise pas plus ce qu'est

228. La version Herman est identique. Celle de Moyle est différente et utilise le thème des co-épouses féroces, rejoignant ainsi la légende de Masei que nous connaissons. Le jeune homme avait deux co-épouses (*autaunonofo*) qu'il délaissa pour Sina. Ces co-épouses étaient des ogres (*sauai*). Elles tuèrent le jeune homme au cours d'une partie de pêche.

229. Dans la version Moyle, le pigeon dit à Sina de passer son chemin car il n'est pas censé perdre du temps à s'occuper des problèmes de la jeune femme.

cette natte ou jupe *ie*]. Puis elle rencontra le petit pigeon *manuma* qui lui fit la même réponse. « Pour ta gentillesse, reçois ma jupe blanche (*lau ie sina*) et mets-le à ta poitrine (*fatafata*) ! » [depuis, ce pigeon est blanc sur l'avant du corps[230] ; le *ie sina* est la « natte-jupe blanche-éclatante » qui sert à recueillir le sang de la défloration dans la cérémonie de mariage]. Puis elle rencontra le petit pigeon *manutagi* [lui aussi au plumage multicolore]. Il fit la même réponse. « Pour ta gentillesse, reçois la tresse pourpre [tresse de plumes de couleur pourpre] (*le ie ula*), c'est ma tresse (*lou ie*) pour rougir ton bec (*e mumu i lau isu*), ainsi que ma jupe de danse (*lou ie tutupupuu*) [de couleur brune ou noire] que tu mettras à ta poitrine ! ». Puis elle rencontra le perroquet *sega*. Celui-ci fit une autre réponse. Il dit à Sina de marcher dans une certaine direction jusqu'à ce qu'elle rencontre la dame Matamolali. Alors, elle devra frapper le visage de cette femme avec une feuille de cocotier.

Cette feuille est utilisée pour rendre sacré-interdit l'objet (ou l'arbre) qu'elle touche ou enveloppe : terrain à délimiter, maison à transformer en maison de fête pour une cérémonie. Le tressage en feuille de cocotier sert aussi à confectionner les plateaux sur lesquels la nourriture est présentée. Il servait aussi jadis à faire de petites nattes *tapaau* qui étaient les « sièges des dieux » dans les rituels[231].

Revenons à notre résumé et passons au présent narratif :

Sina remercie le perroquet sega en lui disant : « pour ta gentillesse, reçois ma tresse de plumes pourpres (*lou ie ula*) et mets-la à ta poitrine, reçois mon collier (*lau lei*) et mets-le autour de ton bec, et reçois ma jupe de danse noire (*lou taele*) pour tes plumes à l'arrière de ton corps ! »[232]. Sina ajoute, en parlant au perroquet, que cette couleur pourpre qu'il reçoit d'elle « te distinguera de tous les autres oiseaux de la forêt ». Elle dit encore : « ceci est mon

---

230. Le reste du plumage tire sur le vert et le rouge.

231. Le fait est évoqué, avec le mot, dans un récit généalogique recueilli par Krämer. Cette pratique est bien attestée pour d'autres archipels polynésiens (voir ci-dessous Conclusion). On n'en sait pas plus pour Samoa (parmi les rites préchrétiens, ceux qui étaient incompatibles avec l'enseignement des missionnaires ont disparu très rapidement, entre 1830 et 1850, et ne sont pratiquement pas décrits, l'essentiel de l'ethnographie détaillée appartenant à la deuxième moitié du siècle). En tout cas, à ceux qui s'étonneraient du caractère extrêmement formel du repas samoan (obligation d'une disposition en cercle, interdiction d'être debout, etc.) il suffirait de rappeler que les plateaux contenant la nourriture apportée étaient aussi des « sièges pour les dieux ». La transformation du cru au cuit se fait par enveloppement (nourritures dans des feuilles, le tout dans le four enterré) et relève de la même grande transformation rituelle que tout ce qui concerne l'humain et qui passe par l'enveloppement dans un tissu sacré (naissance, mariage, funérailles, rite de compensation-soumission, etc.).

232. Dans la version Herman et Moyle, Sina donne seulement au *sega* son *ie ula* pour que le *sega* le place sur sa poitrine. Chez Moyle, la tresse pourpre est dite *titi 'ula*, ce qui indique que le récitant y voit une ceinture décorative qui peut être portée par-dessus un tapa ou une natte – mais dans ces années 1960 la confection du *ie ula* avait disparu depuis longtemps et on ne sait quel crédit il faut accorder à cette interprétation (voir chap. 16 note 1).

cadeau (*mea alofa*) [littéralement : « chose-*alofa* »] pour la générosité-sympathie (*alofa*) que tu m'as témoigné »[233].

Sina trouve Matamolali et fait le geste indiqué. La femme accepte alors d'aider Sina. Elle va rechercher Tulau dans le monde des morts, l'attrape dans le flot des *manaia* et des *taupou* (fils et filles de chef dotés de ces titres), le plonge dans « l'eau-de-la-vie » (*vaiola*) et le ramène[234]. Sina s'est cachée. Matamolali lui dit : « donne-moi une natte (*ie*) pour mettre autour (*lavalava*) de ce chef, sa natte est mouillée »[235]. Tulau est très ému en voyant la natte (*ie*), car, dit-il, « elle est comme la natte (*ie*) que Sina et moi-même avions ». La même scène se répète avec un peigne de Sina (*selu*) [objet également ouvragé avec art par les femmes]. Matamolali peut ainsi vérifier la force de l'amour (*alofa*) qui est encore dans le cœur de Tulau pour Sina. Sina se montre alors. [Le texte dit simplement ensuite que] « Sina et Tulau vécurent avec la dame Matamolali, eux trois firent une famille et Sina enfanta »[236].

---

233. Voir notre Introduction générale pour la notion d'*alofa*.

234. Dans la version Moyle, la vieille femme fait d'abord préciser à Sina deux points permettant de reconnaître Tulau et de vérifier si l'histoire de Sina est véritable. Le jeune homme doit avoir une lance fichée dans le dos (depuis qu'il fut frappé dans le dos par ses co-épouses – comme Tulele, dans la légende que nous connaissons) et il doit porter (au cou ?) une rangée de morceaux de verre *filifili uamea* (colliers de verroterie qui ont été fait et ont circulé dans les échanges depuis la fin du XVIIIe siècle, ceux de Samoa venant initialement des Tongiens qui les tenaient peut-être déjà des Hollandais venus au XVIIe et en tout cas du Capitaine Cook) (Tcherkézoff 2008c : 17-20, 76, 83-86). Ces colliers étaient eux-mêmes des paiements de vie, selon un voyageur de l'époque. Serait-ce la raison de leur présence dans cette version ? Dans ce cas, le conte ne remonterait pas au-delà du XVIIIe siècle. En effet : le mot *uamea* est sans doute d'origine tongienne ; il désignait les pierres de lave volcanique et fut appliqué au métal fabriqué dans les forges des bateaux de Cook, dont le fourneau rappelait l'ardeur du volcan ; tongien : *uka-mea* ; samoan : /u'amea/, de *uka*, désignant un état visqueux mais tout de même dur (boue, etc.), et *mea*, rougeâtre. C'est aujourd'hui le mot ordinaire pour désigner la matière métallique de toute sorte. Ces deux mots de base remontent au proto-polynésien. (Cette note sur le métal s'inspire d'une remarque de Françoise Douaire-Marsaudon (1993 : 795, 799 note 15) sur un mythe cosmogonique tongien à propos d'une pierre désignée par ce mot et dont le comportement indique qu'elle symbolise une éruption). Nous faisons l'hypothèse que ce mot s'appliqua aussi aux verroteries données par les Européens (même brillance, même origine surhumaine), parce qu'un voyageur français arrivant à Samoa en 1831 note que « le chef nous demanda aussi des Souma-mea-Houni [*u'a-mea- umi* ?], c'est-à-dire des grains de verre d'un bleu porcelaine, gros comme le bout du doigt, qui étaient très recherchés dans ces îles » (*umi* signifie « long ») ; il note aussi que les deux objets ardemment recherchés étaient « les grains de verre bleu » et le « fer-blanc ». Deux aventuriers anglais rencontrés dirent à notre voyageur que les Samoans « attachaient une importance immense à ces grains de verre », à tel point que, ajoutèrent-ils, les prisonniers de guerre peuvent racheter leur liberté avec un collier d'une vingtaine de grains (Lafond de Lurcy 1845 : 13 et 22).

235. *sei aumai se ie sei lavalava ane si alii, ua susu lona ie.*

236. Krämer (1902 : I : 124-127). La version Moyle précise que cette Matamolali est la tante paternelle : *alu 'i ilâmutu o ou mâtua* « va chez la *ilamutu* de tes parents ! ». Ce personnage était toujours doté de pouvoirs mystiques. Elle représentait les pouvoirs de la sœur à la génération des parents, comme Sina représente les pouvoirs de la sœur à la génération d'Ego. Jusque vers le premier tiers du XXe siècle, les données abondent sur la *ilamutu* qui avait un pouvoir de décision très important dans la famille, pour la succession au titre de chef et pour d'autres sujets, cette autorité étant soutenue par le fait qu'elle pouvait jeter une malédiction sur la descendance de son frère. Aujourd'hui, le terme est entendu par les jeunes comme « un mot pour désigner les esprits-fantômes *aitu* » – ce qui est au moins révélateur de la position occupée naguère par la *ilamutu* dans l'organisation sociale. On comprend mieux aussi que la version Krämer dise à la fin : « à eux trois ils firent une famille ».

Nous savons maintenant comment le perroquet *sega* acquit la couleur pourpre de la partie de son plumage qui, depuis, fournit les plumes pour les nattes fines et pour les coiffes cérémonielles des personnages de haut rang. Dans le texte, il y a seulement un autre oiseau à qui Sina donne aussi sa tresse de plumes pourpres, mais ce fut seulement pour lui « rougir » (*mumu*) le bec. Le seul oiseau dont c'est le plumage qui fut rougi par Sina, en fait qui fut rendu « pourpre » (*ula*), fut le *sega*.

Nous avons résumé la version longue (Krämer, XIXe). Une version plus courte (Herman, début XXe) omet l'un des petits pigeons. Une version encore plus courte (Moyle, vers 1965), ne conserve plus que le gros pigeon et le perroquet, avec le contraste simple entre l'oiseau qui ne sert à rien (sinon à être mangé) et l'oiseau qui donne le renseignement qui permettra de ramener le défunt à la vie. On voit ainsi, s'il en était besoin, que le perroquet *sega* est évidemment l'oiseau essentiel du récit.

D'une part, les oiseaux reçoivent leurs caractéristiques de Sina. La couleur du plumage des oiseaux s'explique par la couleur des diverses nattes ou jupes *ie* (nattes fines, jupes-paréos, tresse pourpre) *qui sont celles de Sina*. C'est elle qui les donne, en disant à chaque fois « mon ». En outre, les tissus nommés, c'est-à-dire le *ie sina* et le *ie tutupupuu*, sont des nattes réservées aux jeunes femmes, utilisées spécifiquement dans les danses, et ces deux-là terminent leur cycle festif le jour où elles reçoivent le sang virginal de la fiancée, comme nous le verrons plus loin dans des récits (pratique attestée encore dans la première moitié du XXe siècle ; on disait que, longtemps avant l'adolescence de la fille, sa mère commençait à confectionner la jupe blanche-éclatante *ie sina* et la *ie tutupupuu*, ainsi que des nattes fines *ie toga* bien entendu, en vue du mariage de sa fille).

D'autre part ce rapport entre le plumage des oiseaux et Sina passe essentiellement par des tissus et des plumes : un « collier » est invoqué une fois, mais il ne joue pas un rôle à lui seul. Le *ie ula*, que nous nommons « tresse pourpre », qui n'existe plus aujourd'hui, était une sorte de ceinture dont il n'est pas certain si elle constituait une ceinture cérémonielle en soi, à porter par-dessus un tapa ou une natte fine, ou s'il s'agissait d'un paquet de plumes accrochées, qu'on pouvait aussi donner comme tel en cadeau (voir ci-dessous chap. suivant), mais qui aurait constitué une réserve pour prélever les plumes nécessaires à l'achèvement de nattes fines. Ce rapport entre le tissu sacré et Sina est encore renforcé par l'anecdote avec le pigeon. Quand Sina ne donne pas ses tissus, mais une pierre, il est encore précisé que cette pierre est celle qui sert à faire les nattes fines[237].

---

237. Cette précision est présente dans la version recueillie par Krämer et dans celle recueillie par Herman. Elle disparaît dans la version courte et moderne recueillie par Moyle. C'est le verbe particulier employé dans cette phrase qui identifie le rôle de cette pierre (la technique était simple : la pierre doit être grosse et très lourde, permettant de bloquer un côté de la natte pendant que la ou les femmes tirent de l'autre côté : observations personnelles).

Enfin, il n'est peut-être pas anodin que l'expression du sentiment de Tulau, qui prélude au retour à la vie commune (laquelle n'avait pas commencé ou à peine, le texte ne précise rien, sinon que la partie mortelle de pêche commença juste après que Sina ait décidé de « vivre avec » Tulau), passe par le don de Sina à Tulau d'un tissu *ie* (sans précision) et d'un peigne, ce qui peut être le rappel symbolique des cadeaux de mariage apportés par le côté de la femme (nous verrons au chapitre 16 la présence de ces deux objets parmi les dons apportés par le côté de la fiancée).

4. Le sang humain, le Sega mythique et la jeune femme

4.1. Les récits

Si nous savons maintenant qui donna au perroquet *sega* la couleur de ses plumes, il nous reste encore à découvrir comment il fut créé. Il est le seul oiseau du monde samoan à posséder son propre mythe d'origine, en plus des cosmogonies générales qui parlent ensemble de tous les êtres vivants. Il est alors individualisé comme le personnage « Sega ».

D'emblée, l'origine de Sega se rattache au plus haut niveau : il aurait été créé par le démiurge Tagaloa. De plus, cette création se serait déroulée à Fitiuta, Manua (« l'autre-côté-de-Fidji ») : là où apparut la première natte, dans la variante 1 du cycle Une-mais-mille ; nous retrouvons encore une fois l'extrémité orientale de l'archipel samoan, dont nous avons souligné l'importance historique et symbolique. Sa création eut lieu séparément de celle de tous les hommes. Mais l'information est très réduite. Nous savons seulement, par une remarque de Krämer, qu'un chant samoan (non donné) comparait « la création des humains à partir des vers et des plantes grimpantes [quand Tagaloa malaxa les vers sortis des racines de la plante grimpante *fuefue* qu'il planta au bord de la mer], mais le sega fut créé à Manua […] à Fitiuta » (Krämer, 1995, I : 544). Cette création est précisée selon une autre version : Sega aurait été l'enfant (ou la fausse couche, suivant les versions) résultant d'un acte sexuel entre le grand démiurge Tagaloa-a-Lagi lui-même et Sinainofoa (Stuebel, 1896 : 145, Krämer, *ibid.* : 632, note 545). Il ne peut y avoir de naissance plus haute que d'avoir pour parents le démiurge et la femme primordiale.

C'est encore mieux si cette Sina est la fille du démiurge, si la relation fut donc incestueuse et que le résultat fut alors une fausse couche. En effet, dans d'autres récits que Krämer nous livre (*ibid.* : 576-581), un mythe confirme l'origine céleste de Sega sous la forme bien particulière de la fausse couche, et confirme aussi le lien avec le village de Fitiuta. Nous citons, puis résumons :

> Il fut créé dans le ciel, enfant de O et Lua [ou Ua], un caillot de sang expulsé (*alua-lutoto*) [le mot désigne la fausse couche et dit littéralement : « sang qui va qui va »]

qui fut jeté. Tagaloapuu et Tagaloalualua [actualisations diverses du créateur Tagaloa-a-Lagi] en prirent soin […].

Puis des génies puissants au service de TuiFiti [Chef-roi de Fidji] le dérobèrent, Tuifiti le récupéra ; puis Taeotagaloa l'obtint et le ramena à Samoa, à Fitiuta. La relation O-Ua était incestueuse, car O était le fils de Tagaloapuu et de Ua dans le « premier ciel », et Ua était la fille de Tagaloalualua dans le « deuxième ciel » (*ibid.* : 576-581).

Il faut savoir que, dans plusieurs mythes, les esprits les plus puissants du monde, et certains grands titres à l'origine de lignées humaines, naquirent d'une boule de sang (fausse couche), laquelle est censée révéler que l'acte sexuel fut une relation incestueuse frère-sœur (Cain 1971, 1979).

Une autre version donnée par Krämer dans les mêmes pages complique encore le parcours et fait de Sega l'objet de convoitise de tous les grands chefs de la région, y compris Malietoa (nous avons déjà cité ce nom, l'une des lignées les plus illustres de Samoa : le grand ancêtre cannibale Malietoa Tamafaiga, puis le Malietoa Vaiinupo qui accueillit le premier missionnaire en 1830, également le Chef de l'État de Samoa qui tint ses fonctions de l'indépendance, en 1962, à sa mort en 2007, Malietoa Tanumafili II). Le chant qui accompagne ce mythe raconte comment les Fidjiens furent émerveillés : « quel oiseau pouvait-il être ? Il mange à lui seul tout l'arbre *aoa* [cet arbre porte de petits fruits appréciés par divers oiseaux, pigeons], alors que les autres oiseaux ne font que se poser sur les palmes ».

Une autre version (*ibid.*) fait intervenir à nouveau le démiurge et le grand chef Malietoa, en ajoutant cette fois la référence au cannibalisme. Nous résumons :

Sega, toujours objet de convoitise de tous les grands chefs, fut possédé comme animal domestique par un grand chef et fut enterré avec son maître quand celui-ci mourut. Mais Sega, loin d'étouffer sous terre, *dévora le cadavre* de son maître, sortit du sol et s'envola chez le chef Malietoa qui demeurait dans le village de Malie, car Sega avait senti *l'odeur du sang des repas cannibales* de Malietoa. [Nous connaissons déjà certaines légendes au sujet du « quotidien » de Malietoa]. Ce Malietoa voulut attraper Sega pour le posséder à son tour, mais Sega refusa. Furieux, Malietoa fit un chantage en ordonnant d'amener diverses victimes humaines prêtes à être tuées. Alors le dieu Taetagaloa se montra [une des réalisations partielle du grand Tagaloa] et Sega accepta de descendre.

Selon un chant qui accompagne la récitation de cette histoire et qui évoque en passant comment *l'éclat du plumage de Sega est si intense qu'il se voit d'une île à l'autre*, le démiurge Tagaloa lui-même prend l'oiseau au roi des îles Manua (TuiManua) et le donne à Malietoa, pour sauver les victimes, en disant que Sega ira sur les champs de bataille et volera haut dans le ciel, car il est le seul oiseau capable d'apercevoir la Maison de Pourpre *Fale Ula* (la demeure de Tagaloa, au dixième ciel) (Krämer, *ibid.*).

Sega est donc comme la jeune femme *tamaitai*. Lui aussi permet d'arrêter le cannibalisme, lui aussi attire pour les siens le pouvoir divin sur le champ de bataille, lui qui doit son plumage à la jeune femme primordiale et son origine au démiurge lui-même. Si Sega fut convoité par tous les chefs, c'est donc bien qu'il recélait des pouvoirs immenses. L'importance donnée à une origine par la fausse couche résultant d'un inceste vient aussi le confirmer, puisque, à Samoa, cette origine est censée apporter les plus grands pouvoirs. Soulignons en tout cas qu'aucun autre oiseau n'est ainsi l'oiseau du démiurge Tagaloa, aucun ne fut la convoitise de tous les grands chefs de la région.

4.2. La force de la natte

On peut donc penser que, en plus de la valeur-ancêtre issue de la référence généalogique, c'est cet ensemble incommensurable de forces sacrées qui anime la natte fine quand elle porte sur elle les plumes de Sega, et qui lui confère ce pouvoir extraordinaire de payer la vie. Plus exactement, *sur chaque natte, les plumes du perroquet* sega *relient la valeur-ancêtre* (de la généalogie particulière de la famille qui donne la natte) *aux pouvoirs de vie originels et universels* (détenus par le démiurge et la femme primordiale, Tagaloa et Sina). En effet, Sega fut créé directement par Tagaloa et par Sina (naissance, plumage). En revenant au vocabulaire maussien, on peut dire que la natte est bien ainsi « un objet à *mana* », un objet doté de pouvoirs de vie au sens global. Le *mana* local est « *mana* », l'« âme » est « de l'âme », partie de l'« âme totale », chaque don de nattes réfère à la valeur la plus totalisante.

Le rapport entre Sega et la femme primordiale, la gente dame *tamaitai* archétypique (Sina), est non seulement visible par le mythe, mais aussi par l'attitude dans la danse. Nous avons évoqué la présence de plumes (de diverses couleurs) sur les capes de Polynésie orientale, sur les nattes enroulées autour du corps et sur les coiffes cérémonielles, dans toute la Polynésie préchrétienne, et le rapport qu'il convient de faire, sans doute, avec le fait que les dieux étaient censés ne pas avoir de cheveux, mais des plumes, et que les oiseaux étaient l'intermédiaire entre le monde des dieux et celui des hommes. Si l'on ajoutait les danses anciennes tahitiennes à celles de Samoa, on aurait un tableau où la jeune fille qui danse est elle-même la représentation d'un oiseau : le mouvement des bras, les plumes accrochées aux doigts et qui les prolongent, la « traîne » formée par la natte (ou le tapa) qui était repliée en forme de deux ailes, etc. (Tcherkézoff 2010 : chap. 11 à 13). D'autre part, nous l'avions déjà évoqué à propos de la confection des jupes cérémonielles (chap. 12), la manière « la plus belle » de se déplacer sur l'aire de danse est, dit-on pour une danseuse samoane contemporaine, de donner l'impression de flotter sur le sol au moyen d'un déplacement de tout petits pas très rapides (pieds parallèles et collés, en glissant et tournant alternativement sur les deux talons et sur les deux paumes).

La jeune femme et la natte sont toutes deux aériennes, c'est-à-dire à moitié divines. La jeune femme l'est aussi au sens où elle est le canal préféré pour la venue des dieux (mâles qui la rendent enceinte), et la natte se modèle à cette symbolique en se parant de plumes. Nous abordons alors la cérémonie de mariage.

5. Le mariage ancien, le sang virginal et la procréation

Il reste une question. Si la natte pouvait recevoir toutes les plumes que la danseuse peut porter, ou toutes les plumes du *sega*, de différentes couleurs, il n'y aurait plus à soulever d'interrogations supplémentaires. Mais les plumes de la natte doivent impérativement être pourpres (*ula*). Pour quelle raison ? Nous quittons ici le domaine des certitudes qui nous ont déjà montré à quel point la natte fine samoane possède des pouvoirs de vie, pour entrer dans une hypothèse sur le sang féminin et les pouvoirs génésiques. Il s'agit d'hypothèse, car le discours samoan est ici absent ou peu explicite. Mais, cette hypothèse ne fait qu'ajouter un élément à la certitude déjà acquise sur les pouvoirs de vie de la natte. Par conséquent, si elle s'avérait trop fragile, son rejet ne remettrait aucunement en question les analyses posées jusqu'ici.

La gente dame primordiale Sina et toutes les gentes dames *tamaitai* des villages samoans, la natte Une-mais-mille et toutes les nattes fines qui furent tissées ensuite dans les maisons samoanes, le Sega céleste et tous les perroquets *sega* qui volèrent dans les forêts de ces îles, constituent à l'évidence un ensemble de représentations socioculturelles fortement reliées. Celles-ci portent sur les pouvoirs de vie qui permettent, par le travail rituel que conduit la société humaine, de triompher, même provisoirement, des menaces de mort, et de relancer la vie. Nous savons donc que c'est dans ce domaine qu'il faut chercher à comprendre la raison d'être des plumes qui doivent être ajoutées une fois que la natte est tissée. Sans répondre directement à la question, un premier élément dirige notre attention vers la règle de la virginité prémaritale.

5.1. Les plumes et le fait de « tomber » (perdre sa virginité avant le mariage)

Durant nos enquêtes des années 1980-1996 parmi les Samoans, nous n'avons noté qu'une seule remarque sur la présence des plumes de la natte, mais elle dit déjà beaucoup. Elle nous fut indiquée en 1987 par une femme âgée qui, selon ses dires, avait été vers 1920 l'une des dernières « *taupou* » (voir ci-dessus : fille de grand chef non mariée, tenant un rôle cérémoniel pour accueillir les visiteurs, présider à la cérémonie du kava, etc.) à avoir été installée avec tous les rites « traditionnels » de son village. Nous ne parlions pas des nattes, mais des obligations d'abstinence sexuelle pour les jeunes femmes non mariées. Nous nous connaissions bien depuis 1981 et les conversations pouvaient aborder ce genre de sujet. Elle me parla de la « honte pour tout le village » qui survenait si une *tamaitai* « tombait » avant le mariage et que cela se sache (être enceinte ou même être simplement l'objet de dénonciations ou rumeurs insistantes sur le fait d'avoir eu une relation sexuelle). Elle ajouta spontanément : « en ce temps-là, on disait que toute fille de mon village qui tombe fait tomber une des plumes de ma natte fine » (celle que mon amie avait portée soixante ans plus tôt dans ses fonctions cérémonielles de *taupou*).

Que signifiait cette parole, à quoi renvoyait-elle ? L'amie qui fut *taupou* jadis ne put m'en dire plus, elle ne savait pas. Elle avait entendu la phrase chez ses aînées. Nous avons répété à d'autres cette phrase. Aucune personne âgée ne l'a rejetée comme un non-sens, bien au contraire elles approuvaient, sans pour autant nous dire qu'elles se souvenaient l'avoir entendue. Mais elles n'avaient pas été des *taupou*, et cette phrase faisait peut-être partie de l'enseignement spécialisé qui était donné aux *taupou* dans ces années 1910-1920.

Il y avait donc eu l'idée d'un rapport entre l'état de virginité de chaque jeune femme *tamaitai* d'un village et les plumes de la natte fine de la vierge cérémonielle *taupou* du village. Si cette idée peut être généralisée à toutes les nattes fines, on en vient à penser que les plumes représentaient la virginité. Il nous faut donc examiner plus avant le traitement rituel de la virginité.

5.2. Le traitement de la virginité dans le mariage : la cérémonie de la défloration

Notre hypothèse est que les plumes rouges du *sega* font référence au sang virginal de la jeune femme, donné à voir dans la défloration. Notons que les plumes du *sega* sont d'un rouge à la fois vif et tendant au pourpre (apte à évoquer la couleur du sang). Le terme pour désigner la couleur de ces plumes est *ula*, celui qui est utilisé aussi pour la Maison du démiurge au dixième ciel et pour la maison du roi des Manua (la Maison de Pourpre *Fale Ula*). Les Samoans n'emploient pas ici le mot utilisé couramment pour tout ce qui est de couleur rouge standard : *mumu*. Cet oiseau est très petit. Mais la très petite taille des plumes n'était peut-être pas considérée comme un défaut, car ces plumes accrochées à la natte évoquent ainsi assez bien des perles de sang coulant sur le corps. Dans la confection finale de la natte, les plumes sont ajoutées au bord sur un rang. La natte, quand elle est portée en habit cérémoniel, est placée de telle manière que la bordure de plumes pourpres se trouve vers le bas des cuisses ou des jambes.

On ne peut alors s'empêcher de penser aux scènes de mariage décrites au XIXᵉ siècle quand la fiancée est déflorée et que le sang coule doucement le long du corps (voir ci-dessous). Ce qui nous ramène aux autres questions que suscite le cycle mythique de Sega. Pourquoi cette référence au sang de la fausse couche (« le sang qui va qui va ») et au sang des festins cannibales (« l'odeur du sang »)? Si les nattes fines, les jeunes femmes et le perroquet *sega* avec ses plumes pourpres constituent un ensemble inter-dépendant, la dimension sanglante dans le cycle de Sega doit bien évoquer une dimension importante de la natte fine et de la jeune femme *tamaitai*.

Aucun récit mythique ou légendaire n'apporte une réponse directe à ces questions, mais une hypothèse s'impose avec insistance. La dimension de « pouvoir de vie » pour une jeune femme renvoie évidemment à la capacité à enfanter. D'autant plus que dans l'étude des rites de passage et du devenir des filles et des garçons samoans, pour la deuxième moitié du XIXᵉ siècle et jusqu'aux années 1980, il nous a semblé que le seul « passage » pour les filles était le mariage, lequel était lui-même conçu entièrement comme une procédure de premier acte sexuel-et-procréation, qui se terminait avec la première mise au monde. L'équivalent pour les garçons était le tatouage, qui permettait l'entrée dans une classe particulière des « hommes du village non chefs », et pas du tout le mariage [238].

Le passage cérémoniel qui concerne la jeune femme commence par une cérémonie de mariage et se termine avec la mise au monde (ce sont les échanges de dons qui unifient fortement cette durée). Or l'élément central des festivités du mariage était, jusque dans les années 1920, la cérémonie de la défloration, avec une mise en évidence très construite et dramatisée du sang virginal. Pour franchir ce moment, la jeune femme devait venir enveloppée dans une natte fine *ie toga*, qu'elle rejetait juste au moment de la défloration (manuelle et publique), puis le sang coulait sur elle et sur la « natte blanche-éclatante » *ie sina* (et/ou sur la jupe de danse *ie tutupupuu*) qui était ensuite exposée à la vue de tous — et à la vue des dieux-ancêtres.

Nous ne citerons que quelques extraits, dans cette section et la suivante, en utilisant notre traduction antérieure des récits disponibles, certains en anglais provenant des premiers observateurs, d'autres en samoan recueillis par les ethnographes allemands (voir l'ensemble *in* Tcherkézoff 2003 : 348-366) [239]. Le premier récit (en anglais)

---

238. Là il faut citer le fait seulement au passé, car la société contemporaine a rapproché les deux destins : le tatouage masculin se pratique moins, la classe villageoise en question a moins d'activités et le mariage devient aussi pour les garçons le passage essentiel. Mais les chants traditionnels du tatouage mettent explicitement en parallèle « l'homme qui est tatoué » et « la femme qui enfante » (Tcherkézoff 2003 : 406-408).

239. Nous omettrons ici une quantité de termes samoans qu'on trouvera cités et analysés pour chacun de ces textes dans l'ouvrage référencé. Le lecteur s'y reportera aussi pour les références bibliographiques des récits utilisés.

provient du premier missionnaire, lequel recueille en 1832 le récit d'un ou plusieurs jeunes Européens déjà là depuis quelques années :

La jeune femme [la fiancée] est secouée de pleurs et de gémissements... son frère la conduit par la main... Si elle ne veut pas y aller, elle est traînée de force vers lui [le fiancé]. Elle est habillée au mieux, le corps enduit d'huile parfumée et gracieusement décoré d'appliques de safran. *Les nattes fines dont les bordures sont faites de plumes rouges sont toujours utilisées dans ces occasions* [une natte est enroulée autour de son corps, faut-il comprendre]. Ainsi parée, dès qu'elle arrive juste devant son mari, elle rejette sa natte et se tient devant lui entièrement nue. Alors, l'homme rompt l'hymen de la femme avec deux doigts de la main droite. Si un écoulement de sang s'ensuit, il passe son doigt sur la lèvre supérieure de la bouche de sa future femme puis lève la main... Dès que les amies de la fiancée comprennent que le sang a coulé, elles se précipitent dans le cercle [comprenons : au milieu du *malae*] et obtiennent une part du sang, avec lequel elles marquent leur corps en des endroits bien visibles. Elles rejettent alors leurs nattes et commencent à danser nues, en même temps qu'elles se frappent la tête avec des pierres jusqu'à ce que leur sang coule à flots, pour communier avec la fiancée et pour l'honorer. Le mari nettoie ses mains sur un morceau de tissu blanc [c'est le *ie sina*] (nous soulignons).

Un autre récit (en anglais aussi) provient d'un observateur des années 1850 :

Les vieilles lui retirèrent toutes ses nattes... On la fit s'asseoir, en tailleur, sur une natte blanche comme neige qui fut étalée sur le sol, au milieu du *malae* [la place centrale et cérémonielle du village]. Le chef [le fiancé] s'approcha d'elle et s'assit en silence, également en tailleur, en lui faisant face. C'était alors le moment critique. Bien que plus de mille spectateurs, peut-être, regardaient la scène, de tous âges et des deux sexes, pas un mot ne fut prononcé, pas un son ne se fit entendre. Alors, en s'appuyant sur l'épaule droite de la fille, le chef inséra deux doigts de sa main droite dans le sexe, pendant que deux vieilles femmes, placées derrière elle, la tenaient par la taille. En un instant, le chef leva son bras, avec seulement les deux doigts pointés, pendant que la tribu de la fiancée, pleine d'anxiété, attendait avec impatience de voir des gouttes de sang se détacher des doigts. Dès qu'elle les vit, ce fut le signal pour des cris de réjouissance... Une fois de plus, les vieilles entonnèrent des chants qui parlaient de rivières torrentueuses et en crue qu'aucune digue ne pourrait retenir, de mers qu'aucun récif ne pourrait contenir — allusions figuratives au sang virginal de la fiancée chaste —, une fois de plus ces vieilles duègnes austères conduisirent leur fille tremblante et timide, toujours nue, afin que la foule enthousiaste et criant ses bravos admirât le sang qui coulait le long des cuisses. Félicitations et applaudissements accueillaient la jeune fille qui répondait seulement avec les larmes qui venaient en silence sur ses joues. Dans l'enthousiasme du moment, ses parents les plus proches s'écorchaient la tête avec des pierres afin de faire couler le sang en abondance.

Après la défloration, les deux groupes échangent leurs dons. C'étaient ensuite les fêtes habituelles : jeux sportifs et chants et danses, jour et nuit.

5.3. Le corps « entier » de la fiancée

Krämer évoque d'abord le mariage entre un « jeune chef » et une « taupou ». Si un chef a jeté son dévolu sur une *taupou*, les orateurs du village étudient de plus près la situation de cette famille (rang et possibilités de rassembler beaucoup de nattes fines). Des « intermédiaires » (*soa*) sont envoyés pour faire plus ample connaissance avec la famille de la fille. Puis, c'est l'envoi officiel des dons de nourriture (porcs, taros, etc.). Il se peut que ceux-ci soient refusés, mais que la fille encourage les intermédiaires à recommencer. Dans ce cas, un autre envoi plus important sera fait. La limite, dit Krämer, dépend du bon vouloir de toute la communauté de parenté et villageoise du chef : si les demandes deviennent exorbitantes, vont-ils tous contribuer ? Si les dons sont acceptés, la promesse de mariage est scellée. Ensuite, le groupe du fiancé commence à rassembler « des colliers, des coiffes, des armes, des instruments de pêche et de construction, des pirogues, et même des maisons entières[240], et, en premier lieu, des nourritures ». La famille de la fiancée prépare « des nattes fines *'ie tôga*, des tissus d'écorce (*siapo*), des nattes blanches (*'ie sina*), des éventails, des peignes, etc. »[241]. Puis, le groupe de la fiancée se rend dans le village du fiancé. Le premier jour est la cérémonie de défloration et la remise des nattes fines de la fiancée au groupe du fiancé. Le second et le troisième jour voient la remise des dons rassemblés par le groupe du fiancé, apportés sous cette forme *taalolo* que nous connaissons avec la référence à la guerre.

Pour la cérémonie de la défloration, Krämer recopie Stuebel. Allons directement au texte samoan. Nous résumons d'abord, avec quelques citations littérales, puis suivrons exactement le texte :

La fiancée est revêtue d'une « natte fine (*ie toga*), sur laquelle une autre natte fine et un tapa (*siapo*) sont placés ensemble ». Cet accoutrement est dit *laufau*.

---

240. Les éléments pour construire des maisons : poteaux tirés d'arbres particuliers, deux moitiés de toit (le toit est d'une architecture très complexe et réclame un énorme travail).

241. Stuebel (1896 : 213) transcrit une liste, donnée par un informateur samoan, sur tous les types de bien « *toga* » et « *oloa* » apportés au mariage. Nous y reviendrons dans le chapitre suivant.

Arrêtons-nous un instant sur cette expression dont nous retrouverons l'importance au chapitre suivant. On voit dans un autre récit samoan de Stuebel que ce terme désigne en fait l'ensemble des premières (plus belles) nattes fines et pièces de tapa qui sont données par le groupe de la fiancée au groupe du fiancé. On ne sait si ces plus belles nattes et tapas étaient toujours présentées d'abord comme enveloppant le corps de la fiancée [242]. L'informateur précise que la plus belle natte de ce premier lot *laufau* est donnée pour le *tamasa*, l'« enfant sacré », c'est-à-dire le fils de la sœur du fiancé. Reprenons notre résumé, puis citons le récit :

En chemin… Ils arrivent dans le village du fiancé. Un banquet est offert. Puis, « une nuit entière et un jour entier se passent, pendant lesquels la fiancée (*taupou*) et le fiancé (*manaia*) [243] ne dorment pas ensemble ». « Puis vient le jour de déflorer (*faamaseiau*) [244] la gente dame (*tamaitai*) ». Tout le monde se rassemble sur le *malae*, les deux groupes à chaque extrémité. À l'avant de son groupe, le fiancé est assis flanqué de « deux *tulafale* ou *alii* » [des chefs titrés]. Devant ces trois personnages, « une *ie sina* [« natte blanche-éclatante »] ou une *ie tutupupuu* » est étalée. La fiancée s'approche « tenant fermement aux aisselles la natte fine qui l'entoure ». Elle vient près du fiancé, pose ses mains sur les épaules de celui-ci et fait comme si elle s'apprêtait à s'agenouiller.

Le fiancé (*manaia*) perce le sexe de la gente dame (*tamaitai*) avec son index. Le sang coule sur la natte qui a été déployée devant le fiancé [la natte *ie sina* ou *ie tutupupuu*]. La gente dame, quand elle ressent que son sexe a été blessé par le doigt du fiancé, rejette la natte qui l'entourait [la natte fine] et retourne, entièrement nue, vers le côté de la place sacré (*malae*) où se tiennent les femmes [de son groupe] qui sont venues l'accompagner, de façon à ce que chaque personne sur la place puisse voir et savoir que le sang coule sur ses jambes. Le fiancé quant à lui lève bien haut la main et laisse couler le sang de son doigt et déclare que la gente dame était entière (*ua oo atoa le tamaitai*). Alors grand est le bruit [les cris] de toute la communauté (*nuu*) et grande est la joie des femmes qui sont venues accompagner (*soafafine*) la gente dame. Elles dansent et rejettent leur paréo et enlacent la gente dame et l'embrassent [en se touchant le nez] et pleurent en communiant avec elle (… *i le alofa*).

---

242. Une manière de faire largement attestée un peu partout en Polynésie au moment des premiers contacts dans les présentations faites aux Européens (Tcherkézoff 2008c : chap. 10).

243. Nous disons simplement « la fiancée » et « le fiancé », car, dans le cas de la cérémonie de mariage, les mots *taupou* et *manaia* pouvaient s'appliquer par extension de politesse à tout fiancé/fiancée, même hors des familles qui possédaient ces titres. Il ne faut pas croire que ce texte ne décrirait que le mariage des fils titrés et des filles titrées des familles ayant droit aux titres de *manaia* et de *taupou* (*saotamaitai*) pour leurs enfants.

244. Nous ne disposons d'aucune indication étymologique pour ce terme qui désigne la cérémonie de la défloration. Le mot pour le geste lui-même est « percer-frapper » (*tui*).

La gente dame se rend alors dans la grande maison où toute la communauté et le fiancé sont rassemblés. Un tissu [de tapa] moustiquaire est tendu. La gente dame, le fiancé et deux femmes (*ni fafine se toalua*)[245] qui aident le fiancé vont derrière ce tissu car la gente dame et le fiancé vont dormir [*momoe*: dormir, s'allonger]; puis on fait le kava [la boisson cérémonielle], puis ils vont ensemble prendre un bain. Elle est [désormais] l'épouse (*faletua*) du *manaia*.

Ce texte nous donne une expression samoane pour ce qui aurait été, du point de vue masculin, la valeur du corps féminin vierge: être « entier » *atoa*[246]. On aurait là un indice supplémentaire du fait que la jeune femme qui est « tombée » *aurait perdu* quelque chose: serait-ce le sang qui s'est écoulé à terre (viol et autres prises de « force » sans cérémonial) au lieu d'être recueilli sur un tissu sacré ? En effet, un autre texte compare l'état de non-virginité dans le mariage avec un pot à teinture (pour les tissus de tapa) qui se serait vidé, en même temps qu'il indique que, dans ce cas, la natte fine n'a plus de raison d'être (voir ci-dessous).

5.4. Le sang et la procréation

On entre alors dans un deuxième ensemble de faits et d'hypothèses conduisant à penser que ce traitement du sang était une condition pour que la jeune femme donne naissance (ou donne naissance à un enfant qui soit porteur de la sacralité nécessaire à son développement et surtout à l'établissement des liens de parenté qui allaient unir ces familles). La virginité requise et son traitement cérémoniel n'étaient pas tant une question d'honneur masculin pour le père ou le fiancé qu'une procédure nécessaire au travail de reproduction humaine. Deux récits vont dans ce sens

Krämer précise qu'après ce cérémonial, les diverses nattes fines et tapas sont distribués. Puis « dès que l'on apprend que la femme est enceinte », ce sont de nouveau des porcs et autres nourritures qui sont donnés par le groupe du mari. Quelques mois après, c'est encore un don semblable de leur part, puis un autre offert peu avant le terme. La femme revient dans sa famille pour donner naissance, et ce sont encore des cadeaux imposants de la part de la famille du mari (nous y revenons au chapitre suivant). Le missionnaire Turner insiste aussi sur cette continuité entre le mariage et la naissance du premier enfant. Stuebel rapporte un récit samoan:

---

245. On notera la distinction de vocabulaire entre la « gente dame » *tamaitai* et les « femmes » *fafine*. Voir ci-dessus chap. 14 section 1.3 et ci-dessous chap. 16 note 261.

246. C'est le mot ordinaire pour dire « entier », qui prend ce sens dans tous les contextes possibles en samoan contemporain; l'expression appliquée à la virginité, quant à elle, n'est plus utilisée spontanément aujourd'hui, mais demeure compréhensible pour tout locuteur.

Quand on sait que l'une des gentes dames (*tamaitai*) du groupe des épouses [littéralement « celles qui restent auprès » *taunonofo*] du fils titré du chef (*manaia*) ou du chef (*alii*) est enceinte, la communauté villageoise (*nuu*) décide alors [de se préparer] et les orateurs (*tulafale*) sont chargés de préparer des choses pour conduire la gente dame (*tamaitai*) à sa famille véritable (*i lona aiga moni*) pour qu'elle y donne naissance… Le village [de l'épouse] se prépare et la famille du père de la gente dame fait-*toga* (*faitoga*) [rassemble des biens pour un don catégorisé comme *toga*[247]] et on conduit la gente dame et son enfant au chef, dans le groupe des épouses. On dit en samoan : dédier (*faaulufale*)[248] l'enfant de l'épouse du chef. Le chef ou le *manaia* décide s'il va de nouveau rester avec la gente dame ou s'il va la renvoyer, avec son enfant, dans sa véritable famille.

Il nous semble qu'il y a là un aspect fondamental. En effet, si l'on admet que l'enjeu du rite de mariage est le sang féminin, comme les récits rencontrés jusqu'ici le suggèrent, et si l'on découvre ensuite que ce sang est le porteur de la vie (nous y reviendrons), on comprend immédiatement que *la cérémonie de mariage ne fait qu'ouvrir une séquence qui se clôt seulement avec la mise au monde du premier enfant*. La cérémonie qui commence par la défloration continue avec la mise au monde et se termine avec la présentation de l'enfant. Pendant la grossesse, les dons venus du côté de l'homme ont continué. À la présentation de l'enfant au père, c'est la famille de la mère qui a « fait-*toga* » (a donné des biens *toga* : des nattes fines essentiellement). Ensuite, commence une autre étape. Soit le « mariage » est terminé (après la présentation chez le mari, l'épouse est rentrée chez les siens, sa « famille véritable » — chez qui, comme c'est la règle, elle était retournée dès le début de la grossesse pour y rester jusqu'à la fin de l'accouchement)[249], soit le couple reprend sa cohabitation et fait d'autres enfants.

Un autre récit samoan donné par Stuebel décrit le mariage par rapt. Lorsqu'un jeune homme a persuadé une jeune fille de s'enfuir avec lui (la fille sort de la maison la nuit, en silence ou en prétextant un besoin d'uriner, et rejoint le jeune homme), les deux jeunes gens s'enfuient chez le garçon :

---

247. Littéralement « fait *toga* » : *fai* « faire » : *ua faia foi toga e le aiga ma le tama o le tamaitai* (*foi* est un adverbe : « encore, vraiment », *faia* est une forme transitive de *fai*) ; nous retrouverons l'expression « fait-*toga* » (*faitoga*) au chapitre suivant.

248. Le terme donne l'idée d'« installer le premier élément (la « tête ») de la [nouvelle] maison ». L'aîné des enfants était et est désigné comme la « tête *ulu* de la famille ».

249. On aura noté que la famille consanguine de l'épouse est dite sa « véritable famille » (*moni* : terme ordinaire appliqué à tous les contextes possibles). Cette expression résume à elle seule ce que nous savons : Samoa est « un pays de familles » (*aiga*) et une *aiga* est faite seulement des liens, de toutes sortes, entre les « héritiers » (*suli*) de l'un quelconque des chefs qui se sont succédé en « incorporant » le principe d'un ancêtre fondateur. À Samoa, le couple marié ne construit pas de « famille » (Tcherkézoff 2015).

Ils s'enfuient dans la famille du jeune homme ou dans la famille d'un chef-orateur [de la famille étendue du garçon] et ils y dorment pour la nuit. Le jeune homme sait que la fille (*teine*) n'est pas restée-auprès-d'un-homme et [donc] ils ne [vont] pas ensemble durant la nuit. Ils attendent jusqu'au matin et, quand c'est le matin, le jeune homme dit au chef de la famille que la gente dame (*tamaitai*) est une *taupou*[250] et qu'elle n'est-pas-restée-auprès-d'un-homme. La famille prépare un four enterré, cuit un grand cochon et le porte à la famille de la fille (*teine*); ce cochon [cuit et donné] est appelé la nourriture du four enterré. Quand vient la nuit, les deux [jeunes gens] vont derrière un tissu moustiquaire; on a déployé [sur le sol] un *ie* [sans autre précision] ou un tapa [donc le premier *ie* est sans doute une « natte blanche-éclatante » ou une natte fine]; la fille s'allonge et le jeune homme touche la fille et perce la fille avec le(s) doigt(s) (c'est comme cela qu'on dit le *faiaiga* [littéralement « faire une famille »]). Alors vient le sang, et ce sang jaillit (*tafe*)[251] sur la natte qui a été déployée là où les deux ont dormi ensemble. Au matin, vers cinq ou six heures, cette natte sur laquelle il y a le sang est apportée chez les parents de la fille et elle est accrochée à l'intérieur de la maison des parents ou devant la maison. Quand les parents voient la natte pleine (*tumu*) de sang qui pend devant la maison, leur cœur est bouleversé par l'amour (*alofa*) pour leur fille et par la grande joie [à la pensée] que leur fille fut droite-et-réservée avec le mari avec lequel elle demeure. Et le chef ou l'orateur de sa famille [de la fille] dit: « c'est bien (*ua lelei*), [l'existence de] la fille fut utile (*ua aoga le teine*), prions qu'elle enfante avec le mari avec lequel elle demeure, préparons un tapa pour donner à la fille et à son mari », et on donne des nattes fines (*o ie toga*), des tapas (*ma siapo*), des nattes de sol (*ma fala*), des nattes pour moustiquaire (*ma tainamu*), tel est le vœu de son père pour la famille dans laquelle sa fille demeure-auprès-d'un-mari.

Si la fille d'un chef ou d'un chef-orateur demeure-auprès-d'un-mari et… si aucune natte n'est apportée [à ses parents], ses parents savent que [l'existence] de leur fille n'est pas utile (*e leai se aoga o le teine*) car il n'y a pas sa natte [la natte ensanglantée], le village [des parents] dit alors que cette fille est *o le pupu o'a* [noix de coco percée et évidée servant de pot pour la teinture ocre dite *oa*[252] utilisée pour les jupes, comme la *ie tutupupuu* et

---

250. Nous avons ici un exemple de l'emploi ancien du mot *taupou*. Le début du récit (que nous n'avons pas cité) indique seulement que cette fille est l'une des filles du village et rien ne précise qu'elle serait la vierge cérémonielle du village. Le jeune homme explique donc que la fille « est vierge » et utilise le mot « poli » pour le dire : *taupou*, plutôt que l'expression ordinaire *teine muli*.

251. On peut relever aujourd'hui que le terme est employé pour une source de cours d'eau ou pour de l'eau jaillissant d'un robinet ou pour dire « se moucher ». Nous retrouvons l'idée que nous avons déjà rencontrée dans le récit des années 1850 (ci-dessus section 5.2. *in fine*) sur l'abondance de l'écoulement de sang virginal (et nous verrons ci-dessous l'expression « natte pleine de sang »).

252. Tirée de l'écorce de l'arbre du même nom *oa* (*Bischoffia jav.*).

tapas] ; ces mots veulent dire qu'elle [la fille] n'a pas sa natte et qu'elle [la fille] est comme le pot à teinture (*pupu oa*) quand est fini le *sasaaeseina* [jus, pigment ?] du *oa* qu'il y avait à l'intérieur du pot (*sa i totonu o le pupu*).

Une phrase ajoute que les parents de la fille, sa famille étendue, le quartier et tout le village sont bouleversés (« leur cœur a très mal » *tele foi le tiga o loto*), parce que leur fille est appelée du « mauvais nom de pot à teinture » (*igoa leaga o le pupu o'a*).

Il nous semble que la métaphore samoane du pot à teinture (donc un contenant ouvert et, comme l'informateur le souligne, qu'on peut vider) révèle à quel point il était important de recueillir le sang virginal sur un tissu sacré et de l'exposer. La natte « pleine de sang » est « accrochée dans la maison ». Nous verrons dans la conclusion comparative que, dans des archipels voisins, le tissu accroché dans la maison était un « chemin » pour les pouvoirs divins. Une fille dévirginisée sans ce cérémonial serait donc comme un contenant ouvert (et même vidé de son contenu) ? Parce que son sang-sur-une-natte ne pourrait être exposé ? Et ne serait pas ainsi au contact des pouvoirs de vie divins-ancestraux ? On se souvient que la fiancée vierge puis déflorée rituellement était acclamée comme étant « entière » *atoa*. *Il y aurait donc eu un lien direct entre la cérémonie de défloration, dans laquelle le sang était recueilli sur un tissu sacré, et le bon déroulement d'une conception et d'une mise au monde.* Rappelons-nous que, dans ce récit, en voyant la natte ensanglantée, la famille de la fille dit savoir que l'existence de cette fille fut « utile » (*aoga*) *et, immédiatement, prie pour que leur fille tombe enceinte.*

Enfin, on notera comment, dans tous ces récits, la mention du sang virginal est hypertrophiée : le sang « jaillit » tel une source, les vieilles femmes évoquent des torrents en crue, la natte devrait être « pleine de sang », tel un « pot à peinture pour le tapa », etc., les femmes de la parenté de la fiancée se précipitent pour toucher ce sang et en mettre sur leur propre corps (comme gage de fécondité à venir ?), etc. Cette exagération ne peut qu'exprimer une obsession culturelle.

Alors si le sang virginal occupe une telle place dans la représentation samoane de la *tamaitai* bonne à marier[253], nous avons encore plus de raisons de croire que l'objet qui est le plus associé à la *tamaitai*, à savoir la natte fine, porte lui-même la marque de cette obsession.

---

253. Et cela s'observe sur une longue période, puisque les informations disponibles remontent à 1832 et que cette obsession du traitement du sang se prolonge par diverses représentations associées aujourd'hui encore (voir références ci-dessous), même si la cérémonie de la défloration publique n'existe pratiquement plus après les années 1920.

6. Conclusion : les plumes, le sang et la vie

En définitive on est en droit de penser que les plumes de la natte fine représentaient le sang virginal des *tamaitai*. L'enjeu de la cérémonie de la défloration n'était pas de prouver une virginité qui ne servirait qu'à satisfaire une notion de propriété masculine du mari ou d'honneur du père[254], mais, visiblement, il était de faire sortir (« jaillir ») le sang. Donc de le rendre visible (c'est alors que le sang est appelé *palapala* ; nous connaissons aussi ce nom par nos légendes : la femme primordiale qui épousa Communauté-sociale pour faire advenir l'Homme). Pourquoi le rendre visible ? L'enjeu était peut-être de mettre en contact le sang féminin avec le souffle divin, par l'intermédiaire des jupes-nattes *ie sina* et *ie tutupupuu* qui étaient exposées après la défloration, pendant que la famille, ayant constaté « l'utilité » de la jeune femme, « priait qu'elle tombe enceinte ». Dans cet enjeu, le but aurait été la mise en contact avec les pouvoirs divins qui sont seuls capables d'activer le potentiel de pouvoir de vie du sang féminin, *et le moyen de l'efficacité de ce contact aurait été le tissu sacré* sur lequel le sang virginal était déposé. Nous retrouvons alors notre analyse de l'efficacité du rite des funérailles sans corps, où le tissu enveloppe l'insecte qui symbolise l'âme du mort absent.

Par ailleurs, dans les théories de la procréation et dans les représentations sur le sang (Tcherkézoff 2003 : 372-384), suffisamment d'éléments sont là pour suggérer que 1) c'était le sang qui, dans le corps féminin, était la partie apte à recevoir et à faire croître la vie (le principe vital étant immatériel et divin, et l'homme ne jouant qu'un rôle instrumental pour « ouvrir » le corps féminin) et que 2) l'activation de cette possibilité se faisait par la défloration ou, d'elle-même, durant les règles (ainsi une croyance bien établie, encore aujourd'hui chez certains, veut que les jours où la femme est féconde sont ceux qui suivent immédiatement la fin de l'écoulement des règles). On en vient à penser que, pour que l'enfant naisse en pouvant être considéré comme « enfant sacré » (*tamasa*), porteur des pouvoirs ancestraux, il fallait qu'il soit (ou que, s'il n'était pas le premier, que l'aîné de ses germains ait été) conçu juste après la défloration. Il fallait donc que la mère eût évité de « tomber » hors de la cérémonie de mariage, car alors elle aurait été « asséchée » si l'on peut dire, tel le pot vide de teinture rouge-ocre qui ne peut plus servir à faire les décorations sur le tissu sacré de tapa. Alors, « les plumes des nattes fines tomberaient » : vision ramassée de ce que serait la perte des pouvoirs de vie dans la communauté sociale samoane.

---

254. Nous n'avons relevé aucune représentation qui irait dans ce sens, ni dans les récits passés ni dans nos enquêtes des années récentes.

En conjoignant tous ces éléments, on parvient à l'idée que *les plumes pourpres de la natte fine symbolisaient tout simplement, par le thème du sang virginal, les pouvoirs de vie qui sont l'apanage des femmes en tant que* tamaitai. Nous comprenons mieux encore pourquoi, ou plutôt comment, les Samoans ont conçu l'enveloppement-recouvrement par les nattes fines comme un travail, rituel et mythique, sur la vie. Ces nattes étaient bien des « *life-givers* », des objets qui pouvaient donner la vie. Mauss avait eu raison, bien plus encore qu'il ne le pensait, de citer cette expression de Rivers.

CHAPITRE 16

Les échanges de dons et la natte-monnaie. Les nattes données « recouvrent » le don initial.

Après cette longue traversée en compagnie de héros légendaires et d'êtres primordiaux, puis avec la fiancée conduite sur l'aire cérémonielle du mariage, nous allons entrer dans le village samoan pour observer les échanges de dons où la présence de nattes fines est mentionnée. Nous y retrouverons les notions de « recouvrir » et de « payer », alors même que nous ne sommes plus dans l'univers de la natte-talisman qui sauve la vie. En effet, cette référence au recouvrement demeure à l'œuvre dans les échanges où la natte-monnaie peut payer à peu près tout, que ce soit un don initial, des éléments de la personne humaine ou une notion cosmologique générale. Nous utiliserons des récits anciens donnés en samoan, précieux par le vocabulaire qu'on y trouve, tout en puisant dans nos observations plus récentes pour compléter l'interprétation.

1. Les dons du mariage

1.1. Les listes du XIXᵉ siècle

Nous avons décrit la cérémonie principale du mariage. Nos ethnographes allemands nous donnent également une liste des dons qui doivent être échangés au mariage. On laissera de côté le fait qu'ils donnent ces listes à l'appui de leur thèse concernant une catégorisation entre des biens qui, nommés « *oloa* » ou « *to(n)ga* », seraient « étrangers » ou « indigènes » et « masculins » ou « féminins ».

Nous avons rencontré la courte liste de Krämer dans sa description du mariage. Répétons seulement la phrase concernant les dons. La famille de la fiancée prépare « des nattes fines (*'ie tôga*), des tissus d'écorce [tapas] (*siapo*), des nattes blanches (*'ie sina*), des éventails, des peignes, etc. », ce qui se dit « faire-*toga* » (expression que nous avons rencontrée au chapitre précédent dans le récit de Stuebel pour les dons à la naissance [section 5.4] et que nous retrouverons). La famille du fiancé commence à rassembler « des colliers, des coiffes, des armes, des instruments de pêche et de construction, des pirogues, et même des maisons entières, et, en premier lieu, des nourritures ». Stuebel (1896 : 213) est plus précis encore :

Les choses *toga* (*o toga mea*) que la famille de la fiancée (*taupou*) apporte [habituellement sont] des nattes fines (*ie toga*) et des tapas (*ma siapo*), des éventails [tissés comme les nattes] (*ili*), des nattes-pour-dormir (*falamoe*) [tissage plus grossier que pour les nattes fines], de l'huile parfumée (*fagu uu*), du safran (*lega*), des nattes blanches-éclatantes (*ie sina*), des nattes *taele* [teintes en rouge avec de la terre rouge], des nattes *faaasu* [dans une note en allemand, Stuebel indique que ces nattes sont faites de l'écorce du *fau*, tout comme les « nattes blanches », mais colorées en ocre clair], des nattes *tutupupuu* [même couleur ocre] et des peignes (*selu*).

Les *oloa* [que la famille du fiancé apporte habituellement] sont des porcs, des volailles, des canoës, des tresses de plumes pourpres (*ie ula*)[255], des maisons [éléments pour ériger une maison : poteaux, parties du toit], des terroirs familiaux [un don d'un droit sur une terre ?], des bandeaux de tête [décorés de coquillages] (*pale fuiono*), les choses pour ce que fait le spécialiste charpentier (haches, perçoirs, chevilles et corde *tafao afa* [brins tressés de bourre de noix de coco]), le *tunuma* (c'est le nom d'un panier dans lequel on regroupe les diverses choses nécessaires pour faire le tatouage des gens), le marteau *sausau* [pour frapper le peigne à tatouer], la coiffe cérémonielle, le collier de dents de cachalot, un filet de pêche, les diverses choses pour la pêche en haute mer, les coquillages pour décorer le bateau, les lances, des pigeons [vivants], le poteau et le filet pour la chasse aux pigeons, le pigeon *manutagi* et le pigeon-qu'on-fait-voler [pigeon utilisé comme animal de compagnie par les chefs, tenu avec une cordelette attachée à une patte] (notre traduction à partir du samoan ; les mots samoans entre parenthèses sont ajoutés par Stuebel et sont sans doute de l'auteur de ces explications données à Stuebel, les explications entre crochets sont nos ajouts).

Qu'aurait pensé Mauss devant cette énumération ? Sans doute, pour les biens apportés par la famille du fiancé, qu'il avait eu raison : il s'agit « en somme », comme il disait,

---

255. Leur présence ici, du côté des biens apportés par la famille du fiancé, tendrait à dire que ces tresses ne relevaient pas du groupe des jupes-nattes mais étaient une sorte de tresse ou rouleau, où les plumes étaient accrochées sur une trame de tissage étroit de lanières de pandanus (le mot *ie* référerait seulement à cette trame tissée). L'objet n'aurait pas servi à envelopper le corps mais serait simplement un lot de plumes destinées à entrer dans la confection des nattes fines et coiffes cérémonielles. Mais alors, pourquoi la Sina du mythe orphique portait-elle cette tresse quand elle rencontra le perroquet Sega ? En tant que femme primordiale, elle aurait eu des objets des deux catégories ? Ou bien, dire que Sina aurait eu des objets « des deux catégories » est encore une manière de tomber dans l'illusion dualiste ? Il s'agit de deux catégories au plan de la production, non à celui de la signification sociale. Sina avait simplement les plumes qui donneront naissance aux plumes du perroquet Sega, lesquelles à leur tour viendront sur les nattes et feront de ces nattes *ie* des nattes fines *ie toga*, des nattes-talisman et des nattes-monnaie. Depuis le voyage mythique de Sina, les cadeaux du côté de l'homme comportent le produit de la chasse (masculine) au perroquet qui va, grâce aux mains des femmes, décorer les nattes fines tissées par les femmes : productions masculine et féminine donc, sans aucun doute, mais qui *doivent être réunies*, car, seulement une fois réunies, elles peuvent constituer un objet apte à symboliser les pouvoirs de vie.

d'instruments de toutes sortes (même si Mauss n'avait pas vu l'essentiel, à savoir les nourritures cuites qui sont citées en premier et dont Krämer nous dit aussi qu'elles venaient toujours « en premier »). La liste regroupe, après les nourritures, tout ce qui est instruments de chasse et de pêche, de tatouage, de construction de la maison, les éléments de maison, la corde pour relier ces éléments, les canoës, les armes, les décorations corporelles comme les colliers et bandeaux, enfin — et ce sont des objets de grande valeur — les coiffes cérémonielles et les tresses de plumes pourpres.

Quant aux biens apportés par la famille de la fiancée, Mauss n'aurait pas été surpris par l'énumération. Car, même s'il n'y a pas que les nattes fines, la catégorie demeure centrée sur les tissus sacrés : nattes fines, tapas, jupes cérémonielles de la jeune femme (voir notre chapitre 12), avec les nattes fines au premier rang ; il s'y ajoute deux autres « tissages » si l'on peut dire : les nattes pour dormir et les éventails (fabriqués de la même façon : entrelacement de lanières de pandanus). Cela dit, il aurait pu être surpris devant la présence de l'huile parfumée et du safran. À notre avis, c'est alors la catégorie plus générale de l'enveloppement du corps qui rend compte de l'ensemble, car cette huile servait à s'enduire tout le corps avant chaque cérémonie, avec du safran pour obtenir un aspect brillant. La présence du peigne, enfin, peut surprendre. Peut-être faut-il penser que, puisque les Samoans (des deux sexes) se mettaient de l'huile dans les cheveux avant de les peigner, se peigner faisait partie de l'opération générale de l'onction du corps. Aujourd'hui encore, un éventail et un peigne peuvent être donnés ensemble, et chacun trouve cela logique, sans pour autant fournir d'explications.

1.2. L'asymétrie entre les dons d'objets « *oloa* » et les dons « choses-*toga* »

Soulignons encore que ces listes bien distinguées s'appliquent aux *dons du mariage* (donc, aussi, aux dons de la naissance et des visites formelles entre affins). En d'autres circonstances, non décrites par nos ethnographes du XIXe siècle mais que nous avons observées dans les années 1980 (intronisation de chef, dédicace de maison, d'église), également dans la grande présentation *taalolo* où les gentes dames sont au premier rang sur un mode guerrier, il en va autrement : tous les dons cités (pour le dire vite : les nourritures et les tissus) sont apportés par chaque famille donatrice à la famille concernée (ou au Pasteur pour la dédicace de l'église)[256]. Cela dit, personne ne confond les paniers de nourriture et les nattes. En effet, les discours au moment de donner ces cadeaux sont différents et seuls les tissus sacrés sont « déployés », accompagnés de récitation généalogique, et ils sont les seuls à bénéficier de l'appellation « *toga* ».

---

256. On pourra se reporter à l'analyse de David Pitt (1970) qui, pour servir à une étude économique-politique, a observé et noté les dons dans des échanges des années 1960.

Les listes évoquées incluent, pour le côté de l'homme, des instruments fabriqués par les hommes et utilisés par les hommes, et, pour le côté de la femme, les productions féminines que sont les tissus et les huiles parfumées. Mais nous verrons que ce ne sont pas des catégories étanches. Ainsi des tapas ordinaires (non consacrés) pour le lit du nouveau-né et des nattes apparemment utilitaires, alors même que ces tissus sont tous fabriqués par des femmes, peuvent très bien être donnés par le côté de l'homme (ci-dessous pour la naissance et pour une visite au village de l'épouse). Les plumes pourpres non consacrées (les tresses de plumes) sont un cadeau que le côté de l'homme apporte (ci-dessous), même si elles sont destinées ensuite à être accrochées aux nattes fines. D'autre part, n'accordons pas trop d'importance au fait que les missionnaires puis les ethnographes allemands utilisent le mot « oloa » comme un terme générique pour la catégorie des dons du côté de l'homme. Ce terme signifie « objets de valeur, richesses » en général, et s'applique bien ainsi à une liste hétérogène, sans rien impliquer de plus. À l'occasion, il peut s'employer pour désigner globalement toutes les « richesses » apportées par le côté de la femme. Il peut aussi ne pas être présent du tout, une liste de dons du côté de l'homme étant alors simplement énumérée dans le discours du don. Nous retrouverons cela, et nous avons déjà commenté au chapitre 12 les malentendus à ce sujet.

En revanche, le fait que les objets présentés par l'autre famille soient « des choses toga » (o toga mea), dont le rassemblement pour la cérémonie de don se dit « faire-toga », voilà qui nous ramène aux discussions, présentées dans ce même chapitre 12, sur le mystère linguistique de ce terme. Étymologiquement et par ses emplois, le terme ne peut renvoyer à une catégorie matérielle (« tissus », etc.), ni à une idée de « donner, payer, etc. » (nous avons vu et verrons encore ici que ce sont à chaque fois d'autres mots) et, donc, il doit qualifier la signification particulière de ce type de dons. Une hypothèse étymologique s'accorde avec l'idée de « recouvrement ». Nous avons vu que c'est bien l'opération que la natte réalise, dans les rites examinés jusqu'ici et dans le mythe. Mais avant de privilégier définitivement sur le plan culturel cette hypothèse dont nous avons dit qu'elle est linguistiquement admissible, il reste à voir si ce recouvrement se donne aussi à voir et à dire dans les échanges de dons. C'est l'objet du présent chapitre.

Ajoutons, à propos des « oloa » apportés par la famille du fiancé, que rien de ce qui a été évoqué dans les chapitres précédents avec les nattes, au plan rituel ou légendaire et mythologique, ne se retrouve si peu que ce soit avec les éléments de cette catégorie « oloa ». Le cochon sur pied, le porc sorti du four, le panier de taros et de poissons, crus ou cuits, les divers instruments, etc., y compris les plumes pourpres de la tresse tant qu'elles ne sont pas fixées sur une natte fine, tout cela ne trouve aucun usage possible qui permettrait d'effectuer un don de vie ou d'affirmer de façon quelconque un usage de « talisman ». Même les bois pour faire les poteaux de la maison, les canoës de pêche ou de guerre, les armes, les instruments de tatouage, toutes choses qui passaient pourtant par des rituels de consécration avant d'être un objet de dons, qui étaient même transmises sur plusieurs générations parfois (en particulier pour certains casse-tête devenus illustres par le titre et/ou les exploits de leur propriétaire dans les guerres), même ces choses-là ne permettaient pas d'attraper une âme errante, ou de sauver une vie en la payant. C'est encore le cas pour l'objet mythique de plus grand prix : le toit de la maison surnaturelle du roi des Manua, le toit de la Maison de couleur pourpre. Rappelons-nous la légende : quand Tulele pense à le prendre, c'est pour l'offrir à sa belle-famille pour la naissance du premier enfant que Masei attend (et qui provoquera la jalousie des co-épouses qui tueront Tulele). Mais c'est *avec une natte* que Masei peut sauver la vie de Tulele en le ressuscitant pour le ramener du pays des morts.

Ainsi, à ce premier plan, celui que Mauss appelle le « talisman », l'ethnographie samoane confirme largement l'intuition maussienne sur la grande asymétrie entre les « nattes blasonnées » et les objets « *oloa* » : seules les nattes méritaient en effet d'être retenues pour illustrer l'idée de « prestation totale ».

2. La natte-monnaie. L'échange des dons à la naissance (et au mariage)

Également, seules les nattes méritent d'être retenues pour illustrer une histoire de la « monnaie » à Samoa, puisqu'elles seules possèdent cet aspect de « talisman » qui définit la « première phase » du modèle maussien. Mais alors, qu'en est-il de la « deuxième phase » de l'histoire de la monnaie ? Mauss avait-il raison de supposer que la monnaie cérémonielle (appelons ainsi le type de monnaie relevant de la « deuxième phase » définie par Mauss) émane d'un type d'objet-talisman constitué comme tel pendant la première phase ? Si la réponse est affirmative, nous devrions retrouver une continuité entre les contextes où la natte est un talisman (quand elle sauve la vie) et ceux où la natte est une monnaie cérémonielle, quand elle est donnée en « paiement » pour répondre à un don initial. Il nous faut donc voir si la natte-monnaie « recouvre » un don initial comme la natte-talisman recouvrait les vivants ou les morts dont elle « payait la vie »[257].

---

257. Notre lecteur aura compris que nous ne sommes pas à la recherche de phases historiques-évolutionnistes dans l'histoire de la monnaie, à Samoa ou ailleurs, même si le modèle de Mauss a de quoi séduire et même si une évolution récente – car cette fois le mot convient – vers une circulation anonyme de nattes toutes semblables est bien attestée, comme nous l'avons signalé. Simplement nous montrons que le caractère totalisant des nattes s'exerce aussi bien dans les contextes qui semblaient à Mauss relever de la « première phase » (pour nous ici : la natte-talisman) que dans ceux qui s'accordent à ce qu'il appelait la « deuxième phase » (la natte comme paiement pour d'autres prestations, donc la natte-monnaie). Mais, pour les Samoans, ces contextes sont tous ensemble le domaine des *toga*, du « faire-*toga* », des « *toga*-du-recouvrement » (voir ci-dessous).

2.1. Le récit des dons à la naissance

Aucun ethnographe du XIXᵉ siècle n'a décrit précisément la manière d'apporter et de présenter les dons au mariage, leur attention ayant été centrée sur l'intensité dramatique de la défloration. Mais Krämer a eu la bonne idée de transcrire le récit samoan détaillé des cadeaux échangés à la naissance. C'est encore une liste, mais le discours de l'informateur est présent et, par quelques expressions au moins, il nous indique le rapport que cet informateur se représentait entre le don initial de nourritures (etc.) et le contre-don en nattes fines (etc.). Or, on sait par divers témoignages, y compris ceux des missionnaires, que ce rite des cadeaux à la naissance reprend, même si c'est sur une échelle plus réduite, la manière dont les cadeaux sont échangés pour le rite de mariage.

Le récit décrit d'abord l'accouchement (que nous ne citons pas) puis se termine par une mention des cadeaux échangés. Nous lirons d'abord le texte selon une traduction non littérale, pour prendre d'emblée le sens général tel que nous l'interprétons, en signalant les interrogations qui demeurent ouvertes, puis nous ferons une traduction littérale :

La famille du mari va et prépare les paniers de nourriture et les porcs bien gras. Ils apportent le tout à la famille de l'épouse, laquelle se prépare à faire son don *toga* qui va ainsi payer les choses de la famille du mari. Les choses que la famille de l'épouse va donner sont la natte pour la nourriture cuite au four, la natte qui recouvre les dons apportés par la famille du mari, la natte pour les porcs, la natte pour les tapas du lit du nouveau-né, les nattes et tapas *laufau* [les plus beaux qu'on donne en premier ? Ou bien ceux portés par la fiancée, le jour du mariage ou à cette fête de la naissance ?], la natte du voyage que la fiancée fait [a fait pour revenir chez elle pour accoucher, ou qu'elle va faire pour aller présenter l'enfant dans le village du père ?], la natte pour que grandisse le nouveau-né, la natte pour le cordon ombilical qu'on a coupé, la natte de la nuit [la nuit cosmologique d'où viennent les pouvoirs de vie ?], la natte pour l'alimentation du nouveau-né, la natte du lien entre le frère et le frère et entre la sœur et la sœur, la natte pour les parents qui ont dit au-revoir à leur fille et les parents qui ont dit au-revoir à leur fils, la natte pour la place sacrée du village [du mari ou de l'épouse ?].

La famille du mari (*tane*) [258] s'en va et fait (*fai*) [=prépare] les dons-à-porter (*siisii*) [259]

---

258. Ce mot qui, dans la plupart des langues polynésiennes désigne l'homme (latin « vir ») en général, est employé en samoan contemporain le plus souvent par un locuteur qui, par rapport à cet homme, est son épouse ou un membre de la famille de son épouse, avec un possessif (« mon homme », « son homme »), d'où notre traduction par « mari ». Mais il sera aussi le mot employé pour désigner, en parlant de l'humanité (et non de la société samoane en tant que telle), les hommes (« viri ») en général, dans des phrases où ce sera le mot *fafine* qui sera employé pour les femmes en général.

259. Le mot *siisii* /si'isi'i / désigne « ce qui est porté » et peut s'appliquer à tout, même s'il semble employé plus souvent pour les dons cérémoniels ; ici l'idée renvoie sans doute aux paniers de nourriture (poissons, taros, bananes, etc.) et, peut-être, aux instruments.

ainsi que les porcs-bien-gras[260]. Puis ils apportent cela à la famille de la femme (*fafine*)[261]. Alors, la famille de cette fille (*teine*) fait face (*faasaga*) et fait ces *toga* (*fai ia toga*) qui payent (*totogi*) les choses (*mea*) du mari (*tane*). Ces choses-là qu'ils [la famille de la mère] vont remettre (*ave*)[262] [sont] la natte (*toga*) de [=pour] la nourriture cuite au four (*suavai*), la natte (*toga*) qui recouvre (*ufi*) les dons-à-porter, la natte (*toga*) des porcs-bien-gras, la natte (*toga*) pour les nombreux-tapas-du-lit-de-l'enfant (*ulumoega*), le *laufau* [les nattes fines et tapa portés par la fiancée[263]], la natte (*ie*) du *evaeva* [autre natte fine], la natte (*ie*) du *faatupu* [autre natte fine], la natte (*ie*) pour la chute du cordon, la natte (*ie*) de l'obscurité (*po*), la natte (*ie*) du *vaisalo* [l'aliment du nouveau-né : une bouillie, voir ci-dessous], la natte (*ie*) de la séparation d'avec les parents de la femme et les parents de l'homme, la natte (*ie*) de la place sacrée (*malae*) du village[264].

---

260. Le mot est *popo* ; au sens propre, la « chair de noix de coco » ; ici : métaphore pour les porcs bien gras car nourris de *popo* (la nourriture jugée la meilleure pour les cochons).

261. On notera le mot employé : *fafine*. Dans tous les récits, légendaires ou résumant un échange, qui mettent en scène la jeune femme non mariée ou la fiancée avant l'acte sexuel, nous avons vu que celle-ci est désignée par les mots *tamaitai* (« gente dame », avions-nous traduit) ou *taupou* (« vierge »). Ici, parce qu'on parle d'une femme qui est mère, le mot à employer devient *fafine*, au moment où la narration se place du point de vue de la famille du mari qui apporte ses dons : « ils apportent cela à la famille de la femme » (voir ci-dessus la note sur *tane* ; mais nous ne traduisons pas ici par « épouse », car d'autres mots, spécifiques, existent pour cette notion, alors qu'ils manquent pour « mari »). (Sur la terminologie générale des catégories de sexe, voir Tcherkézoff 2003 : chap. 7). Mais, dans le groupe de mots suivants où le point de vue est celui de la famille de cette jeune femme devenue mère, on dit « la famille de la fille » (...*teine*). On a là un bon exemple de cet emploi restreint du mot *fafine* en samoan qui signifie « la femme non vierge » du point de vue d'un locuteur parlant d'autrui : ses affins ou voisins, etc. ; sur ce plan rien n'a changé dans le samoan contemporain – alors qu'en tahitien par exemple, le mot apparenté, *vahine*, s'applique, aujourd'hui en tout cas, à toute femme, mariée ou pas, vierge ou pas. En comparant les langues polynésiennes sur ce plan, on prend l'impression que c'est le samoan qui s'est différencié en spécialisant le mot *fafine* et en étant contraint alors d'inventer d'autres mots pour la femme non mariée et réputée vierge (*tamaitai*, *taupou*, ainsi que *tausala* – autre terme honorifique pour la gente dame), lesquels ne se retrouvent, semble-t-il, dans aucune autre langue polynésienne.

262. Terme ordinaire pour désigner tout transfert d'objet ou de personne d'un lieu à un autre : apporter, emporter, amener, emmener, donner à (contexte ordinaire ou cérémoniel), mettre dans la main de.

263. Voir chapitre précédent, le récit de la section 5.3. S'il s'agit du même mot, et si Krämer recopiant Stuebel avait eu raison de nous dire que le *laufau* est les deux nattes fines et le tapa portés par la fiancée quand elle arrive à la cérémonie de mariage, il faudrait en déduire que cet « accoutrement », comme Stuebel disait, reste dans le couple, ne fait donc pas partie des dons donnés à la famille du fiancé le jour du mariage, et est finalement donné à cette famille une fois que le premier enfant est né (ou bien il est simplement présenté à cette famille mais demeure encore dans le couple et passera à la fille qui naîtra). Le caractère unitaire du processus de défloration-procréation-grossesse-accouchement qui constituait, à notre avis, *le* rite de passage pour les femmes, en sortirait encore renforcé.

264. Krämer (1995 : II : 55). Chaque mot compte ici ; voici la version samoane complète de cet extrait (avec la graphie de Krämer, souvent incohérente pour les signes diacritiques qui sont parfois mis, parfois omis, parfois ajoutés là où ils ne devraient pas être) :
« Ona ô ai lea 'o le âiga o le tane, 'ua fai si'isi'i ma le popo. Ona 'aumai ai lea i le âiga o le fafine, 'a 'o le âiga o le teine, 'ua fa'asaga e fai ia tôga e totogi ai mea a le tane. 'O mea nei 'o le a 'ave 'o le tôga o le suavai, 'o le toga e ufi a'i si'isi'i, 'o le toga o le popo, 'o le toga o le ulumoega, 'o le laufau, 'o le 'ie evaeva, 'o le 'ie fa'atupu, 'o le 'ie o le tâaga o le uso, 'o le 'ie o le pô, 'o le 'ie o le vaisalo, 'o le 'ie o le mavaega a le matua o le teine ma le matua o le tane, 'o le 'ie o le malae. »

2.2. L'asymétrie des dons

Divers enseignements sont à tirer de ce texte. Le premier est que, du point de vue de la désignation lexicale, il y a une profonde asymétrie entre les dons du groupe de la femme et ceux du groupe de l'homme. Les premiers relèvent d'une catégorie nommée : la famille de l'épouse « fait-*toga* » (ici, littéralement : « fait ces *toga* qui… »). Les seconds ne sont subsumés sous aucune catégorie, pas même le terme général « *oloa* », et ils doivent être énumérés. Les seuls mots généraux employés à leur sujet sont « chose » (*mea*) et « (objets) portés [à bout de bras] » (*siisii*). Ce qui est une preuve suffisante que le mot « *oloa* » n'était pas l'appellation fixe d'une catégorie de dons précise et symétriquement opposée aux « *toga* »[265]. Aucun récit de dons n'omet de dire « *toga* » pour les dons-*toga* : « choses-*toga* », « faire-*toga* », « nous apportons nos *toga* » (voir ci-dessous), etc. Alors que, on le voit, une prestation des autres dons, ceux du côté de l'homme, peut fort bien se décrire sous la forme d'une énumération sans intitulé inclusif.

Du côté de la femme, tout ce qui est apporté est désigné comme *toga*, avec éventuellement une spécification secondaire. Dans l'énumération, on trouve d'abord, plusieurs fois, « *o le toga o…* », que nous avons traduit par « la natte fine de [= pour] le… », c'est-à-dire « la natte fine pour payer le… » (voir ci-dessous) ; il faudrait dire « le don *toga* de… [=pour payer le…] », car ces « *toga* » sont sans doute des dons composés à la fois de nattes fines et de tapas. Ensuite on trouve le terme « *ie* » en remplacement de « *toga* », quand il s'agit d'une natte qui elle-même porte un nom spécifique, référant à un élément du côté de la mère ou l'enfant : *o le ie evaeva, o le ie faatupu*. C'est encore la preuve que le mot « *toga* » ne signifie pas simplement l'objet « tissu » ou « natte fine » envisagée dans sa matérialité et sa texture. C'est le mot « *ie* » qui peut désigner cet objet (ainsi que d'autres tissus) quand on veut dire « la natte Telle et Telle ». Les deux nattes mentionnées ici sont spécifiques et sont préparées par la famille de tout enfant féminin pour le jour du mariage. La jeune fille ou femme les porte le jour du mariage, puis les conserve, semble-t-il, en attendant la naissance de son premier enfant[266]. Le premier nom (*ie evaeva*) utilise comme déterminant placé en second un terme qui

---

265. En outre, en 1984, lors d'une explication des dons pour le mariage, une femme âgée qui dirigeait la famille où nous étions, précisa : « les oloa pour le côté de la femme sont des nattes fines (ie toga) et de l'argent, les oloa pour le côté de l'homme sont des nourritures et d'autres choses si l'on veut, et aussi de l'argent ». Bref, les dons des deux côtés sont des « biens-de-valeur » oloa. Une tout autre question est de voir pour quelle raison les nattes fines sont « *ie toga* » et le don de ces nattes un acte de « *faire toga* ».

266. Krämer donne lui-même cette information en note (*ibid.* : 120 n. 56) : sans doute faut-il comprendre « de sa première fille ». Nous retrouvons alors le thème légendaire de la première natte qui passa toujours de mère à fille.

désigne, dans le langage courant, le fait de « prendre un chemin », de « se promener ». Il rappelle, sans doute, (alternativement ou ensemble ?) que (i) la femme est partie de chez elle pour se marier (la règle d'exogamie de village et le fait que le mariage avait lieu souvent chez le mari, du moins si la famille de celui-ci était de plus haut statut), (ii) qu'elle est (re)partie pour aller chez elle pour accoucher, (iii) qu'elle est ou va (re)partir pour aller présenter l'enfant au village du mari (et peut-être faire un quatrième déplacement, à savoir revenir chez elle, avec son enfant, si le mariage s'arrête là). Le deuxième nom (*ie faatupu*) utilise un mot qui signifie dans le langage courant « faire grandir » et qui rappelle, sans doute, que l'épouse prolonge la lignée en donnant une descendance[267].

Au contraire, du côté de l'homme, si l'on ajoute aux choses mentionnées au début celles évoquées comme étant « payées » par les diverses nattes, nous avons :
– *popo*, les « porcs bien gras » ; mot fréquent dans les cérémonies contemporaines au lieu du terme ordinaire pour désigner le cochon, *puaa* ;
– *suavai*, les nourritures cuites à l'étouffée ; terme cérémoniel pour tous les mets préparés au four enterré ; au sens ordinaire, le terme signifie : « qui contient de l'eau » ou « liquide » ;
– *vaisalo* : une sorte de porridge à base de lait de coco ; c'est la nourriture par excellence du nouveau-né, de la femme enceinte lorsqu'elle ne se sent pas bien, du vieillard affaibli et de tout malade qui ne peut pas ou ne veut pas s'alimenter de façon plus solide.
– *ulumoega* : la seconde base du mot signifie « lit », la première est une base employée uniquement en composition, souvent avec un nombre, et désignant une unité de tissu d'écorce tapa, en référence à la largeur (ou à la longueur) de la pièce de bois sculptée sur laquelle le tissu a été placé pour être peint. Ces morceaux de tissu de tapa serviront de couches au nouveau-né. Notons ici comment les tapas (ordinaires, non consacrés) qui servent au lit de l'enfant sont des biens du côté de l'homme, et sont « payés » par les nattes fines apportées par le côté de la femme. Voilà un exemple de l'erreur qu'on commettrait si l'on classait a priori ensemble, dans une même catégorie de dons, tous les tissus en se basant sur le fait qu'ils sont tous des productions féminines. Les distinctions dans la production et les distinctions dans le don ne se recouvrent pas.

En outre, pour les dons du côté de l'homme, les termes génériques sont d'une généralité qui ne spécifie rien quant à l'idée de don : « chose » (*mea*), exactement avec les mêmes emplois qu'en français, et *siisii* en référence au fait de « soulever et porter »

---

267. Il y a aussi le mot *laufau*, qui pourrait, si l'on regarde l'étymologie, renvoyer à l'arbre *fau* (hibiscus) dont l'écorce sert à faire les jupes cérémonielles du mariage (dont celles [ou uniquement celles ?] destinées à recueillir le sang). Dans ce cas, l'accoutrement dont Krämer-Stuebel disaient qu'il pare la fiancée qui arrive au mariage aurait été ces jupes spécifiques ? Recouvertes d'une natte fine ? Ensuite la ou les jupes sont étalées au sol, et la fiancée demeure avec une natte fine, qu'elle retire au dernier moment (voir les récits de la défloration). Il faut laisser ici les questions ouvertes.

un objet de don. Pour ce second mot, il y a encore mieux à noter : on peut voir dans le dictionnaire missionnaire que ce mot est applicable également aux nattes fines apportées dans un échange. Il n'est donc pas plus spécifique des cadeaux apportés par le côté de l'homme que le premier mot, le mot « chose », lequel peut s'appliquer lui aussi à tout objet. Il n'y a donc vraiment pas une appellation spécifique de la catégorie des biens apportés par le mari, alors qu'il y en a une (« *toga* ») pour l'autre catégorie.

2.3. Le « paiement » par les nattes

Le second enseignement est que les dons *toga* et eux seuls peuvent « payer » (*totogi*) un autre don, et même payer des notions qui sont générales, soit communes aux deux côtés, soit relevant de l'enfant. Nous avons déjà vu ce mot « *(to)togi* » dans les récits du « paiement de la vie », et nous avions dit qu'il s'emploie couramment dans tous les contextes modernes de paiement (salaire, etc.). Nous le retrouvons ici dans cet échange de dons. Les dons *toga* « payent » les dons apportés par le groupe du mari. Non seulement ils « payent » les objets matériels apportés par le groupe de l'homme, mais aussi ils « payent » des notions relevant de la personne ou de la cosmologie. On peut voir ainsi qu'ils payent :
– la chute du cordon ;
– l'« obscurité » ou la « nuit » *po* ; le terme renvoie très certainement — car on ne voit pas ce que viendrait faire ici la référence à la nuit de tous les jours — à la notion cosmologique qui réfère au monde surhumain d'où vient la vie et où chacun retourne après la mort ; cette notion est aussi le symbole de la relation sexuelle[268] ; la « natte de la nuit » réfère peut-être à la natte portée par la fiancée au moment de la défloration rituelle effectuée le jour du mariage. Ou, plus généralement et en suivant nos hypothèses du chapitre précédent, cette natte renverrait au fait que, une fois la fiancée déclarée « entière », comme nous l'avons vu, et le sang virginal exposé, il faut que les pouvoirs surhumains, venus de la « nuit » cosmologique, fassent leur action de procréation ;
– la sacralité de tout le village, par référence à la place centrale *malae* où se passent les cérémonies les plus importantes ;
– la relation aux parents (père et mère) de chacun des deux époux : *mavaega* désigne le testament délivré oralement par celui qui se sent mourir, mais aussi une fête d'adieux ou simplement le fait de se dire au revoir de façon cérémonielle, avec force discours.

Notons, en soulignant encore l'asymétrie, que les *toga* « payent » les dons du groupe de l'homme, mais que l'inverse n'est pas dit. Ce sont les *toga* seulement qui sont dits « le *toga* de… » ; il n'y a aucun porc ou panier de nourriture qui serait « *le porc donné pour la natte… ».

---

268. Voir Tcherkézoff (2003 : 279, 300, 306, 315, 488 *sq.*).

2.4. Le recouvrement par les nattes : une notion explicite et ancienne

Enfin, preuve supplémentaire de la dissymétrie, et fait crucial pour notre observation de la continuité avec le contexte des rites et des mythes étudiés précédemment, les nattes qui payent les dons de l'homme sont dites « recouvrir » les dons de l'homme : « le *toga* recouvre les choses apportées par l'homme » *o le toga e ufi ai siisii* [269].

Nous connaissions déjà le mot « *pulou* » pour la natte qui « recouvre la vie » (*pulou o le ola*). Ici nous avons le mot « *ufi* ». Ce mot s'emploie dans les contextes cérémoniels ou profanes, anciens ou modernes, dans tous les cas où un objet est recouvert d'un tissu. L'exemple profane le plus courant : un coffre de bois (le seul meuble de rangement dans les maisons « traditionnelles ») doit être « recouvert » d'un tissu si on reçoit des invités dans la maison. On note divers emplois figurés : offrir un abri à quelqu'un, cacher un fait ou un sentiment, etc. L'idée que le don *toga* « recouvre » le don de nourritures est tellement forte que l'on trouve aussi en samoan le terme *ufilaulau* (la seconde base *laulau* désigne le plateau sur lequel sont présentées des nourritures) pour désigner le tissu ou, aujourd'hui, le paquet de billets de banque qui accompagne la noix de coco offerte au début, avant de donner tous les dons proprement dits qui ont été prévus (observations contemporaines). Ce don du début de la présentation est appelé le *sua*. On peut l'observer aujourd'hui encore. Le *sua* est la forme la plus honorifique d'ouvrir une présentation de dons offerts à un hôte de marque ; il s'agit alors souvent d'un ensemble de dons rassemblant toutes les catégories de dons (nourritures et tissus). On apporte une noix de coco verte, ouverte, avec son jus, enveloppée d'un tapa ou, souvent aujourd'hui, d'un tissu imprimé ; un billet de banque est accroché à la noix de coco. Puis viennent les grands porcs cuits au four, présentés entiers sur une litière, les paniers de taros et de poissons, des cartons de boîtes de corned-beef, etc., mais aussi des nattes fines et de l'argent. Dans ce genre de présentation, c'est tout un village qui honore un hôte de marque ; visite d'un grand chef, samoan ou étranger, dédicace d'une nouvelle église (c'est alors le pasteur qui reçoit le *sua* en tant que représentant de Dieu).

Nous allons voir avec un autre exemple que, dans le don de nattes, l'idée de « recouvrement » est également dite avec le mot *afu*, terme transpolynésien et qui désigne en samoan le fait de mettre et d'enrouler un tissu sur le corps, bref le fait d'envelopper. Or ce terme est également employé pour désigner les nattes apportées par le côté de

---

269. Le « aî » orthographié par Krämer avec le signe d'une occlusion glottale (voir texte samoan ci-dessus en note) est sans doute une erreur pour « ai » sans occlusion, particule qui, placée entre deux bases, fait de la première un verbe et de la seconde un complément d'objet.

la femme dans le mariage[270], preuve supplémentaire que la symbolique de l'échange effectué pour une naissance ne fait que prolonger ce qui s'est déjà passé au mariage.

Le fait que les récits utilisent plusieurs mots différents, qui tous ont pour emploi courant par ailleurs de donner l'idée de *couvrir, recouvrir, envelopper*, est une preuve que la notion de recouvrement était parfaitement explicite encore au milieu du XIXe siècle (on peut remonter jusque-là : Krämer recueille dans les années 1890 des récits d'informateurs âgés, souvent des orateurs expérimentés — voir son introduction). Il ne s'agit donc pas d'une formule unique, stéréotypée, prononcée dans les rituels comme une formule liturgique venue du fond des âges, dont personne ne connaîtrait le sens qu'elle aurait eu, encore moins son étymologie, et dont seul le linguiste comparatif professionnel pourrait donner l'histoire. C'est dire aussi qu'il importe peu, du moins pour l'analyse des valeurs orientant le don samoan, que notre hypothèse étymologique donnée au chapitre 12, reliant un terme proto-polynésien et le samoan parlé deux mille ans plus tard, après un passage par le tongien, soit vérifiable ou pas. Il n'est pas besoin de remonter au proto-polynésien *taqo-ga pour être autorisé à dire que *l'idée-valeur centrale du don des nattes fines est le recouvrement-enveloppement* — même s'il est intéressant de constater que l'idée pourrait avoir eu cours depuis deux mille ans ou davantage en Polynésie occidentale. Le vocabulaire récent, de 1850 à nos jours, nous suffit : il y a « recouvrement ». D'autre part, l'étude des rites et mythes de la même époque vient préciser que ce recouvrement est une affaire « vitale ». C'est une certitude pour les derniers cent cinquante ans — et une hypothèse pour les derniers deux mille ans.

3. Les dons lors d'une visite cérémonielle hors du village (*malaga*), entre affins.

3.1. Précisions sur les dons échangés

Étudions un récit qui décrit en samoan comment un chef (*alii*) de l'île Tutuila a préparé et effectué une visite à « sa famille » (*lona aiga*) de l'île Upolu (Krämer 1995 : II : 99-100). On comprend peu après qu'il s'agit de la famille de son épouse, et le récit nous fait ainsi demeurer dans les dons entre deux familles liées par le mariage.

Nous observerons plusieurs faits. Ce chef de Tutuila et son groupe apportent des nourritures, bien entendu (des porcs, l'offrande de nourriture la plus valorisée), mais aussi des « tissus » (*ie*). Cela dit, on ne peut savoir s'il s'agit de nattes fines *ie toga*, car le mot *toga* n'apparaît pas. Ce pourrait être des nattes de sol, des nattes pour dormir, etc. Ce ne sont pas alors des « *toga* » au sens du vocabulaire du don samoan

---

270. Le dictionnaire de Milner (1966), entrée « *'afu* » (les enquêtes de Milner datent des années 1950) ; et notes personnelles pour les années 1980.

(une natte autre qu'une natte fine peut être un don « *toga* » si elle est donnée en complément de nattes fines, mais ceci ne semble pas le cas ici) ; ce ne sont pas des « *toga* » car ces dons sont donnés en premier ; ils ne recouvrent pas mais, au contraire, ils seront recouverts par les dons de la famille de l'épouse, comme nous le verrons. Mais ce sont des tissus — ce qui maintient la nécessité de rejeter l'idée que les tissus en général formeraient une seule catégorie de dons. Regardons maintenant du côté des dons des parents de l'épouse, qui résident à Upolu et qui reçoivent la visite du groupe de Tutuila : le mot « *toga* » apparaît constamment, pour désigner l'ensemble des dons de tissus (apparemment nattes fines et tapas, mais aucune précision n'est donnée). Enfin, si des deux côtés on donne des nourritures et des tissus, seuls les dons « *toga* » sont dits « recouvrir » les autres dons. On ne dit pas des tissus apportés par le chef de Tutuila qu'ils recouvrent quoi que ce soit, et bien entendu on ne le dit d'aucune nourriture présentée. Sur ce plan des nourritures, la famille du chef vient offrir des porcs, comme il se doit. La famille de l'épouse offre également de la nourriture, mais apparemment pour un repas à partager. Elle ne donne pas, semble-t-il, de porcs à emporter. Les dons à emporter qu'elle donne sont des nattes et/ou tapas, comme l'indique le verbe « déployer » qui est utilisé au moment où ces cadeaux sont donnés.

3.2. La préparation

Le chef demande d'abord « à ses familles » (*i lo latou aiga*) [les maisonnées] de se réunir. Il s'agit des unités (maisonnées) qui composent le groupe résidentiel local de la famille étendue Une Telle (*Sa* + nom propre). Mais tous ces échelons de parenté, à savoir la famille étendue globale disséminée dans le pays, le groupe résidentiel qui demeure sur la terre-racine du nom de cette famille étendue, et les maisonnées de ce groupe résidentiel, sont dits « *aiga* », sans autre précision. Le chef communique à « ses familles » son projet et leur demande de préparer les grandes pirogues. Peu après, il leur dit à nouveau de se réunir et leur parle en ces termes :

> que chacun de vous [= chaque maisonnée] [prépare] un rouleau de tissus (*ta'aiga 'ie*) et une tresse de plumes pourpres (*ie ula*) afin que notre groupe-en-voyage (*malaga*)[271] puisse les apporter à la famille de mon épouse !

---

271. Le mot désigne un « voyage » et un « groupe qui part en voyage pour visiter un autre groupe ». La pratique du *malaga* était et est encore une activité sociale très courante et fondamentale. Les réseaux de parenté sont très dispersés. Chacun vit dans un village et lui appartient sur bien des plans. Mais il n'oubliera jamais de visiter de façon régulière tous ceux, consanguins ou affins, qui vivent ailleurs. Ces visites se font toujours en groupe et donnent lieu à des réceptions importantes, impliquant au moins un quartier et parfois tout un village (les voisins et amis aident ceux qui reçoivent leurs cousins venus de loin, car cette réception implique de nourrir à satiété et de la meilleure façon possible le groupe visiteur). La pratique s'est étendue aujourd'hui aux réseaux impliqués par les compétitions sportives entre les équipes villageoises (cricket, football, rugby).

Quand c'est fait, le chef les remercie, puis leur dit qu'il a encore une question. Il leur demande alors leur avis sur le nombre d'« orateurs » (*tulafale*) qu'il conviendrait d'adjoindre à ce voyage. « La famille » entière (*o le aiga*) lui répond : « une dizaine ! ». On est donc dans le cas d'un chef suprême d'une grande famille étendue, avec un titre de rang élevé au plan local et de catégorie « *alii* » (chef sacré, pour dire bref). À un titre de catégorie *alii* sont souvent rattachés des titres secondaires de chefs de famille qui sont de la catégorie dite « orateur » (*tulafale*). Chaque chef *tulafale* peut avoir sa propre politique de gestion de sa famille, sa propre politique de dons dans ses réseaux, mais il est aussi partie prenante de tout ce qui concerne le chef *alii* principal[272]. Revenons au récit. Le chef principal continue par ces mots :

« Dites-moi, combien de choses (*mea*) pour chaque orateur ?[273] » La famille répond : « chacun deux porcs (*pua'a*), deux rouleaux de tissus et deux tresses de plumes pourpres ! ».

3.3. Les échanges dans le village de l'épouse : le « paiement » par les nattes

Tout est préparé. La flottille quitte l'île de Tutuila, fait une traversée (non décrite) de deux jours environ et arrive à bon port devant le village de l'île d'Upolu où réside la famille de l'épouse :

Les pirogues touchent terre. Le chef [des visiteurs] dit : « rassemblez les biens-de-valeur (*oloa*) de nos familles et des orateurs »[274]. Quand on a rassemblé, cela faisait en tout deux cents ou trois cents [sans autre précision de catégorisation][275].

La famille de l'épouse les reçoit et prépare la boisson cérémonielle à partager, le kava. Puis ce sont les discours. Le récit ne cite que quelques mots, mais chaque discours, si l'on peut juger par l'époque actuelle, est une affaire d'heures et non de minutes. C'est d'abord un orateur du groupe du chef venu en visite qui s'exprime : « voici quelques coquillages vides qui ne valent rien »[276]. (La manière de qualifier les cadeaux, employée

---

272. Nous avons observé cette configuration en 1980-1990, mais les sources administratives de l'époque allemande du début du XXᵉ siècle attestent de sa continuité.

273. *Pe ta'ifia ni mea a tulafale.* Il n'y a que le mot « chose » pour désigner les objets de don à préparer, à savoir les porcs, les rouleaux de tissu et les tresses de plumes.

274. *Fa'apotopotomai maia 'o 'oloa a lo tatou âiga ma tulafale.*

275. *Ona fa'apotopoto ai lea ai 'ua 'atoa le lua o selau pe tolu selau.*

276. *Ona fai atu ai lea 'o le lauga a le tulafale a le ali'i : 'O nai atigi pipi fa'atauva'a* : pipi, coquillage d'une sorte très courante ; *atigi* : « vide » en parlant d'un coquillage, d'une bouteille, d'une boîte de conserve ; *fa'atauva'a* est donné par le dictionnaire missionnaire comme « de peu de valeur » (*of small acount, of little value, trifling*) ; mais l'étymologie, qui paraît transparente, est intéressante : « du genre de ce qu'on échange/achète/vend [avec, sur] un bateau » et pourrait référer à la seconde période des premiers contacts, quand les Européens continuaient d'apporter de la verroterie et des miroirs et croyaient que les indigènes continuaient d'être subjugués par ces nouveautés.

par les visiteurs donateurs, est tout à fait normale pour Samoa ; on déprécie toujours ce qu'on donne ; une autre comparaison courante est avec la « poussière » ou la « pourriture »). La famille de l'épouse répond : « mais vraiment, pourquoi ces choses [qui vous ont coûté] tant de peine ? La chose essentielle est de nous revoir ». Puis « la famille [de l'épouse] s'avance et prend (*ua ave*) les biens-de-valeur (*oloa*) du groupe-en-voyage (*o le malaga*) ».

Ensuite, la famille de l'épouse « prépare à manger pour le groupe-en-voyage. Ils cuisent les porcs pour faire [en sorte que les visiteurs] se remettent [de leur fatigue] ». Le festin dure plusieurs jours (pas de détail). Puis arrive le jour de la présentation des cadeaux offerts par les hôtes à leurs visiteurs, donc les cadeaux offerts par la famille de l'épouse :

> Ce jour, on fait la grande présentation (*faisua tele*), on fait avec des toga (*fai ai ma toga*) qui payent pour les biens-de-valeur (*faatatau i oloa*) ; c'est apporté (*na aumai*) en faisant le recouvrement (*fai ai ma le afu*).

La famille de l'épouse offre donc le *sua* (*fai-sua* ; voir ci-dessus 2.4.) et « fait toga » ; nous connaissons cette expression. Littéralement ici : elle « fait avec des *toga* » (*fai* « faire » + *ai* particule de transitivité, *ma* « avec »). Le texte ne précise à aucun moment le contenu de ces dons *toga* : on supposera qu'il s'agit de nattes fines et tapas. Krämer lui-même, en note, indique qu'il faut penser que le mot « *tôga* désigne les cadeaux de nattes fines et de tapas » (1995 : II : 125, note 186).

De ces dons apportés par la famille de l'épouse on dit qu'ils « payent les biens-de-valeur (*oloa*) » du groupe du mari venu en visite. Pour dire « payer », ce n'est plus le verbe *totogi* que nous connaissons bien, mais un autre : *faatatau*. Il faut préciser immédiatement que ce mot est tout aussi général. C'est le mot absolument courant aujourd'hui pour dire « acheter » ; sans son préfixe causatif *faa-*, la base *tau* signifie « prix » et, comme verbe, « compter ». Là encore, comme pour ce qui concerne le « recouvrement », nous avons donc une notion de paiement qui s'exprime de plusieurs façons suivant les récits, par des mots très courants. L'idée est donc bien explicite et n'est pas simplement une formule ésotérique. Enfin, le récitant précise que ces dons sont apportés pour « recouvrir ». Nous reviendrons en détail sur ce mot *afu* dans une section suivante.

En attendant, poursuivons notre lecture, car l'échange n'est pas terminé. Un orateur du groupe de l'épouse fait un discours et demande pardon pour ces choses de rien, qui sont « de la pourriture » (*pala*) « car nous ne pouvons faire égal (*faatusaina*)[277] avec

---

277. Sur la base *tu(tu)sa* : « semblable, égal ».

des grands-chefs (*tamaoaiga*)[278] comme vous ». Un orateur des visiteurs répond : « il ne faut pas parler ainsi, nous ne sommes pas venus pour ces choses-ci ou ces choses-là » [toujours le mot « chose » *mea*], et il continue avec les mêmes mots que ceux employés initialement par les hôtes : « nous sommes venus pour une seule chose, l'envie de se revoir »[279]. Une fois ces politesses échangées, où la « pourriture » a répondu aux « coquillages vides », les nattes fines et tapas du groupe de l'épouse peuvent être déployés (le texte dit « les *toga* »), et l'idée de « paiement » et de « recouvrement » est à nouveau affirmée :

> Ainsi on déploie (*fola mai*) les toga qui ont payé (*taui*) les biens-de-valeur (*oloa*), on déploie [en faisant] un recouvrement (*afu*)[280]. Et le groupe-en-voyage répond : « merci pour nous avoir honorés et avoir témoigné ce respect ! »[281]. Puis la famille [les hôtes qui reçoivent les visiteurs] va et apporte un panier avec des choses diverses [non précisées] pour la dame [l'épouse du chef des visiteurs, venue sans doute avec son mari pour cette visite]. Ces choses sont seulement pour le chef et son épouse.

3.4. Chefs et orateurs

On pourrait croire que, cette fois, tout est terminé. Mais il reste encore à « veiller à la relation » (comme disent les Samoans aujourd'hui pour toute relation sociale) entre le chef venu en visite et ses propres orateurs qui l'ont accompagné pour effectuer cette visite, qui ont contribué aux cadeaux et qui, une fois sur place, ont fait les discours. Le

---

278. Littéralement « enfants de [grandes] familles » : expression sans doute ancienne pour désigner des familles ayant acquis une grande renommée et des enracinements dans de nombreux villages, par toute une hiérarchie de noms-titres secondaires ; mais elle est devenue une catégorie nationale limitée à quatre noms-titres durant le XIXe siècle, quand les Européens locaux, leurs « consuls » et les États dont ils relevaient tentèrent de s'allier à certaines familles pour que le chef de l'une d'elles soit fait le « roi » du pays. Le problème fut que la rivalité constante anglo-américano-allemande a mis en avant plusieurs familles ; la conséquence au XIXe siècle fut l'impossibilité de trouver « un » roi et cela retarda d'autant la mise en coupe réglée du pays par un seul pouvoir colonial (Samoa fut, en 1899, l'un des derniers territoires du Pacifique à être colonisés) ; la conséquence à long terme fut, en 1962, à l'indépendance après quinze ans de colonisation allemande et quarante ans de tutelle (*trusteeship*) néo-zélandaise, de devoir accepter l'idée d'au-moins deux co-chefs d'État à vie, et non un seul, pour éviter un déséquilibre qui aurait pu mener à des violences (voir chapitre 12 ci-dessus, *in fine*).

279. On mesure ici la difficulté du genre rhétorique et cérémoniel consistant à s'abaisser. Il ne faut pas en faire trop, ce qui pourrait laisser entendre que les autres prêtaient attention à la qualité des cadeaux et du coup, au lieu de leur faire honneur en s'abaissant soi-même, on est au bord de les injurier. Bien entendu, les commentaires que chacun des deux groupes se fait en privé après l'échange ne portent pratiquement que sur la qualité et la quantité reçue et sur la conclusion à en tirer : a-t-on été traité de façon « digne » (*mamalu*) ou « indigne » ? (notes personnelles des années 1980).

280. *Ona fola mai lea 'o tôga le taui o 'oloa, fola mai ma le 'afu.*

281. *tali atu le malaga : fa'afetai pule, fa'afetai fa'aaloalo.*

récit continue à employer le mot « *toga* » tout seul, sans autres précisions, jusqu'à la fin (le mot *ie* n'apparaît pas). Nous dirons simplement « nattes » pour ne pas répéter « certainement nattes fines et sans doute tapas »; le lecteur saura qu'à chaque fois qu'il lit le mot « nattes » dans tout le passage qui suit, le texte samoan disait « *toga* » :

Le chef [des visiteurs] fait face [à son groupe] [et veille à ce que] les nattes soient distribuées (*tali*) aux orateurs et au [aux autres personnes de son] groupe-en-voyage. De sorte que cela paye (*faatatau*) les biens-de-valeur (*oloa*) des orateurs[282]. Le chef dit alors [à ses orateurs] : « toutes les nattes vous ont été distribuées ! » Mais un orateur [de son groupe] répond : « distribue-nous vite les nattes du recouvrement (*o toga o le afu*)[283] ; car si tu ne les distribues pas, nous ferons une réunion de toute la famille [qui peut décider de destituer le chef][284]. Oublies-tu la mort que nous risquons sur l'océan[285] ? Sors-vite les nattes ! » Le chef leur fait face à nouveau et distribue les nattes du recouvrement (*tali toga o le afu*)[286]. Puis le chef dit : « les nattes sont sorties, elles sont dehors, il ne reste plus une seule natte dans cette maison ! ». L'orateur répond : « merci pour l'honneur et le respect que tu nous témoignes ! Nous les orateurs (*matou tula*), tout ce que tu désireras, toujours nous le ferons de bon cœur (*loto malie*) ».

Notons d'abord que ce texte illustre très bien ce que devait être à cette époque la relation entre les chefs *alii* et les orateurs *tula(fale)*[287]. Ces derniers sont les chefs de certaines maisonnées reliées à la grande famille que dirige le « chef » principal (souvent un *alii*) ; ils sont investis de fonctions spéciales, en particulier celle de faire des discours, très longs et remplis de références à l'univers légendaire et mythique. Le chef principal ne peut se passer d'eux. Dans un certain nombre de cas, ce sont eux également qui décident du choix du successeur au titre de chef principal quand celui-ci meurt (ou est démis, ce qui est parfaitement possible). Tout Samoan aujourd'hui dira en résumé que les orateurs donnent au chef de l'« aide », de la « nourriture », des « discours pour

---

282. *'Ua tali fa'atatau i 'oloa a tulafale.*

283. *Ia vave ona tali mai 'o tôga o le 'afu.*

284. *'afai 'a e lê talia, 'o le a popotôga!* Si le macron sur le 3e « o » est une erreur de Krämer, le mot n'a sans doute rien à voir avec le don de nattes fines « toga/tôga » et désignerait la « réunion [familiale] en cercle » *aiga potopoto* (+ -*ga* suffixe), expression courante aujourd'hui pour désigner la réunion de tous les membres, qu'on convoque chaque fois qu'il y a un problème dans la famille étendue. C'est ce genre de réunion aussi qui désigne (ou, à l'occasion, destitue) le chef de la famille étendue. Les orateurs y jouent un grand rôle. Les mots de l'orateur évoqueraient alors une menace assez directe.

285. Pour faire cette visite de l'île de Tutuila à celle d'Upolu : la mort risquée à l'aller, celle qui sera encore risquée au retour (c'était une navigation de deux jours sans voir de terre).

286. *Ia vave mai tôga i fafo! Ona toe fa'asaga ai lea 'o le ali'i 'ua talitôga 'o le afu.*

287. Pour l'époque contemporaine, cette même relation est en jeu, dans chaque village (Tcherkézoff 2003 : chap. 6).

l'honorer », mais reçoivent — et n'hésitent pas à réclamer — des nattes fines (on ne parle plus des tapas, puisqu'il n'y a presque plus de tapas en circulation).

L'« avidité des orateurs pour les nattes fines » est un thème proverbial, aujourd'hui encore. La manière, illustrée dans ce récit, qui consiste à ne pas distribuer tout immédiatement, afin de pouvoir « faire face » à des demandes supplémentaires, est encore aujourd'hui une pratique courante et relativement codifiée. Mais elle peut parfois ouvrir un espace de violence si la demande d'un orateur devient exorbitante ou si elle est présentée de manière impolie. Il arrive alors que le coup de poing d'un homme de l'entourage du chef principal réponde à l'impolitesse de l'orateur (ou d'un autre chef venu se mêler à la cérémonie et réclamer qu'on reconnaisse avec faste sa présence). Ensuite, plusieurs personnes peuvent sortir les machettes (la famille de celui qui réclame prenant parti pour lui évidemment si elle voit qu'il est frappé) et l'on peut être soudain dans une extrême tension là où, un instant auparavant, chacun se trouvait dans l'espace cérémoniel du don [288].

3.5. Le « recouvrement »

Mais l'étranger peut entendre dans ce genre de présentation que, du moins quand tout se passe bien, cette relation chef/orateur est en somme un échange de bons procédés, un échange symétrique. Il est donc très important de noter que ce texte, sans ambiguïté aucune, réaffirme que les dons de type « *toga* » sont le « recouvrement » d'un don initial. Le recouvrement opéré par les *toga* entre la famille de l'épouse et celle du mari se prolonge par la relation, au sein de la famille du mari, entre ce dernier, qui est le « chef », et les orateurs. Ces mêmes *toga* sont aussi le don qui, reçu par le chef, est distribué par lui à « ses familles », à ses orateurs, pour « recouvrir » les efforts des orateurs qui ont préparé des cadeaux de nourriture (les porcs), des « rouleaux de tissus », des tresses de plumes pourpres, et qui ont fait le « travail » du voyage (la fatigue et les dangers qu'il implique). En dehors des grands échanges de ce type, la relation normale d'échange entre orateur et chef (souvent voisins) est déjà celle que ce récit illustre : le premier apporte de la nourriture au second, chaque jour ou en tout cas quand il fait chez lui un « four » (une quantité de nourriture cuire à l'étouffée), et espère en retour des nattes (et des billets de banque).

Ne revenons pas aux termes utilisés dans ces phrases pour « payer », car c'est encore le même mot. Les termes sont en fait construits sur une seule base *tau* renvoyant au fait de « compter », d'où « acheter » et « prix » : *faatau, faatatau, taui*. Mais relevons le terme pour « le recouvrement ». Les *toga* sont dits les « *toga* du recouvrement », « déployés avec recouvrement ». Nous connaissions les mots *pulou* et *ufi*, nous avons maintenant le mot *afu*.

---

288. Pour un exemple récent, voir Tcherkézoff (2003 : 469-470).

Krämer relève évidemment l'emploi récurrent du mot « *'afu* » dans ce texte, que nous traduisons par « recouvrir », et donne son propre commentaire dans une note :

'afu est en réalité un mot qui désigne un vieux tapa utilisé par chacun pour s'envelopper quand on va dormir[289] ; ici il désigne le contre-don de chacun. Quand les nattes fines, après avoir été déployées, sont présentées, on dit : « cette natte-ci est pour vous en tant que contre-don, etc. », *'o le tasi lenei 'ie o lou 'afu*, et, à la dixième par exemple, ils rassemblent tous ces dons et peuvent dire : « Regardez, ô grand chef, voici dix nattes en tant que contre-don pour vous », *Silasila mai lau afioga 'o 'ie na e sefulu o lou 'afu*. Depuis quelque temps, une natte fine est en général donnée en équivalence pour un lot d'objets modernes de la catégorie *'oloa* (*ibid.*: 125 note 187)[290].

Traduisons plus littéralement les deux phrases que Krämer cite en samoan : « cette natte (*ie*) -ci, c'est votre recouvrement », « regardez ô grand chef, ces nattes-ci sont dix pour votre recouvrement ». Avec la notion de « contre-don », Krämer ne pose pas la question de la hiérarchie entre les dons du groupe de l'épouse et ceux du groupe de l'époux ; il laisse la possibilité d'une interprétation en termes d'une simple opposition distinctive. Le mot *afu* veut dire « couvrir » et tout « ce qui couvre » (voir ci-dessous). S'il y a une expression cérémonielle qui utilise ce mot pour désigner le don d'un *toga* ou d'un paquet de *toga* (Krämer a tort de revenir ici au seul mot « natte fine », car ce sont des nattes et tapas, à l'époque), il faut en tirer davantage que la seule notion de « contre-don ». Au moins Krämer remarque-t-il bien qu'un *toga* vient toujours après un don initial d'un autre type d'objet.

Regardons maintenant ce que nous disent les dictionnaires : celui moderne qui résulte des excellentes enquêtes de George Milner dans les années 1950 et la liste comparative des racines reconstruites qui sont à l'origine des langues polynésiennes. Le dictionnaire de Milner indique pour le mot *afu* (/'afu/) :

Verbe : (en parlant d'un drap, etc.). Recouvrir le corps

Adjectif : *'ie 'afu*: drap, couverture de lit

Nom : 1. Nattes fines données à un orateur (pour ses services). *E lua 'ie tôga o lona afu*: (Il a reçu) deux nattes fines pour ses services.

---

289. C'est aussi ce que dit le dictionnaire missionnaire des années 1850 : « *'afu*: a wrapper of *siapo* [tapa] used as a sheet ; to wrap up in the *'afu* » (Pratt 1911).

290. « *'afu* is really the word for a piece of old barkcloth used to wrap one's self in as one goes to sleep ; here it means the personal counter gift. When the spread out fine mats are carried over, they say : *'o le tasi lenei 'ie o lou 'afu* "This is the one fine mat, as a counter gift for you", etc. and at the tenth f.i. they gather up all the gifts and might say : *Silasila mai lau afioga 'o 'ie na e sefulu o lou 'afu* « Look here your highness, these are ten mats as a countergift for you. » In general, of late one fine mat is equated with one bale of modern things of the *'oloa*. »

2. Lors d'un mariage, lot de nattes fines présentées par la famille de la fiancée à la famille du fiancé[291].

Traduisons littéralement l'exemple que Milner cite : « son recouvrement [est] deux nattes fines », le contre-don pour les services de l'orateur fut de deux nattes fines. La deuxième remarque, concernant le mariage, est également importante. Nous savons, avec le récit de Krämer, qu'il peut s'agir aussi d'un échange entre affins après le mariage initial.

On peut ajouter à cet examen de la langue samoane un point de vue comparatif. Selon le dictionnaire des racines proto-polynésiennes (POLLEX en ligne), ce mot /'afu/ remonte au début de l'histoire polynésienne et même au-delà[292]. Il est donc attendu de le retrouver un peu partout en Polynésie. Il semble avoir partout le sens de « couvrir » et « objet servant à couvrir » (tapa, natte fine, puis tissus européens, et ce pour tous les contextes, cérémoniels et domestiques : vêtement, drap, couverture). C'est encore une indication pour nous que l'usage de la formule « voici cette natte pour recouvrir votre... [don initial] » devait être entendu de façon relativement explicite par tous les participants[293].

Une extension intéressante pour ce mot, parfois tel quel, le plus souvent sous forme redoublée, est de désigner, là encore dans de nombreuses langues polynésiennes, une membrane organique : le placenta (mais celui-ci se dit aussi avec un autre mot), le diaphragme, le péritoine, et... l'hymen. Cette dernière signification est signalée dans deux cas : le paumotu (Polynésie orientale) et le samoan (dictionnaire missionnaire du milieu du XIXᵉ siècle ; emploi qui existe aujourd'hui aussi). Il n'est donc pas exclu que l'imaginaire samoan ait rapproché, il y a longtemps, la virginité (l'hymen) de la gente dame et la natte fine, comme deux « recouvrements » qui, à la fois, protègent et révèlent une aire « sacrée » (sa). Rappelons que le sexe de la femme vierge est appelé « le côté sacré-interdit » (itu sa) ; pour le tissu, dans les rites de la Polynésie préchrétienne, on pense à tous les usages d'enveloppement d'objets rituels, statuettes, poteaux, nourritures, lesquels révèlent alors qu'ils contiennent un principe sacré (voir ci-dessous Conclusion). S'il en fut ainsi, il est encore moins surprenant de constater que les Samoans

---

291. « –afu : verb : (of a sheet, etc.). Draw over the body
adjective : 'ie 'afu : sheet, bedsheet, cover.
noun : 1. Fine mats presented to orator (for his services). E lua 'ie tôga o lona afu : (He received) two fine mats for his services.
2. At a wedding, fine mats presented by bride's relatives to bridegroom relatives ».

292. Il remonte au niveau « malayo-polynésien » (-5000 ans), un des premiers embranchements après le proto-austronésien, puis bien entendu il se repère au niveau « océanique » (-4000 ans) qui a donné toutes les langues océaniennes de « Mélanésie »-Micronésie-Polynésie, du moins celles d'origine austronésienne.

293. Aujourd'hui, les formules s'entendent encore, pas toujours, et le commentaire est plutôt vague : « c'est pour dire qu'on répond au premier don ».

aient conçu la nécessité d'accrocher à la natte une décoration apte à rappeler le sang virginal qui s'écoule lors de la rupture de l'hymen.

D'ailleurs, les nattes données en « paiement » peuvent très bien être appelées elles-mêmes des objets « sacrés-interdits » *sa*, comme nous allons le voir maintenant avec un dernier exemple.

4. Le paiement au maître-charpentier. La sacralité des dons *toga*

Un chef de famille doit réunir un paiement pour les spécialistes charpentiers qui lui ont construit une nouvelle « grande maison » (la maison principale, qui sert aux occasions formelles). L'intérêt de ce récit est de nous dire que les dons *toga* sont des dons « sacrés » (*sa*). Nous suivrons un texte samoan transcrit par Krämer (1995, II : 276).

Le chef annonce à ses « familles » : « apportez vos *toga* ! » (Krämer traduit en allemand par « vos nattes fines », négligeant le fait que, quelques lignes plus loin, le récitant précise que ces *toga* sont des nattes et des tapas) :

> Le chef (*alii*) parla ainsi : « nous allons faire-toga (*faitoga*), on commencera dès le matin [...] et quand viendra la fin de la journée on se rassemblera dans ma maison pour compter nos *toga*. » Quand ce fut fait, le chef dit à toute sa famille [étendue] : « maintenant, déployez vos toga ! »[294]. Un *matai* [maître de maisonnée] vient et dit : « voilà mes *toga*, j'ai dix *siapo* [tapas] et cinq *ie* [sans aucun doute des nattes fines] ». Un autre dit : « nous on a en *ie toga* et en *siapo* quatre [en tout] »[295].

Au total, dit le texte, le chef et les branches de la famille ont réuni « à peu près cinquante nattes fines (*ie toga*) et deux cents tapas (*siapo*) » (*ibid.*: 276). On notera tout de suite comment les catégories sont bien précisées. Les « *toga* » sont la catégorie globale, composée de « *ie toga* », donc les nattes fines, et de « *siapo* », les tapas.

Revenons au texte :

> Le chef et sa famille apportent les *toga* au charpentier qui a fini la maison. Le chef dit : « [...] voici tes [dons] sacrés (*ou sa*) ! » Une femme les déploie et dit au charpentier : « cette natte (*ie*)-là, c'est le [don] sacré (*sa*) pour toi, le charpentier, et cela et cela encore [sans précisions de contenu] ! »[296]. [Le récit continue :] on donne ainsi trente *toga* [qui

---

294. Ona fa'apea atu lea 'o le ali'i : 'O le a tatou faitôga a taeao e 'amata i le taeao / 'a e a o'o i le afiafi ona fa'apotopoto mai lea i lo'u fale 'o lo tatoû âiga e aotele ai a tatou tôga / folafola mai 'o autou tôga.

295. a matou tôga nei e sefulu siapo ma 'ie e lima./ o a matou fo'i nei 'ie toga ma siapo e fâ./

296. 'o le 'ie lenei 'o sâ 'o 'oe, le tufuga, ma lea ma lea fo'i.

sont] les [dons] sacrés du charpentier (*o sa o le tufuga*), et vingt nattes (*ie*) pour la fête de dédicace de la maison.

Il faut comprendre : on a donné trente nattes fines-et-tapas pour être « les sacra » (*o sa*) du charpentier, et vingt nattes fines pour distribuer dans la fête de la dédicace de la maison, donc pour donner à ceux qui, parents et voisins, sont venus en groupes familiaux apporter et donner des porcs et des paniers de nourriture, et aussi des nattes et tapas s'ils le peuvent, à la famille qui inaugure la maison.

L'enseignement principal est ceci : jamais on ne voit le mot *sa* accompagner un don de nourriture. Seules les nattes sont des objets « sacrés »[297].

5. Conclusion : la terminologie des deux catégories, les trois phases maussiennes de la monnaie et la preuve par l'histoire des nouveaux objets

Du côté des dons que la littérature ethnographique a catégorisés comme *oloa*, qui sont les objets donnés par le côté de l'homme quand cette division a un sens (mariage, naissance, visite entre affins), il n'y a pas de mot autre que le mot général et applicable à tout bien de valeur (y compris les nattes), à savoir « *oloa* », pour récapituler la liste des dons possibles.

De l'autre côté, l'ensemble des dons peut se dire « les *toga* » et la préparation, c'est-à-dire le rassemblement de tous ces dons, se dit « faire *toga* ». Le mot « *toga* » ne réfère ni à un type d'objet matériel, ni à la notion générale de donner. Du point de vue des commentaires étymologiques contemporains, le mot demeure mystérieux, ou est rattaché au pays Tonga, selon un raisonnement linguistiquement abusif mais qui se comprend dans le contexte légendaire. L'analyste ne peut que laisser la réponse en blanc, ou remarquer qu'une histoire étymologique possible remonterait au verbe « recouvrir », qu'on retrouve dans le mot *tao* qui s'applique au four enterré. Cette hypothèse est évidemment recevable quand on voit la prégnance thématique de l'idée de recouvrement.

Mais quelle que soit l'étymologie, l'asymétrie du statut de ces deux intitulés, *oloa* et *toga*, est indéniable. C'est là évidemment l'enseignement le plus évident. Une catégorie « paye » l'autre et l'inverse n'est pas vrai. Aucun objet *oloa* n'est annoncé comme le paiement de la natte X ou Y, alors que chaque don *toga* est dit « payer » l'un des *oloa*.

Cette notion de paiement est universelle dans la conception samoane, puisqu'un *toga* peut payer un objet, un élément de la personne, un élément cosmologique.

---

297. D'autre part, on peut lire dans le même récit (*ibid.*) que, au début de son discours, le chef désigne les *toga* apportés comme *mea sina* : les « choses blanches-éclatantes » (la lumière cosmologique, personnifiée par la femme primordiale Sina), expression qui sert aujourd'hui, nous l'avons dit, à désigner tout trésor culturel national.

« Payer » se dit avec des verbes qui sont entrés ensuite dans le contexte moderne des paiements (salaire, achat de toute nature) : *totogi, tau*. La natte-talisman est bien devenue une monnaie de la deuxième phase, au sens maussien, et avec des notions qui ont continué à exister pour en venir à désigner les paiements d'aujourd'hui quand est arrivée la troisième phase, celle de la monnaie impersonnelle moderne.

Tentons de répondre, pour terminer, à la question suivante : quels articles « modernes » sont entrés dans la ronde des échanges samoans, aux côtés des cochons (et instruments, etc.) et des nattes (et tapas, et huiles, etc.) ? La réponse renforce notre conclusion sur l'asymétrie des deux catégories de dons.

Du côté des nourritures, ce furent d'autres nourritures. Tout d'abord certains aliments en conserve, ceux qui apparurent en premier sur le sol samoan, qui frappèrent l'imagination des Samoans, et qui furent appelés « les boîtes des Blancs », à savoir la viande salée et le poisson en boîte. Ensuite la panoplie du « five o'clok tea » des premiers missionnaires britanniques : le pain carré (un genre de pain de mie), les biscuits de marine, les sachets de thé et de café. Le système s'est à nouveau figé rapidement, et la variété des autres nourritures disponibles aujourd'hui, pourtant sous des formes de conserve ou d'emballage qui accepteraient tout aussi bien de circuler, n'a pas rejoint ce premier lot. Aujourd'hui encore, à Samoa mais aussi en pleine banlieue d'Auckland, en Nouvelle-Zélande, on peut voir des Samoans manipuler et compter les boîtes de *corned-beef* et de maquereaux (ou thon) à l'issue de funérailles ou de mariage. À Samoa, on peut les voir aussi empiler des dizaines de pain blanc carré. Mais ces mêmes personnes trouveraient absurde l'idée d'en faire autant avec des boîtes de crevettes, de légumes, de fruits, etc., ou des pains de forme différente. Cependant, on peut encore inventer de nouvelles catégories, définies par une forme de démesure, et en provenance, le plus souvent, du Samoa américain : une télévision grand-écran ou même une voiture. Ces biens viennent du côté des *oloa*, à l'occasion, tout comme, au début des échoppes européennes, les nouveaux outils ou « richesses » des premiers colons purent être donnés (et firent croire aux premiers analystes, missionnaires ou autres, que la catégorie traditionnelle *oloa* avait partie liée avec ce qui venait de l'extérieur du pays).

Du côté des nattes, ce furent seulement d'autres tissus qui ont pu être ajoutés : les tissus imprimés, mais à la seconde place (jamais en remplacement de natte fines).

Enfin, des deux côtés, les billets de banque vinrent s'adjoindre, faisant entrer la deuxième phase monétaire vers un début de troisième phase, où circulent désormais de rares nattes fines identifiées, de nombreux paquets de nattes récentes non identifiables (non-blasonnées, aurait dit Mauss), et de la monnaie moderne, laquelle est anonyme par définition.

Que se passe-t-il avec les catégories d'objets qui ne sont plus identifiables par un nom, une « histoire légendaire » *tala*, une généalogie ? Ils n'ont plus que le champ de la quantité pour se démarquer les uns des autres, bref l'inégalité et non plus la hiérarchie. La conséquence fut rapide. À Samoa, et bien plus encore dans les communautés samoanes émigrées, l'accélération de vouloir en faire plus que le voisin ou que dans l'échange précédent a produit des cérémonies où les participants s'attendent à voir défiler des centaines de nattes et des milliers de dollars (en plus évidemment de centaines de boîtes de conserve). On s'y attend… et l'endettement des émigrés auprès des banques locales (et plus souvent auprès d'usuriers spécialisés dans les communautés des « insulaires du Pacifique », car les banques exigent des garanties salariales que les intéressés ne peuvent souvent apporter) est presque entièrement dû aux échanges cérémoniels, qu'ils aient lieu dans les communautés émigrées ou au pays. À cause de ce dernier cas, fréquent évidemment, l'endettement massif des émigrés est dû aussi aux billets d'avion qu'il faut payer pour assister à un échange qui a lieu au pays et où la parenté est concernée.

La natte talisman qui sauve la vie dans les rituels correspondants aux légendes qui racontent les mêmes faits, puis la natte « blasonnée » comme disait Mauss, donnée dans les grands échanges cérémoniels et qui donne à voir la valeur-ancêtre de la généalogie du groupe donateur, enfin les paquets de nattes anonymes et identiques, qui ne sont annoncés que par la mention de la quantité des paquets : Samoa semble bien raconter l'histoire de la « monnaie » telle que Mauss l'avait supposée dans sa vision historique des sociétés humaines. À ceci près que ces formes ont peut-être toujours coexisté. La valeur du don des *oloa* a toujours été basée sur la quantité, semble-t-il. C'est pourquoi la monnaie moderne des billets de banque est venue rejoindre bien logiquement les *oloa*. Du côté des nattes, la valeur de don de la natte comme symbole de valeur-ancêtre et l'existence des rites et des légendes de paiement de la vie sont évidemment deux faces du même fait social total, et il serait vain de chercher une antériorité de l'une ou l'autre face. En revanche, l'apparition des paquets de nattes anonymes et le fait que la monnaie de banque ait pu s'y adjoindre aussi relèvent bien d'une transformation que Mauss avait repérée — mais davantage dans les pages conclusives de l'*Essai* où il parle de l'innovation due à la modernité occidentale (la monnaie impersonnelle) que dans les pages où il envisage une histoire universelle de la monnaie à travers les âges de l'humanité.

CONCLUSION

Le don polynésien

Le dossier sur les nattes fines de Samoa, rassemblé dans la deuxième partie de ce travail, apporte un complément qui manquait à l'étude contemporaine et historique de cette société polynésienne présentée il y a quelques années dans notre *FaaSamoa, une identité polynésienne* (2003). D'autre part, pour une relecture de la socio-anthropologie maussienne, il offre l'avantage de fournir un exemple concret du caractère « total » qui caractérise certains dons et que Mauss avait voulu identifier le mieux possible dans son *Essai* — du moins si l'on accepte notre interprétation du programme que Mauss poursuivait.

Il nous reste à examiner une question comparative. Mauss avait-il raison de chercher à comparer le cas maori et le cas samoan, et d'invoquer plus largement encore, pour toute la région « malayo-polynésienne », l'hypothèse d'une grande catégorie de « propriété-talisman » fournissant la matière de prestations « totales » ? La réponse nous vient d'abord par un dernier point de l'ethnographie samoane : la notion de *sau*, laquelle se trouve correspondre au fameux *hau* maori. Après cet examen du *sau*, nous prendrons une vue comparative du don polynésien, sur deux plans. D'une part, la terminologie unitaire dans toute la Polynésie, malgré l'apparente contradiction entre le cas de Samoa et de Tonga, montre le caractère bel et bien englobant d'une des catégories de don. D'autre part, nous verrons que la symbolique de l'enveloppement-recouvrement par le tissu cérémoniel polynésien (nattes et/ou tapas) est une grande caractéristique pour toute la région.

Ensuite, après avoir rapidement évoqué la fausse question du don « inaliénable », nous sortirons brièvement de la Polynésie pour des considérations plus générales sur la matière variable du don au niveau de l'Océanie, et même au-delà, avant de revenir dans le Samoa contemporain et terminer notre parcours en observant concrètement l'obligation sociale du don.

1. L'esprit du don. Le *sau* samoan, équivalent linguistique du *hau* maori. L'imaginaire et le symbolique

1.1. Le *sau* samoan : le bonheur de donner

Dans notre examen des échanges samoans, c'est la notion de recouvrement-enveloppement qui s'est imposée. De ce fait, on pourrait passer à côté d'une autre notion samoane, le *sau*. À vrai dire, nous avons cherché de ce côté parce que nous pensions à la notion maorie du *hau* qui avait fait couler tant d'encre anthropologique. Il paraissait étrange qu'elle fut limitée au monde maori. Elle ne l'est pas, en effet. Les Samoans ont une notion de *sau*, qui est bien le correspondant sociologique (et l'exact correspondant linguistique) du *hau* maori, même si elle apparaît bien peu dans les discours prononcés dans les échanges. Est-elle tombée en désuétude ? A-t-elle toujours été à l'arrière-plan ? On ne saurait dire. Toujours est-il que, la dérivation phonétique s→h du samoan au maori étant régulière, on est donc en droit de penser que *sau* en samoan et *hau* en maori sont deux réalisations du même terme proto-polynésien ; des recherches sur les autres langues polynésiennes devraient être conduites en ce sens.

Voici ce nous avons pu recueillir pour le cas samoan (notes de la fin des années 1980). Un chef de haut rang nous répondit (en samoan) :

> oui, nous avons une notion de *sau*. Elle est liée à la personne. On dit « le *sau* de la vie »
> (*o le sau o le ola*). Cela veut dire : « ton arrivée, ton *susumai* [manière de dire à un supérieur
> « donnez vous la peine d'entrer chez moi »], est le *sau* de ma vie ».

Il répéta et ajouta, en anglais :

> Ton arrivée est le *sau* de ma vie, cela m'élève, cela renforce ma vie (your *susumai*, your
> arrival, is my *sau o le ola* ; it liftens up [me], it strengthens my life).

Ainsi, le rapport entre le don et les pouvoirs de vie est énoncé clairement : le don renforce la vie.

Une enseignante qui avait voué sa vie à promouvoir la langue samoane à l'école nous dit : « oui, le *sau*, on dit par exemple : *Lelei o le sau o le faifeau* ». Il faut comprendre : « il est beau-bien, le cadeau au pasteur ». Un couple d'enseignants, tous deux chefs de haut rang, grands connaisseurs de la littérature orale, mais également lecteurs d'ethnographie océanienne, ajoutèrent en anglais : « le *hau* maori, c'est le *sau* en samoan, cela veut dire « des richesses (riches)… c'est lié à la personne (to personhood) ».

Un chef d'âge moyen, grand orateur, avec qui nous parlions souvent de sujets divers, s'exprima en anglais :

> tu veux savoir sur le *sau*… c'est un cadeau qu'il fait particulièrement plaisir de faire, par
> exemple le cadeau au pasteur du village. Tu as aussi les cadeaux faits au grand chef (high
> chief), bon en fait toute forme de cadeau. Ou par exemple tu as fait une nouvelle plan-
> tation, tu te sens très heureux de ton jardin, très heureux de ce qu'il a produit ; alors, tu te
> sens très heureux et tout de suite tu veux donner au chef de la famille étendue.

Notre interlocuteur dit bien « …plaisir de faire », alors qu'on aurait pu attendre « recevoir ». Il ajouta : « Ce bonheur c'est comme quand, au lever du jour, toi ou le bébé va jouir de la douce brise, ou le plaisir de toucher la rosée du matin, et c'est quelque chose de très puissant pour guérir ». Deux autres personnes ont cité la brise et la rosée — qui se disent aussi *sau* ; ce sont sans doute des homonymes, mais il est significatif que ces mots reçoivent aussi une connotation liée au sentiment de bonheur qui émane du fait de donner.

Enfin nous pouvons citer d'après nos notes une conférence que le Professeur samoan Aiono Dr Fanaafi donna en mai 1994 à l'EHESS, Pôle de Marseille. Elle décrivait « les composantes du *mauli* de la personne » (disons pour faire bref les composantes spirituelles de la personne). Elle cita tour à tour le terme samoan, en donnant à chaque fois une traduction en anglais ; nous donnons ici notre traduction française :

iloilo : le raisonnement, la capacité à choisir

masalo : la capacité à prédire

mana : le pouvoir de réaliser (power to implement) [298]

sau : **la capacité à créer** [c'est nous qui soulignons]

mafaufau : la capacité à penser

mana'o : le désir, l'émotion

finagalo : promulguer, exprimer sa volonté, et exprimer ses dernières volontés.

À ma question lui demandant de revenir sur le *sau*, Aiono répondit :

C'est la part de l'être humain qui est source de création. Aujourd'hui le mot signifie aussi richesses, présentation de nourriture et cadeaux, mais c'est la part où l'être humain est comme Dieu ; tu peux créer, tu peux procréer des enfants, tu peux faire advenir des choses. On dit que Dieu est le *matai-sau*, le chef-créateur [299].

Nous sommes avec une notion « spirituelle », en effet, mais bien au-delà des inter-rogations toujours trop limitées qui ont alimenté les débats sur la manière de comprendre le hau maori. L'« esprit du don », *c'est le bonheur de donner et la capacité à créer la vie*. Pas de théorie d'experts en magie, pas d'interrogation sur une sorte d'âme particulière, mais tout simplement le don de vie, le pouvoir de contribuer à perpétuer la vie.

---

298. Nous retrouvons ici le fameux *mana* de toute l'Océanie (de langue austronésienne), qui a tant intéressé Durkheim et Mauss ; mais le terme est assez peu employé en samoan, du moins aujourd'hui.

299. « It is the creative part of the human. To day it means also wealth, presentation of food and gifts, but it is the part where human equates God ; you can create, create people (beget children), create things. God is said to be the *mataisau*, the chief-creator ». (Citation de mes notes personnelles prises dans cette conférence).

1.2. L'imaginaire et le symbolique

On le sait bien, au moins depuis Hocart (1936, 1952). Une société (au sens donné par l'École sociologique de Durkheim et Mauss) ne peut se représenter sa pérennité sans avoir imaginé une manière de faire venir à elle, partiellement et temporairement, les pouvoirs de vie, lesquels résident toujours dans un au-delà primordial. C'est ce que Mauss appelait la « circulation », à partir de la notion de sacré, partagée avec Durkheim, renouvelée puis appliquée aux échanges de don. Nos légendes sur la première natte samoane nous ont montré le type d'élaboration que cet impératif cosmologique a construit dans la tradition samoane, et qui se donne à voir par exemple dans le recouvrement *ifoga* pour « payer une vie » prise par violence ou pour compenser un tort grave fait à l'encontre d'un autre groupe.

Élargissons la discussion. Le traitement symbolique du mort dont le corps a disparu n'est pas simplement la conséquence d'une croyance éventuelle à l'« âme », ni une idée quelconque de « totémisme » (au sens des savants européens du XIXᵉ siècle). Nous avons dit que les Samoans ne font pas du tout la « confusion » — au contraire de ce que prétendaient au début du siècle les spécialistes des sociétés qu'on appelait alors « primitives » — entre l'animal utilisé dans le rite de la natte, un animal symbolisant la présence-absence du mort, et la composante de la personne, dite *agaga*, que les missionnaires ont traduit par le mot « âme ».

Nous avions noté que les Samoans ont un concept d'âme attesté depuis les écrits des premiers missionnaires ; le terme lui-même est sans doute prémissionnaire : *agaga*. C'est cette composante qui, à la mort, quitte le corps, monte vers la crête et commence son voyage vers l'ouest pour gagner l'Île-des-morts. Le rite décrit par Stair et en tout cas celui décrit par Krämer datent d'une époque où ce terme est déjà fixé. Or il n'apparaît pas dans le récit de l'insecte qui saute sur la natte. Dans nos propres entretiens avec les personnes âgées qui évoquaient ce rite (elles n'ont pas donné d'éléments supplémentaires à ce que nous savons déjà avec Krämer), nous avons posé la question. La réponse était immédiate : l'insecte ou le poisson « n'est pas l'*agaga* » ; certains ajoutaient : « car celle-ci est déjà avec Dieu ». Pourtant le fait que le rite devait être effectué malgré tout paraissait parfaitement logique à nos interlocuteurs.

Dans son texte, Mauss avait insisté sur le caractère « spirituel » des dons sacrés. Nous avons vu que ce concept était, pour Mauss, bien plus sociologique que les modèles « laïques » d'un Frazer, puisqu'il signale l'appartenance de l'individu au groupe social : c'est le « lien d'âmes ». Donc, bien évidemment, l'objet donné contient « de l'âme », un « esprit ». Trop de discussions se sont élevées depuis en cherchant du côté des théories magiques, cosmologiques, etc. qui auraient été élaborées par les populations concernées. Pour comprendre la logique samoane, il suffit de remplacer « âme » par quelque chose comme « de la valeur-ancêtre », de la « solidité généalogique », des « racines ». Donner des nattes c'est dire à chaque fois : « voyez, dans cet entrelacs de fibres, la quantité, l'ancienneté (exprimée par la finesse des fibres) de ma généalogie ! »[300]. Plus on donne de nattes, plus on persuade en quelque sorte les autres de son ancienneté généalogique, donc de la prépondérance de ses droits et du « pouvoir sacré » de sa famille. Moins on donne à autrui, moins on donne à voir aux autres et moins on s'attribue à soi-même de la valeur généalogique.

Là encore l'exemple samoan des funérailles sans cadavre est éclairant. Du côté du « spirituel », il n'y a rien de plus à chercher que l'exemple de l'insecte qui, une fois enveloppé dans la natte, devient le symbole de l'âme d'un parent mort au loin — un parent qu'on pourra ainsi enterrer. Le poisson ou l'insecte qui saute dans la natte samoane étalée au bord de l'eau, quand on pleure un parent mort en mer, n'est pas « l'âme » du mort. Le petit animal est *un symbole de l'âme* du mort. De même, l'« esprit » dans le don d'une natte n'est pas « une âme », mais un symbole du rapport d'appartenance (partie/tout) à la société, lequel lie le donateur et le donataire. La natte n'a pas une âme ; mais l'entrelacs de fibres obtenues d'un pandanus particulier, lavées et séchées pendant des jours et tissées pendant des mois par les « sœurs » de la famille, est un symbole de l'appartenance de chacun des « héritiers » à la généalogie de cette famille. C'est pourquoi, en Polynésie, hier et parfois encore aujourd'hui, la natte ou le tapa (ou dans certains cas un tissage de fibres d'écorce) détiennent une efficacité symbolique : ici, en l'occurrence, le pouvoir de transformer un animal anodin en un véhicule d'âme individuelle. De même que, dans la Polynésie préchrétienne, en enveloppant une pierre noire ou un bois sculpté, ces tissus pouvaient faire en sorte que le divin soit déclaré présent dans ces objets et que des rites d'invocation puissent se tenir ; nous y reviendrons.

Élargissons encore davantage. D'une part, nous avons la distinction entre ce qui est croyance (et traduction de ces croyances) et ce qui est symbole, ce dernier prenant une place bien réelle dans les rapports sociaux. Les nattes[301] sont réelles, et leur « force » dans les échanges bien réelle aussi, même si cette force est le symbole d'une croyance — la croyance en la transmission d'une identité ancestrale et de l'efficacité qui en découle —, et le symbole d'une origine lointaine dont témoigne la généalogie. Celle-ci est suffisamment longue et riche de détails dans les générations nommées pour donner une autorité à une histoire dont le début, quant à lui, se perd parfois dans le mythe ou, pour

---

300. La métaphore de l'entité divine-ancestrale qui est « tissée dans » les fils de ces nattes est un thème attesté dans la culture polynésienne. L'exemple des habitants de l'île Rotuma (rattachée à Fidji, mais de peuplement issu de la Polynésie occidentale), est très net (Hereniko, 1995) ; il est loin d'être unique.

301. On ne répétera pas : « les nattes et les tapas (Polynésie occidentale), les tapas et même le tissage de fibres diverses (Polynésie orientale) ».

les plus « grandes » généalogies, dans la cosmogonie. Mais on ne saurait reprocher aux intéressés de croire que leur origine est réelle puisque, sous une forme ou une autre, elle le fut en effet : il y a bien eu des ancêtres. Cette réalité est invisible à jamais (que fit exactement le premier ancêtre ?), mais elle demeure sous la forme d'un imaginaire.

Nous devons donc faire la distinction entre l'imaginaire et le symbolique. Le caractère imaginaire des références symbolisées par les objets de don explique la fixité (croyances) et la position inaliénable de ces références (nous reviendrons sur les confusions à propos de cette notion d'« inaliénable »). Le caractère symbolique des objets sacrés, quant à lui, explique l'aptitude de ces objets à entrer dans la ronde des échanges[302]. Les nattes renvoient à des noms-titres immuables, à des origines inaltérables, et circulent en accumulant de la valeur, comme les généalogies se rencontrent à chaque mariage et produisent des enfants qui cumulent des droits à des noms-titres différents.

2. Le don polynésien : comparaisons terminologiques

Revenons aux notions polynésiennes. Le rapprochement entre le *sau* des Samoans et le *hau* des Maoris nous rappelle les vertus de l'enquête comparative au plan régional. On est donc tenté de comparer les dons cérémoniels au plan de toute la Polynésie. Le projet semble évident, pourtant il n'a pas été conduit, ou du moins il a tourné court, car il a paru dès le départ se heurter à une contradiction.

2.1. Une fausse contradiction : Samoa et Tonga

Françoise Douaire-Marsaudon avait déjà noté ce problème dans son travail de doctorat et dans l'ouvrage qui en fut issu (1993 : 407-408 ; 1998). L'auteure indiquait qu'à Tonga et à Uvea (Wallis) les dons sont généralement répartis en deux catégories bien distinctes, les nourritures (*kai* et autres mots) d'une part et les tapas et nattes fines d'autre part (*koloa, koroa*, ce qui est le mot samoan *oloa* dont il faut se souvenir qu'il est prononcé /*oloa*/, l'occlusion glottale samoane étant le correspondant du /k/ tongien). La comparaison avec Samoa semblait difficile. Dans le cas samoan, la catégorie *oloa* inclut les nourritures et est présentée (par la littérature anthropologique) comme une catégorie bien distincte des nattes fines et tapas, et même une catégorie opposée. Dans le cas tongien et d'autres cas, cette même appellation désignerait les tissus cérémoniels, tapas et nattes. De plus, Douaire-Marsaudon (*ibid.*) notait que, à Tonga, mais aussi à Uvea, Futuna et Rotuma au moins, les dons de tapas-nattes-huiles et les dons de nourritures (et autres), certes préparés et souvent présentés en suivant une division sexuée (les

---

302. Nous reprenons ici le beau titre de l'ouvrage d'André Iteanu tiré de sa thèse (Iteanu 1983), dont la formulation fut proposée par Daniel de Coppet.

premiers étant le résultat de l'action des hommes, les seconds de celle des femmes), sont rassemblés et donnés tous deux par chacun des côtés qui se font face dans un échange cérémoniel; alors que, à Samoa, dans les mariages et les naissances du moins, le côté de la femme donne une seule des deux catégories (les nattes-tapas-huiles) et le côté de l'homme donne l'autre catégorie (nourritures, instruments, etc.), selon la description des missionnaires reprise par Mauss puis par les lecteurs de Mauss. Et comme, au total, la distinction des deux sortes de dons est considérée par la littérature comme un contraste sexué, le cas samoan semble véritablement inverser ce qui serait la norme dans le reste de la Polynésie occidentale.

Douaire-Marsaudon citait Jocelyn Linnekin qui avait écrit que, à Samoa, « la forme obligatoire des échanges, dont l'archétype est le mariage, est que les *toga* sont échangés pour des *oloa* » (Linnekin 1991 : 3) [303]. Elle ajoutait que, à Samoa, « les produits féminins — tapas, huile de coco, nattes — sont appelés *toga*, alors que les produits masculins — canoës, instruments — sont appelés *oloa* » et qu'il y a donc, en comparaison avec Tonga, une « inversion terminologique ». Elle notait que Mauss a considéré brièvement ce cas samoan, et elle concluait que ce type d'échange « où les biens féminins sont donnés contre les biens masculins pourrait être entièrement unique à Samoa » (1993 : 408 et note 26), tout en ajoutant dans le livre publié quelques années plus tard que, à la suite des comparaisons que nous discutions dans notre groupe du CREDO, il y aura lieu sans doute de relativiser cette opposition [304].

À la suite des chapitres précédents, nous sommes mieux armés pour reprendre cette question. Une première étape pour lever l'apparente contradiction est de réévaluer le sens de ce vocabulaire *toga/oloa* dans l'usage samoan. Nous l'avons fait au chapitre 12 à propos des tissus cérémoniels en général (voir section 3.2) et dans les chapitres qui ont présenté les légendes et les rituels. L'essentiel est que le mot *toga* désigne le don de plusieurs types d'objets. Il ne comporte aucune étymologie le reliant à « tissu » ou « vêtement » (tissé ou d'écorce etc.) et ne porte aucune référence à cette idée; d'autres mots sont utilisés (*ie, malo*). Il ne signifie pas non plus le simple fait de « donner » quoi que ce soit. Il est « le don des nattes et tapas et... etc. quand ces dons viennent *recouvrir* un don initial ». Linguistiquement, le mot pourrait être dérivé d'une racine proto-polynésienne *taqo-ga qui aurait eu ce sens de recouvrir. D'autre part, il y a eu une interaction forte entre Samoa et Tonga dans l'histoire de ce mot. Une hypothèse est

---

303. « [in Samoa] the normative structure of exchange events, the archetype of which is marriage exchange, is that *tōga* are exchanged for *'oloa*. »

304. Dans son livre de 1998 qui reprend son doctorat de 1993, où l'on trouve le même développement, Douaire-Marsaudon indique à son lecteur mon travail alors en cours sur le don samoan, et le prévient qu'il y a peut-être une autre logique derrière la contradiction. Je cite ici son travail de 1993 simplement pour montrer ce qui était la vision courante parmi les océanistes jusque dans les années 1990.

l'étape tongienne d'un mot *to'onga* (qu'on retrouve dans l'expression tongienne, utilisée encore aujourd'hui, de *vala to'onga*, nattes fines de grande valeur de don pour le mariage), à partir de laquelle le mot samoan *toga/tôga/* se serait formé.

Quant aux *oloa*, nous avons vu pour Samoa que le terme peut s'appliquer à tout bien de valeur, *y compris les nattes fines* « ie toga ». Avec ces considérations, l'apparente contradiction entre les vocabulaires tongien et samoan s'efface. La route est alors ouverte pour une comparaison au niveau régional entier. On en donnera ici un résumé[305].

2.2. Le groupe *taonga-tonga-taoa* : encore les « choses à *mana* »

On commencera par l'examen du groupe *to(n)ga-taonga*, et, dans cet examen, la priorité doit être donnée au cas maori, en se limitant à une question, mais qui est centrale : quel est le type d'objets qui peut être appelé du fameux nom *taonga* ? La réponse est nette : tout ce qui peut être « chose à *mana* ».

2.2.1. En pays maori : « donner la force mana » à certains objets

Mauss (*Essai* : 160 note 2) puis Weiner (1985) avaient déjà noté que les *taonga* peuvent être des objets assez différents les uns des autres, mais à l'intérieur d'une liste cependant précise et limitée. En fait, l'étendue est bien plus large. Mais il était déjà essentiel de relever une certaine variété. Les lecteurs de l'*Essai* ne l'ont pas vu, jusqu'à la relecture novatrice effectuée par Annette Weiner. Ce point constitue un important argument supplémentaire pour penser que, chez les Maoris, comme à Samoa, le mot *taonga*, puisqu'il ne réfère pas à un type matériel précis, doit référer à un type de dons, un mode d'efficacité symbolique. Mauss, s'appuyant sur les dictionnaires d'alors, indiquait que la catégorie inclut « les fameux jades », les « tiki » (petites sculptures représentant des ancêtres), « différentes sortes de nattes » et, peut-être, des formules magiques transmissibles. Weiner, considérant un vaste corpus de sources anciennes, montre que tous ces objets, nattes, capes, bijoux faits en os, en jade, etc. sont tous fabriqués d'une manière particulière qui leur permet ensuite, dans les rituels, d'incorporer le sacré (le *mana*) venu de l'extérieur.

Son observation est amplement confirmée aujourd'hui : il s'agit bien d'une variété d'objets qui sont transformés pour incorporer le sacré. Mais on peut aller plus loin : il peut s'agir de n'importe quel objet, ou même d'une notion immatérielle, à partir du moment où le rituel en fait un *taonga*. Une étude très dense a été publiée récemment par Paul Tapsell (1997). Pour la première fois, le point de vue est donné par quelqu'un

---

305. Ce qui suit ne sont que quelques aspects d'une étude linguistique en cours, destinée à une publication anglophone, où l'on trouvera la discussion de ces notions dans chaque langue et l'ensemble des références (dictionnaires, ethnographies), entièrement omises ci-dessous (*The Samoan fine mat, the Polynesian gift and the encounter with Europeans : linguistic, anthropological and historical critique*).

qui est à la fois un observateur anthropologue et un participant actif des cérémonies maories. Son étude apporte beaucoup sur les usages rituels des Maoris. Elle touche aussi à la fausse question du « donner tout en conservant », sur laquelle nous reviendrons. Surtout l'étude de Tapsell révèle que la liste des *taonga* est, en fait, illimitée. Le fait central est l'acquisition de « *mana* ». On peut résumer par quelques extraits.

Tapsell cite d'abord les mots d'un autre savant maori : « Les *taonga* réfèrent à toutes les dimensions, matérielles et immatérielles, de la propriété d'un groupe tribal : objets hérités et *wahi tapu*, savoir ancestral et *whakapapa*, etc. » (*ibid.*: 326) [306]. Signalons que le dernier mot renvoie à tous les liens généalogiques. On voit aussi le mot « *tapu* », le tabou polynésien. En étant dupliqué, le mot (donc *taputapu*) peut servir à désigner, dans les cérémonies, un lot d'objets *taonga*. Tapsell insiste sur le fait que les *taonga* doivent être compris dans le contexte des récitations généalogiques :

> la tradition définit que le rôle des *taonga* est de représenter les innombrables relations entre les ancêtres et la terre et [ainsi] de renforcer l'identité complexe du groupe et son autorité sur ses territoires […] tous les objets et notions qui sont appelés *taonga* dans l'univers traditionnel maori sont directement associés à la fois avec les ancêtres et avec la terre coutumière. Selon la tradition, un *taonga* peut être toute chose qui est reconnue comme la représentation de l'identité généalogique *whakapapa* d'un groupe de parenté en relation à ses territoires et ses ressources tribales. Les *taonga* peuvent être des choses tangibles, comme un collier de jade, une source d'eau chaude, un lieu de pêche, ou des notions intangibles comme le savoir du tissage ou de la récitation généalogique [307], et même le plus court des proverbes (Tapsell 1997 : 327, 331) [308].

Le point fondamental, dévoilé par Tapsell, est que l'on ne peut pas savoir à l'avance quels objets seront des *taonga* car tout objet peut recevoir « le *mana* », la « force » :

> les aînés décident du caractère sacré de chaque objet et à qui rattacher le *mana* qui contrôlera l'objet ; par la récitation publique de formules rituelles, les spécialistes donneront une force

---

306. « *taonga* » *refers to all dimensions of a tribal group's estate, material and non-material – heirlooms and wahi tapu, ancestral lore and whakapapa, etc.* (Tapsell 1997 : 326 citant Kawharu).

307. Vilsoni Hereniko (1995) a déjà fait des remarques en ce sens dans son étude sur Rotuma, intitulée de façon significative *Woven Gods*. Tapsell souligne également, à plusieurs reprises, le rapport entre les liens généalogiques et l'entrelacement des fibres dans les tressages cérémoniels rotumans.

308. *The traditionally accepted role of* taonga *is to represent the myriad ancestor-land connections, reinforcing the kin group's complex indentity and authority over their estates. […] To reitarate, all items deemed* taonga *within the traditional Maori universe are directly associated with both ancestors and customary tribal lands. According to tradition, a* taonga *can be any item which recognisably represents a kin group's genealogical identity, or* whakapapa, *in relation to their estates and tribal resources. Taonga can be tangible, like a greenstone pendant, a geothermal hot pool, or a fishing ground, or they can be intangible like the knowledge to weave, or to recite genealogy, and even the briefest of proverbs.*

à l'objet par l'intermédiaire de l'âme de certains ancêtres, *ce qui transformera l'objet en taonga* (Tapsell 1997 : 363 ; c'est nous qui soulignons) [309].

Quelle belle illustration pour la notion maussienne de « chose à *mana* » ! Cette expression qui parut maladroite, même obscure à certains contemporains de Mauss, comme son ami Hubert, ou témoignant d'un trop grand attrait pour les théories magiques locales comme dira Lévi-Strauss, fut en fait la meilleure expression possible pour traduire la force du sacré dans les *taonga* [310]. Le fait que les *taonga* maoris sont définis en premier lieu non par leur matière, mais par leur acquisition de la « force » du « *mana* » (« les spécialistes donneront une force à certains objets par l'intermédiaire de l'âme de certains ancêtres ») nous ramène à l'hypothèse étayée par l'examen des rites et par l'étude des emplois linguistiques samoans. La valeur des nattes fines samoanes *ie toga* n'est pas d'être un tissu, mais d'être une possibilité d'enveloppement à des fins d'incorporation, bref un « lien d'âmes ».

2.2.2. *Comparaisons polynésiennes autour du mot maori* taonga

Le monde maori appartient à la Polynésie orientale (même si la Nouvelle-Zélande est géographiquement à l'ouest de la zone) ; Samoa appartient à la Polynésie occidentale. Par conséquent, la comparaison maori-samoa suffit déjà à nous persuader que nous avons là une configuration transpolynésienne. Une incursion dans les autres langues le confirme.

On trouve le terme également à Rennell-Bellona (natte ou tapa « offerte aux dieux » ; nous y reviendrons à propos de l'enveloppement), à Niue et Tonga (nous avons évoqué le cas tongien pour l'hypothèse linguistique samoane), pour la Polynésie occidentale. On le trouve partout en Polynésie orientale (Tahiti, Hawaii, Cook etc.), avec une opposition intéressante entre deux contextes. En paumotu : « *tâo.a* ou *tâo.nga*, posséder des richesses ;

---

309. [...] *decide the* kaupapa *(charter) of each item and under whose* mana *it will be controlled. Through the more public recitation of* karakia *[ritual formulae], the* tohunga-ahurewa *(spiritual specialists, priests) then empower the items with the* wairua *[soul] of certain ancestors, which transforms them into* taonga.

310. On se reportera aussi à une passionnante étude sur la valeur contemporaine de la notion de *taonga* dans les débats juridiques sur des questions de « propriété » matérielle et immatérielle (où la traduction occidentale perd à peu près tout de ce qui fait l'enjeu véritable), par Amiria Salmond (qui signait alors Henare, 2007). Elle insiste à juste titre sur le fait qu'un *taonga* ne porte par le *hau* du don (« l'esprit du don ») mais qu'il « est le *hau* » (même si son reproche, fait en passant, à Mauss pour avoir trop distingué les deux n'a plus lieu d'être, au vu de ce qui a été présenté ici). Une conséquence remarquable pour le texte du Traité de Waitangi, considéré comme « *taonga* » : il n'est pas un trésor national du passé, inerte, mais ô combien vivant, habité, et cela non seulement par les signataires de 1840, mais encore par les ancêtres de ces signataires : ces derniers ont apposé sur le parchemin le dessin de leur *moko* (tatouage facial qui lui-même résume/contient le lien généalogique de celui qui est tatoué). Plus généralement, le *taonga* maori n'est pas un objet, il est une « objectification », sans sujet (au sens occidental), « Objectifications in the form of *taonga* are inherently productive, and reproductive, as they both arise from and are generative of relations. » On ne sera pas étonné de trouver dans ce texte des références à Marilyn Strathern et à James Leach.

possessions (richesses, objets chers au cœur de leur propriétaire), en contraste avec *tavênga* qui sont des biens acquis ; tout bien de valeur ; un enfant chéri, un parent, une personne chère »[311]. À Tahiti, depuis les premiers dictionnaires, on a *tao'a* : « objet, bien, propriété, richesse, être riche ; cadeau ». Ce sont donc des richesses qui semblent être destinées à être des cadeaux. Elles sont distinctes des *tauiha'a* qui sont des « ustensiles, objets usuels, meubles » (*taui* : « changer, échanger »). À Mangareva, le mot *toga* désigne le tapa qui peut être cérémoniellement enveloppé autour du corps. En marquisien, le mot *tona* pourrait nous concerner : « (ajoute l'idée de) cher, précieux, agréable ». En hawaiien, le mot *kaona* s'applique au « sens caché des mots dans un chant ». On peut se demander : ce sens caché dans des chants (vraisemblablement rituels) pourrait évoquer le principe sacré invisible mais efficace qui est au centre des rites polynésiens d'enveloppement (voir ci-dessous) et qui serait alors congruent avec notre hypothèse sur l'origine linguistique de *taonga* : **taqonga* comme « recouvrement ».

Telle est donc cette « catégorie malayo-polynésienne » à laquelle Mauss s'était intéressé, lui qui n'avait à sa disposition qu'une comparaison notée dans le dictionnaire de Tregear (laquelle, par chance, était linguistement juste, ce qui n'est pas toujours le cas, tant s'en faut, chez Tregear). L'hypothèse généralisatrice qu'il avait évoquée (voir les citations dans notre chapitre 8) se révèle entièrement pertinente : « la notion de *tonga* prend tout de suite une autre ampleur. Elle connote en maori, en tahitien, en tongan et mangarevan, tout ce qui est propriété proprement dite, tout ce qui fait riche, puissant, influent, tout ce qui peut être échangé, objet de compensation. » Après avoir cité le dictionnaire de Tregear, il avait conclu : « Ici nous rejoignons cette notion de propriété-talisman dont nous sommes sûrs qu'elle est générale dans tout le monde malayo-polynésien et même pacifique entier »[312].

2.3. Les richesses *oloa*

Qu'en est-il alors des biens « *oloa* » ? Pour Samoa, nous avions vu ce que Mauss disait de ces biens. Il faisait trois observations : ce sont des instruments pour la plupart ; oublions l'extension qui les lie à une origine étrangère, car ce lien est récent ; mais en tout cas ils ne réfèrent pas, au contraire des *toga*, à des valeurs permanentes du clan et du sol. Une fois ces points notés, on comprend que Mauss n'avait pas prêté davantage attention au terme ; en outre, disait-il, il ne trouvait pas de mots proches dans ses lectures sur d'autres

---

311. Rappelons que nous omettons ici la longue liste des références (dictionnaires et ethnographies) dans lesquelles nous avons trouvé ces citations.

312. Voir ci-dessus notre chap. 8, n. 10. À la fin de cette phrase, Mauss fait encore une note pour renvoyer à son texte de 1914 (« Origines de la notion de monnaie ») « où presque tous les faits cités, hors les faits nigritiens et américains, appartiennent à ce domaine ». Le lien que ce texte nous paraissait construire entre la période précédente et l'*Essai* était donc bien voulu par Mauss.

sociétés polynésiennes, et il avait conclu à l'absence d'une catégorie linguistique générale (*Essai*: 160 note 2).

En fait, on la retrouve à Futuna, Uvea, Tokelau, Rennel et Bellona, Tonga, Tikopia, Cook, Tahiti, Tuamotu, Aotearoa, Hawaii, à chaque fois avec un accent sur la quantité, souvent avec la précision que ce sont des richesses allant des canoës à des tapas, mais distinctes des nourritures. Cette étendue nous prouve que le mot remonte bien lui aussi au proto-polynésien, avec une signification générale de richesses, biens de valeur, sans précisions supplémentaires. Le mot « trésor », ou plutôt avec la nuance anglophone « treasure », est une bonne traduction. Il insiste sur l'abondance (en contraste, selon notre analyse, avec *tonga* etc. qui souligne une qualité particulière du don), il s'emploie pour des biens issus de l'échange cérémoniel *aussi bien que pour des biens acquis personnellement*. Le Professeur Aiono avait choisi ce mot *oloa* (au pluriel) pour traduire le titre du livre de Stevenson, *Treasure Island : Motu O Oloa*[313].

L'étendue des significations de ce mot dans les diverses langues est révélatrice. On rencontre des biens personnels de valeur et des richesses cérémonielles qui sont objets de don, des biens individuels et des « biens de la chefferie », des objets matériels et des notions immatérielles (comme, à Tikopia, l'art de la danse), des objets de circulation et des biens inaliénables (comme, à Tonga, les terres royales, ou la notion de principe vital). C'est pourquoi, souvent, le mot est suivi par un déterminant qui apporte une précision ; par exemple : « les *koroa* des chefs » (expression de Tikopia : *koroa nga ariki*).

On retiendra que l'idée de quantité, bien plus que celle de qualité ou rang social, semble prééminente. Cette caractéristique explique comment, au début de l'installation des Européens, le mot *oloa-koroa*, etc. fut utilisé dans diverses langues pour la notion nouvelle d'échoppe, comptoir, en étant précédé du mot local « maison », tout en continuant à être utilisé dans les contextes cérémoniels. Les *oloa*, etc. devinrent les choses vendues dans « les maisons des *oloa* » tenues par les Européens, en même temps que le mot *oloa* continuait à pouvoir désigner un don de divers objets, y compris les plus sacrés comme les nattes et les tapas. Au fur et à mesure de la dissémination du premier emploi, à savoir les biens vendus dans les échoppes, le mot fut abusivement perçu, par les étrangers, comme s'étant appliqué de longue date aux « choses étrangères », peut-être même avant le contact. Mais strictement rien dans la tradition orale ne permet de le penser.

En constatant que les *oloa-koroa*, etc. désignaient dans l'aire polynésienne pré-contact et à Samoa les biens de valeur en général, on doit penser que, à Samoa, chez les Maoris, les Tahitiens, etc., les mots *toga*, *taonga*, *taoa*, etc. s'appliquant à certaines

---

313. L'Île « au trésor » aurait été « ... o le oloa ». Le choix du pluriel est significatif : au fond on ne parle jamais d'« un *oloa* », alors que l'on parle souvent d'« un *toga* ».

richesses *oloa-koroa* ne pouvaient qu'ajouter une spécialisation à l'intérieur de cette classe de biens de valeur. La comparaison renforce ainsi notre conclusion pour Samoa : les *toga* samoans furent et sont certains biens de valeur *oloa* qui permettent de faire un don particulier, celui où l'on « fait-*toga* ».

2.4. Généralisation sur le don *toga-taonga*

Ainsi, les conclusions de trois enquêtes aboutissent au même point. La réflexion de Mauss, esquissée rapidement à partir de son intuition sur une catégorie « malayo-polynésienne » de dons sacrés, puis notre étude présentée ici des légendes et rites samoans, enfin la comparaison linguistique rapidement esquissée dans cette conclusion, toutes trois se rejoignent. Linguistiquement, les *toga* sont des *oloa* qui sont donnés d'une façon spécifique : le don *toga*. Anthropologiquement, dans le cas samoan, les dons des *oloa* donnés comme *toga*, bref le don des nattes etc., répondent par englobement au don initial de certains *oloa*, et les « recouvrent ». Sociologiquement, au plan de la théorie maussienne, les dons sacrés constituent une catégorie englobante parmi les dons, une prestation totale. Le cas maori peut bien rester exemplaire, non pour discuter du mystère du *hau*, mais parce qu'il montre si nettement comment l'objet de don qui intéressait Mauss est bien une « chose à *mana* ». Gardons en mémoire les mots de Tapsell :

> les aînés décident du caractère sacré de chaque objet et à qui rattacher le *mana* qui contrôlera l'objet ; [...ils] donneront une force à certains objets par l'intermédiaire de l'âme de certains ancêtres, ce qui transformera ces objets en *taonga*.

Nous allons voir maintenant un autre aspect où le don samoan renvoie à une dimension du don polynésien en général. Si le don sacré, le don englobant, est un don par « recouvrement », en propre ou parfois de façon figurée, c'est sans doute en référence à la symbolique d'un enveloppement cosmologique.

3. Le don polynésien : l'efficacité symbolique de l'enveloppement [314]

3.1. L'enveloppement matriciel

Dans toutes les sociétés polynésiennes, aussi loin dans le temps que les sources ethnographiques nous permettent de le voir, le tissu cérémoniel (natte et tapa une fois consacrés) accompagnait les étapes importantes de la vie. Il permettait d'envelopper le nouveau-né, l'adolescent qui terminait son tatouage, la jeune femme qui se mariait

---

314. Cette section présente quelques exemples ethnographiques, surtout tahitiens, qui datent de l'époque des

(ou les deux mariés), le chef qui recevait un titre, enfin l'homme ou la femme que l'on portait dans sa dernière demeure. Cette récurrence ne relève pas de l'habillement, et ne s'explique pas par des circonstances matérielles. Dans les occasions ordinaires, s'il fallait protéger le corps durant le travail, ou contre les intempéries, on utilisait des ceintures de feuilles épaisses ou du tapa non consacré (comme pour le haut du corps à Tahiti : le *tiputa*, sorte de poncho) (voir ci-dessous le cahier photographique).

Le tissu cérémoniel polynésien n'habille pas, il sacralise, au sens maussien. C'est-à-dire qu'il donne la vie, ou une nouvelle vie, à celui, celle ou à ce qu'il enveloppe. Les légendes et rites samoans nous ont montré ce don de nouvelle vie. Le condamné à être jeté au feu, donc à cuire pour être mangé (les Samoans prisonniers des Tongiens), le meurtrier (ou son représentant) qui se présente volontairement comme nourriture à cuire (il vient avec des pierres), tous, une fois qu'ils se recouvrent d'une natte fine, auront la vie sauve ; ils ne seront plus juste bons à manger. Ou encore, la conjonction entre le lieu, un insecte et le souvenir du mort disparu sera réalisée, et les funérailles pourront se tenir. Des légendes samoanes parlent aussi d'ossements enveloppés de tapa ou de nattes qui reprennent vie. Le rite fait de même : si les descendants étaient trop souvent importunés par l'âme d'un mort, ils déterraient les ossements ; ceux-ci étaient lavés, puis enveloppés dans un nouveau tapa[315].

Notons encore le terme *matahiapo*, basé sur le mot *hiapo/siapo*, désignation habituelle (en Polynésie occidentale) du tapa[316] : terme ancien pour le nouveau-né de haut rang, répandu en Polynésie, mais qui pourrait avoir pour étymologie l'idée que « l'enfant est issu du tapa »[317]. Comme le tapa est, à l'instar des plumes, l'habit des dieux et le moyen pour les dieux de venir sur terre (voir ci-dessous sur « le chemin des dieux »), nous restons dans le même faisceau d'hypothèses.

Le tissu cérémoniel n'enveloppait pas seulement les humains. Il permettait de rendre présent la divinité en enveloppant son effigie : une grande pierre noire dressée ou un assemblage de fibre. Dans la culture voisine de Tokelau, un premier observateur, le Commodore Wilkes, a noté en 1841 comment un autel pour invoquer la divinité était

---

« premiers contacts » et qu'on peut retrouver avec davantage de détails dans Tcherkézoff (2008c : chap. 9-10 ; 2010 : chap. 11-13 et 15). Si la citation est tirée d'un écrit de langue anglaise, dont une traduction n'a pas été publiée, le texte français est notre traduction ; nous ne répéterons pas cette précision à chaque citation. On se reportera aux mêmes ouvrages pour tout ce qui concerne l'incompréhension et la surinterprétation des Européens, discussion qui ne sera pas reprise ici. Pour ce qui concerne la valeur et l'efficacité du don de tissu cérémoniel en Polynésie, la généralisation proposée ici est inédite sur certains points et plus aboutie sur d'autres.

315. Récits portant sur les années 1960 (notes personnelles).

316. En Polynésie occidentale, *tapa* désignait en fait la bordure non peinte du *hiapo/siapo*.

317. « mata » + déterminant signifie « la face de, la partie de ».

fait de deux pierres dressées et enveloppées d'une natte de pandanus[318]. À Hawaii, le tapa jouait un rôle équivalent en enveloppant les images des dieux (Valeri, 1985). À Tahiti également (Babadzan 1993, 2003). De tels exemples sont nombreux en Polynésie.

C'est sans doute la cosmogonie tahitienne qui nous donne l'image la plus forte. La création du premier homme par le démiurge Ta'aroa consista à donner une peau à ce qui n'était qu'une masse informe. Pour créer la peau, Ta'aroa utilisa l'écorce de plusieurs sortes d'arbre — ce qui est la technique pour faire le tapa :

Il était informe, inexistant […] Puis Ta'aroa fit pousser une peau sur l'enfant […] il prit l'écorce du *hutu* pour faire que l'enfant soit solide ; l'écorce du *atae* pour que la peau soit solide ; l'écorce du cocotier pour que la peau soit poreuse [et respire], le *apapae* pour que la peau soit fine, le *toi* pour que la peau soit brillante […] Toutes ces peaux furent placées sur l'enfant[319].

3.2. Le chemin des dieux

Les Polynésiens étaient bien conscients de cette efficacité du tissu sacré puisqu'ils l'utilisaient directement comme un chemin des dieux. C'était le cas aux îles Lau, dans l'est de l'archipel fidjien :

Aux îles Lau, la fonction symbolique du tapa comme véhicule entre les hommes et les dieux est importante et plus visible encore que dans d'autres archipels d'Océanie. Cette étoffe d'écorce portée pour se vêtir joue de surcroît un rôle cérémoniel et rituel tout à fait important qui lui donne son sens profond. L'intronisation d'un chef, par exemple, se conçoit alors comme un deuil. L'homme meurt pour renaître sous la forme d'un dieu. Pour cela, il est mis symboliquement à l'écart de la société derrière un rideau de tapa pendant quatre jours, le temps que les dieux présents dans l'étoffe prennent possession de lui et le fassent renaître avec le statut de chef [note : Hocart 1929 : 237]. L'étoffe qui sert à capter les esprits est appelée « le vêtement de la terre ». À l'occasion de l'investiture d'un chef, Marshall Sahlins donne une interprétation plus poussée de ce :

« matériau féminin, à valeur prééminente, qui médiatise l'accession du chef qui, venant d'une autre île, passe de l'étranger au domestique, de la mer à la terre, de la périphérie au centre […] Le tissu d'écorce fidjien qui, au terme de la cérémonie, se « saisit du chef » représente la mainmise du chef sur le pays » [note : Sahlins 1989 : 95-96].

---

318. La gravure présentée dans le récit de Wilkes a été reproduite dans Hunstsman et Hooper (1996 : 146).

319. *O Shapeless nothing! … Then Ta'aroa caused skins to grow on the child, to give him qualities, to make him a great god… the bark of the* hutu *to make the child hardy ; the bark of the* atae *for a rough skin… the bark of the coconut tree for a porous skin for the child ; the* parau *bark for a skin full of fissures… bark of the* maru *for a thick skin, the* apapae *for a thin skin, the* toi *bark for a shining skin… All these skins were placed on the child…* (Henry 1928 : 365-366, cité par Gell 1993 : 127).

Ainsi à Fidji, le tapa est un chemin que l'on foule ou un abri porté à bout de bras par deux rangées de femmes, qui protège le chemin d'accès au rang de chef. C'est aussi, en termes de métaphore, la voie empruntée par le souffle des dieux et des ancêtres pour venir rencontrer les mortels : un rouleau de tapa blanc placé dans le temple, *bure kalou*, considéré comme la maison des esprits, est le véhicule ou le réceptacle de l'esprit des dieux. On laisse pendre l'extrémité de l'étoffe par laquelle passe l'esprit attendu qui investit la personne du prêtre en contact avec les hommes venus le consulter (Bataille-Benguigui 1997 : 181-184).

Les dieux présents dans le tissu prennent possession du chef et le font renaître. Au fond, toute la symbolique de la natte fine et du tapa, à Samoa et dans toute la Polynésie, est résumée ici. Le tissu permet que les dieux, disons les pouvoirs de vie, soient actualisés, actifs, visibles, efficaces. Les chefs pourront être investis de l'esprit ancestral qui fut à l'origine du titre, les femmes pourront donner naissance, la vie pourra continuer. Il est utile de citer plus avant le passage de Sahlins mentionné par Bataille-Benguigui :

Le sacre du Tui Nayau comme chef suprême de Lau, emprunte délibérément le parcours légendaire d'une odyssée originelle qui aurait conduit le détenteur ancestral du titre à accéder au pouvoir à Lakeba, l'île dominante de l'archipel Lau. Le chef se présente donc à Lakeba, un étranger au pays venu d'outre-mer. Débarquant à Tubou, village capitale, il est tout d'abord conduit à la maison du chef (*vale levu*) et, le jour suivant, sur l'aire cérémonielle centrale (*rârâ*) de l'île. À chaque étape de ce trajet, le prétendant est escorté, le long d'un chemin de tissu d'écorce, par les chefs de terre locaux. À Lau, ce tissu est, coutumièrement, d'un type considéré comme de fabrication étrangère ; du tissu d'écorce en provenance de Tonga. Plus tard, lors de la cérémonie du kava qui constitue le principal rituel d'investiture, un chef local noue un morceau de tapa fidjien, de couleur blanche, au bras du chef suprême. La séquence du tissu d'écorce comme celle de la progression vers l'aire cérémonielle centrale récapitulent les cheminements légendaires concomitants, attribués au Tui Nayau, au cours desquels il est passé de l'étranger au domestique, de la mer à la terre, de la périphérie au centre ; le tissu d'écorce fidjien qui, au terme de la cérémonie, se « saisit du chef » représente la main mise du chef sur le pays. [le texte original n'a pas de guillemets : *The Fijian barkcloth that in the end captures the chief represents his capture of the land*. Ainsi, dit-on de lui, lors de son intronisation, qu'il détient le « tissu d'écorce du pays » (*masi ni vanua*)].

Mais le tissu d'écorce admet bien d'autres sens. Dans l'usage rituel courant, il est le « chemin du dieu ». Pendant aux chevrons tout au fond des anciens temples [aux Fidji], dans le saint du saint, c'est la voie qu'emprunte le dieu pour investir la personne du prêtre...

Ce matériau, qui donne accès au chef/dieu et proclame sa souveraineté, est un bien féminin à valeur prééminente (*i yau*) [*is the preeminent feminine valuable*]. C'est, aux Fidji, le produit le plus prisé [*highest product*] du travail féminin et, en tant que tel, l'un des principaux biens de l'échange cérémoniel (*solevu*). L'accession du chef est donc médiatisée par l'objet qui désigne singulièrement les femmes [*saliently signifies women*]. La même chose se joue, nous le verrons, au cours de la grande scène finale — la scène d'épiphanie — lorsque le souverain boit « le kava du pays ». Car, s'il détient à présent le « tissu d'écorce du pays », c'est parce qu'il s'est approprié les pouvoirs de fécondité et d'abondance de l'île [*island's reproductive powers*] (Sahlins 1989 : 95-96 ; texte original 1987 : 85-87).

Négligeons le fait que Sahlins, comme d'autres, passe trop rapidement de la dimension sexuée impliquée dans la fabrication du tissu à la dimension sexuée qui définirait la symbolique du tissu. Mais retenons qu'il souligne la valeur fondamentale en jeu : la fécondité.

Le « chemin du dieu » ou des dieux : l'expression pourrait s'appliquer aux grands mariages samoans que nous avons évoqués. La fiancée arrive enveloppée de nattes et marche sur un chemin de nattes ou de tapa. Selon notre hypothèse, elle est ainsi en contact avec les dieux-esprits-ancêtres, et va devenir elle-même le canal du divin (cérémonie de défloration, rôle du sang virginal, procès de procréation, naissance du premier enfant). L'enveloppement des mariés dans ces mêmes îles Lau évoquées par Sahlins est, aujourd'hui encore, spectaculaire. Les mariés sont très enveloppés, et le thème de la renaissance, évoqué par Bataille-Benguigui et Sahlins, avec référence à Hocart, est donné à voir de façon évidente : les mariés sont chacun assis sur les genoux d'un parent plus âgé et connaissent ainsi une nouvelle naissance [320]. C'est encore sur un chemin de tapa que les grandes intronisations de chefs se tenaient (et c'est encore le cas à Tonga).

La mise en scène d'un chemin des dieux fut également présentée au Capitaine Cook, à sa grande surprise, quand il visita Tahiti la première fois. L'épisode est souvent cité au chapitre des présentations soi-disant sexuelles de femmes que les Tahitiens auraient organisées pour leurs visiteurs. On a entièrement négligé de voir que l'action principale est le don de tissu cérémoniel et, sans doute, une sorte de proposition de mariage sacré. Mais ce qui retiendra notre attention ici est que le donateur (ou la fiancée si l'on veut suivre cette hypothèse) se présente en marchant sur un chemin de tissu, avant de faire le don. C'était le 12 mai 1769. Cook et le naturaliste Banks étaient installés sur le rivage. Un groupe de Tahitiens se présenta, en formant une ligne (Banks : « firent une ligne entre eux et moi »). Un homme s'avança, tenant dans les bras « un grand paquet de

---

320. Merci à notre collègue Simonne Pauwels qui conduit des enquêtes aux Lau d'avoir attiré notre attention sur ce fait et de nous avoir autorisé à inclure ses clichés (voir ci-dessous le cahier photographique).

tissu ». Il l'ouvrit et commença par étaler sur le sol trois pièces de tissu. Une « femme » du groupe (Cook dit « une jeune femme »), qui se tenait en avant « et semblait être la personne de plus haut rang » (*the principal*) :

> [...] s'avança sur les tissus (*stepd upon...*) et, dévoilant rapidement tous ses charmes, me donna une très bonne opportunité de les admirer, en se mettant à tourner lentement sur elle-même. (Banks)
> [...] S'avança sur le tissu et, avec la plus grande innocence qu'on pourrait concevoir, elle s'exposa entièrement nue de la taille aux pieds (*entirely naked from the waist downwards*) et dans cet état tourna sur elle-même une ou deux fois, je ne me souviens plus, puis se retira du tissu (*step'd of...*) (Cook).

Puis, Banks et Cook indiquent que tout ceci fut répété pour les autres pièces de tissu. Deux fois encore, selon Banks, car il y avait en tout neuf pièces de tissu. La femme « donna encore à voir sa beauté dénudée » (*once more displayed her naked beauties*). Après le dernier lot de trois tissus, elle « s'avança immédiatement vers moi » ; derrière elle, un homme ramassait les tissus et la femme « me fit comprendre immédiatement que ce présent m'était destiné »[321]. (Cook 1955 : 93, Banks 1962 : 275-276)

Le don de tissu est fait en suivant un chemin de tissu ; c'est le fait que nous retiendrons pour le moment. Mais nous reviendrons sur la présentation « dénudée », car la femme donatrice a donné des tissus qui étaient d'abord enroulés autour d'elle, selon un autre observateur.

Un « chemin du dieu » encore était le siège préparé pour la venue du dieu dans les cérémonies préchrétiennes à Bellona, en Polynésie occidentale. Quelques îles de cette région, Tikopia, Anuta, Rennell et Bellona, avancées occidentales dans la partie que l'on dit « mélanésienne », connurent tardivement l'arrivée des missionnaires (1938 à Bellona et en 1910-1920 à Tikopia[322]). Cela permit à deux ethnographes qui appartenaient déjà à une discipline professionnelle, Torben Monberg et Raymond Firth, de faire des enquêtes très détaillées sur les aspects préchrétiens, encore dans toutes les mémoires à Bellona et encore largement en acte à Tikopia (Monberg séjourna à Bellona à partir de 1958 et Firth séjourna à Tikopia à partir de 1928). Monberg détaille le rituel tenu au temple pour faire venir les dieux et leur demander que les cocotiers produisent de nombreuses

---

321. Les deux journaux concordent (Cook et Banks), mais Banks, qui fut directement impliqué, donne plus de détails. On ne commentera pas ici l'intérêt des visiteurs européens pour la « nudité » féminine et leur méprise : ils crurent à des présentations érotiques et ne comprirent rien à l'offrande de tissu.

322. Époque des premiers convertis. La « Mission mélanésienne » ne faisait encore que des visites ponctuelles sur cette petite île isolée. Le cycle rituel préchrétien se maintint jusqu'au début des années 1950 et fut observé par Firth principalement en 1928-1929, avec quelques compléments en 1952.

noix. L'instrument essentiel consiste en plusieurs tissus cérémoniels « sièges des dieux », qui sont étalés sur le sol du temple. À cette invitation visuelle pour faire venir les dieux s'ajoutent des prières stéréotypées récitées au début du rite :

> — Le prêtre (à voix basse) : « Nous disons les prières et le tissu sacré est apprêté. » — Les participants : « Bien ! » — Le prêtre : « Bien ! Le tissu du dieu a été apporté ici, sur la proue de la pirogue du petit-fils [allusion à la mythologie de ce dieu]. Son tissu est là devant […] [Nous], les sujets du petit-fils l'avons apporté. Le tissu est emporté [par le dieu ?] […]. » — Les participants : « Bien ! » (Monberg 1991 : 269-270).

Les mêmes exemples abondent dans le rituel tikopian. Chaque fois ou presque qu'il s'agit de faire venir une puissance surhumaine, on présente des tissus : « ... Regarde ton estrade qui est à nouveau recouverte de tissus, ton estrade qui est recouverte en vue de la prospérité » (Firth 1967 : 210, 228).

3.3. Le don de tissu et la prospérité-fécondité

« En vue de la prospérité... » disait-on à Tikopia. Dans le cas samoan, il nous a semblé que la symbolique de la natte, des plumes rouges de la natte, et de tout le mariage est centrée sur la fécondité. Par conséquent, le don de tissus, le don *toga* des nattes et tapas, apporté par le côté de la fiancée, est clairement orienté par cette valeur.

Divers épisodes lors des « premiers contacts » entre Européens et Polynésiens dirigent aussi notre attention sur cette valeur que les exemples samoans ont illustrée. Nous avons vu que le cadeau à Cook et à Banks fut des tissus, donnés en suivant un chemin de tissus, un chemin des dieux par hypothèse. Il faut ajouter maintenant que la femme donatrice avait ces tissus enroulés sur elle. Sydney Parkinson, le dessinateur de l'expédition, apporte cette précision :

> Une femme s'avança alors […], habillée d'un grand nombre de tissus qu'elle enleva (*having a great many clothes upon her, which she took off*), et, après les avoir étendus à terre, elle tourna sur elle-même (*turned round*) et s'exposa toute nue (*and exposed herself quite naked*) : comme le groupe lui remit encore d'autres vêtements (*garments*), elle les étendit également sur le sol, et s'exposa comme précédemment ; alors les gens rassemblèrent tous ses tissus, saluèrent et se retirèrent (Parkinson 1773 : 27)[323].

On ne sait si le geste de mettre d'abord les tissus autour de soi fut répété quand « le groupe lui remit d'autres vêtements » (mais le mot utilisé par Parkinson le laisse penser).

---

323. [...] *A woman passed along the next, having a great many clothes upon her, which she took off, and, spreading them upon the ground, turned round, and exposed herself quite naked : more garments being handed to her, by the company, she spread them also upon the ground.*

En tout cas, au début, cette femme vint en ayant d'abord des tissus enroulés autour d'elle, avant de les donner.

Douglas Oliver, qui avait examiné de près toutes les sources pour le Tahiti ancien, avait pu généraliser :

> le tapa était sans doute le cadeau le plus courant à l'intention des visiteurs ; il était présenté en pièces uniques ou en grand rouleau. La manière la plus cérémonielle de présenter un grand rouleau était d'envelopper une personne du groupe donateur (habituellement une jeune femme) : après avoir placé une extrémité dans les mains de l'invité, la représentante du donateur, ainsi surchargée de tapa, tournait sur elle-même jusqu'à ce que le tissu soit entièrement déroulé, ce qui la laissait entièrement dénudée. On peut imaginer comme les visiteurs Européens furent charmés — du moins ceux qui n'appartenaient pas au clergé — devant cette démonstration de générosité et de subtilité (Oliver 1973 : 348, notre traduction).

Dans cette dernière phrase, Oliver sous-entend un élément suggéré par le mythe occidental et qui n'a sans doute pas sa place. En effet, il ne faudrait pas croire que l'idée était de charmer le donataire et de provoquer chez lui un désir sexuel. Dans notre hypothèse, le fait de choisir des jeunes femmes pour ce type de don faisait référence à la possibilité de procréer. La « jeune femme » était là en tant que femme pubère mais n'ayant pas encore enfanté. Nous avons largement développé ce thème dans l'étude de la distinction de sexe à Samoa (2003 : chap. 7-8) et l'étude des « premiers contacts » à Samoa et à Tahiti (voir note au début de la section). Une précision nous vient d'un bref épisode relaté par Forster, le naturaliste qui accompagna Cook lors du deuxième voyage. Un chef de Raiatea venait fréquemment sur le bateau de Cook. Un jour qu'il se trouvait à bord, ce chef vit venir deux de ses sœurs. Il désigna la plus jeune à Forster et demanda à ce dernier de dire « Veheina-poowa » (*vahine* + ?) [324]. Dès que Forster eut prononcé cette parole, la sœur aînée « releva les habits de la cadette (*lifted up the garments of the younger*), montrant qu'elle avait les signes de la puberté (*the marks of puberty*) ». Elle le fit « deux ou trois fois » devant la demande répétée de Forster encouragé par le chef, puis elle refusa de continuer. Forster raconte ensuite qu'il posa des questions et crut comprendre qu'il y avait eu taquinerie. Ce serait un reproche courant que de dire à une fille qu'elle n'est pas encore pubère [325]. Il indique aussi que, à la puberté, des marques tatouées sont placées sur les hanches (*large arched stripes punctured on their buttocks*).

---

324. *Pua* comme métaphore d'une jeune fille « en fleurs » : une maturité qui n'en est encore qu'au stade de la fleur ?

325. Forster n'en dit pas plus. Si l'on compare avec le Samoan contemporain, ce genre de remarque n'était sans

« Ces marques sont considérées un honneur ; on considère comme une forme de prééminence d'être capable d'enfanter ». Et d'ajouter que, si un homme tente de reprocher à une fille pubère qu'elle ne l'est pas encore, celle-ci ne résistera pas à l'honneur de démontrer visuellement que ce n'est pas le cas [326]. Nous avons donc au moins un indice : *pour une jeune femme*, le fait de se dénuder peut être entièrement relié au symbolisme de l'enfantement.

En outre cette symbolique du don de tissu pré-enroulé et déroulé est suffisamment générale pour que la mise en scène ne soit pas réservée aux seules femmes. De toute façon, la référence à la prospérité-fécondité est dans le tissu et non dans la personne du donateur ; il importe peu que ce dernier soit homme ou femme. Ainsi, à Tahiti, quand l'expédition de Bougainville arriva en 1768 et jeta l'ancre et qu'un premier Tahitien (Ahutoru) monta à bord, il présenta une branche de bananier à l'officier « le plus grand » qu'il vit à bord. Puis, il donna des tapas dont il avait pris soin de se recouvrir et voulut des chemises. Il donna le tapa et enveloppa son donataire :

> Il a voulu ensuite changer ses trois ponches [ponchos, le *tiputa* tahitien] ou nappes blanches qui l'enveloppent pour une chemise. M. Lafontaine, un de nos officiers, qui approchait le plus de sa taille, l'habilla de chemise, grande culotte, veste et chapeau. Il lui en marqua son remerciement, l'embrassa. Il revint ensuite à M. Lafontaine auquel il faisait beaucoup de caresses, l'embrassa, et lui donna des pagnes dont il était revêtu avec laquelle [*sic*] il l'enveloppa. M. Lafontaine en représailles lui donna une chemise, une grande culotte, une veste qu'on eut beaucoup de peine à assortir par la largeur de l'écarrure [327].

Ahutoru donna à Lafontaine « des pagnes dont il était revêtu [et avec] laquelle [=lesquels] il l'enveloppa ». Notons que la présentation cérémonielle de nattes à Samoa, hier comme aujourd'hui, peut être faite par des hommes et des femmes, tenant ensemble les nattes. Parfois, si la natte est très grande et lourde, accrochée à deux immenses poteaux, on peut n'avoir que des hommes pour faire la présentation.

Revenons aux descriptions concernant les femmes qui font le don (on ne peut savoir si la prépondérance de ces descriptions indique que ce cadeau était plus souvent donné par les femmes, ou s'il reflète l'intérêt des visiteurs européens, tous des hommes, pour

---

doute pas une taquinerie (l'idée paraît étrange, ou propre aux fantasmes européens masculins), mais une façon assez violente de dire à une adolescence prétentieuse ou désobéissante qu'elle n'a pas à parler ou à agir comme « une grande », car elle n'est encore qu'une enfant.

326. Le texte de Forster est cité par Oliver (1973 : 607-608) à propos des marques relatives aux âges de la vie.

327. Vivès, journal de bord et journal réécrit en 1774, dans E. Taillemite (1977 : II : 237).

observer surtout les femmes). Un peu plus tard, en 1791, la *Pandora*, sous les ordres du capitaine Edwards (à la recherche des mutins de la *Bounty*) arrive à Tahiti. Le chirurgien de bord, Hamilton raconte. Le chef et des femmes montèrent à bord. Celles-ci se présentèrent enveloppées dans de grandes longueurs de tapa. Devant le capitaine, elles déroulèrent cette enveloppe et la donnèrent au capitaine en lui faisant signe de s'y enrouler à son tour :

> Le roi, ses deux reines et sa suite, précédés par un groupe de musiciens, vinrent à bord pour une visite formelle. Les dames avaient quelque soixante ou soixante-dix yards de tissu enroulés autour d'elles ; elles étaient si chargées et si peu capables de se mouvoir qu'elles durent être hissées à bord comme du bétail à cornes.
>
> Dès que les dames furent à bord, le Capitaine les débarrassa de leur poids en enroulant le tissu autour de sa taille ; c'est ici un cérémonial indispensable quand on reçoit un cadeau de tissu (Thompson 1915 : 107).

Notons aussi la surcharge d'enveloppement. Si Hamilton n'a pas exagéré, les dames avaient cinquante mètres de tissu enroulés autour d'elles ! Il fallut les hisser avec des cordes comme on le faisait pour le bétail ou pour les immenses ballots chargés sur les quais de la Tamise.

Entre le voyage de Cook et celui d'Edwards, l'expédition de Bligh observe aussi la fréquence des dons de tissu. Pour le passage de Bligh à Tahiti (octobre 1788-mars 1789), Morrison indique :

> Tu le chef que nous supposions être le roi et Itia sa reine couchaient souvent à bord et invitaient souvent à terre M. Bligh et ses officiers à des *heiva* (ou danses, spectacles, etc.) et autres distractions qu'ils trouvaient fort plaisantes et dont ils revenaient généralement avec des présents d'étoffe etc. (Morrison 1966 : 16).

Morrison nous décrit encore l'épisode remarquable de dons de tissus au portrait de Cook. Morrison parle déjà bien la langue ; il assiste à une fête *heiva* dont le personnage principal est le capitaine Cook, mort depuis onze ans (tué à Hawaii en 1779) et représenté par son portrait (œuvre de Webber, le dessinateur de la troisième expédition, réalisée treize ans auparavant et laissée en cadeau aux Tahitiens) :

> Quand tout fut prêt, le portrait du capitaine Cook fut apporté par un vieil homme qui en avait la garde et ayant été placé en avant on enleva le tissu qui l'enveloppait ; à ce moment tous ceux qui étaient présents lui rendirent hommage en enlevant leurs vêtements, les hommes se mettant nus jusqu'à la ceinture y compris Poino, et les femmes se découvrant les épaules [nous retrouverons cette règle du déhabillement respectueux]. Le maître de

cérémonies présenta ensuite le *utu* (ou offrande habituelle)[328], adressant un long discours au portrait, reconnaissant le capitaine Cook comme chef de Matavai et plaçant devant le portrait un petit cochon attaché à un jeune bananier. Le discours allait à peu près ainsi : « Salut, salut de tous à Cook, chef de l'Air, de la Terre et de l'Eau, nous te reconnaissons chef, de la plage à la montagne, chefs des hommes, des arbres, du bétail, des oiseaux dans l'air et des poissons de la mer etc. ». La danse fut ensuite exécutée par deux jeunes femmes élégamment vêtues de belles étoffes, et par deux hommes, le tout mené avec beaucoup de régularité et de rythme au son des tambours et des flûtes et durant près de quatre heures.

À un signal donné les femmes enlevèrent leurs vêtements [donc ce qui restait après avoir enlevé certains au début ?] et se retirèrent et tous les tissus et nattes sur lesquels la danse avait eu lieu furent roulés et placés près du portrait, le vieux gardien en prenant possession au nom du capitaine Cook (Morrison 1966 : 64-65 ; nous ajoutons entre crochets).

La danse eut lieu sur un endroit recouvert de tissus : encore le chemin divin. Le finale est encore le fait des femmes qui déroulent le tissu qu'elles portent. Les tissus peuvent alors êtres donnés à « Cook ». Celui-ci, tel un dieu et tel un titre de chef, est représenté par une image entretenue par des officiants et elle-même enveloppée. Les tissus peuvent être donnés comme d'autres tissus de la même catégorie furent donnés vingt ans plus tôt à ce même James Cook, alors en vie. Enfin, ces dons de tissus font clairement référence à la prospérité-fécondité, puisqu'une forme d'offrande de prémices ouvre la séquence (petit cochon et jeune bananier). De même Ahoturu, avant de donner ses tissus, avait tendu une branche de bananier à l'officier français. De même, Hamilton indique que « le roi et les deux reines » qui vinrent à bord de la *Pandora* avaient apporté aussi quantité de nourritures variées, toutes « en cadeau au capitaine ».

Nous avons l'observation effectuée par l'Espagnol Rodriguez en 1774, juste après le deuxième séjour de Cook. Il s'agit d'une fête dans laquelle des chefs préparent une guerre qu'ils ont déclarée à un autre district :

Quelques femmes recouvertes d'une quantité de tissu indigène se présentèrent devant les Chefs et se dénudèrent en faisant l'offrande du tissu à ces mêmes Chefs ; [...] Ils appellent cette cérémonie un *taurua*, et après cela ils préparent un *paraparau* qui est comme les *tertulia* ou des déclamations formelles dont le sujet principal est les guerres que ces indigènes conduisent contre ceux de Morea (cité dans Oliver 1973 : 1237).

---

328. Offrande de nourritures (porc, tubercules, fruits) et de tissus (tapa, nattes).

Wilson, le capitaine du premier bateau de missionnaires arrivant à Tahiti (1797), raconte :

> N'importe quel nombre de femmes peut exécuter [la danse] ensemble ; mais, comme l'habillement est très cher, il est rare qu'elles soient plus de deux ou quatre à danser ; et quand cela se passe devant le chef, les habits sont présentés à ce dernier à la fin du *heiva* ; et cela représente une longueur de trente à quarante yards d'un tissu dont la largeur varie d'un à quatre yards (cité in *ibid.* : 338).

Ces dons de tapa furent reçus une fois par James Cook de son vivant, une autre fois par son portrait, une autre fois par des chefs de 1774, puis en 1797, etc. Il est important de savoir que cette forme de don effectuée par les danseuses dénudées était bien une pratique entre Tahitiens, offerte à des personnages de rang, et n'était donc en rien une innovation qui aurait émergé au moment du contact.

3.4. Don de tissu et hiérarchie : se surcharger de tissu autour du corps, et se dévêtir devant un supérieur

Une autre indication très nette sur la valeur sociale de ce que nous appelons dans cette étude le tissu cérémoniel polynésien nous est donnée par une règle concernant les rapports hiérarchiques : il faut se surcharger de tissu ou au contraire se dévêtir. En effet, le nombre de couches de ce tissu portées sur le corps est un signe de rang, immédiatement identifié comme tel. Symétriquement, un inférieur devant un supérieur doit veiller à retirer plusieurs couches de tissu, ou se mettre à nu (le haut du corps) s'il n'avait qu'une seule couche à ce moment-là.

Nous avons déjà une idée de la manière dont les jeunes femmes pouvaient être surchargées de tapa pendant ces présentations cérémonielles, à l'époque des premiers contacts. Les trente à quarante yards signalés par Wilson représentent quelque vingt-sept à trente-six mètres d'un tissu dont la largeur pouvait dépasser les trois mètres. Hamilton exagérait donc à peine — ou pas du tout — quand il mentionna, six ans auparavant, les cinquante mètres portés par ces dames qui durent être hissées à bord comme des ballots.

Banks nous dit que, dans le cadre cérémoniel des dons (eux-mêmes toujours accompagnés de danses), les femmes « portaient sur les hanches une très grande quantité de tissu. Celui-ci montait presque jusqu'aux bras et descendait sous forme de longs cotillons, plus bas que les pieds ». Plus loin, Banks ajoute que les hanches étaient recouvertes de « couches de tissus » (*folds of cloth*). Le Français Radiguet, venu un peu plus tard, nous dit que la masse de tapa enroulée autour des fillettes exhibées sur l'aire de danse devenait un « bloc de marbre » qui emprisonnait le corps. Les dessins bien connus, rapportés des voyages de Cook sont éloquents : la masse de tapa augmente deux à quatre fois le corps de la danseuse, ou de la femme qui vient apporter des présents au visiteur[329]. Mais ce n'est pas seulement lors des danses. Après avoir noté que les Tahitiens varient souvent la manière de porter leur pièce de tapa, Parkinson avait noté cependant une constante : « les personnes de haut rang s'entourent d'un bon nombre de pièces de tissus » (Parkinson 1773 : 18).

On peut résumer : plus l'on est enveloppé, mieux on apparaît soi-même un « chemin du dieu » ; plus l'on est enveloppé, plus on affirme détenir cette position hiérarchique de mieux représenter qu'un autre une proximité aux pouvoirs de vie, au sacré. C'est pourquoi les chefs étaient particulièrement enveloppés. Nous avons voulu retenir cette image sur la couverture de ce livre. On aurait pu choisir aussi le dessin fameux d'un chef fidjien Tui Nadra, dont on devine à peine la tête au milieu d'un amas de tissus (ci-dessous cahier photographique).

Symétriquement, il faut parfois se dévêtir. L'inférieur qui se présente devant un supérieur, qu'il vienne en visite (avec une offrande) ou qu'il passe simplement par là, devant la maison du supérieur, ou en rencontrant ce dernier sur le chemin, doit donner un signe d'humilité. Le tissu lui en donne le moyen. Si, comme c'était le cas à Tahiti, l'arrivant portait un vêtement sur le haut du corps (sorte de poncho) il devait l'enlever. Sans en donner une explication aussi précise, Cook, Banks et Parkinson l'avaient déjà remarqué lors du premier contact. La même logique demandait, à Samoa, que des pêcheurs en pirogue passant près de la maison d'un grand chef, si celle-ci était située au bord de l'eau, devaient descendre d'un cran, dans l'espace haut/bas, et, pour ce faire, la seule possibilité était se mettre à l'eau et pousser leur pirogue en nageant (notes personnelles). Si, sur le chemin, l'inférieur portait sur la tête une protection pour se protéger du soleil, il devait l'enlever (chapeau local fait d'un tressage de feuille, ou, après les premiers contacts, une ombrelle de fabrication européenne). Dans une réunion formelle, un inférieur ne peut se tenir debout à côté d'un supérieur qui est assis. S'il doit se lever pour quitter la réunion, il le fait en gardant les genoux à demi-pliés et il avance en étant courbé le plus possible.

Durant le premier séjour tahitien de l'expédition de Cook, en 1769, Parkinson avait noté dans son journal :

> Notre tente est presque pleine de monde ; et peu après, Amoa, chef de plusieurs districts de l'autre côté de l'île, vint également nous rejoindre et nous apporta un porc. Dès qu'il fit son apparition, les indigènes se dévêtirent jusqu'à la ceinture (Parkinson 1773 : 32).

---

329. Voir Tcherkézoff (2008c : annexe *Illustrations*, images 26-28, 2010 : 519-520).

L'observation est confirmée par le journal de Cook (1955, I : 104). Parkinson nota encore que « Le 6 juillet au soir, une jeune femme vint à l'entrée du fortin ; nous comprîmes qu'elle était une fille de Oamo. Quand elle arriva, les indigènes lui rendirent les honneurs en se découvrant les épaules » (Parkinson 1773 : 35). La règle de se dévêtir le haut devant un supérieur fut observée ensuite par George Forster en 1773. Le cas lui parut étonnant : un père se dévêtit devant son fils. Mais le fils avait été consacré grand chef en remplacement de son père ; ce qui était fréquent lorsque le père ou chef précédent devenait vieux, sans qu'il faille nécessairement attendre sa mort[330]. Morrison confirme amplement cette règle pour l'année 1789 :

> Lorsqu'un chef se présente quelque part, les hommes se découvrent jusqu'à la ceinture, ne se permettant aucune coiffure sur la tête ou vêtement sur les épaules en sa présence, et toutes les femmes présentes se découvrent les épaules tenant le tissu serré sous les bras pour couvrir les seins, en signe d'obéissance et de respect. [...] en présence du roi, les chefs eux-mêmes doivent se dévêtir (Morrison 1966 : 138).

Il fut lui-même contraint de respecter cette étiquette, ce qui donna lieu à une négociation interculturelle remarquable :

> Le 27 [septembre 1789] ayant décidé de nous retrouver à Pare pour présenter des cadeaux au jeune roi [...] Ayant fait part de nos intentions à Ariipaea celui-ci nous dit qu'il ne fallait pas approcher le jeune roi, qui était encore sacré, à moins que nous ne nous découvrions la tête et les épaules, ce que nous refusâmes.

Morrison refusa en effet, car il invoqua le respect des coutumes anglaises qui proscrivaient au contraire d'enlever la chemise en contexte formel. Se présenter torse nu était irrespectueux dans sa coutume et il n'entendait pas oublier les règles de la mère patrie. Que faire alors ? Peut-être sur le conseil de ses amis tahitiens, lui et ses compagnons se revêtirent d'un tapa par-dessus leur chemise. Ainsi, ils purent ôter ce tapa en présence du roi, satisfaisant à la coutume locale, tout en gardant leur chemise, satisfaisant à leur propre code (Morrison 1966 : 57-58).

Le cas samoan contemporain montre comment ces prescriptions transpolynésiennes anciennes ont survécu tout en s'adaptant à de nouveaux contextes. Le point de vue des

---

330. Cité *in* Oliver (1973 : 1184). C'est un bon exemple d'un fait général en Polynésie, bien observable encore aujourd'hui là où le système précolonial des titres a maintenu certains principes, malgré les nombreuses transformations (Samoa, Tonga) : le titre statutaire n'est autre que la matérialisation de l'âme de l'ancêtre fondateur ; il est toujours bien distingué de l'individu qui le porte. Le père ne s'incline pas devant son fils, il s'incline devant l'ancêtre qui est maintenant dans le corps du fils, après que ce dernier a été rituellement investi du « titre » (le nom fondateur).

missionnaires, aux Samoa comme ailleurs, était évidemment en conformité avec leurs idées européennes. Quand les missionnaires voyaient une personne vêtue seulement d'un pagne ou, *a fortiori*, d'une simple bande de tapa enroulée entre les jambes et à la taille ou d'une ceinture de feuilles, ils la considéraient comme étant « nue », donc du côté de la sexualité, donc du côté du « mal ». Les missionnaires apprirent donc aux hommes, pour être « décents » pendant le culte, à porter la chemise ; aux femmes, ils firent porter la robe longue et montant au ras-du-cou. Comme Morrison en a fait la réflexion, le code européen de la formalité demandait, devant un supérieur, de se couvrir le torse et seulement de découvrir la tête [331]. Ce nouveau code disait donc que, devant Dieu, on se couvrait le torse. Quelle fut l'interaction avec le code ancien ?

À Samoa, aujourd'hui, le dimanche, il peut arriver que s'enchaînent deux moments collectifs bien différents : le culte d'une part et une réunion *fono* de chefs de famille *matai* d'autre part. On peut voir alors comment, pour passer de la maison à l'église, les hommes passent d'un habillement consistant seulement en un paréo quelconque de tissu aux motifs imprimés (le *lavalava* samoan), le torse étant nu, à une tenue en chemise blanche, parfois avec une veste (blanche de préférence) sur la chemise, et un paréo de couleur unie et plus long. Ensuite, on peut voir les mêmes hommes passer de l'église à la réunion formelle *fono*. Les hommes vont alors enlever la chemise en s'asseyant dans la maison où se tient la réunion, par respect pour les ancêtres fondateurs dont ils portent les noms ; ou encore les chefs-orateurs vont enlever la chemise pour marquer leur respect au chef *alii* principal qui, lui, va conserver sa chemise [332].

3.5. Généralisation : intégrer et domestiquer le sacré

Revenons au fait que la présentation de ces tissus lors d'un don se faisait et se fait toujours sous une forme enroulée et/ou enveloppante. Le donateur vient avec le tissu enroulé autour de son corps ; parfois, dans le cas de Samoa, la natte est enroulée sur elle-même et portée sous le bras. Puis elle est déployée au moment du don. Le tissu est déployé, à la fois pour être montré mais, surtout, pour envelopper la personne à qui le don était adressé. Ce donataire peut être enveloppé au sens propre. Ou bien, le tissu est enroulé devant lui et déposé à ses pieds. Ou encore, le tissu est ce qui

---

331. Mais, dit Morrison, ce code réclame de conserver le chapeau si l'on est en armes, ce qui était le cas. Les Anglais, qui ne quittaient jamais leur mousquet, ne pouvaient donc même pas utiliser le geste de se décoiffer devant le roi.

332. Se dévêtent ceux qui sont tatoués ; les autres gardent parfois la chemise, par honte de montrer une absence de tatouage, mais alors ils défont les boutons et dévoilent le torse et le ventre (le tatouage occupe le bas du dos, en plus de tout le bassin et les cuisses, devant et derrière) ; un chef « a honte » de montrer qu'il n'a pas de tatouage ; aujourd'hui et depuis longtemps, le tatouage n'est plus pratiqué systématiquement sur les tous les jeunes hommes du village, mais il est un choix familial et personnel, qui demeure très fréquent pour les hommes qui visent à être un chef de famille *matai* (la meilleure étude du tatouage samoan est : Galliot 2010).

recouvre une pile de dons d'objets (nourritures, instruments). De manière générale, ce don de tissu sous forme enveloppante s'observe encore dans la Polynésie occidentale et dans les îles orientales des Fidji, les Lau qui nous ont déjà fourni des éléments cruciaux[333]. Le donataire pouvait être jadis un dieu, matérialisé par une effigie de bois ou par une pierre dressée, sculptée ou non, ou bien il était un chef, ou tout « hôte » reçu par le groupe qui présentait le don.

Pourquoi convient-il d'envelopper le donataire ? La sacralité placée dans le tissu (quand les dieux ont accepté de suivre ce « chemin ») sera efficace pour la personne enveloppée : le nouveau-né vivra, le chef sera vraiment introisé au sens où il recevra en lui l'esprit de l'ancêtre fondateur, la mariée donnera naissance, etc. Mais cette intégration du côté des pouvoirs de vie était aussi utilisée comme rite de bienvenue envers le dieu, le chef étranger, le visiteur européen. D'une certaine façon, en enveloppant les forces brutes du sacré (qui sont dans la Nuit cosmologique), qui peuvent être avec tout visiteur venu de loin (chef d'un autre district) et *a fortiori* un Européen aux temps des premiers contacts, en l'enveloppant par un tissu qui porte déjà les pouvoirs de vie, on opère en quelque sorte la transformation d'une puissance extérieure, dangereuse si on la touche, « taboue » par conséquent (*tapu*, *sa*, *ra'a*, *mo'a* étaient ou sont les divers mots polynésiens) en une proximité « qui peut être touchée » (le mot transpolynésien *noa*)[334].

En 1841, le premier Européen arrivant sur l'atoll de Fakaofo, dans les Tokelau, était le Commodore Wilkes, dirigeant une imposante expédition. Le chef local qui le reçut semblait terrorisé, nous dit Wilkes : « Le roi pointa vers le soleil, fit des incantations, me prit dans ses bras à plusieurs reprises », répéta ces différents gestes, puis « enroula une natte autour de ma taille, et la fixa avec une cordelette faite de cheveux humains » (Huntsman et Hooper 1996 : 143, 146).

Le don dénudé, qui a tant frappé les premiers visiteurs européens à Tahiti (et à Samoa[335]) quand le donateur était une femme qui devenait ainsi « nue » pour un instant[336], fait partie de la pratique générale du don enveloppé-déroulé où le donateur, homme ou femme, donne un tissu déjà consacré et aux pouvoirs de vie domestiqués, si l'on peut dire, qui va permettre d'intégrer le nouvel arrivant en l'enveloppant.

---

333. Voir Colchester (2000), Douaire (1993, 1997, 1998), Hooper (1982), Veys (2005a, 2005b, 2009).

334. Wonu Veys est l'une des rares à s'être interrogée en ces termes sur les gestes d'enveloppement effectués avec le tapa en Polynésie. On se reportera à son article, remarquable aussi par ses illustrations (Weys 2009), dans un ouvrage ou catalogue collectif qui est aussi une mine d'informations (Bataille-Benguigui *et al.* 2009). Voir aussi Veys (2005a, 2005b) qui présente une étude historique et diverses photographies du tapa tongien.

335. Le dossier samoan est riche sur ces présentations dénudées à l'époque des premiers contacts puis au XIXᵉ siècle ; voir Tcherkézoff (2003 : 384-391, 398 ; 2008c : chap. 6, section 8).

336. On ne développe pas ici la discussion sur la confusion des premiers Européens qui parlaient de « nudité »

De manière générale, comme d'autres études l'ont montré (Sahlins 1985a, 1985b ; Valeri 1985 ; Babadzan 1993 ; Gell 1993 : 125-140), le rituel polynésien était fondé sur le dualisme d'un monde extérieur, sauvage, nocturne *mais nécessaire car contenant les sources de vie*, et un monde intérieur, domestiqué, diurne, mais qui ne peut être vivant et lumineux (notions synonymes) que dans la mesure où il a domestiqué les sources de vie. Le monde fut d'abord Nuit, le Créateur Ta'aroa y était seul, enfermé dans une immense coquille (déjà enveloppé d'une certaine façon, mais de façon statique). Le Ciel recouvrait la Terre. Le Créateur sortit de sa coquille, puis créa d'autres dieux, qui parvinrent à soulever le ciel, et à libérer le Soleil.

Ta'aroa donna un coup à sa coquille… Il sortit et constata qu'il était seul au monde. L'obscurité était totale. […]

Ta'aroa secoua ses plumes [T. Henry précise en note que, au début, les dieux étaient, croyait-on, couverts de plumes jaunes et rouges. Les cheveux apparurent pour la première fois sur la tête du dieu Tane] […]

Alors Atea fut libéré et la lumière emplit le monde. C'était la fin des millions de nuits de la nuit de Rumia. La nuit était pour les Dieux et le jour pour l'homme (Henry, 1993 : 29-77).

La grande propriété du tissu cérémoniel polynésien est d'être capable de s'approprier ce sacré, de le contenir et le limiter en l'intégrant, de le domestiquer dans un processus de recouvrement/dévoilement qui cache la source de pouvoir de vie, mais qui, de ce fait, en donne à voir les bienfaits. On ne peut regarder directement le soleil — ou, jadis, un « chef sacré » (en samoan : *ali'i paia*) —, on s'y brûlerait les yeux (voir des exemples dans Tcherkézoff 2008c : chap. 9). Mais il faut un moyen pour que cette source de lumière puisse éclairer le monde de la vie. C'est la raison pour laquelle, le tissu polynésien est souvent conçu comme « blanc-lumineux » (tout le vocabulaire appliqué à la natte fine samoane, ci-dessus chap. 12).

Si ce faisceau d'interprétations est justifié, on aperçoit la grande unité des usages du tissu cérémoniel. Recouvrir et envelopper l'Autre qui arrive, faire un don qui entoure et intègre, c'est aussi cela qui est en jeu dans les échanges de dons cérémoniels entre Samoans, que nous avons observé hier (avec Krämer) et aujourd'hui, quand le don *toga*, donc le don des nattes (et auparavant aussi des tapas) vient « payer » et « recouvrir » le don préalable des nourritures et objets. La dualité des dons (une fois bien précisée le

---

(quand il s'agissait d'un corps féminin surtout) si l'on pouvait voir la poitrine, ou si le vêtement de feuille ou de tissu accroché à la taille était écarté ; même si, souvent, la personne avait conservé la bande de tapa passant entre les jambes et recouvrant les parties génitales, sorte de sous-vêtement.

caractère profondément hiérarchique de cette dualité où le ton *toga* recouvre et en définitive englobe le don initial) n'est qu'une autre forme de cette grande configuration cosmologique dont nous parlons dans ces pages conclusives à l'échelle régionale. Le recouvrement se donne à voir quand il y a don et contre-don, quand les nattes samoanes répondent à un don de nourritures et d'objets. Il est également présent si les deux sortes de don sont faits en même temps, quand nourritures (et objets) et tissus sont donnés ensemble. On constate que, toujours, le tissu vient recouvrir les dons d'objets et nourritures : métaphoriquement (nattes tenues en hauteur et déployées, alors que les cochons et boîtes de conserver sont à terre), ou placé au sommet de la pile (voir cahier photographique).

Autrement dit, on touche à la conception de la personne complète, du moins dans le contexte samoan. Soit l'image du coupable qui se présente enveloppé mais avec des pierres pour dire qu'il est bon à manger : chair à cuire, mais enveloppée et donc proposant déjà d'être considérée comme du côté de la vie (ou du « cuit » si l'on veut), et non du côté du cru bon à cuire. On peut ajouter ici une remarque du missionnaire Brown (1910 : 287) ; il séjournait à Samoa dans les années 1860. Il a expliqué que l'organisation sociale est constituée de villages autonomes mais toujours insérés dans des alliances mouvantes sous forme de « district » où un village devient dominant et un chef sacré *alii* dans ce village devient le chef principal du district. Mais un village peut changer son affiliation. Pour cela les représentants du village vont voir le chef du district auquel ils veulent s'affilier. Ils viennent « en ayant pris soin d'envelopper de la terre et des pierres dans un tapa, pour le donner au chef du district ; c'est l'expression de leur désir de remettre à ce chef la souveraineté de leur village »[337]. La terre et les pierres représentent leur village (jardins et pavement des bases de maisons), mais pour que le don ait une portée symbolique, pour que ce village soit placé sous une nouvelle autorité, il faut apparemment que ces symboles des jardins et des maisons soient enveloppés dans un tapa.

L'ethnographie samoane du moins (nous n'avons pas questionné les autres données sur ce point) révèle un fait significatif : le sang « vital » est par définition invisible, sous la peau ; car dès que le sang sort (blessure de toute sorte, ou pour une femme les menstrues), il prend un autre nom, aux connotations négatives s'il tombe, sort et se perd (mais aux connotations positives dans le seul cas où il s'agit du sang virginal qui « jaillit » lors du mariage et est recueilli sur une « natte blanche »). C'est encore une homologie avec la circulation générale du sacré, lequel devient présent une fois

---

337. *Wrapped up some earth and stones in a piece of the prepared bark of the paper mulberry, and took it to the rulers of the district as an expression of their wish and as conveying the sovereignty to it.*

que la personne ou l'objet est enveloppé d'un tissu cérémoniel. Il est présent au moment où on ne peut le voir car il est recouvert. Le principe vital qui peut s'accrocher au sang d'une femme, si les dieux en décident et veulent avoir ce contact, est alors par définition invisible, mais par définition présent. Le tissu, seconde peau culturelle qui vient s'ajouter à la peau naturelle, atteste de cette double définition. Sa présence comme enveloppe garantit en quelque sorte qu'en dessous, à l'intérieur, un principe de sacralité (et donc de vie) est bien présent. Le fait de recouvrir-envelopper transforme cette potentialité idéelle, cette valeur imaginaire si l'on veut, en un acte social symbolique.

Il se dégage de tout cela une représentation très générale. Le contenu est la terre (le sol), les pierres, les nourritures, le corps humain ou animal. Il est aussi le sang, qui, dans le corps d'une femme, est une potentialité de vie. Mais enveloppé par le tissu sacré, ce contenu devient animé au sens propre (doté d'une âme au sens de la sociologie durkheimienne), bref il devient sacré au sens maussien. L'ensemble constitue la personne complète (un individu total au sens maussien). Et dans le mariage, à Samoa avec la symbolique explicite concernant le sang virginal, ou ailleurs en Polynésie sans cérémonie de défloration, le corps et le sang féminin ainsi enveloppés peuvent devenir un « chemin du dieu ». La vie pourra naître dans ce corps.

On se souviendra de ce que nous avons vu au chapitre 15. Nous avions souligné le contraste entre le rôle de la jeune femme non mariée et le rôle du jeune homme dans l'arrêt du cannibalisme, la première symbolisant le passage de la violence meurtrière au mariage forcé, le second le passage de la violence meurtrière à l'alimentation animale. Depuis ces temps mythiques, disions-nous, la société samoane fait circuler, dans les échanges de dons, d'une part des nattes fines, associées à la sacralité de la jeune femme qui va se marier (son corps est dit *sa* « sacré-interdit »), et d'autre part des nourritures associées à la « force » (*malosi*) et au « travail » (*galuega*) des frères et maris de ces femmes. En se gardant de rejoindre un dualisme abusif de la différence sexuée, on peut dire que les nourritures, préparées surtout par les hommes (qui font le travail des jardins et de la cuisine au four enterré) symbolisent le corps humain (des deux sexes), et les nattes symbolisent l'enveloppe, la matrice, qui donne naissance aux deux sexes humains par le rapprochement des dieux mâles et de la demoiselle primordiale, mi-divine mi-humaine, Sina dans les légendes, et toute gente dame *tamaitai* à Samoa. Tout cela fait de la natte et du tapa une fois consacrés un contenant permettant d'actualiser les potentialités de vie, bref de donner la vie.

Avec deux conséquences. Cette représentation touchant à la vie et à la totalité de la personne devient bien logiquement un enjeu hiérarchique. Rappelons que la hiérarchie, au sens holiste, est, à la différence de l'inégalité sociale de l'avoir, une gradation des possibilités de représenter pour les autres, mieux que d'autres, le tout du groupe, « le groupe entier » comme disait Mauss. C'est pourquoi les couches de tissu porté pouvaient être l'indice le plus visible du rang, l'indice qu'on possède, plus qu'un autre, le statut d'être un « chemin du dieu ». D'autre part, on n'est plus étonné du rapport étroit entre la natte et la configuration sociocosmique de la procréation. La particularité samoane est l'accent mis sur le sang féminin (des *tamaitai*, pas de toutes les femmes), d'où cette particularité de la décoration de plumes rouges, et cette particularité corollaire et bien connue de Samoa d'insister (jusque vers 1920-1950) sur un étalage rituel du sang virginal dans le rite de mariage. Sur ce point précis, Samoa semble être particulier, ou rejoindre des cas plutôt minoritaires dans l'ensemble polynésien[338]. Mais au-delà, le rapport général du sang féminin aux pouvoirs génésiques, que nous avions déjà examiné (Tcherkézoff 2003 : 376) et le rapport du tissu cérémoniel à ces pouvoirs, qui est ici notre objet, inscrit bien Samoa dans une configuration polynésienne générale.

4. La circulation et l'« inaliénable » selon Annette Weiner

En opposant les nattes et les nourritures (et d'autres choses comme les outils), Mauss soulignait le fait que la référence des nattes est une valeur stable, immuable. Ne revenons pas sur l'illusion de durabilité matérielle, nous avons déjà éclairé ce malentendu dans le chapitre 11 : la « monnaie » et le don « total » n'ont pas besoin de matières inaltérables, même si, bien entendu, ce caractère a contribué, parfois, à ce que certaines matières soient privilégiées. La permanence de la natte samoane, pourtant si fragile, tient à la référence à l'origine, à l'histoire du groupe familial : dans les légendes, elle devient « ie toga » après avoir parcouru une succession de générations, ce qui lui a permis d'acquérir ses pouvoirs de vie, alors même que sa matière est on ne peut plus fragile. Mais c'était le seul objet capable d'« envelopper » le corps et d'être construit par « entrelacement », cette technique ayant été, semble-t-il, évocatrice des chemins de la parenté qui se croisent.

---

338. Il faut sans doute nuancer l'exception que Samoa représenterait. Il est bien connu que la valeur de la virginité prémaritale était en vigueur à Fidji (archipel « polynésien » s'il faut conserver ces étiquettes). Mais l'étalage du sang virginal était également pratiqué, du moins aux Lau (Fidji-est). Notre collègue Simonne Pauwels qui travaille à Lakeba nous indique (communication personnelle 2012) qu'aujourd'hui encore on y insiste sur cette présentation. Certaines jeunes femmes gardent une longue mèche de cheveux indiquant qu'elles sont encore vierges. Leur mariage implique quatre nuits de noces en quelque sorte. La dernière nuit, les femmes du côté du mari attendent de voir le tapa blanc qui doit être taché de rouge. Ce tapa est appelé « le corps de la femme ». Les taches sont appelées *vola*, qu'on peut traduire par écriture, inscription. Le tapa est roulé dans des nattes et posé devant la maison de la mère de la mariée où le tout est déroulé et exposé. Un porc cuit, avec un *tabua* (dent de cachalot, un des plus objets de don cérémoniels les plus valorisés) enfoncé dans son arrière-train, est présenté (le commentaire local est que cette présentation fait référence au fait que la fiancée était vierge).

Mais il ne faudrait pas croire non plus que la permanence du sacré comme fondement de tout groupe social au sens maussien implique un projet social de rendre les objets sacrés « inaliénables ». Annette Weiner (1985, 1992) puis Maurice Godelier (1996) ont beaucoup écrit sur cet aspect, et parfois un peu trop. Nous ne discuterons pas ici dans le détail les exemples que Godelier évoque, car ils se situent en dehors de la Polynésie et nous n'en connaissons pas suffisamment les dossiers ethnographiques. Quant au modèle de Weiner sur le cas maori, il fut déjà critiqué par Tapsell (1997 : 362)[339]. Mais il nous faut contredire certains propos d'Annette Weiner sur Samoa, car elle avait pris explicitement comme exemple privilégié la natte fine samoane.

Rendons hommage d'abord à l'anthropologue qui fut la seule à remarquer que le chapitre polynésien de l'*Essai sur le don* incluait le cas samoan (Weiner 1982, 1985, 1992). Elle fut intéressée par cet exemple car, dans la suite de ses travaux aux Îles Trobriand sur les dons apportés par les femmes, elle ne pouvait qu'être attirée par le sous-titre donné par Mauss à sa première section de l'*Essai* : « biens utérins ». Nous avons déjà discuté la présence et le contenu de ce sous-titre dans notre chapitre 9. La recherche d'une spécificité de biens « féminins » eut d'abord chez Weiner un effet positif : se méfier d'emblée d'une lecture qui ne verrait qu'une simple réciprocité où les nattes samoanes *toga* seraient données en échange des biens *oloa*. La circulation des nattes devait constituer un domaine cosmologique propre. Son projet la conduisit aussi à dire, à propos du *hau* maori, qu'il fallait porter attention non pas tant à un esprit magique qui serait porté par les dons *taonga* mais à la variété des *taonga* et à la manière dont ces objets devenaient investis rituellement. Nous avons vu ci-dessus l'importance de cette proposition, et la manière dont elle est confirmée, encore plus que Weiner ne l'aurait imaginé, par les travaux récents.

Mais, dans son projet de trouver toute la valorisation spécifique, et peut-être supérieure, qui aurait été attachée à ces biens « féminins », elle fut poussée à franchir un pas de trop : séparer la circulation des nattes et en faire un monde clos, un monde de l'inaliénable, situé sur une ligne paradoxale où l'on « donnerait tout en conservant » (Weiner 1989, 1992). Dans sa comparaison générale sur le don inaliénable, en évoquant une vaste région depuis l'Amérique du nord jusqu'au Pacifique-ouest, elle écrivit à propos de Samoa :

---

339. Tapsell (*op. cit.* : 362) est en fait très critique à l'égard de l'analyse de Weiner, rejetant entièrement l'idée d'« inaliénabilité » pour les *taonga* maoris et relevant la légèreté avec laquelle, parfois, Weiner a utilisé les sources pour le cas maori. En outre, il reproche à Weiner d'évoquer une certaine « possession » (« *Western terms such as 'possession' and 'ownership'* ») pour celui qui garderait tout en donnant, alors que, fondamentalement dit Tapsell, aucun Maori ne peut posséder un *taonga* ; au contraire chacun « appartient » aux *taonga* (« *you belong to them, not the other way around* »).

Aujourd'hui encore, dans un échange cérémoniel, si une natte de grande valeur est donnée et que les donataires n'ont pas une natte équivalente à échanger, elle doit être rendue aux donateurs. C'est ainsi que les nattes fines deviennent inaliénables. Au contraire de ce que de nombreux auteurs ont supposé, elles ne sont pas échangées de façon réciproque contre des 'oloa, cette catégorie d'objets fabriqués, de nourritures et d'argent. Les nattes fines sont toujours échangées contre des nattes fines (Weiner 1992 : 90)[340].

Au plan ethnographique, il y a là une erreur, due au fait que Weiner n'a pas véritablement fait d'enquête ethnographique à Samoa, mais s'est contentée de parler avec divers collègues et certains Samoans. En fait, quand la première natte donnée est une natte ancienne, nommée et présentée sous un titre particulier, elle est en effet rendue immédiatement, le plus souvent : elle sert bien de « natte blasonnée » annonçant la qualité de la famille du donateur. Mais ensuite, toutes les autres nattes données ne sont pas rendues ! Ce qui est rendu est une quantité généralement correspondante, à peu près, à la moitié du don de nattes, composée d'autres nattes de qualité plus ou moins équivalente. D'une part donc, on ne peut généraliser une idée qui voudrait que les nattes données soient immédiatement rendues. En outre, c'est oublier la séquence initiale (qu'elle ait lieu auparavant ou ensuite) : le don de nattes vient répondre à (en fait il vient « recouvrir ») un don préalable de biens *oloa*. La non-réciprocité attachée (seulement) à la première natte n'est en rien un argument pour dire que, généralement, les nattes ne sont pas échangées contre des « biens *oloa* ». Nous avons vu toutes les raisons qui conduisent à dire que, en effet, les nattes et les biens *oloa* ne sont pas au même niveau de valeur, et que les premières ne sont pas un rendu pour les seconds, mais sont un englobement-recouvrement des seconds. Weiner a raison de critiquer l'illusion de réciprocité de même niveau de valeur entre nattes et biens *oloa*, mais elle a tort de fonder cette critique sur l'idée que les nattes qui sont rendues immédiatement révéleraient ou constitueraient le caractère « inaliénable » des nattes fines en général.

Plus généralement, Weiner, et Godelier après elle, n'ont pas suffisamment distingué la fixité éventuelle de la référence sacrée et la circulation de l'objet qui représente cette référence. Aucune natte n'est conservée avec l'idée qu'elle ne doit pas circuler, qu'elle ne devrait jamais circuler. Simplement, plus une natte est « belle » (ancienne, grande, faite avec un point très fin, faite par la sœur ou la fille d'un ancien chef célèbre), plus on la gardera pour un échange qui sera digne de cette natte. D'où évidemment des

---

340. *Even today, when a person brings a highly valued fine mat to a distribution and the receivers do not have an equivalent one to exchange, it must be returned to the givers. This is how fine mats become inalienable. They are not reciprocally exchanged for 'oloa, the category of manufactured things, food or money, as most writers assume. Fine mats always are exchanged for fine mats.*

situations, surtout aujourd'hui, où certaines nattes ne circuleront peut-être plus, faute d'une occasion qui serait suffisamment « digne » *mamalu*. Mais l'idée qu'une natte doit être conservée à jamais se rencontre seulement dans quelques familles qui adoptent en toutes choses une attitude « à l'occidentale » *faapapalagi*, considérant que tout « trésor » doit être mis sous clé, et c'est un aspect qu'aucune légende n'évoque, si peu que ce soit ; on est donc fondé à dire qu'il s'agit d'une surinterprétation. Significativement, ces mêmes familles ont défendu l'idée de créer un Musée National (pour les nattes et pour les autres trésors culturels). Il est notable que la même évolution s'est produite dans le cas maori. Aujourd'hui, en Aotearoa-Nouvelle-Zélande, le mot « taonga » qui désignait les objets sacrés de don est devenu le terme courant pour désigner l'idée générale de « trésor culturel », d'« héritage culturel », et pour désigner les collections des Musées.

Cela dit, il est tout aussi clair que, parce que les nattes sont des symboles de groupe — le symbole d'un nom d'ancêtre, de la généalogie qui en a résulté, et du terroir associé à ce nom —, elles font toujours référence à un point fixe. C'est le nom ancestral, le site funéraire de cet ancêtre, le ou les terroirs associés à toute l'histoire de ce nom. On peut dire aussi que certaines nattes liées intimement à ce point fixe ne circulent plus jamais et sont la référence de celles qui circulent : ce sont *celles qui sont enterrées*. Il s'agit des linceuls funéraires. Les ancêtres qui se sont succédé pour porter le nom de la chefferie de famille sont enterrés avec une natte. La première natte est celle qui a entouré le premier ancêtre. Elle est enterrée. D'autres l'ont été ensuite, prélevées sur la circulation des plus belles nattes. Au nom de ce point fixe, à la fois idéel (le nom) et matériel (la terre, les sites funéraires, les nattes dans les tombes), les femmes de la famille tissent à chaque génération des nattes qui sont toujours en quelque sorte *la réplique de la première natte* et qui réaffirment le lien d'appartenance. La notion de « point fixe » (le sacré) où se tient le moteur social de l'échange est donc fondamentale, et, si on se limite à cette affirmation, les propos de Godelier (1996) sont extrêmement pertinents. C'est la référence à l'origine qu'on ne peut dilapider sous peine de perdre le sentiment de l'avenir, l'idée de la pérennité du groupe auquel on appartient.

Et c'est bien la raison pour laquelle la mythologie samoane ne pouvait pas ne pas avoir des « mythistoires », que nous connaissons maintenant, sur la « première natte ». Leurs voisins Tongiens font de même. La même logique permet aux Tongiens de « savoir » que, dans leur « trésor royal », se trouve la fameuse natte originelle samoane, invisible bien entendu — selon certains Tongiens elle serait visible mais il n'en resterait que des lambeaux —, mais au nom de laquelle l'idée de « trésor » demeure active. C'est dans cette logique aussi que, aujourd'hui, telle ou telle famille samoane peut venir à un échange en nommant la première de ses nattes d'un nom appartenant au cycle mythique de la natte originelle, car elle aurait eu en main, un jour, « la » natte de ce nom. Ou encore elle peut n'apporter qu'une seule natte, car elle aurait eu en héritage, « il y a bien longtemps », la natte Une-mais-mille dont nous avons vu l'histoire légendaire.

À Samoa, la référence à l'origine est tout ce qui définit le groupe familial *aiga* : le nom, la terre, le site funéraire, la maison du nom (où le chef, investi du nom, reçoit les hôtes). Les Samoans passent une bonne part de leur vie sociale à parler des noms-titres, et ils passaient beaucoup de temps jadis à faire des guerres à ce sujet. Mais un titre ne se donne jamais, il ne s'échange jamais. Le titre ne peut être porté que par un « héritier », même si le jeu de l'adoption et le fait que la parenté se compte de tous côtés rendent les choses assez fluides. Les titres sont les objets idéels les plus sacrés de la culture samoane. Sans les titres et leur hiérarchie au niveau de tout le pays, la circulation des nattes n'aurait aucun sens. Les titres sont inaliénables en effet, mais pas les nattes. Plus encore, on peut dire sans doute que les nattes *doivent circuler pour que le caractère inaliénable des titres et la permanence des généalogies soient donnés à voir*, même si cette tournure grammaticale fleure un peu trop le fonctionnalisme. Pour revenir à notre propos précédent : la référence symbolique de la natte implique la ronde des échanges, lesquels ancrent à chaque fois plus profondément sa référence imaginaire à l'origine ; cette référence « inaliénable » relance à son tour le symbolisme de la natte, et donc tout le « circulus ».

5. Indéterminations et contraintes dans le don. La matière variable du don et l'obligation invariable de donner.

5.1. La matière variable du don

Élargissons encore le propos, en évoquant la part d'indétermination et la part de contraintes des choix symboliques qui ont constitué, selon les sociétés, le don qui permet d'entretenir un rapport efficace aux pouvoirs de vie. Nous débordons alors les limites de l'aire polynésienne. Puis nous reviendrons à Samoa, aujourd'hui, pour y observer la permanence de cette obligation à donner.

L'« esprit de la chose donnée » est l'expression d'un rapport social. La natte fine peut matérialiser cela à Samoa, elle peut le symboliser — mais les nourritures ne peuvent le faire. Le porc, sur pied ou cuit, ne peut jouer ce rôle. Ailleurs, cependant, l'animal domestique est déclaré apte à cette fonction symbolique. En Afrique de l'Est, il s'agit du bétail bovin consacré-sacrifié — et non des couvertures ou pagnes, qui sont présents mais secondairement. On sort alors des déterminations sociales et l'on rencontre le hasard de certaines attentions portées aux choses, une part d'indéterminé dans la construction symbolique.

En Polynésie, le tissage (l'entrelacs des fibres) est devenu un symbole des connexions généalogiques ; et l'enveloppement (par une natte ou un tapa) un symbole de la matrice et du don de vie. Mais, en Afrique de l'Est par exemple, chez les Nyamwezi-Sukuma dont nous avions étudié l'ethnographie il y a longtemps, c'est le fait que l'animal ait un corps comme l'humain, un corps où du sang circule et un corps doté d'ouvertures, qui a été retenu. On faisait boire à l'animal domestique de la bière (de sorgho) ; cette bière, symbole de l'âme d'un mort récent (ce sont les morts qui font pousser les plantes destinées à la consommation) était ainsi « installée ». Ensuite, on pouvait « parler » avec ce mort et lui demander des bienfaits. Puis on pouvait lui donner une « maison » définitive : l'animal était sacrifié, et le sang de l'animal, devenu à son tour symbole de l'âme « bue » par l'animal, pouvait être dirigé vers le sol, dans le « pays des morts », pour relancer le cycle de la fécondité. La grande surprise pour nous, à cette époque, fut de constater que ce même vocabulaire d'« entrées » et d'« expulsions » était employé lorsque l'on opérait les dons cérémoniels et que l'on donnait ces animaux pour les compensations à la suite d'un meurtre ou pour les cadeaux de mariage apportés par le côté de l'homme[341].

Ici, les nattes et non les cochons, à Samoa par exemple ; là, le bétail et non les pagnes, en Afrique orientale par exemple. Bien d'autres variations se rencontrent. Mais dans tous les cas, certains objets sont choisis pour être « objet à *mana* ». Car, dans tous les cas où il y a groupe social, un noyau imaginaire de références identitaires se met en place, dont la manipulation symbolique est ce qui fait la vie même du groupe. Ce dernier poursuit la seule réalité tangible nichée dans toutes ces représentations : son existence, un pari d'éternité. C'est la face tangible du noyau imaginaire de l'identité. La manipulation des symboles de cette réalité a pour but de reconduire cette réalité. C'est pourquoi ces objets symboliques sont toujours, sous une forme ou une autre, des promesses de vie, des dons de vie.

Autre comparaison similaire, qui nous fait rester en Océanie. En Nouvelle-Guinée, c'est souvent le cochon qui joue le rôle primordial. En Papouasie-Nouvelle-Guinée, la mémoire généalogique (au sens d'une liste de noms sur des dizaines de générations) est souvent absente ou bien plus courte, en comparaison de la Polynésie du moins, et il importe davantage de réussir à faire un étalage de richesses pour devenir un leader reconnu : les cochons sont alors alignés par centaines (Lemonnier, 1990, 1993 ; Bonnemère et Lemonnier, 2008). Mais cette générosité ostentatoire raconte une

---

341. Voir ci-dessus chap. 4 note 44 pour les références. L'avantage de ces données du pays Nyamwezi tenait à ce que les premiers observateurs européens, missionnaires allemands, avaient transcrit phonétiquement le discours de leurs informateurs du début du siècle. Un travail sur les énoncés originaux était donc possible, à l'aide des dictionnaires réalisés par la suite. De même, l'interprétation des rites et légendes samoanes du XIXe siècle qui nous ont guidés dans la IIe partie n'aurait pas été possible sans les transcriptions en samoan effectuées par Krämer dans les mêmes années.

histoire : celle des nombreux échanges auxquels le « grand homme » a participé précédemment, auxquels il a contribué. Ses nombreux donataires précédents sont aujourd'hui ses donateurs. L'étalage de richesses est là aussi l'étalage d'un réseau social.

5.2. Les échanges de don comme structure sociale

L'exemple de la Nouvelle-Guinée nous rappelle que c'est du Pacifique-ouest « mélanésien » qu'est venue la première « découverte » anthropologique du rôle structurant des échanges cérémoniels pour l'organisation sociale. Un des enseignants du département d'ethnologie à l'Université « Paris 7 », Daniel de Coppet, donnait un cours qui fascinait son auditoire à chaque séance. Il racontait le cycle des échanges chez les 'Are'are des Îles Salomon, avec divers points de vue comparatifs et des références fréquentes aux pages de Mauss sur la monnaie et à l'ouvrage ancien *Roi et courtisans* de Maurice Hocart. Lui-même avait publié « Pour une étude des échanges cérémoniels en Mélanésie » (de Coppet, 1968), suivi de deux articles retentissants (du moins dans le petit monde de l'anthropologie) montrant comment les échanges funéraires des 'Are'are scandent l'ensemble des faits sociaux et — point qui nous intéressait particulièrement — constituent l'organisation sociale des positions de pouvoir (de Coppet 1970a, b). Le cycle des échanges cérémoniels fournissait la base explicative de la société globale, d'où l'omniprésence des pages de Marcel Mauss dans les exposés de Daniel de Coppet sur les 'Are'are. Les travaux publiés par de Coppet (1968, 1970a, 1970b, 1973, 1976, 1981, 1985, 1998) et, à la génération suivante, par Lemonnier (*op.cit.*), Iteanu (1983), Monnerie (1996, 2002, 2005, 2008), Godin (1990, 2009, 2015), etc. (pour nous limiter aux travaux en langue française) ont montré et montrent aujourd'hui combien les dons-échanges peuvent jouer ce rôle constitutif.

En Polynésie, c'est le culte de la généalogie qui est la grande affaire sociale. On donne alors à voir non seulement une certaine quantité de dons et à entendre une certaine quantité de récits d'échanges précédents dont chacun se souvient, mais aussi on démontre une certaine qualité définie par la pérennité rapportée à l'histoire fondatrice. À Samoa, une grande natte très ancienne sera donnée avec tout un discours retraçant son parcours et retraçant ainsi la succession de générations parfois comptées par dizaines, ce qui donne à la génération du donateur impliqué toute son identité sociale.

L'administration coloniale allemande installée à Samoa l'avait bien compris, et tenta un coup de force, rapidement avorté, contre cette hiérarchie à la fois sociale et cosmologique mise en œuvre par le don des nattes. Évoquons cet épisode qui illustre bien la hiérarchie impliquée par le don des *toga*, en opposition à d'autres dons. Lorsque l'administration allemande prit le contrôle du Samoa occidental, en 1900, elle nomma « chef supérieur » *Alii Sili* du pays l'un des chefs qui avait pris parti pour les Allemands. L'idée était d'affaiblir les groupes influents de chefs régionaux (les grands « orateurs ») en établissant une sorte de représentant unique. Ce chef représenterait à la fois son pays devant les Allemands et surtout il représenterait le Kaiser devant les Samoans. En effet, on lui demanda de proclamer qu'il tenait sa position et son pouvoir de « Sa Majesté le Kaiser, le Grand Roi ».

On lui demanda encore autre chose. L'administrateur allemand savait que, à Samoa, toute intronisation et plus généralement toute cérémonie s'accompagnent d'une distribution de nattes fines. Il savait aussi que ces dons et contre-dons entre chefs de famille et chefs prépondérants dans un village indiquaient à chaque fois l'état des relations entre les familles et entre les villages. Pour faire comprendre qu'un nouvel ordre était en place, il ordonna au nouveau « chef supérieur » d'organiser d'une manière très spéciale la distribution qui devait suivre sa cérémonie d'intronisation à ce nouveau statut : les chefs présents devaient recevoir chacun le même nombre de nattes fines. Cela ne s'était jamais fait. Le raisonnement de l'administrateur était habile. Tous les chefs logés à la même enseigne se retrouveraient malgré eux à reconnaître, chacun de la même façon, le pouvoir suprême du Kaiser. Tous deviendraient ainsi les fonctionnaires du pouvoir allemand.

Mais l'idée reposait sur un malentendu qui est très caractéristique de l'idéologie occidentale moderne : la coupure absolue entre sujet et objet, et la prépondérance de l'idée de quantité. L'idée serait pertinente si les nattes étaient uniquement une rétribution, un signe de prestige et un moyen de paiement, bref des médailles et de la monnaie au sens moderne. Dans ce cas, on pouvait jouer uniquement sur le plan quantitatif : à chacun la même décoration nationale, à chacun la même prime financière. Mais les nattes samoanes ne sont pas inertes, nous le savons maintenant. Elles portent en elles de la « vie », car elles représentent des généalogies. Et, dans certains rites, elles donnent effectivement la vie. C'est pourquoi la tentative du gouverneur allemand avorta en partie, et ne provoqua que du ressentiment[342].

À l'occasion, la qualité inverse même la référence à la quantité. Dans un échange samoan qui eut lieu au début des années 1980, une famille vint avec cinquante nattes et se moqua d'une autre qui vint avec une seule. Les malheureux ! Ils ignoraient que le titre au nom duquel la natte était donnée avait dans son pedigree mythologique la référence à la natte « qui en valait mille » — la généalogie évoquée précisément dans le mythe que nous avons étudié. Ils furent à leur tour raillés par les autres. Dans un tel cas, le seul moyen de gagner serait de trouver dans le corpus mythologique ou légendaire un récit qui annulerait ou engloberait le déroulement de l'autre récit. Mais

---

342. Cet épisode, impliquant le gouverneur Solf et le chef Mataafa en août 1900, est évoqué brièvement dans le livre de Malama Meleisea (1987 : 52-53) portant sur la période coloniale. Voir la photographie de Mataafa dans notre cahier photographique ci-dessous. Sur Solf, voir l'étude très documentée de Hempenstall (2005).

pour gagner, il faut évidemment emporter l'assentiment de tous. Or les plus grandes familles ont depuis longtemps sauvegardé, cultivé et agrandi, grâce à de nombreux spécialistes « orateurs », tout un corps de récits où chaque pièce est capable d'intégrer de nombreuses contradictions qui lui seraient opposées, car elle peut remonter toujours « plus haut », entraînant dans son récit des liens à de nombreuses autres généalogies — dont les descendants ne peuvent qu'être fiers d'être ainsi mêlés à l'histoire racontée. Présents lors de l'échange, ils constituent autant de supporters pour cette confrontation.

On ne prête qu'aux riches. À ceci près que la richesse samoane ne se compte pas en nombre de nattes, mais en nombre de liens héroïques et parentaux, formant un réseau de discours épiques-généalogiques dont les nœuds sont symbolisés par des nattes (« celle qui fut faite par la famille A pour l'intronisation du chef B qui la donna au mariage de la fille de sa sœur… »). Les nattes porteuses de telles histoires peuvent valoir « mille » nattes fabriquées récemment et qui n'ont encore rien à dire de l'histoire des familles samoanes.

5.3. Retour à Samoa : le don obligatoire dans les villages aujourd'hui

Nous voici revenus à Samoa avec l'évocation de cet échange cérémoniel où une natte « valait » bien plus que les cinquante nattes d'un autre groupe. Pour terminer notre voyage polynésien en compagnie de Mauss, il convient de revenir à ce que Mauss soulignait le plus : l'obligation à donner. Aujourd'hui, à Samoa, on continue de l'observer.

L'obligation à donner ressort déjà des récits du XIXe siècle. Nous venons de voir dans le dernier chapitre comment le chef du groupe-en-voyage qui apporte les dons aux affins doit « veiller à la relation » avec ses chefs-orateurs. Il peut leur demander de contribuer généreusement, mais lui-même doit s'assurer que ces derniers recevront suffisamment de nattes en retour. Il a l'obligation absolue de faire en sorte que ces derniers reçoivent des dons de nattes, il doit les persuader que « tout a été donné ». De même, ces derniers, lors des préparatifs du voyage, doivent se soumettre à l'ordre du chef principal indiquant que « chaque maisonnée apportera » telle ou telle quantité.

Aujourd'hui, même si les grands « voyages » *malaga* avec tous les échanges de dons associés, sont devenus très rares, l'obligation reste la même au plan local. Si le conseil du village décide de reconstruire l'église (le plus souvent la raison n'est pas la vétusté mais la compétition de prestige : le fait que le village voisin vient de faire de même), ordre est donné à chaque chef de famille de « rassembler des dons » : argent, nattes, nourriture, pour payer et nourrir les charpentiers. Chaque chef répercute cet ordre dans sa famille, et chacun est pris dans ces obligations mutuelles. Celui qui rompt la chaîne fait perdre la face à tous les siens. C'est alors que les coups de téléphone se multiplient pour joindre les cousins émigrés et leur demander d'urgence des envois financiers.

Ceux-ci savent qu'ils ne peuvent se soustraire à ces demandes, s'ils tiennent à être assurés que leur place au pays est inchangée et toujours « enracinée ».

L'enracinement dans la terre : on touche là au cœur de l'obligation du don pour les Samoans. De nos jours, si une maisonnée samoane ne donne rien lors de cérémonies impliquant la famille étendue ou le village (naissance, mariage, funérailles, consécration de maison ou d'église, intronisation d'un nouveau chef de famille ou de village, etc.), c'est le signe qu'elle se retire du cercle familial ou villageois. La menace qui peut alors se concrétiser au bout de défaillances répétées est un ordre d'expulsion.

À Samoa, comme sur toutes les îles océaniennes qui ne sont pas encore tombées sous le régime occidental de la propriété privée, la plus grande partie de la terre n'« appartient » qu'aux ancêtres fondateurs. Elle ne peut appartenir à des vivants. Dans la langue, la particule de possession qui dénote que le possesseur *n'est pas à l'origine* de la possession s'applique aux relations de parenté ascendantes, aux parties du corps, et à la terre familiale, en contraste avec une autre particule utilisée pour tout le reste : on ne dit pas « ma » terre (ou « mon » père, ou « mes » jambes) comme on dit « mes » poissons pêchés ce matin ou « mon » pagne (*lou* en contraste à *lau*, par exemple). La terre appartient à l'ancêtre et est gérée par le représentant de cet ancêtre, le chef de famille. Chaque maisonnée a donc seulement un droit d'usage. Il en découle une grande conséquence : *il faut donner si l'on veut continuer d'appartenir* à l'ensemble social où l'on se trouve, bref il faut donner si l'on veut rester sur « sa » terre.

Pourquoi faut-il donner, et en l'occurrence des nattes (en ajoutant, aujourd'hui, des piles de billets de banque) ? Pourquoi le don qui exprime « l'amour » (au sens de la parenté : *alofa*) qu'on éprouve lorsqu'un parent naît, se marie, ou meurt, bref la contribution à l'échange cérémoniel, est-il obligatoire ? Une part de la réponse est dans le principe du social, déjà évoqué en Introduction, puis à travers l'ensemble des chapitres : chacun « doit » éprouver cet *alofa* s'il « est vraiment un parent ». Mais si la question est posée aujourd'hui aux Samoans, la réponse obtenue invariablement est très concrète : ne pas donner, c'est risquer de perdre sa terre. Il faut affirmer le lien d'appartenance au groupe, sans quoi ce dernier regarde petit à petit le mauvais donateur comme une maisonnée qui se retire *de facto* du groupe en question.

Toutes les maisonnées sont des utilisatrices de la terre. Bien entendu, elles sont « chez elles » (« notre terre » *lo tatou fanua*) au sens où elles sont « héritières » *suli*. Mais ce droit n'est qu'un droit d'usage. La notion d'héritier ne suffit pas à tout garantir. Le système de parenté fait qu'un individu est héritier à quantité de noms et de terres. De fait, il choisit de privilégier l'un (ou quelques-uns) des liens possibles, par son choix d'une habitation principale, qu'il y soit venu au monde ou qu'il soit venu habiter en ce lieu plus tard, en l'ayant choisi et en ayant été accepté. À chaque fois qu'il se passe dans cette famille-là un mariage, etc., à chaque fois aussi que cette famille doit donner, comme toutes les autres familles du village, pour une raison impliquant l'ensemble du village (payer le charpentier qui a refait l'église ou l'école, par exemple), un don de nattes au minimum est obligatoire. Ne pas le faire, c'est cesser de dire : « je suis d'ici ».

Or, il y a toujours des cousins de toutes sortes, habitant près ou loin, sur la même île ou sur une autre, qui sont désireux de venir s'installer sur les bonnes parcelles du terroir de la famille. Une maisonnée qui contribue moins que ce qu'on attend d'elle perd son prestige et risque de devoir rapidement céder de la place, amoindrir son aire d'utilisation, ainsi que d'autres droits ; son représentant perd de l'autorité dans le conseil de famille ; le chef *matai* de cette famille étendue perd de l'autorité dans le conseil des chefs *matai* du village. À terme, si la maisonnée continue d'ignorer ses obligations, la sanction suprême pourrait être une expulsion ; il faudra alors trouver à se faire accepter chez d'autres cousins, situés sur des terres moins convoitées.

Cette menace fut souvent évoquée dans les années 1980-1990. Elle l'est moins souvent aujourd'hui dans les villages situés près de la ville d'Apia, car on y trouve des familles étendues où le réseau d'échanges est moins intense, et où un discours sur une certaine forme de « propriété » de la maison et du jardin se fait entendre depuis quelques années. Chacun fait comme si un accord tacite autorisait à considérer que l'on est « chez soi » au niveau de la famille restreinte. De fait, certains politiques plaident pour modifier les lois anciennes sur la tenure foncière. Nous avons traité ailleurs de ces évolutions (Tcherkézoff 1997 ; 2003 : chap. 3). Mais le rapport entre l'intensité du circuit des dons et le sentiment d'appartenance (à la différence de l'expression de la « propriété ») nous rappelle constamment que l'obligation du don était une valeur fondamentale, même si elle diminue aujourd'hui dans certaines familles étendues — tout en demeurant encore prégnante au plan des obligations villageoises (décision de reconstruire l'église, l'école ; mariage, funérailles dans les familles principales du village, avec contribution de toutes les autres familles).

C'est évidemment le revers de la médaille d'un système « coutumier » des terres où celles-ci ne sont que des terres « familiales » *aiga*. À Samoa comme dans le reste de la Polynésie, la notion d'*aiga* est très fluctuante. Le groupe peut toujours s'agrandir si la majorité décide d'adopter un individu ou même une famille nucléaire ; généralement, il s'agit de personnes ayant un lien de parenté, souvent lointain, mais ce n'est pas obligatoire. D'autre part, le groupe territorialisé peut à tout moment décider d'exclure l'un des siens, là encore un individu ou toute une maisonnée, même très proche en degrés de parenté. Ajoutons que, dans la « coutume » *aganuu*, il n'y a aucun droit supérieur de l'individu auquel faire référence pour contrecarrer ce genre de décisions.

Bref, ne pas donner, c'est amoindrir le lien d'appartenance qui est constitutif de l'identité. Les Samoans sourient d'un air entendu quand ils expliquent à l'étranger que leur mot pour dire « échange cérémoniel », valable pour tous les dons obligatoires, signifie aussi en samoan une « difficulté », un « problème » (*faalavelave*). Qu'il s'agisse ou pas d'un homonyme du point de vue de la linguistique historique, les Samoans quant à eux sont unanimes : c'est un seul et même mot, car un échange est bien, disent-ils, une grande « difficulté ». C'est vraiment un « problème » ; c'est « pénible » de rassembler des nattes, on « voudrait faire autre chose », mais c'est « nécessaire », ajoutent-ils en expliquant qu'il faut constamment « montrer qu'on est un héritier du nom et de la terre » pour « être certain de rester là où l'on est ». Nous mentionnons ici cette logique de la circulation au niveau intrafamilial (*aiga* : la famille étendue). Mais la logique est la même au niveau interfamilial du village. Dans les échanges entre familles, chacune des familles doit donner suffisamment pour conserver sa « place » dans le conseil du village. C'est encore la même chose au niveau du pays, jadis en rapport aux guerres, aujourd'hui dans le jeu de la politique nationale.

Il faut donc donner pour demeurer enraciné, pour justifier qu'on reste l'enfant de la terre où l'on est. C'est encore la même obligation qui impose de pouvoir faire les funérailles, et donc de trouver un moyen symbolique si l'on ne dispose pas du corps. Nous avons vu que le rite de l'enveloppement de l'âme par le tapa ou par la natte permettait encore récemment de faire les funérailles et d'enterrer le mort. Plus précisément, il permettait d'enterrer la présence symbolique du mort. Ceci à la fois contentait le mort, et on espérait alors qu'il ne reviendrait pas hanter ses descendants. Mais, également, si l'on ne disposait pas du corps (mort en mer), cela permettait malgré tout d'ériger la tombe sur la terre familiale et d'affirmer ainsi une continuité des droits sur cette terre.

Aujourd'hui encore, même si le rite n'est plus pratiqué et si, bien entendu, les cas de tête coupée à la guerre n'existent plus et les cas de disparition en mer sont devenus rares (nous n'avons pas observé de funérailles dans ce cas), on peut voir l'importance que prennent dans une famille les discussions déterminant la terre qui doit accueillir la dépouille du défunt.

Dans ces systèmes polynésiens où la parenté est reconnue du côté paternel comme du côté maternel, avec en outre le jeu très important des adoptions, chacun possède de nombreux liens de parenté avec de nombreux terroirs familiaux différents. Par exemple : la femme Vii est la fille de Fiu, son père, et de Nifo, sa mère. Fiu a détenu de son vivant un titre très connu dans tout le pays. Mais il avait choisi d'habiter dans la famille de sa femme Nifo et donc dans le village de celle-ci (la règle générale est l'exogamie de village). Nifo et Fiu eurent plusieurs enfants. Certains émigrèrent. Un fils, Lu, resta dans la maison familiale. Les parents voulurent construire une autre maison, plus spacieuse, « à l'européenne », dotée de l'électricité (Fiu disposait d'un salaire de haut fonctionnaire dans l'administration). Les parents s'installèrent donc un peu plus loin, avec leur fille Vii, dans le même village, sur une terre qui se trouvait dépendre du nom-titre du père de Nifo. Quand Fiu et Nifo moururent sur cette terre (ils décédèrent presque en même temps), leur fille Vii, alors mariée, mère de nombreux enfants et petits-enfants et qui avait continué d'habiter là, resta évidemment dans cette maison. Mais où mettre en terre les parents ?

Le fils Lu et la fille Vii voulurent chacun que leurs parents soient enterrés au plus près leur maison respective. C'est la demande de la fille Vii qui l'emporta. Elle persuada son frère pour deux raisons. L'une était générale : le respect que le frère doit aux décisions de sa sœur, caractéristique bien connue des systèmes de la Polynésie occidentale. Mais un autre argument fut évoqué discrètement. Vii habitait sur une terre où, à tout moment, les enfants issus des frères de la défunte Nifo (et qui vivaient ailleurs) pouvaient décider de s'installer, puisque la terre était liée au titre du père de Nifo ; or cette terre présente l'intérêt d'être située près de la capitale et d'être dotée d'une maison spacieuse « à l'européenne ». Ces arrivées possibles pouvaient menacer un jour l'autorité des enfants de Vii. En érigeant sur cette terre la tombe de ses deux parents, la tombe de Nifo — ce qui était normal — mais aussi celle de Fiu, Vii devenait la gardienne privilégiée de cette terre, laquelle commençait à n'être plus seulement la terre du père de Nifo, mais la terre de « Nifo et Fiu ». Vii a maintenant une assurance bien plus grande sur le fait que ses propres enfants pourront y vivre aussi s'ils le veulent, aux côtés des descendants collatéraux du côté de Nifo si ces derniers viennent ici un jour.

Des stratégies comparables concernent les familles qui ont émigré, en Nouvelle-Zélande par exemple. Si un parent de la génération la plus ancienne meurt sur place, on songe d'abord à l'emmener au pays. Mais cela coûte cher : le transport aérien du corps, l'organisation des funérailles au pays, la nécessité de trouver l'argent pour des dizaines de billets d'avion afin que toute la parenté proche parmi les émigrés puisse voyager pour assister aux funérailles. Alors, souvent, on enterre le mort sur place en disant qu'on le fait de façon provisoire. On fait les funérailles en Nouvelle-Zélande avec tous les réseaux sur place (et c'est aux membres de la famille qui demeurent à Samoa de trouver le moyen d'emprunter pour acheter leur billet pour venir en Nouvelle-Zélande). Puis, dès que possible, on réunit à nouveau de l'argent pour le transport du corps. Une fois celui-ci ramené au pays, la cérémonie est de petite taille (« les funérailles sont déjà faites »), mais l'enjeu est important : mettre le mort dans la terre dont on veut affirmer la continuité. Bref, avec les vivants comme avec les morts, au pays comme parmi les Samoans émigrés, la politique du rapport à la terre envahit tout le champ social. Et dans ce rapport, le « don obligatoire » demeure une réalité sociale de premier plan.

Cela dit, même si on repousse à plus tard les dépenses du rapatriement d'un défunt mort en émigration, la circulation monétaire pour les premières funérailles sur le sol étranger est malgré tout immense et entraîne bien des difficultés (sans même parler des nattes fines) : en Nouvelle-Zélande, elle peut atteindre facilement les 100 000 dollars locaux (plus de 50 000 euros). En plus de la parenté sur place et de la parenté venue de Samoa après avoir acheté au prix fort des billets d'avion à la dernière minute, un autre réseau est impliqué, si l'on peut dire. Au pays, la communauté du village participerait pleinement. À l'étranger, les « nouveaux villages » du monde urbain des communautés émigrées sont les paroisses ; donc le village du mort est constitué par la paroisse de l'église à laquelle le mort appartenait. Ce qui fait que, dans les communautés émigrées, la foule prenant part aux funérailles est immense (de même dans le cas de naissances ou de mariages, même si l'obligation est moindre), parfois plus grande que le réseau qui se serait rassemblé si les funérailles avaient eu lieu au pays.

Les familles frappées par un décès courent dans les officines de prêt (compagnies spécialisées qui prêtent à des taux éhontés pour ces émigrés qui souvent ne peuvent avoir accès aux prêts bancaires, faute de salaire régulier ou suffisant), signant sans sourciller en oubliant qu'elles sont déjà surendettées. Ces officines ne respectent évidemment aucune règle visant à limiter le surendettement. Elles savent bien que les familles seront à un moment en cessation de paiement. Peu importe, la dette accumulée sera à nouveau réescomptée par un autre prêt (ce qui fait que des intérêts servent à payer ce que furent d'autres intérêts impayés), avec toutes sortes de facilité d'étalement, payées aux prix fort. Bien plus de la moitié de ce que chaque émigré adulte reçoit, en salaire ou, pour les nombreux non salariés, en « revenu minimum d'insertion » par l'État (Nouvelle-Zélande ou Australie), part dans ces remboursements, garantis par la menace d'enlèvement, par huissiers, de la voiture et des biens mobiliers de la maison ; la voiture est indispensable dans les banlieues immenses et mal desservies d'Auckland, Wellington ou Sydney ; et la « honte » qu'apporte une *repossession* est immense, chacun en parlera pendant des années dans la paroisse.

Lors de funérailles, chacun espère pouvoir rembourser une partie de ces prêts avec ce qui restera après les échanges. Mais l'espoir est une illusion. Certes, les donateurs doivent recevoir en principe la moitié de ce qu'ils donnent. Mais, après coup, les dépenses obligatoires — montagnes de nourritures, dons aux pasteurs qui officient, location d'immenses salles, obligation de passer par des agences organisant la mise en bière, etc. — se révèlent toujours plus grandes que prévues, et seul un quart ou un tiers des emprunts peut être remboursé de suite.

Malgré tout cela, bien peu songent à se dérober aux obligations de ces dons, ni à Samoa bien entendu, ni dans les communautés samoanes émigrées — et aucun ne se dérobe entièrement. C'est aussi pourquoi il nous a semblé que le dossier samoan devait être rassemblé. Aujourd'hui comme hier, il donne à voir l'obligation du don. Pour les Samoans, cette obligation n'est en rien une « énigme », mais plutôt une « difficulté ».

Notre voyage polynésien en compagnie de Mauss s'arrête ici, là où tout a commencé quand Mauss a voulu comprendre comment « ces prestations et contre-prestations s'engagent sous une forme plutôt volontaire, par des présents, des cadeaux, bien qu'elles soient au fond rigoureusement obligatoires, à peine de guerre privée ou publique » (*Essai* : 151) ; et dans ce village samoan où, en 1981, Nifo et Fiu, alors en vie, furent les premiers à me dire : « chez nous, il faut donner des nattes… ».

Si le lecteur considère que ce voyage aux nombreuses escales a permis d'apercevoir concrètement la catégorie de fait sociaux auxquels Mauss s'intéressait et peut ainsi contribuer à ressaisir l'héritage maussien [343], la traversée n'aura pas été inutile.

---

343. Nous reprenons à dessein la belle expression de Philippe Urfalino (2005 : 220), utilisée dans son article qui évoque certains malentendus à propos d'une sociologie « holiste » et qui souligne le « progrès conceptuel » que l'œuvre de Vincent Descombes a permis de réaliser : « progrès qui permet de plus aisément ressaisir l'héritage de l'École française de sociologie pour penser certains problèmes de la société contemporaine ». Mentionnons la richesse actuelle des travaux qui partagent ce but. Dans ce même numéro d'*Esprit* de Juillet 2005 qui inclut un large dossier consacré à Vincent Descombes, voir aussi les articles d'Irène Théry (2005) et deux articles d'Alain Ehrenberg (2005a, 2005b). Notons que, déjà en 1996, Vincent Descombes, dans les *Institutions du sens* (1996 : chap. 18), avait souligné le « holisme » de l'approche maussienne du don, et avait critiqué la lecture de Lévi-Strauss de 1950. Le lecteur se reportera aussi aux Actes de deux colloques remarquables sur l'œuvre de Mauss (Berthoud et Busino eds 1996, James et Allen eds 1998). Dans le premier, il trouvera en particulier l'analyse de Gérald Berthoud (1996) sur les manières dont le message de Mauss fut reçu à travers les époques, l'article de Bruno Karsenti (1996) sur la notion de symbolisme chez Mauss (voir aussi Karsenti 1994, 1997), celui de Camille Tarot (1996) sur la notion de fait social total (voir aussi Tarot 1999, 2003), et les articles d'Alain Caillé (1996) et encore de Camille Tarot (1996) qui soulignent la rupture que la lecture de Lévi-Strauss a imposée (voir aussi Caillé 2000, 2005) ; voir encore Godbout (1992, 2000). Bien entendu les ouvrages consacrés par Marcel Fournier à l'École sociologique sont incontournables : son *Marcel Mauss* (Fournier, 1994) que nous avons tant utilisé, mais aussi sa publication des écrits politiques de Mauss (Fournier, 1996) et de la correspondance entre Durkheim et Mauss (Fournier et Besnard, 1998). Voir encore les références relevées ci-dessus : Introduction, note 10.

Cahier photographique

On trouvera ici quinze photographies en référence aux chapitres qui ont mentionné la forme de la natte fine samoane, la manière de la donner ou de la porter. Chaque photographie est suivie d'une légende qui précise la source.

En couverture du livre

1 — Marcel Mauss, dans les années 1930.

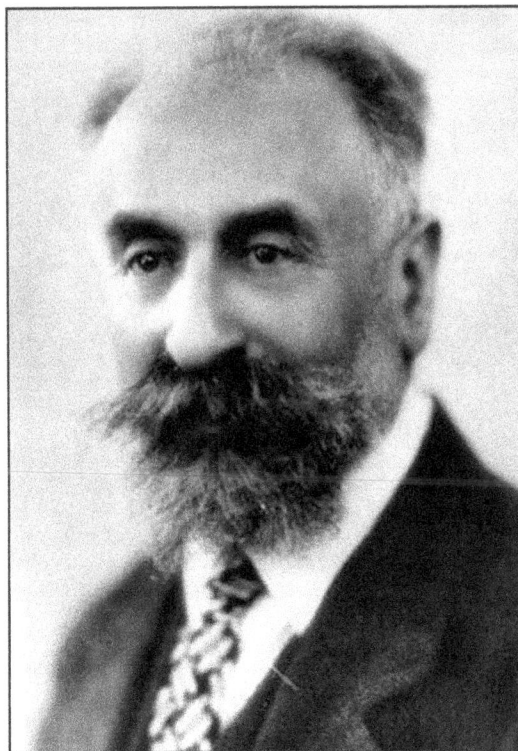

Portrait, portant sur cadre la mention « M. MAUSS 1872-1950 » ;
origine inconnue, identifié par Sylvia Bozan ; partie (en *Copyleft*) d'une collection de 15 portraits
de sociologues constituée par la Société des Amis du Centre d'Études Sociologiques,
propriété de la Bibliothèque de sciences humaines et sociales Descartes
CNRS (UMS 3036). Voir :

https://medihal.archives-ouvertes.fr/medihal-00541249v1

https://medihal.archives-ouvertes.fr/search/index/?q=Marcel+Mauss&submit=

2 — Moefa'auo, un des chefs *matai* du village de Lufilufi, fin XIXᵉ siècle.

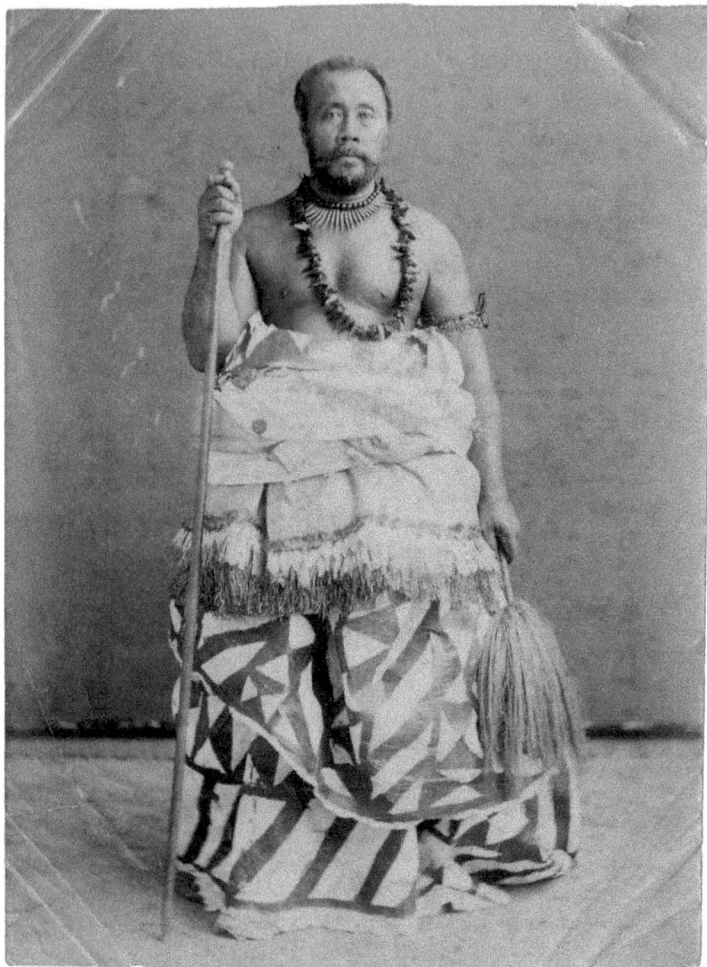

La natte ou les nattes fines sont enroulées sur une première couche constituée par du tapa décoré.

La fiche du BM (Oc, B125.48) décrit la photographie, donne le nom du chef (mais pas celui du village) et indique que le cliché fit partie de la collection privée de Charles Martin Moore, un journaliste anglais (né au début du siècle), qui rassembla une collection de photographies de Samoa.

On connaît aussi une autre photographie, très proche, qui fut publiée par Krämer (1902 : Vol. 1, p. 273, n° 29), lequel indique aussi le nom du chef mais également le nom du village. On sait ainsi que ce cliché date de la fin du XIXᵉ. L'ethnographe allemand a beaucoup utilisé les clichés provenant de studios établis à Samoa par des Australiens et des Néo-zélandais à partir des années 1880.

La natte fine samoane : forme et présentation cérémonielle

3 — Une natte fine des années 1930.

Cette natte est la propriété de Dr Patricia Wallace, notre collègue à University of Canterbury (Christchurch), qui était membre du Macmillan Brown Centre for Pacific Studies.

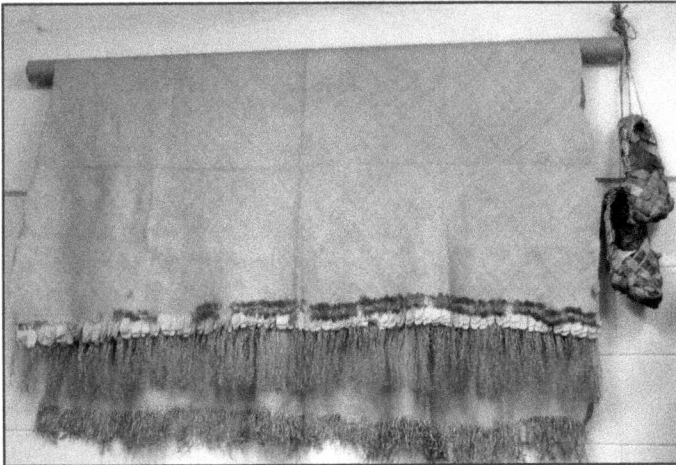

Cliché Serge Tcherkézoff avec l'aimable autorisation de Patricia Wallace. Une image en couleur et prise de très près, laissant voir la finesse des fils, se trouve en couverture d'un livre accessible en ligne (Tcherkézoff 2008c)

4-5-6 — Années 1990 : présentations de nattes lors de funérailles.

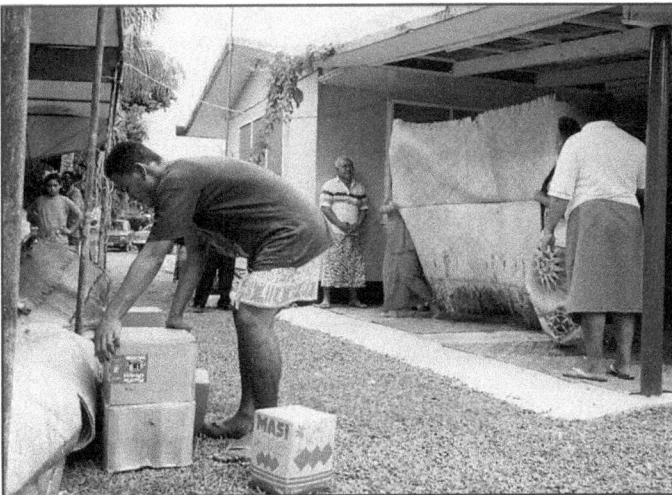

Cliché Serge Tcherkézoff.

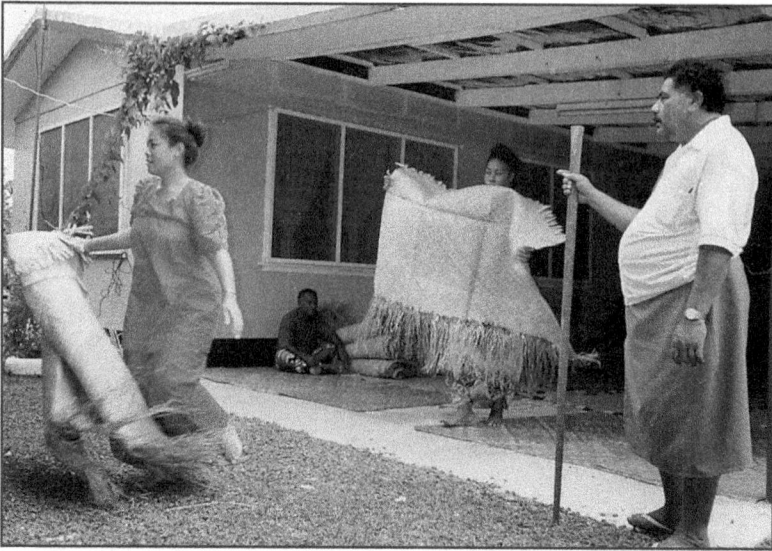

Cliché Serge Tcherkézoff.

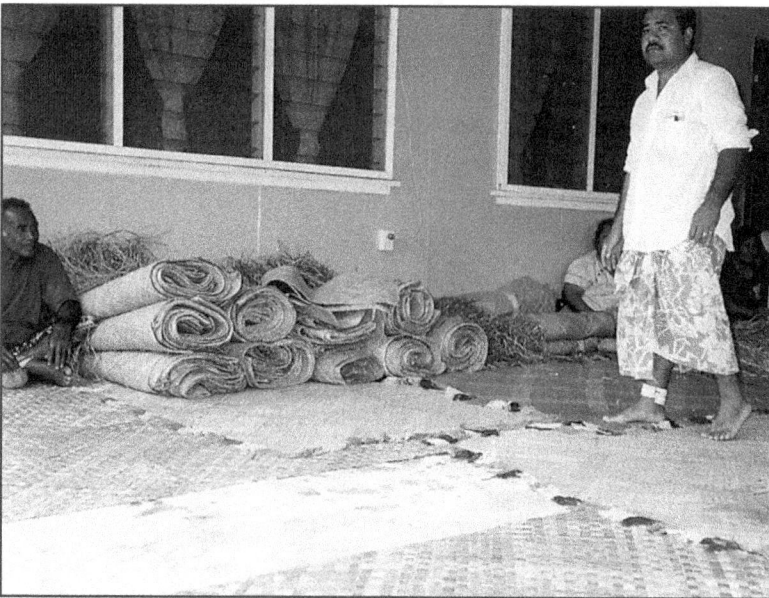

Cliché Serge Tcherkézoff.

On distingue les nattes principales, données en étant déployées, apportées au-dessus des piles de dons de nourriture (ici des cartons de boîtes de conserve), et, sur le côté, les nattes ordinaires (*lalaga*) enroulées et empilées sur le côté.

7-8— Années 2000 : Présentation de grandes nattes fines.

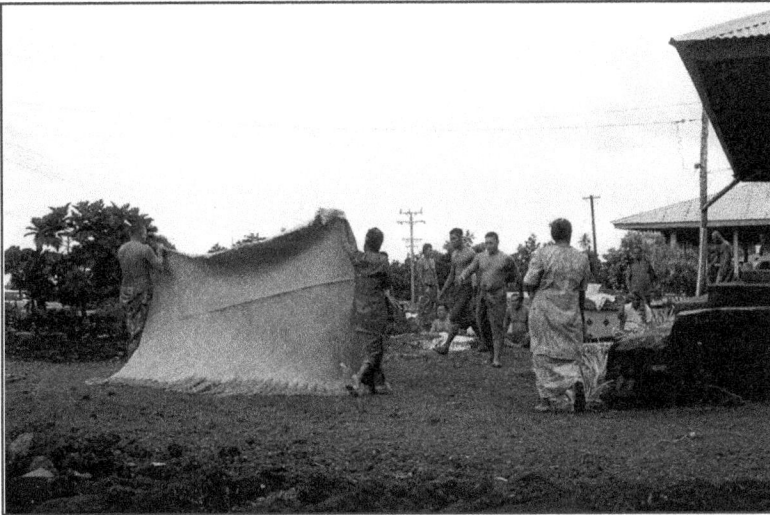

Cliché Sébastien Galliot (CREDO), avec son aimable autorisation.

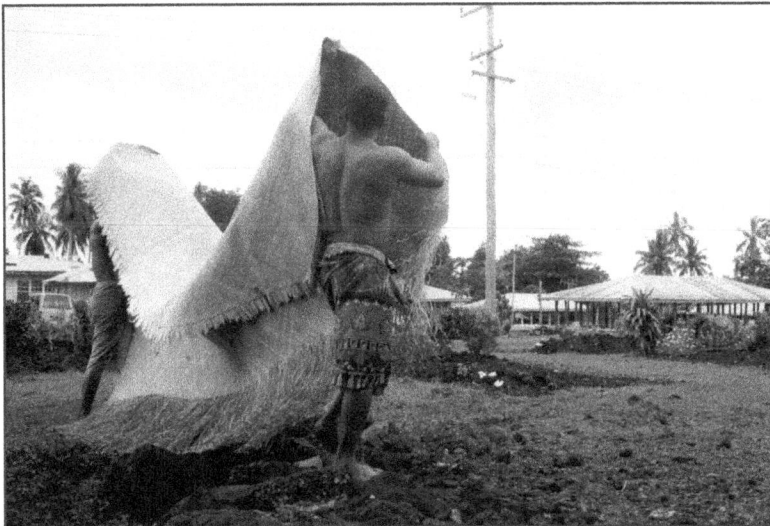

Cliché Sébastien Galliot (CREDO), avec son aimable autorisation.

On peut voir que la natte peut à l'occasion être présentée par une femme et un homme, et même seulement par des hommes.

Personnes enveloppées (Samoa)

En plus de la photographie du chef Moefa'auo en couverture, bien d'autres photographies anciennes ou récentes montrent le même souci de l'enveloppement.

9 — Le Grand Chef Mata'afa Iosefo, entouré des siens (début XXᵉ siècle).

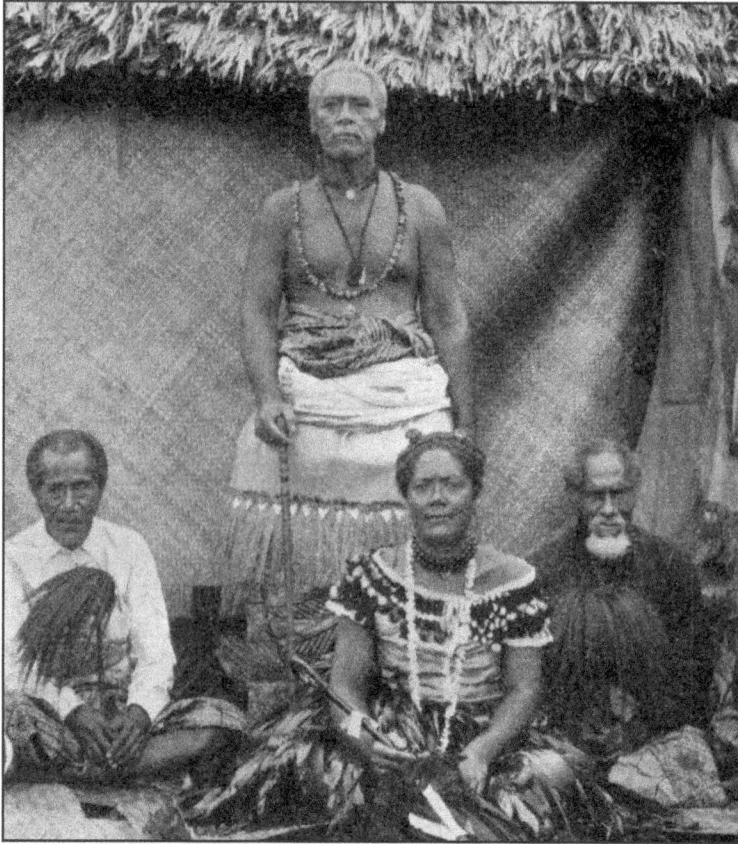

Photographie publiée dans Augustin Krâmer (1902 : Vol. 2, p. 296, n° 117) [scan ST] :
« Mata'afa avec sa natte fine ; à droite et à gauche, des grands chefs en habits modernes (*Mata'afa nebst seinen feinen Matten. Rechts and links Häuptlinge in moderner Kleidung*) ».

Il porte une natte fine par-dessus un tapa ocre avec des motifs. C'est lui qui fut consacré « chef suprême » Alii Sili par l'administration allemande (voir ci-dessus Conclusion).

10 — Deux chefs, au-devant d'un groupe (début XXᵉ siècle).

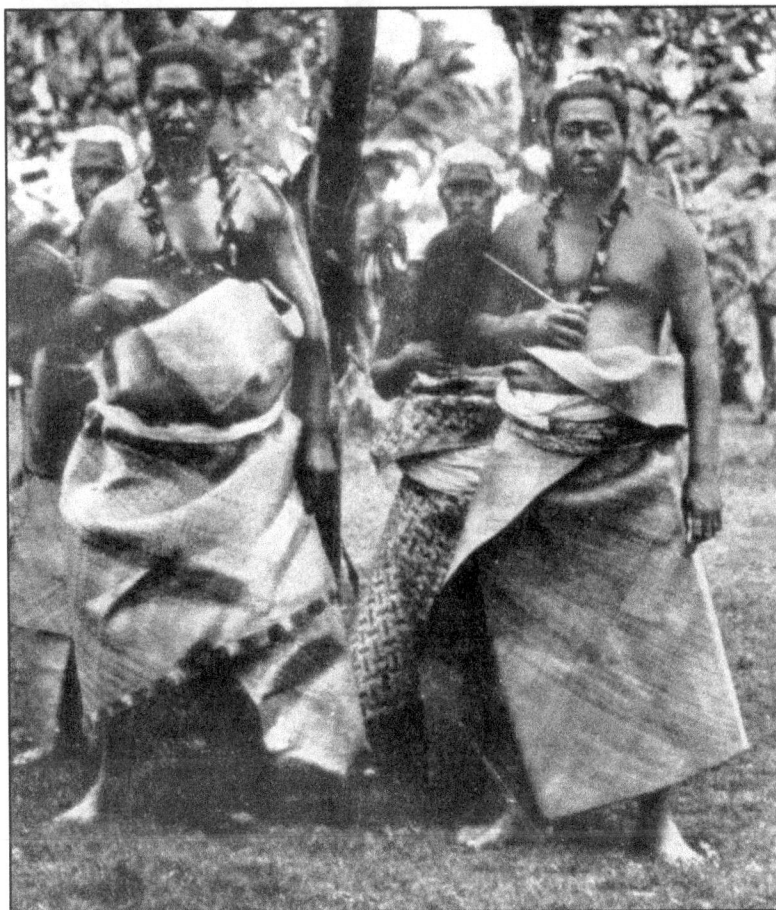

Photographie publiée dans E. Scheurmann (*Samoa : ein Bilderwerk Herausgegeben und Eingeleited von, Konstanz*, Erschienen im See Vlg., 1927 : photographie n° 48) [scan ST]. L'auteur commente (improprement) : « Chefs avec des tapas » (*Häuptlinge in Tapamatten*).

Les deux chefs s'étaient entourés d'une natte apparemment de couchage ou de sol (en remplacement de tapa ou nattes fines indisponibles ?).

11— Deux *tamaitai* debout, en natte fine enroulée sur un tapa (début XXe siècle).

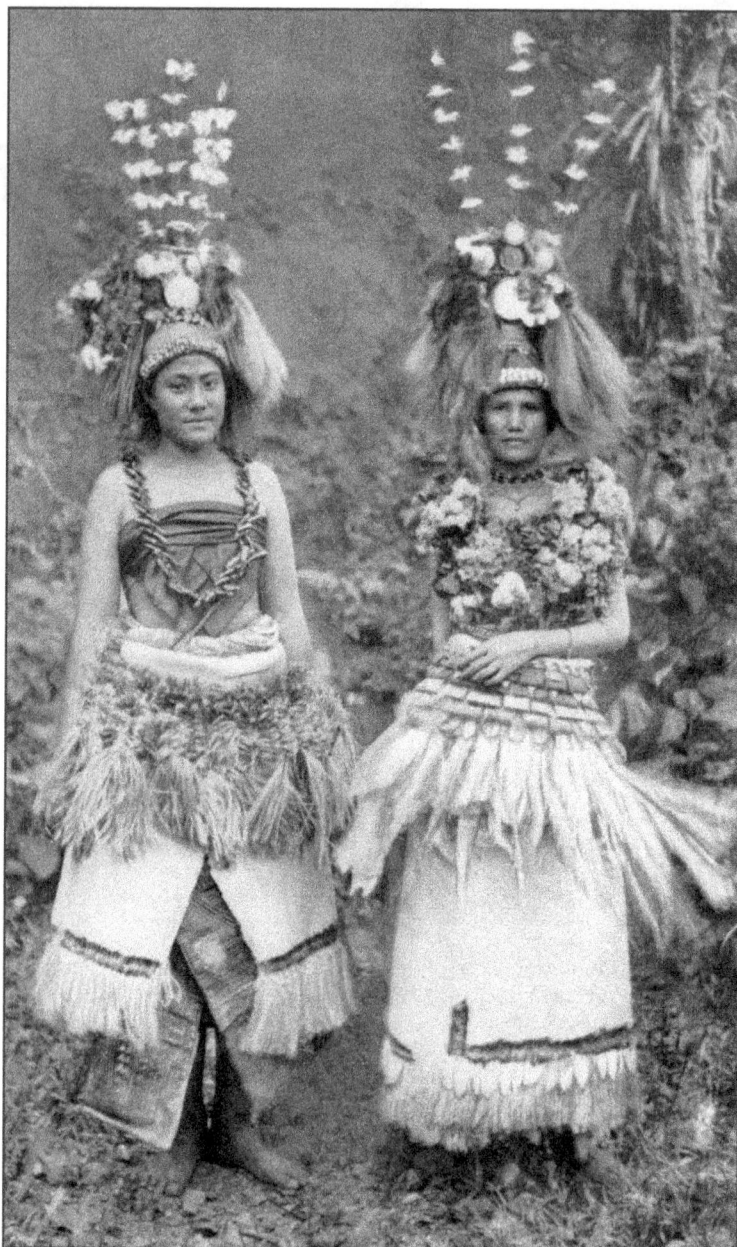

Photographie publiée dans E. Scheurmann (*op. cit.*, n° 94) [scan ST].
L'auteur indique seulement : « jeunes femmes du village (*Dorfjungfrauen*) ».

12 — Habit de feuilles pour le travail.

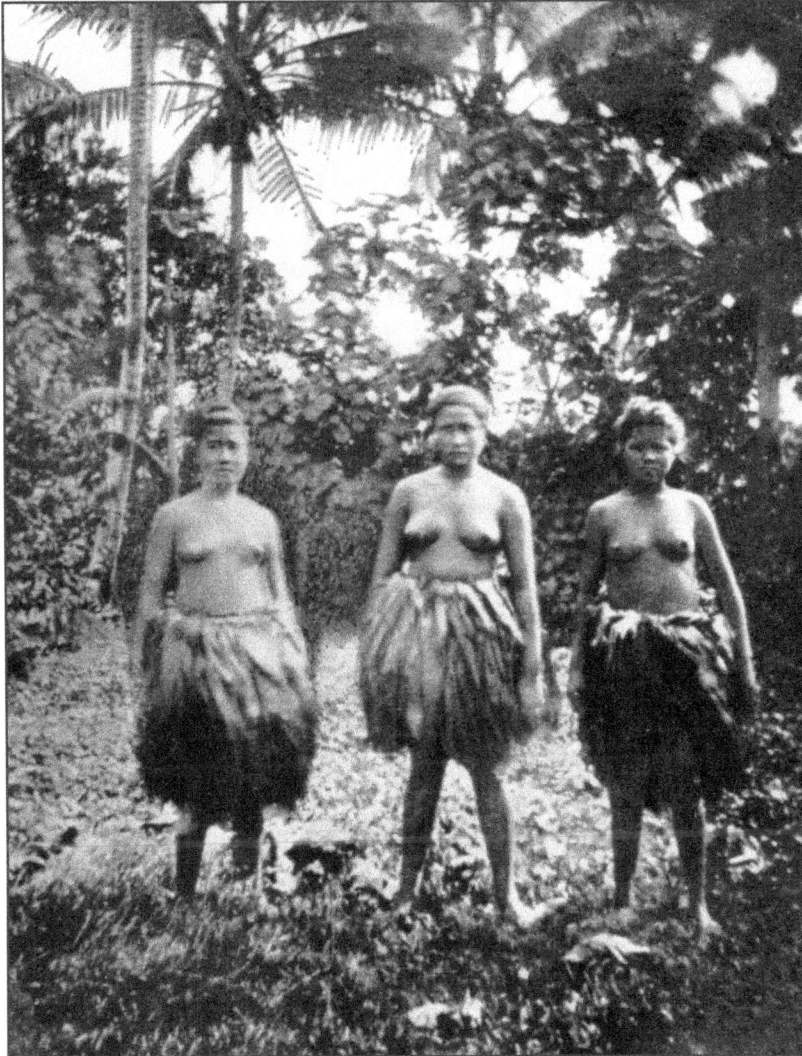

Photographie publiée dans E. Scheurmann (*op. cit.*, n° 47) [scan ST].
L'auteur indique seulement : « jeunes filles en habit de feuilles (*Mädchen mit Grasröcken*) ».

La natte et le tapa étaient et sont des habits cérémoniels. Pour se protéger le corps, ce sont les feuilles (cordyline, etc.) qui étaient employées, avant la disponibilité du tissu imprimé.

Personnes enveloppées (Fidji)

L'image du chef fidjien Tui Nadrau est sans doute l'illustration la plus célèbre de la coutume de l'enveloppement cérémoniel. On ajoutera des photographies récentes, aimablement fournies par notre collègue Simonne Pauwels.

13 — Le chef Tui Nadrau

Tafel 7   Bleistiftzeichnung von L. T. Kleinschmidt

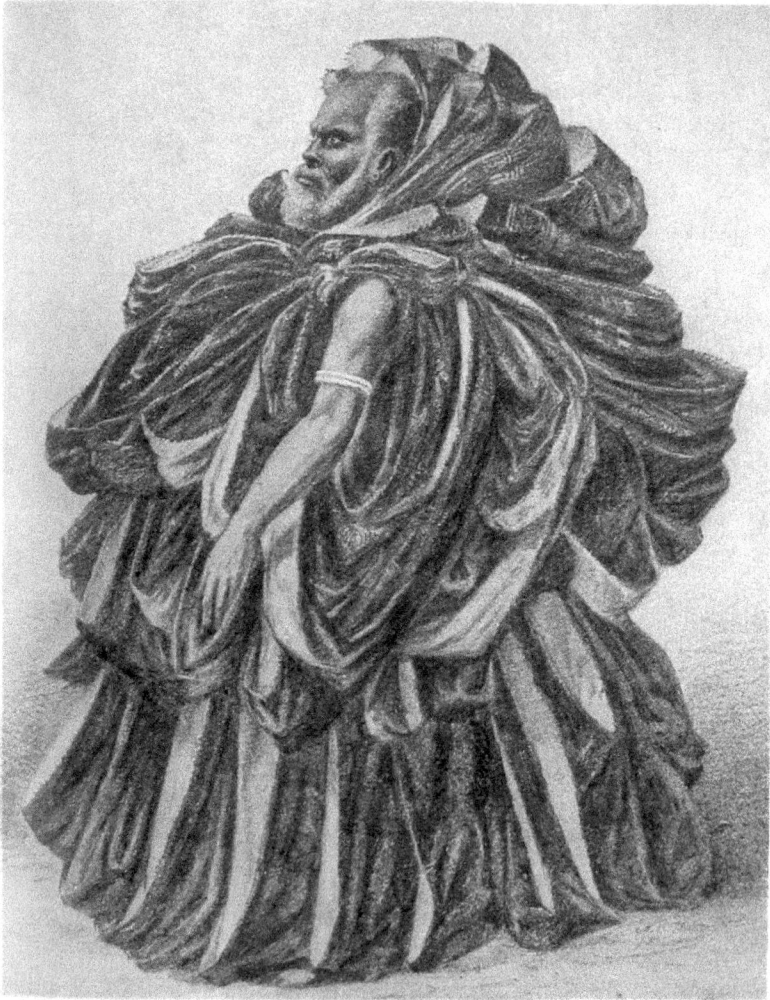

Vornehmer Fidjimann

Dessin repris dans Paul Hambruch (Hg.), *Südseemärchen*, Diederichs, Jena, 1927 : planche 7, accédé par :
https://de.wikipedia.org/wiki/Theodor_Kleinschmidt#/media/File : Tui_Nadrau_(Kleinschmidt_1877).tif
Commentaire du Musée (qui ajoute d'autres détails) accédé par :
https://www.facebook.com/fijimuseum/photos/a.170495236344001.42398.161053010621557/246949145365276/

Dessin réalisé par Johann Theodor Kleinschmidt, qui séjourna à Fidji dans les années 1870 pour le Godefroy Museum.
Le Musée de Fidji a résumé les notes de l'auteur qui accompagnaient le dessin. En 1877, ce chef, venu en visite auprès des autorités coloniales (le gouverneur Arthur Gordon), fut enveloppé par ses gens de « quelques 600 pieds de tapa foncé », avec des bandelettes ajoutées qui pendaient. Après la présentation, cet enveloppement fut enlevé et présenté au gouverneur.

14 — un mariage organisé en 2006 à Tubou (Lakeba, Fidji)

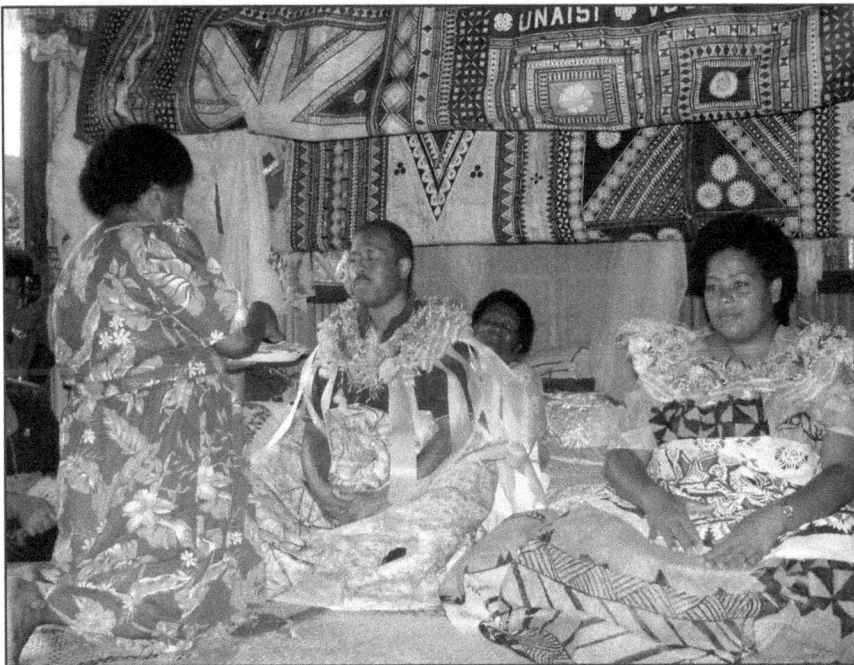

Indication et cliché Simonne Pauwels (CREDO) avec son aimable autorisation.

Le nouveau couple, assis chacun sur les genoux d'une personne, est nourri comme des enfants en bas âge.

15 — don de nourritures (taros) enveloppé, apporté pour la une fête de naissance.

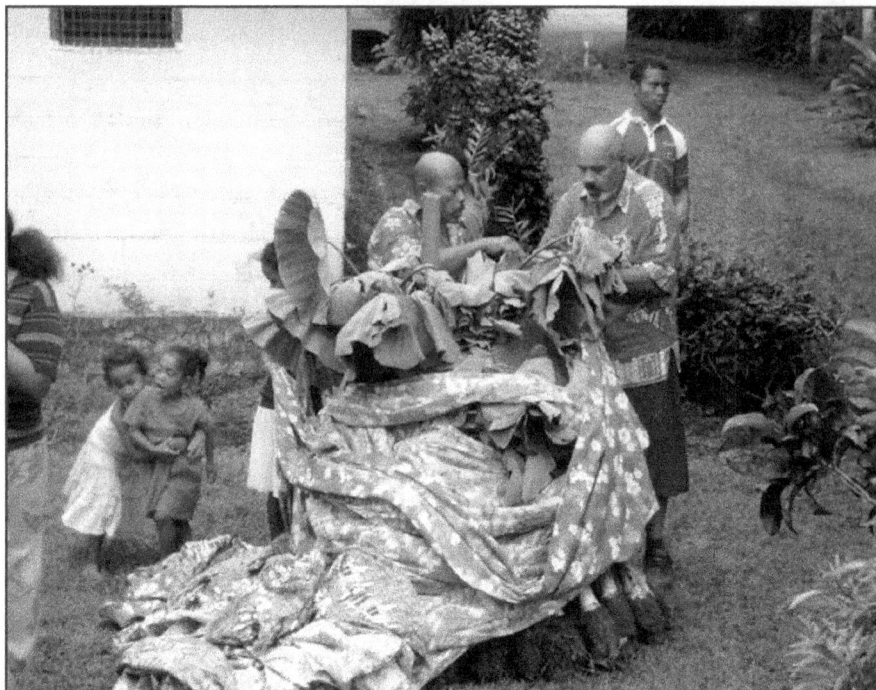

Cliché de Simonne Pauwels (CREDO) avec son aimable autorisation et légende sur son indication.

L'homme qui semble envelopper est le grand-père paternel du nouveau-né.

BIBLIOGRAPHIE

AMSELLE, Jean-Loup
1990   *Logiques métisses : anthropologie de l'identité, en Afrique et ailleurs*. Paris : Payot.

ANSPACH, Mark R.
1984   « Le don paisible ? ». *Revue du M.A.U.S.S.*, 11 : 15-38.
1987   « La raison du gratuit ». *Revue du M.A.U.S.S.*, 22 : 249-292.

AUGÉ, Marc
1975a   *Théorie des pouvoirs et idéologie*. Paris : Hermann (coll. Savoir).
1975b   « Anthropologie, histoire, idéologie ». *L'Homme*, 15 (3-4) : 177-188
        [Avec Claude Lévi-Strauss et Maurice Godelier].
1982   *Le génie du paganisme*. Paris : Gallimard [rééd. coll. Folio Essais, 2008].

AUSTIN, John Samuel
1921   *Missionary enterprise and home service : a story of mission life in Samoa and circuit
        work in New South Wales*. Sydney : J. A. Packer.

BABADZAN, Alain
1993   « Fertilité et sorcellerie chez les Maoris ». In Alain Babadzan, *Les dépouilles des
        dieux. Essai sur la religion tahitienne à l'époque de la découverte*. Paris : Éditions
        de la Maison des Sciences de l'Homme, p. 51-73.
1998   « Pour en finir avec le *hau* ». *Revue du M.A.U.S.S.*, 12 : 246-260.
2003   « The gods stripped bare ». In Chloe Colchester (ed.), *Clothing the Pacific*.
        Oxford : Berg, p. 25-50.

BANKS, Joseph
1962   *The 'Endeavour' Journal of Joseph Banks* (J.C. Beaglehole ed.). Sydney :
        Angus & Robertson/The Trustees of New South Wales.

BARRAUD, Cecile *et al.*
1984   [avec D. de Coppet, A. Iteanu, R. Jamous]. « Des relations et des morts. Quatre
        sociétés vues sous l'angle des échanges ». In J.-C. Galey (éd.), *Différences, valeurs,
        hiérarchie : Textes offerts à Louis Dumont*. Paris : Éditions de l'École des Hautes
        Études en Sciences Sociales, p. 421-520.

BATAILLE-BENGUIGUI, Marie-Claire
1997   « Le tapa, vêtement des hommes, symbole de statut et véhicule du divin ». In
        Annick Notter (éd.), *La découverte du paradis : Océanie : curieux, navigateurs et
        savants*. Paris : Somogy Éditions d'art, p. 181-184.

BATAILLE-BENGUIGUI, Marie-Claire *et al.*
2009   [avec Hélène Guiot, Claude Stéfani, Fanny Wonu Veys]. *Tapa : Étoffes cosmiques
        d'Océanie*. Cahors : Musée de Cahors Henri-Martin.

BERTHOUD, Gérald
1993   « Esprit de sacrifice et secret du don ». *Revue du M.A.U.S.S.*, 1 : 78-88.
1995   « Règle de l'intérêt et nécessité du sacrifice ». *Revue du M.A.U.S.S.*, 5 : 101-117.
1996   « Pourquoi Marcel Mauss ? ». In Berthoud, Gérald et Giovanni Busino (eds),

Mauss, hier et aujourd'hui. Genève/Paris : Librairie Droz : introduction.

1998 « Le potlatch entre intérêt, libéralité et prodigalité ». *Revue du M.A.U.S.S.*, 12 : 294-310.

BERTHOUD, Gérald et Giovanni BUSINO (eds)
1996 *Mauss, hier et aujourd'hui*. Genève/Paris : Librairie Droz [XIIᵉ colloque annuel du Groupe d'étude « Pratiques Sociales et Théories », numéro spécial : Revue Européenne des Sciences Sociales/Cahiers Vilfredo Pareto, XXXIV (105)].

BONNEMÈRE, Pascale et Pierre LEMONNIER
2007 *Les Tambours de l'oubli. La vie ordinaire et cérémonielle d'un peuple forestier de Papouasie Nouvelle-Guinée – Drumming to Forget. Ordinary life and ceremonies among a Papua New Guinea group of forest dwellers* [ouvrage bilingue]. Paris : Au vent des îles/Musée du quai Branly.

BROWN, George
1908 *George Brown pioneer-missionary and explorer : an autobiography*. Londres : Hodder & Stoughton.
1910 *Melanesians and Polynesians : their life-histories described and compared*. Londres : Macmillan.

BUCK, Peter
1930 *Samoan material culture*. Honolulu : B.P. Bishop Museum (« Bulletin » 75).

CAILLÉ, Alain
1994 *Don, intérêt et désintéressement, Bourdieu, Mauss, Platon et quelques autres*. Paris : Éditions La Découverte.
1996 « Ni holisme ni individualisme méthodologiques. Marcel Mauss et le paradigme du don ». In Berthoud, Gérald et Giovanni Busino (eds), *Mauss, hier et aujourd'hui*. Genève/Paris : Librairie Droz, p. 181-224.
2000 *Anthropologie du don — Le Tiers paradigme*. Paris : Desclée de Brouwer.
2005 *Don, intérêt et désintéressement, Bourdieu, Mauss, Platon et quelques autres*. Paris : Éd. La Découverte [nouvelle édition augmentée].

CAIN, Horst
1971 « The sacred child and the origin of spririts in Samoa ». *Anthropos*, 66 (1-2) : 173-181.
1979 *Aitu. Eine Untersuchung zur Autochthonen Religion der Samoaner*. Wiesbaden : Franz Steiner Verlag.

CARRIER, James G.
1992 « The gift in theory and practice in Melanesia : a note on the centrality of gift exchange ». *Ethnology*, 31 : 185-193.
1998 « Property and social relations in Melanesian anthropology ». In Hann, C.M. (éd), *Property relations. Renewing the anthropological tradition*. Cambridge : Cambridge University Press, p. 85-103.

CASAJUS, Dominique
1984 « L'énigme de la troisième personne ». In J.-C. Galey (éd.), *Différences, valeurs, hiérarchie : textes offerts à Louis Dumont*. Paris : Éditions de l'École des Hautes Études en Sciences Sociales, p. 65-78.

CHANTEPIE, P.-D. de La Saussaye
1904   *Manuel d'histoire des religions*. Paris : Librairie Alcan.

CODRINGTON, Robert Henry
1890   *The Melanesians, studies in their Anthropology and Folklore*. Oxford : Clarendon Press.

COLCHESTER, Chloe
2000   Barkcloth in Fiji, S.W. Pacific : history, culture and politics. Londres : University College London (Thèse de doctorat — Ph. D.).

COOK, James
1955   *The Journals of Captain James Cook on His Voyages of Discovery* (J.C. Beaglehole ed.). Cambridge : the Hackluyt Society.

COPPET, Daniel de
1968   « Pour une étude des échanges cérémoniels en Mélanésie ». *L'Homme*, VIII (4) : 45-57.
1970a   « 1,4,8,9,7. La monnaie : présence des morts et mesure du temps ». *L'Homme*, X (1) : 17-39.
1970b   « Cycles de meurtres et cycles funéraires. Esquisse de deux structures d'échanges ». In J. Pouillon et P. Maranda (eds), *Mélanges offerts à Claude Lévi-Strauss*. La Haye : Mouton, p. 759-781.
1973   « Premier troc, double illusion ». *L'Homme*, XIII (1-2) : 10-22.
1976   « Jardins de vie, jardins de mort en Mélanésie ». *Traverses* (5-6) : 166-177.
1981   « The Life-giving Death ». In S. Humphreys and H. King (eds), *Mortality and Immortality : The Anthropology and Archeology of Death*. New-York : Academic Press, p. 175-204.
1985   « …Land owns people ». In R. Barnes, D. de Coppet, and R. J. Parkin (eds), *Contexts and Levels. Anthropological Essays on Hierarchy*. Oxford : Oxford University Press (Occasional Papers, 4), p. 78-90.
1998   « Une monnaie pour une communauté mélanésienne comparée à la nôtre pour l'individu des sociétés européennes ». In M. Aglietta et A. Orléan (eds), *La Monnaie souveraine*. Paris : Odile Jacob, p. 159-211.

DALTON, George
1982   « Monnaie primitive ». *Revue du M.A.U.S.S.*, 2 : 77-96.
1984   « The Kula, past and present ». *American Anthropologist*, 86 : 943-953.

DESCOMBES, Vincent
1996   « Les essais sur le don ». In Vincent Descombes, *Les Institutions du sens*. Paris : Les Éditions de Minuit, p. 237-266.

DOUAIRE-MARSAUDON, Françoise
1993   Les premiers fruits. Parenté, identité sexuelle et pouvoirs en Polynésie occidentale (Tonga, Wallis et Futuna). Paris : École des Hautes Études en Sciences Sociales (Thèse de doctorat [référencé sous Marsaudon, Françoise]).
1997   « Nourritures et richesses : les objets cérémoniels du don comme signe d'identité à Tonga et à Wallis ». In S. Tcherkézoff et F. Douaire-Marsaudon (eds), *Le Pacifique-sud aujourd'hui…*, p. 261-287.
1998   *Les premiers fruits. Parenté, identité sexuelle et pouvoirs en Polynésie occidentale*

(Tonga, Wallis et Futuna). Paris : CNRS Éditions et Éditions de la Maison des Sciences de l'Homme.

2002 « Quand les dieux ne créent pas la femme. Figures de femmes originaires en Océanie ». In J.-C. Schmitt (éd.), *Eve et Pandora. La création de la première femme*. Paris : Gallimard (Le Temps des Images), p. 187-210.

DUMONT, Louis
1979 [1966]. *Homo hierarchicus Le système des castes et ses implications* [avec une Postface de 1979]. Paris : Gallimard (coll. Tel).

DURKHEIM, Émile
1968 [1912]. *Les formes élémentaires de la vie religieuse*. Paris : Presses Universitaires de France.

EHRENBERG, Alain
2005a « L'esprit des institutions ». *Esprit* (juillet) : 187-199.
2005b « Agir de soi-même ». *Esprit* (juillet) : 200-209.

FERDON, Edwin N.
1987 *Early Tonga, As the Explorers Saw It, 1616-1810*. Tucson : The University of Arizona Press.

FIRTH, Raymond (Sir)
1967 *The work of the gods in Tikopia*. Londres : The Athlone Press (coll. London School of Economics, Monographs on Social Anthropology, 1-2).

FOURNIER, Marcel
1994 *Marcel Mauss*. Paris : Fayard
1996 *Écrits politiques de Marcel Mauss*. Paris, Fayard.
1998 (avec Philippe Besnard). *Lettres de Durkheim à Mauss*. Paris : Presses Universitaires de France.

FRASER J. (ed.)
1897 « Some folksongs and myths from Samoa ». *Journal of the Polynesian Society*, 6 : 73 [récit n° XI].

GALLIOT, Sébastien
2010 Pe'a et Malu : le tatouage à Samoa. Technique et culture dans une société de Polynésie occidentale en mutation. Paris : École des Hautes Études en Sciences Sociales (Thèse de doctorat).

GELL, Alfred
1993 *Wrapping in Images : Tattooing in Polynesia*. Oxford : Clarendon.

GODBOUT, Jacques
2000 *Le Don, la dette et l'identité : homo donator versus homo oeconomicus*. Paris : La Découverte.

GODBOUT, Jacques et Alain CAILLÉ
1992 *L'esprit du don*. Montréal, Paris : La Découverte.

GODELIER, Maurice
1969 « La 'monnaie de sel' des Baruya de Nouvelle-Guinée ». *L'Homme* IX (2) : 5-37.

1996   *L'énigme du don*. Paris : Fayard.

GODIN, Patrice
1990   « Maisons, chemins, autels. La chefferie à Hienghène ». In Roger Boulay (éd.),
            Catalogue de l'exposition « De jade et de nacre ». Paris, Nouméa : Réunion des
            Musées Nationaux, p. 70-99.
2009   *La personne et les échanges cérémoniels*. Nouméa : Agence de développement
            de la culture kanak (coll. Cahiers de conférences).
2015   Les échanges sont le souffle de la coutume. Économies de la vie et de la
            puissance en pays hyeehen (Nouvelle-Calédonie, côte nord-est). Nouméa :
            Université de la Nouvelle-Calédonie (Thèse de doctorat).

GREGORY, Christopher A.
1980   « Gifts to men and gifts to God : gift exchange and capital accumulation in
            contemporary Papua New Guinea ». *Man* 15 (4) : 626-652.
1982   *Gifts and commodities*. New York : Academic Press.
1997   *Savage money. The anthropology and politics of commodity exchange*. Reading :
            Harwood Academic.

GRIJP, Paul van der
2004   *Identity and Development : Tongan Culture, Agriculture, and the Perenniality of the
            Gift*. Leiden : KITLV Press.

GURVITCH, Georges (éd.)
1947   *La sociologie au XXᵉ siècle*. Paris : Presses Universitaires de France.

HEMPENSTALL, Peter
2005   (avec Paula Tanaka Mochida). *The Lost Man. Wilhelm Solf in German History*.
            Wiesbaden : Harrassowitz Verlag.

HENARE, Amiria (Salmond)
2007   « Taonga Maori : encompassing rights and property in New Zealand ». In
            Amiria Henare, Martin Holbraad et Sari Wastell, *Thinking through things :
            theorising artefacts ethnographically*. Londres et New York : Routledge, p. 47-67.

HENNIGER, Julius
1971   « Ein Beitrag zur Kenntnis der Herstellungsweise 'Feiner Matten' in Samoa ».
            Baessler-Archiv, 19 : 29-45.

HENRY, Teuira
1993   *Mythes tahitiens, textes choisis et préfacés par Alain Babadzan*. Paris : Gallimard
            [sélection à partir de Henry 1951. *Tahiti aux temps anciens*. Paris : Société des
            Océanistes].

HERENIKO, Vilsoni
1995   *Woven gods : female clowns and power in Rotuma*. Honolulu, Suva : The University
            of Hawai'i Press et The University of the South Pacific (Institute of Pacific Studies).

HÉRITIER, Françoise
1981   *L'exercice de la parenté*. Paris : Gallimard-Seuil-EHESS.
1992   « Sur la comparaison ». In *Actes des Journées de l'EHESS 1992*. Paris : École des
            Hautes Études en Sciences Sociales, p. 4 [inédit distribué à tous les membres

de l'EHESS].

HERMAN, Brother (ed.)
1955   *Tala o le vavau. Samoan Legends. Collected and translated by Brother Herman.*
        Pago Pago: Association of the Marist Brothers' Old Boys, récit 42 [recueil inédit,
        tapé à la machine et ronéoté à quelques exemplaires].

HERTZ, Robert,
1970 [1909]. « La prééminence de la main droite. Étude sur la polarité religieuse ». In
        Robert Hertz, *Sociologie religieuse et folklore*. Paris: Presses universitaires de France
        (coll. Bibliothèque de sociologie contemporaine). [Recueil de textes publiés entre
        1907 et 1917].

HOCART, Maurice
1929   *Lau Island Fiji*. Honolulu: Bernice P. Bishop Museum (« Bulletin » 62).
1936   *Kings and councillors: an essay in the comparative anatomy of human society*. Le Caire:
        Printing Office P. Barbey [trad. française: *Rois et Courtisans*. Paris: Seuil, 1978].
1952   *The life-giving myth and other essays*, Londres: Methuen. [trad. française: *Le
        mythe sorcier et autres essais*. Paris: Payot, 1973].

HOOPER, Steven
1982   A study of valuables in the chiefdom of Lau, Fiji. Cambridge: Cambridge
        University, Department of Anthropology (Thèse de doctorat-Ph.D.).

HUBERT, Henri
1904   « Introduction ». In P.-D. Chantepie de La Saussaye, *Manuel d'histoire des religions*.
        Paris: Librairie Alcan.

HUBERT, Henri et Marcel MAUSS
1909   *Mélanges d'histoire des religions*. Paris: Librairie Alcan.
1968 [1899]. « Essai sur la nature et la fonction du sacrifice ». In Mauss, *Œuvres*. Paris:
        Les Éditions de Minuit, I, p. 193-307.

HUNTSMAN, Judith et Antony HOOPER
1996   *Tokelau: a historical ethnography*. Auckland: Auckland University Press.

ITEANU, André
1983   *La ronde des échanges: de la circulation aux valeurs chez les Orokaiva*. Cambridge,
        Paris: Cambridge University Press et Éditions de la Maison des Sciences de
        l'Homme.

JAMES, Wendy et Nicholas J. ALLEN (eds)
1999   *Marcel Mauss: a centenary tribute*. Oxford: Berghahn.

JAMOUS, Raymond
1981   *Honneur et Baraka: les structures sociales traditionnelles dans le Rif*. Cambridge,
        Paris: Cambridge University Press et Éditions de la Maison des Sciences de
        l'Homme.

JOHANSEN, Prytz
1954   *The Maori and his religion in his non-ritualistic aspects: with a Danish summary*.
        Copenhague: E. Munksgaard.

JUILLERAT, Bernard

1997 « L'envers du don : du désir à l'interdit. Représentations de l'échange et structure œdipienne dans une société mélanésienne ». *Social Anthropology* 5 (1) : 1-20.

KAEPPLER, Adrienne

1978 « Exchange patterns in goods and spouses : Fiji, Tonga and Samoa ». *Mankind*, 11 : 246-252.

1999 « Kie hingoa : mats of power, rank, prestige and history ». *Journal of the Polynesian Society*, 108 (2) : 168-232.

KARSENTI, Bruno

1994 *Marcel Mauss, le fait social total.* Paris : Presses Universitaires de France (coll. Philosophies)

1996 « Le symbolisme, de Durkheim à Mauss ». In Berthoud, Gérald et Giovanni Busino (eds), *Mauss, hier et aujourd'hui.* Genève/Paris : Librairie Droz, p. 93-111.

KEESING, Roger

1979 « Rethinking *mana* ; the Kwaio case ». Honolulu : University of Hawaii at Manoa Library (manuscrit dactylographié de 50 pages, daté de 1979, déposé à la Bibliothèque de l'Université d'Hawaii).

1984 « Rethinking *mana* ». *Journal of Anthropological Research*, 40 (2) : 137-156 [version écourtée du ms. de 1979, mais avec un ajout comparatif régional].

1985 « Conventional metaphors and anthropological metaphysics : the problematic of cultural translation ». *Journal of Anthropological Research*, 41 (2) : 201-217.

KILANI, Mondher

1990 « Que de 'Hau' ! Le débat autour de l'‘Essai sur le don’ et la construction de l'objet en anthropologie ». In J.-M. Adam *et al.*, (eds), *Le discours anthropologique.* Paris : Méridien Klincksieck, p. 135-167.

KRÄMER, Augustin

1902 *Die Samoa-Inseln* (2 vol.). Stuttgart : E. Nagele

1995 *The Samoan Islands* (2 vol.). Honolulu : University of Hawaii Press.

LAFOND, capitaine Gabriel Lafond de Lurcy

1845 « Quelques semaines dans les archipels de Samoa et Viti ». *Bulletin de la Société de Géographie*, 3 (3ᵉ série, n° 3, section 1) : 5-30.

LEMONNIER, Pierre

1990 *Guerres et festins. Paix, échanges et compétition dans les Hautes Terres de Nouvelle-Guinée.* Paris : Éditions de la Maison des sciences de l'homme.

1992 « Le porc comme substitut de vie : formes de compensation et échanges en Nouvelle-Guinée ». *Social anthropology*, 1 : 33-55.

LÉVI-STRAUSS, Claude

1944 « Reciprocity and hierarchy ». *American Anthropologist*, 46 (2 : 1) : 266-268.

1947 « La sociologie française ». In G. Gurvitch (éd.), *La Sociologie au XXᵉ siècle.* Paris, P.U.F., tome 2, p. 513-545.

1955 « Offrir, c'est souhaiter ». *Courrier de l'Unesco* [republié dans « Comprendre Claude Lévi-Strauss », *Sciences Humaines*, hors-série spécial n° 8, 2008, p. 23-25].

1958 « L'efficacité symbolique ». In Claude Lévi-Strauss, *Anthropologie structurale.*

Paris : Plon, chap. 10 [paru en 1949, sous ce titre. *Revue de l'histoire des religions*, 85 (1) : 5-27].

1962a   *Le totémisme aujourd'hui*. Paris : Presses Universitaires de France (coll. Mythes et religions).

1962b   *La pensée sauvage*. Paris : Plon.

1967 [1949]. *Les structures élémentaire de la parenté*. Paris, La Haye : Mouton [avec préface ajoutée de la 2ᵉ éd. de 1966. Paris : Presses Universitaires de France].

1973 [1950]. « Introduction à l'œuvre de Marcel Mauss ». In Marcel Mauss, *Sociologie et anthropologie*. Paris : Presses Universitaires de France.

1988   *De près et de loin (Entretien avec Didier Eribon)*. Paris : Odile Jacob.

LINNEKIN, Jocelyn
1991   « Fine mats and money : contending exchange paradigms in colonial Samoa ». *Anthropological Quarterly*, 64 (1) : 1-13.

MARCK, Jeff
2000   *Topics in Polynesian Language and Culture History*. Canberra : Pacific Linguistics.

MATAGI Tokelau
1991   [collectif sans noms d'éditeurs]. *History and Traditions of Tokelau*. Apia : Office of Tokelau Affairs.

MAUSS, Marcel
1904   « Compte-rendu de Chantepie 1904 ». *Notes Critiques* (5 juin) : 177.

1905   « Compte-rendu de Chantepie 1904 ». In Mauss, *Œuvres*. Paris : Les Éditions de Minuit, I, p. 46.

1934   « Débat sur les fonctions sociales de la monnaie ». In Mauss, *Œuvres*. Paris : Les Éditions de Minuit, II p. 116-120 [intervention à la suite de la communication de François Simiand : « la monnaie, réalité sociale ». 1ʳᵉ éd. *Annales sociologiques*, s. D, f. 1].

1947   [*de facto* un collectif D. Paulme éd.]. *Le Manuel d'ethnographie*. Paris : Payot.

1968   *Mauss, Œuvres* [regroupées et présentées par Victor Karady]. Paris : Les Éditions de Minuit.

1968 [1903] [en collaboration avec Émile Durkheim]. « De quelques formes primitives de classifications. Contributions à l'étude des représentations collectives ». In Mauss, *Œuvres*. Paris, Les Éditions de Minuit : II, p. 13-89. [1ʳᵉ éd. : *Année sociologique*, 6].

1968 [1908]. « L'art et le mythe d'après Wundt ». In Mauss, *Œuvres* II, p. 196-250 [1ʳᵉ éd. dans la *Revue philosophique*, 66].

1968 [1908, 1909]. *Le Programme sociologique*. H. Hubert et M. Mauss, « Introduction à l'analyse de quelques phénomènes religieux ». In Mauss, *Œuvres*, I, p. 3-38 [1ʳᵉ éd. *Revue de l'histoire des religions*, puis repris comme préface à Hubert et Mauss, *Mélanges d'histoire des religions*, Paris, Alcan, 1909].

1968 [1914]. *La Monnaie* : « Les origines de la notion de monnaie ». In Mauss, *Œuvres*, II, p. 106-112. [Communication faite à l'Institut français d'anthropologie et publiée dans *Anthropologie*, 25, « comptes-rendus des séances » II, tome 1].

1968 [1934]. « Débat sur les fonctions sociales de la monnaie », in Mauss, *Œuvres* II, p. 116-120 [Intervention à la suite de la communication de François Simiand : « la monnaie, réalité sociale », extraite des *Annales sociologiques*, s. D, f. 1].

1973 [1904]. [En collaboration avec Henri Hubert], « Esquisse d'une théorie générale de la magie ». In Mauss, *Sociologie et anthropologie*, p. 3-141. [1ʳᵉ éd. *l'Année sociologique*, 7].

1973 [1924]. *Psychologie-sociologie*. « Rapports réels et pratiques de la psychologie et de la sociologie ». In Mauss, *Sociologie et anthropologie*, p. 282-312 [communication présentée en 1924 devant la Société de Psychologie, publiée la même année dans le *Journal de Psychologie Normale et Pathologique*].

1973 [1925]. *Essai*. « Essai sur le don. Forme et raison de l'échange dans les sociétés archaïques ». In Mauss, *Sociologie et anthropologie*, p. 143-279 [1ʳᵉ éd. *l'Année sociologique*, NS.1, 1].

1973 [1950]. *Sociologie et anthropologie*. Paris : Presses Universitaires de France (Sociologie d'aujourd'hui).

1996 [1930]. « L'œuvre de Mauss par lui-même ». In Berthoud, Gérald et Giovanni Busino (eds), *Mauss, hier et aujourd'hui*. Genève/Paris : Librairie Droz, p. 225-236 [mémoire écrit par Mauss pour sa candidature de 1929-1930].

MELEISEA, Malama
1987   *The making of modern Samoa : traditional authority and colonial administration in the modern history of Western Samoa*. Suva : University of the South Pacific Press (Institute of Pacific Studies).

MILNER, George B.
1966   *Samoan dictionary*. Londres : Oxford University Press.
1968   Problems of the Structure of Concepts in Samoa. An Investigation of Vernacular Statement and Meaning (Ph.D.). London : School of Economics.

MONBERG, Torben
1991   *Bellona Islands : beliefs and rituals*. Honolulu : University of Hawaii Press (Pacific Islands Monographs Series, 9).

MONNERIE, Denis
1996   *Nitu, les vivants, les morts et le cosmos selon la société de Mono-Alu (Îles Salomon)*. Leyde : Center for Non Western Studies.
2002   « Monnaies de Mono-Alu (Îles Salomon). Valorisations, discontinuités et continuités dans les objets et les relations sociales en Mélanésie ». *L'Homme*, 162 : 59-85.
2005   *La parole de notre Maison. Discours et cérémonies kanak aujourd'hui*. Paris : CNRS Éditions et Éditions de la Maison des Sciences de l'Homme (Chemins de l'ethnologie).
2008   « The Great House and the Marché. Two Kanak exchange complexes (New-Caledonia) ». In Pamela Stewart et Andrew Strathern (eds), *Exchange and Sacrifice*. Durham : Carolina Academic Press, p. 27-54.

MORRISON, James
1966   *Journal de James Morrison, second maître à bord du Bounty* (traduit par Bertrand Jaunez). Paris : Société des Océanistes.

MOYLE, Richard (ed.)
1981   *Fàgogo : fables from Samoa in Samoan and English*. Auckland : Auckland University Press.
1984   *The Samoan journals of John Williams, 1830 and 1832*. Canberra : Australian National University Press.

MURDOCK, George P.
1949   *Social Structure*. New-York : The Free Press.

MURRAY, Stephen O.
1989   « A 1934 interview with Marcel Mauss ». *American Ethnologist*, 16 : 163-168.

NEEDHAM, Rodney (ed.)
1973   *Right and Left. Essays on Dual Symbolic Classification*. Chicago : The University of Chicago Press.

OLIVER, Douglas
1973   *Ancient Tahitian Society*. Honolulu : University of Hawaii Press.

PARKIN, Robert
1996   *The Dark Side of Humanity. The Work of Robert Hertz and its Legacy*. Amsterdam : OPA/Harwood Academic Publishers.

PITT, David
1970   *Tradition and Economic Progress in Samoa*. Oxford : Clarendon Press.

PRATT, George (Rev.)
1911   *Pratt's grammar and dictionary of the Samoan language, compiled and introduced by J. E. Newell*. Apia : Malua Printing Press [4ᵉ édition, posthume ; les éditions précédentes consultées : 1862 – *Dictionary of the Samoan language*. Apia : Malua. 1878 – *A grammar and dictionary of the Samoan language, with English and Samoan vocabulary, edited by S. J. Whitmee*. Londres : Trubner. 1893 – id., « 3ʳᵈ revised édition ». Londres : The Religious Tract Society].

RACINE, Luc
1991   « L'obligation de rendre les présents et l'esprit de la chose donnée : de Marcel Mauss à René Maunier ». *Diogène*, 154 : 69-94.
1994   « Les trois obligations de Mauss aujourd'hui : donner, recevoir et rendre chez les Enga et les Mendi de Nouvelle-Guinée ». *L'Homme*, 34 (2) : 7-29.

RADCLIFFE-BROWN, Alfred R.
1972   *Structure et fonction dans la société primitive*. Paris : Les Éditions de Minuit, (Points Sciences Humaines).

SAHLINS, Marshall
1976   *Âge de pierre, âge d'abondance. L'économie des sociétés primitives*. Paris : Gallimard.
1985a   *Islands of History*. The University of Chicago Press.
1985b   « Hierarchy and humanity in Polynesia ». In J. Huntsman et A. Hooper (eds), *Transformations of Polynesian Culture*. Auckland : The Polynesian Society, p. 195-217.
1987   *Islands of History*. Londres : Tavistock.
1989   *Des Îles dans l'histoire*. Paris : Gallimard/Le Seuil/Éd. EHESS.

SCHMITT, Jean-Claude (éd.)
2002   *Ève et Pandora. La création de la première femme*. Paris : Gallimard (Le Temps des Images).

SCHOEFFEL, Penelope
1979   Daughters of Sina : a study of gender, status and power in Samoa. (2 vol., thèse

de doctorat-Ph.D). Canberra: Australian National University.

1995 « The samoan concept of feagaiga and its transformation ». In J. Huntsman (ed.), *Tonga and Samoa: images of gender and polity*. Christchurch: University of Canterbury Press (Macmillan Brown Centre for Pacific Studies), p. 85-106.

SCHULTZ, Erich

1980 *Samoan proverbial expressions: Alagâ'upu fa'a-Samoa*. Auckland et Suva: Polynesian Press et University of the South Pacific (Institute of Pacific Studies).

SCHWIMMER, Éric

1995 « Le don en Mélanésie et chez nous. Les contradictions irréductibles ». *Anthropologie et Sociétés*, 19 (1-2): 71-94.

SHORE, Bradd

1982 *Sala'ilua: A Samoan Mystery*. New York: Columbia University Press.

SPERBER, Dan

1974 *Le Symbolisme en général*. Paris: Herman.
1982 *Le Savoir des anthropologues*. Paris: Herman.

STAIR, John B. (Rev.)

1896 « Jottings on the mythology and spirit-lore of old Samoa ». *Journal of the Polynesian Society*, 5: 33-57.
1897 *Old Samoa, or flotsam and jetsam from the Pacific ocean*. Londres: The Religious Tract Society.

STRATHERN, Marilyn

1988 *The Gender of the gift. Problems with women and problems with society in Melanesia*. Berkeley: University of California Press.

STUEBEL, Oskar W. [C. Stuebel pour « Consul Stuebel »]

1896 *Samoanische texte: unter beihülfe von eigeborenen gesammelt und übersetz*. Berlin: Geographische Verlashandlung Dietrich Reimer (Veröffentlichungen aus dem Königlichen Museum für Völkerkunde, 4, 2-4).
1976 *Myths and legends of Samoa: Tala o le vavau in English and in Samoan (Samoan text by C. Stuebel, English translation by Brother Herman)*. Wellington et Apia: Reed et Wesley Productions. [Version traduite mais fortement réduite de Stuebel 1896; elle n'inclut pas les textes samoans].

TAIEB, Paulette

1984 « L'oreille du sourd [hau] ». *Revue du M.A.U.S.S.*, 11: 39-67.

TAILLEMITE, Étienne (éd.)

1977 *Bougainville et ses compagnons autour du monde 1766-1769, journaux de navigation établis et commentés*. Paris: Imprimerie Nationale.

TALA O LE VAVAU

1976 *Myths and legends of Samoa. Tala o le vavau, in English and Samoan. Samoan text by C. Stuebel, English translation by Brother Herman*. Wellington: Reed. [Réédité avec quelques révisions en 1987, *Tala o le vavau. The myths, legends and customs of Old Samoa, adapted from the collections of C. Stuebel and Bro. Herman*. Auckland: Polynesian Press].

TAPSELL, Paul
1997   « The flight of Parerautu : An investigation of Taonga from a tribal perspective ». *The Journal of the Polynesian Society*, 106 (4) : 323-374

TAROT, Camille
1996   « Du fait social de Durkheim au fait social total de Mauss : un changement de paradigme ? » In Berthoud, Gérald et Giovanni Busino (eds), *Mauss, hier et aujourd'hui*. Genève, Paris : Librairie Droz, p. 113-144.
1999   *De Durkheim à Mauss, l'invention du symbolique*. Paris : La Découverte/M.A.U.S.S.
2003   *Sociologie et anthropologie de Marcel Mauss*. Paris : La Découverte (Repères).

TCHERKÉZOFF, Serge
1980   « Vengeance et hiérarchie, ou comment un roi doit être nourri ». In R. Verdier (éd.), *La Vengeance* (tome 2). Paris : Cujas, p. 41-59.
1981   Le rituel dans l'ordre des valeurs. Hiérarchie et sacrifice dans les royautés nyamwezi à la fin du XIXᵉ siècle (Thèse de doctorat). Paris : École des Hautes Études en Sciences Sociales.
1983   *Le roi Nyamwezi, la droite et la gauche. Révision comparative des classifications dualistes*. Paris et Cambridge : Maison des Sciences de l'Homme Press et Cambridge University Press.
1985a   « Black and white dual classification : hierarchy and ritual logic in nyamwezi ideology ». In R.H. Barnes, D. de Coppet, R.J. Parkin (eds), *Contexts and Levels. Anthropological Essays on Hierarchy*. Oxford : J.A.S.O. (Occasional papers, 4), p. 54-67.
1985b   « The expulsion of illness or the domestication of the dead. A case study of the Nyamwezi of Tanzania ». *History and Anthropology*, 2 : 59-92. [n° spécial : *Interpreting Illness*, M. Augé, éd.].
1986a   « Logique rituelle, logique du tout. L'exemple des jumeaux nyamwezi ». *L'Homme*, 100, XXVI (4) : 91-117.
1986b   « Les amendes au roi en pays nyamwezi. La continuation du sacrifice par d'autres moyens ». *Droits et cultures*, 11 : 89-110.
1989   « Rituel et royauté sacrée : la double figure du père ». In A. Muxel et J.-P. Rennes (eds), *Le Père. Métaphore paternelle et fonctions du père*. Paris : Denoël (l'espace analytique), p. 273-302.
1991   « Le serment individuel chez les Nyamwezi. La mort réunit les ennemis jurés et sépare les amis fidèles ». In R. Verdier (éd.), *Le Serment* (vol. I). Paris : CNRS Éditions, p. 191-202.
1992   « La question du 'genre' à Samoa. De l'illusion dualiste à la hiérarchie des niveaux ». *Anthropologie et Sociétés*, 16 (2) : 91-117.
1993a   « La relation roi/prêtre en Inde selon Louis Dumont et le modèle de l'inversion hiérarchique ». *Gradhiva*, 14 : 65-85.
1993b   « L' 'individualisme' chez Louis Dumont et l'anthropologie des idéologies globales : genèse du point de vue comparatif. Iʳᵉ partie : l'individualisme ; IIᵉ partie : la comparaison ». *Anthropologie et Sociétés*, 17 (3) : 141-158 et 18 (1) : 203-222.
1993c   « Une hypothèse sur la valeur du 'prix de la fiancée' nyamwezi ». In F. Héritier et E. Copet-Rougier (eds), *Les Complexités de l'alliance. Économie, politique et fondements symboliques de l'alliance. Volume 3 : Afrique*. Paris : Éditions des archives

contemporaines (ordres sociaux), p. 51-80.

1994a   « L'inclusion du contraire (L. Dumont), la hiérarchie enchevêtrée (J.-P. Dupuy) et le rapport sacré/pouvoir. Relectures et révision des modèles à propos de l'Inde. Iᵉ Partie : un modèle asymétrique, IIᵉ Partie : statut et pouvoir en Inde : la logique concrète de l'inclusion du contraire ». *Culture*, 14 (2) : 113-134 et 15 (1) : 33-48.

1994b   « Hierarchical Reversal, ten years on (Africa, India, Polynesia). Iˢᵗ Part : the hierarchical structure ; IIⁿᵈ Part : Rodney Needham's counterpoints ». *Journal of Anthropological Society of Oxford JASO*, 25 (2) : 133-167 et 25 (3) : 229-253.

1995   « La totalité durkheimienne (E. Durkheim et R. Hertz) : un modèle holiste du rapport sacré/profane ». *L'Ethnographie*, 91 (1) : 53-69. [n° spécial *Regards actuels sur Durkheim et sur Mauss*, Marcel Fournier et Luc Racine (eds).]

1996   « Les oppositions dualistes 'droite/gauche', la politique française et l'anthropologie des classifications ». *Gradhiva*, 20 : 67-81.

1997   « Culture, nation, société: changements secondaires et bouleversements possibles au Samoa Occidental. Vers un modèle pour l'étude des dynamiques culturelles ». In S. Tcherkézoff et F. Douaire-Marsaudon (eds), *Le Pacifique-sud aujourd'hui : identités et transformations culturelles*. Paris : CNRS Éditions, p. 309-373.

2001   *Le mythe occidental de la sexualité polynésienne. Margaret Mead, Derek Freeman et « Samoa »*. Paris : Presses Universitaires de France (Ethnologies).

2002   « L'humain et le divin : quand les Polynésiens ont découvert les explorateurs européens au XVIIIᵉ siècle ». *Ethnologies comparées*, 5 (pages électroniques : <http://alor.univ-montp3.fr/cerce/revue.htm>).

2003   *FaaSamoa, une identité polynésienne (économie, politique, sexualité). L'anthropologie comme dialogue culturel*. Paris : L'Harmattan (Connaissance des hommes).

2005   « Aux prises avec des hiérarchies qui ne sont pas des inégalités : exemples polynésiens (Samoa) ». In Olivier Leservoisier (éd.), *Terrains ethnographiques et hiérarchies sociales : retour réflexif sur la situation d'enquête*. Paris : Karthala (Hommes et sociétés), p. 285-308.

2008a   *Polynésie/Mélanésie : l'invention française des « races » et des régions de l'Océanie*. Papeete, Au vent des îles.

2008b   « Hierarchy is not inequality, in Polynesia for instance ». In Knut Rio and Olaf H. Smedal (eds), *Persistence and Transformation in Social Formations*. Oxford : Berghahn, p. 299-329.

2008c   *'First contacts' in Polynesia : the Samoan case (1722-1848). Western misunderstandings about sexuality and divinity*. Canberra : Australian National University E-Press [1ʳᵉ édition 2004, Canberra/Cristchurch : Journal of Pacific History Monographs /Macmillan Brown Centre for Pacific Studies].

2009   « A Reconsideration of the Role of Polynesian Women in Early Encounters with Europeans ». In M. Jolly, S. Tcherkézoff, D. Tryon (eds), *Oceanic Encounters : Exchange, Desire, Violence*. Canberra : Australian National University E-Press., p. 113-159.

2010   *Tahiti 1768 : jeunes filles en pleurs. La face cachée des premiers contacts et la naissance du mythe occidental*. Papeete : Au vent des îles [1ʳᵉ édition 2004].

2011   « La distinction de sexe, la sociologie holiste et les Îles Samoa. À-propos du livre de Irène Théry : La distinction de sexe, une nouvelle approche de l'égalité, Paris, Odile Jacob, 2007 ». *L'Homme*, 198-199 : 333-354.

2014   « Transgender in Samoa : the cultural production of gender inequality ». In Niko Besnier et Kalissa Alexeyeff (eds), *Gender on the edge : transgender, gay and other Pacific Islanders*. Honolulu: University of Hawaii Press, p. 115-134.

2015   « 'Sister of Wife, You've Got to Choose': A Solution to the Puzzle of Village Exogamy in Samoa ». In Christina Toren and Simonne Pauwels (eds), *Living Kinship in the Pacific*. Oxford: Berghahn, p. 167-186.

TCHERKÉZOFF, Serge et F. DOUAIRE-MARSAUDON (eds)
1997   *Le Pacifique-sud aujourd'hui: identités et transformations culturelles*. Paris: CNRS Éditions (Ethnologie).

THERY, Irène
2005   « L'esprit des institutions ». *Esprit* (juillet): 187-199.
2007   *La distinction de sexe, une nouvelle approche de l'égalité*. Paris: Odile Jacob.

THOMPSON, Basil (ed.)
1915   *Voyage of H.M.S. 'Pandora', despatched to arrest the mutineers of the 'Bounty' in the South Seas, 1790-1791, being the narratives of Captain Edward Edwards, R.N., The Commander, and George Hamilton, the Surgeon, with introduction and notes by Basil Thompson*. Londres: Francis Edwards.

TREGEAR, Edward
1891   *The Maori-Polynesian comparative dictionary*. Wellington: Lyon et Blair.

TURNER, George A. (Rev.)
1861   *Nineteen years in Polynesia. Missionary Life, Travel and Researches in the islands of the Pacific*. Londres: John Snow.
1884   *Samoa A Hundred years ago and long before*. Londres: Macmilland [republié en 1984 et 1989, Suva: University of the South Pacific, en 1986, Apia: Western Samoa Historical and Cultural Trust].
1986   *Samoa: nineteen years in Polynesia*. Apia: Western Samoa Historical and Cultural Trust [cette édition 1986 ne reprend de l'édition originale de 1861 que les chapitres concernant Samoa].

URFALINO, Philippe
2005   « Holisme et individualisme: la clarification d'une querelle ». *Esprit* (juillet): 210-220.

VALERI, Valerio
1985   *Kingship and Sacrifice. Ritual and Society in Ancient Hawaii*. Chicago: The University of Chicago Press.

VIOLETTE, Le Père Louis
1879   *Dictionnaire Samoa-français-anglais et Français-samoa-anglais*. Paris: Maisonneuve.

VEYS, Wonu
2005a   Barkcloth in Tonga and its neighbouring areas 1773-1900 (Thèse de doctorat - Ph.D). Norwich: Sainsbury Research Unit for the Arts of Africa, Oceania and the Americas, Sainsbury Centre for Visual Arts, University of East Anglia.
2005b   « Barkcloth in Tonga 1773-1900: presenting the past in the present ». *Journal of Museum Ethnography*, 17: 101-117
2009   « Le tapa, un emballage ordinaire et sacré ». In Marie-Claire Bataille-Benguigui

et al., *Tapa: Étoffes cosmiques d'Océanie*. Cahors : Musée de Cahors Henri-Martin, p. 21-33.

WEINER, Annette

1976 *Women of value, men of renown. New perspectives on Trobriand exchange*. Austin : University of Texas Press [trad. française : *La richesse des femmes ou comment l'esprit vient aux hommes*. Paris : Seuil, 1983].

1982 « Plus précieux que l'or : relations et échanges entre hommes et femmes dans les sociétés d'Océanie ». *Annales, Économies, Sociétés*, 37 (2) : 222-245.

1985 « Inalienable wealth ». *American Ethnologist*, 12 (2) : 210-227.

1989 « Why cloth ? Wealth, gender and power in Oceania ». In Weiner, Annette et Jane Schneider (eds), *Cloth and Human Experience*. Washington : Smithsonian Institution Press, p. 33-72.

1992 *Inalienable possessions : the paradox of keeping-while-giving*. Berkeley : University of California Press.

WEINER, Annette et Jane, SCHNEIDER (eds)

1989 *Cloth and Human Experience*. Washington : Smithsonian Institution Press.

TABLE DES MATIÈRES

II. Deuxième partie : le don polynésien
les nattes fines de Samoa